实用心律失常学

第 2 版

主编｜张　澍

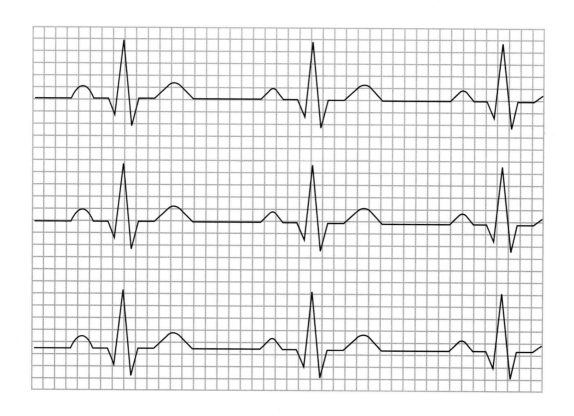

人民卫生出版社

图书在版编目（CIP）数据

实用心律失常学 / 张澍主编 . —2 版 . —北京：
人民卫生出版社，2019
ISBN 978-7-117-27937-6

Ⅰ.①实… Ⅱ.①张… Ⅲ.①心律失常 – 诊疗 Ⅳ.
①R541.7

中国版本图书馆 CIP 数据核字（2019）第 170124 号

人卫智网　www.ipmph.com	医学教育、学术、考试、健康，购书智慧智能综合服务平台	
人卫官网　www.pmph.com	人卫官方资讯发布平台	

实用心律失常学
第 2 版

主　　编：张　澍
出版发行：人民卫生出版社（中继线 010-59780011）
地　　址：北京市朝阳区潘家园南里 19 号
邮　　编：100021
E - mail：pmph @ pmph.com
购书热线：010-59787592　010-59787584　010-65264830
印　　刷：北京盛通印刷股份有限公司
经　　销：新华书店
开　　本：889×1194　1/16　印张：25
字　　数：704 千字
版　　次：2010 年 12 月第 1 版　2019 年 12 月第 2 版
　　　　　2023 年 5 月第 2 版第 2 次印刷（总第 6 次印刷）
标准书号：ISBN 978-7-117-27937-6
定　　价：218.00 元
打击盗版举报电话：010-59787491　E-mail：WQ @ pmph.com
质量问题联系电话：010-59787234　E-mail：zhiliang @ pmph.com

编者名单

（以姓氏笔画为序）

马　坚　　王祖禄　　王景峰　　牛国栋　　方丕华

华　伟　　刘少稳　　李毅刚　　杨　波　　杨杰孚

杨新春　　吴立群　　沈法荣　　张　健　　张　澍

张海澄　　陈明龙　　陈泗林　　陈柯萍　　欧阳非凡

郑良荣　　洪　葵　　姚　焰　　徐　伟　　徐　耕

唐　闽　　宿燕岗　　董建增

学术秘书

孙　奇　　陈若菡　　吴　瑛　　林　娜

主编简介

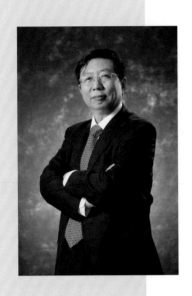

张 澍

国家心血管病中心、中国医学科学院阜外医院心内科教授,博士生导师,心律失常中心主任。

主要从事心律失常临床和研究工作,擅长心律失常的介入治疗,注重临床实践和疑难病例的处理,建立起一支国内最大和国际著名的心律失常研究和医疗团队。曾经牵头并完成国家"十五""十一五"和"十二五"的心律失常重大研究项目。发表论文 200 多篇。主编多部专著。

目前为中华医学会心电生理和起搏分会名誉主任委员,国家卫生健康委脑卒中防治专家委员会房颤卒中防治专业委员会主任委员,中国医师协会心律学专业委员会主任委员,北京医学会心电生理和起搏分会主任委员,中华医学会心电生理和起搏专科医师培训中心主任,国家心律失常介入诊疗质控中心主任,中国医师协会心血管病专科医师培训专家委员会副主任,国家医学考试心血管病医师考试委员会主任,国家心血管病专家委员会秘书长,《中华心律失常学杂志》总编辑。英文杂志 *International Journal of Heart Rhythm* 主编。目前还担任国际职务:美国心律学会(HRS)和欧洲心脏病学会(ESC)资深会员(Fellow),亚太心律学会(APHRS)前任主席,世界心律失常学会(WSA)主席,亚太心脏病学会心律失常委员会主席,欧洲心脏起搏杂志(*Europace*)、亚太心律学会杂志(*Journal of Arrhythmia*)、美国 *Journal of Innovations in Cardiac Rhythm Management* 国际编委。

曾获国家科技进步二等奖两项,中华医学进步二等奖一项,北京协和医学院,北京市优秀教师奖,中央保健工作先进个人奖。

第十、十一届北京市政协委员,第十一、十二、十三届全国政协委员。

心律失常是临床常见的一种心血管疾病和合并症,也是心血管病中的急重症。学会认识和处理心律失常是临床医生的一项基本功,需要不断学习和专门技术的培训。随着中国人口老龄化和心血管病疾病总体发病率的提高,心律失常的患病率仍然居高不下。一些心律失常,譬如心动过缓、传导阻滞、期前收缩和心动过速,在临床上每天均能遇到,也是心血管疾病中比较常见的心律失常;当然还有一些在临床上需要进行规范的急症处理的心律失常,如导致心脏骤停恶性室性心律失常。当前,两种心律失常在临床最为重要:一个是心房颤动(房颤),其发病率占人口的 0.7%~1.0%,随着筛查技术的研发与应用,房颤的发生情况可能超过当前的数据和我们的预估。房颤对病人的危害以卒中为代表,给病人带来较高的致死和致残率,对病人的生活质量产生严重影响,也大大增加了社会负担。另外一种就是以恶性室性心律失常为代表的心脏性猝死,10 年前的流行病学调查就发现,其发病率为 42 人 /10 万,在中国的年发生人数达 54 万,在室性心律失常的诊断、鉴别诊断、病因学探讨及心脏性猝死预防也是全球面临的挑战,而且是我国最为薄弱的环节。心脏性猝死占心血管疾病死亡原因的半数,防治的覆盖面和有效性方面来说,中国有很大的改善空间。

随着中国综合国力的发展、医疗技术的进步、人民群众对健康需求的增加,在心血管病防治能力得到了很大的提升。在中国临床医师培训中,非常重要的里程碑式的进步有住院医师的和专科医师的规范化培训,以及心血管病介入诊疗规范化培训制度的建立,同样也大大改进了心律失常领域临床诊疗规范的建立与应用的规范应用。《实用心律失常学》自第一版出版以来,收到了较好的效果与评价,促进了心律失常临床诊疗规范的发展,也推动了住院医师、专科医师心律失常技术的培训工作。这本书的重点是"实用"和"规范",摒弃了国内外同类书籍先基础后临床的行文结构,将基础融入临床具体的疾病叙述中,充分体现寓"基础"于"临床"的特点;同时将新进展、新指南融入疾病的诊疗之中,在阅读本书的同时将学科的发展了如指掌;全书语言简洁明了,尽量突出临床实用性,将需要了解的内容用拓展阅读的形式展现,不仅避免了如同类书籍长篇累牍,而且指导了感兴趣的读者继续深入研究。

心律失常防治工作除了坚持不断的学习和培训外,还有赖于学科的进步、介入诊疗技术的发展。本次修订上也将最新的进展及新技术的应用做了介绍,重点包括心律失常机制研究进展、抗凝治疗新进展、左心耳封堵术、左室四级导线及多部位起搏、冷冻消融,同时也将近期国内国际上重要的指南进行了解读。

本书可供心血管内科专业以及其他相关专业的临床医师阅读使用,既是一本学术价值较高的参考书,又是一本实用性强的工具书、内科医生的口袋书。同时本书语言规范精练,逻辑性和实用性强,也不失为医学院学生、低年资医生、社区医生的心电生理临床知识入门指导书。

由于编者水平有限,各位作者又是在繁忙的医疗、教学及科研工作中挤出时间来完成修订任务,所以,书中难免有不妥甚至错误之处,恳请广大同道及师生提出宝贵意见,以便再版时修订。本书在编写的过程中得到国内众多心律学界同仁们的支持,以及为本书出版付出大量修订工作的朋友的无私奉献,在此一并表示感谢,并致以崇高的敬意。

张 澍

2019 年 10 月 26 日

目　录

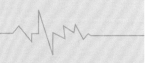

第一章

心律失常概论

1 第1节 心脏传导系统

心脏传导系统包括窦房结、房内优先传导途径、房室结、房室束、左右束支及浦肯野纤维。

一、窦房结

窦房结(sinus node)位于上腔静脉和右心耳的界沟内,长 1~2cm,宽约 0.5cm,位于心外膜下,有的深达肌层。在显微镜下,窦房结中央为 P 细胞,周围为过渡细胞,在外侧为心房肌细胞。窦房结 P 细胞为小纺锤形细胞,体积较周围的心房肌细胞小,肌纤维也少于心房肌细胞,且没有闰盘结构。

窦房结的血供来自多支动脉,主要来自窦房结动脉,其他还包括心房支和气管动脉的分支。在人群中,55%窦房结动脉起源于右冠状动脉,45%起源于左冠状动脉。

二、结间束(心房优势传导途径)

结间束连接窦房结和房室结,包括前结间束、中结间束和后结间束。前结间束从窦房结头部达到房室结;中结间束从窦房结中部发出,在卵圆窝边缘达到房室结;后结间束起源于窦房结尾部,沿界脊下端走行至冠状窦,向下进入房室结。不同的结间束之间电活动传导的特性不同,但共同形成窦房结到房室结电活动的传导。人群中结间束分布的位置和数量存在一定变异性。

三、房室结

房室结位于冠状窦和三尖瓣之间,长 5~7mm,宽 2~5mm。在显微镜下,房室结细胞大小与心房肌细胞相似,但明显小于心室肌细胞,在细胞间有丰富的弹性和胶原纤维,可以见到闰盘。房室结可以分为三个部分或层次:表层、中层和深层。各层在细胞的排列、弹力组织和胶原组织的含量、神经纤维的分布上层次各不相同。三层结构共同构成房室结传导冲动通路,也是房室结双径传导和房室结折返性心律失常形成的解剖基础。

四、房室束

房室结穿入中央纤维体后成为房室束,穿入部分最长 1.5~2mm(穿部)。通过中央纤维体后位于室间隔顶部,向下分为左、右束支。房室束细胞内径大于房室结细胞,但小于周围的心室肌细胞。在光镜下,房室束细胞内能见到横纹和闰盘;在电镜下,细胞内可见到丰富的缝隙连接、桥粒和肌膜粘接。

五、左束支

通常在成人左束支总干在起始处宽约 1cm,延伸 1~3cm 后,分出较大的后分支和较小的前分支。前分支分布在前间壁、前侧孔乳头肌部。左束支总干,前、后分支的大小及形状有较大的个体差异。

六、右束支

右束支是独立的结构,长 50mm,宽 1mm。沿室间隔下行到右心室前侧乳头肌处分为三段,分别支配前乳头肌、室壁、右心室下间隔表层。

七、浦肯野纤维

浦肯野纤维比心室肌细胞大,具有横纹和闰盘。浦肯野纤维在心内膜下变成过渡细胞,最后变成心肌细胞。浦肯野纤维连接束支末端,组成相互交织的网,位于两侧心室的心内膜面,将心脏冲动几乎同时传到全部左、右心室的心内膜。浦肯野纤维只深入心内膜下心肌的 1/3。

传导系统随年龄的变化:正常随年龄增加在心房,包括房间隔(心房优势传导途径)和窦房结区、房室结区形成脂肪浸润,不同程度取代窦房结和房室结细胞。脂肪组织浸润也可发生在房室束和束支,随年龄增长,传导系统出现细胞丧失、萎缩、肥大或纤维化,传导束呈线状,出现不同程度的空缺区(无传导纤维)。

第 2 节　心律失常的发生机制

心律失常的发生机制包括冲动起源异常、冲动传导异常或两者兼而有之。

一、冲动起源异常

冲动起源异常可分为自律性机制和触发活动。

1. 自律性机制　自律性是指心肌细胞自动产生动作电位的能力。其电生理基础是舒张期膜电位自发性衰减,产生 4 相除极,当除极达到阈电位,就产生自发的动作电位。窦房结、心房传导束、房室交界区和希氏束、浦肯野系统细胞均具有自律性。在正常的情况下,窦房结的自律性最高,其他部位为潜在起搏点,自律性均被抑制,并不能发挥起搏作用。当窦房结细胞的频率降低或者潜在起搏点兴奋性增高时,窦房结对其他起搏点的抑制作用被解除,潜在起搏点发挥起搏功能,产生异位心律。正常的心肌细胞在舒张期不具有自动除极的功能,但是,当心肌细胞的静息电位由原来的 –90mV 升高到 –65mV 时,开始出现 4 期自发去极化并反复发生激动,称为异常自律性。在心脏存在器质性病变或在外来因素的影响下,可导致心肌膜电位变化引起异常自律性。

冲动起源异常如发生在窦房结,可产生窦性心律失常,发生于窦房结以外的节律点,则产生异位节律。当窦房结的自律性降低、冲动产生过缓或传导遇到障碍时,房室交界区或其他部位节律点便取代了窦房结的起搏功能,其发出的冲动完全或部分地控制心脏的活动,形成了被动性异位搏动(称为逸搏)或异位心律(又称逸搏心律)。当异位节律点的自律性超过窦房结时,便可控制整个心脏的搏动,形成主动性异位节律。若异位节律只有一个或两个,则称为期前收缩(过早搏动);若连续出现一系列自发性异位搏动,则称为异位快速心律失常。

2.触发活动　触发活动是指心肌由于后除极电位引起的电活动,后除极是膜震荡电位,可触发动作电位。有两种形成后除极的引起的触发活动,一种出现较早,发生在动作电位复极过程,为早期后除极(EAD);另一种出现较晚,发生于动作电位完全复极后,为延迟后除极(DAD)。两种后除极只要达到阈电位,即可触发动作电位。触发活动别于自律性,前者需要先有一个动作电位激动,自律性可发生于一个完全静息状态的心肌,出现自发活性。心脏的局部出现儿茶酚胺浓度增高、低血钾、高血钙与洋地黄中毒时,心房、心室与希氏束、浦肯野系统在动作电位后产生除极活动。

早期后除极发生于动作电位复极过程中,通常产生较高的膜电位水平(-90mV~-75mV),发生于期前基础动作电位频率缓慢时,系"慢频率依赖性"后去极化活动。早期后除极引起的第二次超射可产生与前一激动联律间期相对固定的期前收缩及阵发性心动过速。

延迟后除极是在动作电位复极完成后发生的短暂、振荡性除极活动。洋地黄中毒、儿茶酚胺、高血钙等均能使延迟后除极增强,从而诱发快速心律失常。

二、冲动传导异常

(一)传导障碍

冲动的传导发生障碍,可有下列各种情况。

1.遇到不应期的组织　冲动传导到尚未脱离不应期的组织,由于该组织的应激性尚未恢复,不能如常应激,也就不能如常传导。处于绝对不应期的组织,完全不能应激,冲动传播终止。处于相对不应期的组织,虽能应激,但传播的速度减慢。以上情况貌似传导障碍,但如不应期属于生理范围之内,其时限并未异常地延长,则这种传导障碍称为干扰现象。例如离 QRS 波很近的 P 波不能下传到心室,或者虽能下传,但 PR 间期延长,都称为房室交界区干扰。右束支的不应期比左束支略长,期前发生的室上性冲动,从右束支下传的速度慢于束支,形成室内差异性传导。室上性下传的冲动与发生于心室的异位冲动同时激动心室,各自激动心室的一部分,形成室性融合波,都属于干扰现象。如果不应期有病理性延长,则由之而产生的传导障碍,称为传导阻滞。对心电图表现的传导障碍,要区别是生理性干扰还是病理性阻滞所致。

2.不均匀性传导　冲动在某组织中传播时,由于该组织的解剖 - 生理 - 病理特性,各局部的传导性不均匀,应当平行前进的波正面,失去同步,不能形成齐一的波正面,降低了冲动的传播效力,称为不均匀的传导(inhomogeneous conduction)。例如房室结组织结构上分布散乱不整齐,容易发生不均匀传导,激动在房室结中传导缓慢,又如缺血或梗死心肌纤维病变程度不同,激动在其中传播时,亦可发生不均匀传导,形成传导障碍。

3.衰减性传导　冲动传播时,遇到舒张期膜电位复极不完全的组织,它的反应将异于正常,其 0 相除极速度和幅度减小,作为冲动的作用减弱,其前方组织的反应将更加降低,形成衰减性传导。但衰减性传导仅发生于膜电位已有变化的部位,如果冲动能够传播到膜电位正常区时,衰减性传导现象便可消失而恢复至正常传导。

4. 隐匿性传导 冲动传入某组织后,由于该组织生理或病理的特征,冲动不能走完全程而传出。又因为冲动传入该组织,在心电图上没有直接显示的波动,它的活动只能从它所造成的影响分析推断,称为隐匿性传导(concealed conduction)。通常表现为:①影响其后的冲动传导,例如连续两个房性期前收缩不能下传心室,是由于第一个房性期前收缩的冲动穿入房室交界区,但未穿出,造成了房室交界区新的不应期,第二个房性期前收缩遇到这新的不应期,遂不能下传。②影响其后冲动的形成,例如干扰性房室分离时,某个心房冲动传入房室交界区,但未穿出,重新安排了房室交界区的自律周期,下一个房室交界区的冲动就要推迟释放,表面上看起来,这段间隔比房室交界区固有的自律周期为长。隐匿性传导在心电图中还有多种多样表现,分析心电图时应当重视。

(二)心室除极和复极传导障碍

心室除极延缓表现为 QRS 波延长,或称为室内传导阻滞;而复极传导延迟则是细胞电生理和离子流的概念,动作电位时限(APD)延长和有效不应期(ERP)延长,临床心电图表现为 QT 间期延长。因为传统概念将 QT 间期称为复极时限,QT 间期延长只称为复极传导延迟,因为 QT 间期的延长是由于外向离子流减弱或者内向离子流增强而导致 2 相和 3 相时限延长所致。2 相、3 相时限的延长其本质是复极传导延缓,容易发生 EAD 和 2 相折返等室性心动过速(室速)。

(三)折返激动

折返激动是所有的快速性心律失常最常见的发生机制。正常心脏,一次窦性激动经心房、房室结和心室传导后消失。当心脏在解剖或功能上存在双重的传导途径时,激动可沿一条途径下传,又从另一途径返回,使在心脏内传导的激动持续存在,并在心脏组织不应期结束后再次兴奋心房或心室,这种现象称为折返激动。一般认为,环形运动和纵向分离是折返形成的方式。根据环形运动发生的部位可表现为各种阵发性心动过速、扑动及颤动。

以下几个因素可以促成折返的形成:①心肌组织在解剖上存在环形传导通路;②在环形通路的某一点上形成单向传导阻滞,使该方向的传导中止,但在另一个方向上,冲动仍能继续传导;③回路传导的时间足够长,逆行的冲动不会进入单向阻滞区的不应期;④邻近心肌组织 ERP 长短不一。冲动的折返途径可能限定在非常小的心肌组织区域,如房室结或邻近心肌,也可发生在包括心房或心室壁的大部分区域。

单次折返可引起期前收缩,连续折返可引起阵发性室上性或室速、心房或心室的扑动和颤动等。

另外,心脏的传导还有一些特殊的现象,如干扰现象与干扰性脱节、隐匿性传导、超常传导和韦金斯基现象、室内差异性传导等。

 第 3 节 心律失常的病因

可导致心律失常的病因多种多样,主要分为生理性和病理性两大方面。

一、生理性因素

如运动、情绪激动、进食、体位变化、睡眠、吸烟、饮酒／咖啡、冷热刺激等,多为一过性,去除诱因后即恢复正常。所引起的心律失常也以房性期前收缩或室性期前收缩为主。

二、病理性因素

1. 心血管疾病

(1)冠心病:冠心病可以出现各种类型的心律失常,包括窦性心律失常、房性心律失常、房室交界性心律失常以及室性心律失常。其中以室性心律失常最为常见,包括室性期前收缩、室速、心室扑动(室扑)和心室颤动(室颤)。

(2)扩张型心肌病:在扩张型心肌病中,室性期前收缩普遍存在,也可出现室速及室颤;约11%的扩张型心肌病患者存在心房颤动(房颤);各种缓慢性心律失常也较为常见,如病态窦房结综合征、房室传导阻滞、室内阻滞等。

(3)肥厚型心肌病:约3/4的患者有室性心律失常,多数为室性期前收缩和非持续性室速,持续性室速则不常见。10%~30%伴有房颤。也有部分患者伴有缓慢性心律失常。

(4)浸润性心肌病:淀粉样变性心肌病多见房室及室内传导阻滞、室性期前收缩及房颤。结节病可表现出严重的房室传导阻滞和室性心律失常,猝死是其最显著的特征。

(5)致心律失常性右心室心肌病:室性心律失常是其显著的临床表现,发作时的QRS波呈左束支阻滞型。室上性心动过速(室上速)也较常见,约有25%的患者可合并快速性房性心律失常。房性与室性心律失常间无明确相关性。

(6)先天性心脏病:主要是房性心动过速(房速),也可见窦房结功能异常及室速。先天性的心脏结构异常(如房室旁路)和手术造成的瘢痕都是导致心律失常的解剖及病理基础。

(7)慢性肺源性心脏病:慢性肺源性心脏病患者中心律失常的发生率为80%~95%,以房速较为多见,其中以紊乱性房速最具特征性,也可有心房扑动(房扑)或房颤。

(8)心肌炎:病毒性心肌炎可引起各种室性心律失常、束支阻滞或房室传导阻滞,室上性心律失常也不少见。在非病毒的感染性心肌炎中,Lyme病可导致完全性的房室传导阻滞,美洲锥虫感染,又称Chagas病,可出现右束支阻滞和左前分支阻滞,常发展为完全性房室传导阻滞。巨细胞心肌炎是一种与自身免疫病相关的罕见的心肌炎,可出现各种心律失常,且往往出现在左心室功能不良之前。

(9)心脏离子通道病:包括长QT综合征、短QT综合征、Brugada综合征、儿茶酚胺敏感性多形性室速,发作室性心律失常[室速、尖端扭转型室速,室颤和/或猝死]是其显著的特征。

2. 内分泌疾病

(1)甲状腺功能亢进症:大部分患者表现为心动过速,以房颤最为常见,但也有部分患者合并缓慢性心律失常。

(2)甲状腺功能减退症:主要表现为窦性心动过缓和传导阻滞。患者的QT间期有不同程度延长,可导致部分患者出现室性心律失常,但相对少见。

(3)甲状旁腺疾病:甲状旁腺功能减退症的患者多伴有QT间期显著延长,可导致尖端扭转型室速。而甲状旁腺功能亢进症的患者则很少出现室性心律失常。

(4)嗜铬细胞瘤:最常见窦性心动过速、房性/室性期前收缩、阵发性室上性或室速也较为常见。

(5)肢端肥大症:约一半肢端肥大症患者患有心律失常,主要为室性心律失常,也可见病态窦房结综合征和传导阻滞。

(6)糖尿病:糖尿病患者中40%~75%出现各种心律失常,包括病态窦房结综合征、房性心律失常、室性心律失常及传导阻滞。而胰岛素所致的低血糖不仅可产生心电图改变,而且可以引起心肌供能、供氧阻碍,因而可出现各种心律失常。其中最常见的是房性期前收缩、室性期前收缩及房颤,即使没有明显心脏病的患者,亦可出现心律失常。

3. 脑血管及脑部疾病

(1)蛛网膜下腔出血:心律失常主要出现在发病后的 48h 以内,以室性心律失常及缓慢性心律失常较为多见。仅极少数患者出现持续性室速、室颤等危及生命的心律失常。

(2)急性脑卒中:约有 70% 的患者可出现心律失常,主要出现在疾病初期,多为可逆性。室性期前收缩、病态窦房结综合征和房室传导阻滞较为常见,而危及生命的心律失常并不常见。心律失常的发生及类型与脑卒中发生的不同部位相关。

(3)癫痫:大部分患者癫痫发作时都出现心动过速,可见频发房性期前收缩和室性期前收缩,偶见短阵室速。心律失常性癫痫是一种少见的、特殊类型的癫痫,表现为反复发作的心动过速,间歇期正常。癫痫合并猝死的发生率为 0.05% ~0.2%,有证据表明,心律失常可能是猝死的直接病因。

4. 药物或毒物影响

(1)抗心律失常药物:治疗剂量的抗心律失常药物对心脏有双重作用,既可抗心律失常,又可以导致新的心律失常,其发生率在 5% ~20%,多发生在用药后最初几天。一般表现为期前收缩次数增加;室速由用药前的非持续性变成用药后的持续性,不易终止,伴血流动力学不稳定;出现难治性室速、室颤,甚至心律失常性死亡。

(2)强心苷类:如地高辛、毒毛花苷 K 及毛花苷 C,都可导致心律失常,其发生与药物浓度及患者的基础状态均有关。特征性的心律失常包括:房速伴不同比例的房室传导阻滞;非阵发性交界性心动过速;双向性室速;其他如多源频发室性期前收缩,阵发性室速,房颤合并几乎完全性房室传导阻滞等。

(3)中枢兴奋性药物:中枢兴奋药主要包括苯丙胺、甲基苯丙胺(冰毒)、可卡因、摇头丸、咖啡因、麻黄碱等。中毒后可以产生多种快速性心律失常,包括房性期前收缩、房颤、室上速、多源性室性期前收缩、室速、室颤等。

(4)抗精神失常药物:三环类抗抑郁药、抗精神病药急性中毒后因抗胆碱作用、奎尼丁样膜抑制作用、受体阻滞作用会产生严重的心律失常,包括窦性心动过速、房室和室内传导阻滞、心动过缓、室上速、室性心律失常、尖端扭转型室速、室颤等。

(5)化疗药物:如阿霉素,具有一定的心脏毒性,与其累积剂量相关,所发生的心律失常,以室性期前收缩最为多见。

(6)乌头碱类中毒:摄入这种野生植物或者服用含有过量乌头碱类汤药会发生严重的中毒。乌头碱类中毒的心脏毒性主要表现为各种心律失常。其表现多种多样,有易变性。主要表现为心动过缓、窦性心动过速、室性期前收缩、室速、室颤、房颤、房室传导阻滞等。

5. 电解质紊乱 如低血钾、高血钾、低血镁等,可导致各种心律失常,以缓慢性心律失常为主,常见的包括窦性心动过缓、窦房传导阻滞、房室传导阻滞和室内传导阻滞。严重时可出现心脏停搏或室颤。

6. 麻醉、手术或心导管检查

(1)麻醉:在全身麻醉的患者中心律失常发生率为 70%,其中室上性和室性心律失常占 84%。麻醉药物、肌肉松弛药(肌松药)、缺氧和二氧化碳潴留、体温降低、麻醉操作(如气管插管)都可能在心律失常的发生中起一定作用。

(2)心脏手术:心律失常是心脏手术后常见的并发症之一,尤其在心内直视手术后,发生率可高达 48% ~74%。常见类型包括:①室性心律失常,包括室性期前收缩、室速、室颤等,是心脏手术后最常见的并发症。②房性心律失常,包括房性期前收缩、房扑、房颤。③房室传导阻滞,临床上常见于巨大的心室间隔缺损、法洛四联症等严重畸形纠正术后。④非传导性心动过缓,常见于体外循环中,心脏复搏后出现心肌收缩无力和心动过缓。

（3）非心脏手术：胸科手术后心律失常的发生率较高，其中以房颤较为多见。

（4）导管：各种心内导管操作可导致各种心律失常，以房性期前收缩和室性期前收缩较为多见，多与机械刺激相关。

（5）物理因素：如淹溺、冷冻、中暑等。淹溺可出现各种心律失常，甚至室颤。中暑以窦性心动过速、室性期前收缩、房性期前收缩更为突出。体温低于34℃，室性心律失常发生率增加，低于30℃，室颤的阈值降低。

第4节　心律失常的分类

目前临床上心律失常的分类并不统一，可以按照其发生机制、心律失常产生部位、临床特征及心电图表现进行分类。以下是根据心律失常发生机制结合起源部位进行分类。

一、冲动起源异常

（一）冲动自窦房结发出

1. 窦性心动过速。

2. 窦性心动过缓。

3. 窦性心律不齐。

4. 窦性停滞。

5. 窦房结变时功能不良。

（二）冲动自异位起搏点发出

1. 被动性　逸搏及逸搏心律。

（1）房性逸搏及房性逸搏心律。

（2）交界性逸搏及交界性逸搏心律。

（3）室性逸搏及室性逸搏心律。

2. 主动性　期前收缩及心动过速。

（1）期前收缩（房性、交界性、室性）。

（2）阵发性心动过速（室上性、室性）。

（3）非阵发性心动过速（室上性、室性）。

（4）心房扑动、心房颤动。

（5）心室扑动、心室颤动。

二、冲动传导异常

（一）生理性传导障碍

干扰及干扰性房室脱节。

（二）病理性传导障碍

1. 心脏传导阻滞

（1）窦房阻滞。

（2）房内及房间阻滞。

(3)房室传导阻滞。

1)一度房室传导阻滞。

2)二度房室传导阻滞:分为二度Ⅰ型(文氏现象)、二度Ⅱ型(莫氏Ⅱ型)。

3)三度房室传导阻滞。

(4)室内阻滞。

1)左束支阻滞:完全性、不完全性。

2)右束支阻滞:完全性、不完全性。

3)分支阻滞:左前分支阻滞、左后分支阻滞。

2. 折返性心律

(1)阵发性心动过速。

1)窦房结折返。

2)房内折返。

3)房室结折返。

4)房室折返。

5)希氏束折返及束支内折返。

6)心室内折返。

(2)反复心律及反复性心动过速。

三、自律性异常与传导异常并存

（一）并行心律

1. 并行性自搏心律(房性、交界性、室性)。

2. 并行性心动过速(房性、交界性、室性)。

3. 双重性心动过速。

（二）异位心律伴传出阻滞

四、植入性心血管电子器械引起的心律失常

起搏器、植入型心律转复除颤器、心脏再同步治疗装置。

 第5节 心律失常的临床综合评定

心律失常的临床综合评定主要包括病史、体格检查、常规12导联心电图、动态心电图。近年来,从心电图中衍生出新的心电学检查方法,如信号平均心电图、心率变异率、QT间期离散度、T波电交替和心率振荡等,其价值也被普遍认识。

一、病史采集

病史应包括:①患者的年龄,不同年龄,所发生的常见的心律失常的类型不同。②既往是否有类似的心律失常发作史,发生的诱因和发生的频度,以及家族成员是否有类似的发作。③是否有已知的心脏病。

特定的心脏疾病可能存在特定的心律失常,如二尖瓣狭窄的患者很可能存在房颤。④是否有心力衰竭史。⑤是否有可引起心脏病变的全身性疾病,如甲状腺功能亢进可能提示存在有房性心律失常和窦性心动过速。⑥是否有服药史,尤其是抗心律失常药物、洋地黄和影响电解质的药物。⑦是否有安装人工起搏器史,起搏器介导的心律失常正日益增多。

心律失常的症状主要取决于心律失常对血流动力学的影响。如轻度窦性心动过缓、窦性心律不齐、偶发的房性期前收缩、一度房室传导阻滞等对血流动力学影响甚小,故无明显的临床表现。较严重的心律失常,如病态窦房结综合征、房颤伴快速心室率、阵发性室上速、持续性室速等,可引起心悸、胸闷、头晕、低血压、出汗,严重者可出现晕厥、阿斯综合征,甚至猝死。由于心律失常的类型不同,临床表现各异。

二、体格检查

1. 听诊 70%的心律失常可通过听诊发现。如能有序地注意其频率与节律的变化,则能做出初步判断。例如期前收缩,可听到提前的心脏搏动和代偿性间歇。如阵发性室上速,可听到快速而规律的心脏搏动;而房颤则听到杂乱无章的心脏搏动,无论是强度、频率、节律,均无明显规律。

2. 颈静脉波动 一过性过度充盈的颈静脉犹如"搏动"样波动,是观察和诊断某些心律失常的重要方法。如完全性房室传导阻滞时,可见颈静脉的"搏动",并可听到"炮击音";房颤则可见强度不一、毫无规律的颈静脉充盈波。

3. 按摩颈动脉窦 颈动脉窦按摩对快速性心律失常的影响有助于鉴别诊断心律失常的性质。为避免发生低血压、心脏停搏等意外。应使患者在平卧位有心电图监测下进行。老年人慎用。有脑血管病变者禁用。每次按摩一侧颈动脉窦。一次按摩持续时间不超过5s。

按摩颈动脉窦可使阵发性室上速立即转为窦性心律。可使房扑的室率成倍下降。可使窦性心动过速的心率逐渐减慢,停止按摩后恢复至原来水平。房颤与房扑时,这一操作可使心室率减慢,随后恢复原来心室率,但房颤与房扑依然存在。

三、常规 12 导联心电图

常规 12 导联心电图是诊断心律失常最基本的方法,一般接近 97% 的心律失常均在心电图有所发现。一般常规 12 导联心电图多选择 Ⅱ 导联和 V_1 导联做较长时间(大于 1min)的描记,以发现心律失常。注意 P 波和 QRS 波形态,P 波与 QRS 波之间的关系,PP、PR 与 RR 间期。可按如下顺序逐步分析心电图:

1. 根据 P 波的形态特征确定其节律,判断基本心律是窦性还是异位。P 波不明显时,可试加大电压或加快纸速。

2. 测定 PP 间期或 RR 间期 计算心房率或心室率有无心动过速或过缓以及心律不齐。

3. 观察各导联的 P 波、QRS 波、ST 段和 T 波形态特征,以便进一步分析。

4. 测量 PR 间期和 QT 间期,判断有无延长或缩短。

5. 比较 PP 间期和 RR 间期 寻找心房律和心室律的关系。有无提前、错后以及不整的 P 波或 QRS 波,以判定异位冲动的来源或心脏传导阻滞的部位。

必要时还要做出梯形图,进行进一步分析。

四、动态心电图

动态心电图是在便携式记录装置记录 24~72h 日常生活情况下的心电变化,回放至计算机分析处理后的心电图。它弥补了常规心电图时间受限的缺点,还能捕捉偶发的心律失常。一般心律失常多为阵发一过性或间歇发作。特别是在夜间发作者常规心电图更难以捕捉。因动态心电图可行 24~72h 监测,故可提高对各种心律失常的检出率,并可使心律失常的规律性表现得以展现,为临床诊断提供有力的证据。

需要注意的是,下列改变均为正常变化范围,不宜视为异常。

1. 心率范围　醒时最高心率:100~182 次 /min;醒时最低心率:45~75 次 /min;睡时最高心率:65~120 次 /min;睡时最低心率:40~66 次 /min。

2. 心律方面　房性期前收缩 <20 次 /24h、无房速、房扑或房颤;睡眠时可出现一度或二度 I 型房室传导阻滞。

五、其他心电学指标

1. 信号平均心电图　信号平均心电图是体表检出心室晚电位的检查方法。晚电位最常发现在有心肌梗死病史,尤其有室速的患者。心室晚电位是由病变的小块心肌延迟除极所产生的电位,是局部不同步缓慢传导的结果。缓慢传导和不同步激动是形成折返激动的电生理基础,因此心室晚电位起源于可能产生心律失常的基质。临床上信号平均心电图主要的应用是评定发生室性心律失常的危险性,最常用于心肌梗死后的临床评定,心室晚电位提示发生危及生命的室性心律失常或心脏性猝死的危险性增加。据报道,心室晚电位预测心肌梗死伴恶性心律失常的敏感性为 58% ~92%,特异性为 72% ~100%。其阳性预测准确率偏低,有时出现假阳性,有一定局限性。其次是非心肌梗死的冠心病,原发性和继发性心肌病以及高血压等。

2. 心率变异率　心率变异率是指心率快慢随时间所发生的变化。已经证实,自主神经系统与心脏性猝死和总体心源性病死率有显著的相关性。心率变异率分析是临床上最常用的无创定量分析自主神经功能的方法。基础心率和心率的调节主要受自主神经的控制,因此分析心率的变化可反映自主神经的功能。自主神经是作为病理生理影响因素,参与心律失常的形成,交感神经使室颤的阈值降低,而迷走神经使室颤的阈值增加,有防止发生严重室性心律失常的作用。交感神经和迷走神经间的失衡与室性心律失常的发生密切相关。心率变异率缩小提示心脏自主神经受损,恶性心律失常和心脏性猝死发生率大。临床上,心率变异率最常用于心肌梗死后的危险性评定。心率变异率降低预测心肌梗死患者发生心律失常事件的敏感性为 58%,阳性预测值为 53%。目前认为心率变异率是心脏性猝死的独立预测指标,但主要用来预测与自主神经调节障碍有关的心律失常事件。

3. QT 间期离散度　室性心律失常的根本原因是心室肌细胞的复极改变,在体表心电图上 QT 间期代表心室肌细胞除极和复极的全过程,心室肌除极速度快,而复极速度慢,因此 QT 间期主要代表心室肌细胞的复极时间。QT 间期离散度是指标准 12 导联心电图中最大 QT 间期与最小 QT 间期之差。正常人各导联的 QT 间期也有一定的差异,但在某些病理情况下,QT 间期离散度可显著增加,如心肌梗死。临床上,QT 间期离散度主要被用于评定心肌梗死后室性心律失常的危险性。QT 间期离散度预测心肌梗死患者发生室速或室颤的敏感性为 70%,特异性为 78%。在不同的疾病中,QT 间期离散度的预测价值差别很大,如对慢性心力衰竭患者,QT 间期离散度不能预测恶性心律失常的发生。

4. T 波电交替　T 波电交替是指 T 波或 T、U 波的形态,幅度甚至极性发生交替性改变,而不伴 QRS 波形态和心动周期的明显改变。其发生的机制可能与心肌细胞复极不一致及心肌细胞离子通道功能障碍有关。T 波电交替对预测电生理检查中诱发的恶性心律失常,其敏感性为 81%、特异性为 84%、相对危险度为 5.2、阳性预测值为 76%、阴性预测值为 88%。近年来发展的微伏级 T 波电交替检测技术比传统 T 波电交替更为灵敏,在缺血性心脏病伴发心律失常的预测中有较高价值。

5. 心率振荡　心率振荡是最近提出的一项预测指标,窦性心率振荡是指在室性期前收缩发生后,窦性心率出现短期的波动现象,是自主神经对单发室性期前收缩后出现的快速调节反应,它反映了窦房结的双向变时功能。1999 年首次有研究发现心率振荡是心肌梗死后患者死亡的独立危险因子,可用于心肌梗死患者危险分层且效果优于目前临床应用的心率变异性。震荡初始（turbulence onset，TO）和震荡斜率（turbulence slope，TS）两项指标对心肌梗死高危患者有一定预测价值，TO 和 TS 均异常时其阳性预测值分别为 33% 和 31%，阴性预测值可达到 90% 左右。

第 6 节　心律失常的药物治疗

一、抗心律失常药物的作用机制

心律失常产生的主要机制包括自律性异常、触发机制和折返激动。药物治疗主要是针对以上心律失常机制。心肌的自律性源于舒张期自动除极，自律性高低与除极时细胞膜电位高低相关。减慢舒张期除极、提高阈电位，都能降低心肌细胞自律性。同时抗心律失常药物还可以通过超极化膜电位，抑制因早后除极和晚后除极导致的触发性心律失常。形成折返激动必须要满足单向传导阻滞区，适当的折返环，一条折返通路传导缓慢三大条件。因此，通过改善传导消除单向阻滞或减慢传导使单向阻滞变为双向阻滞等方法都可以终止折返激动。

二、抗心律失常药物分类

抗心律失常药物有多种分类方法。广泛使用的是改良的 Vaughan Wilams 分类，根据药物不同的电生理作用分为 4 类（表 1-1）。但一种抗心律失常药物可能有多种不同的生理特性，例如：索他洛尔既有 β 受体阻滞作用，又有延长 QT 间期作用；胺碘酮同时具有 I、II、III、IV 类抗心律失常作用，还能阻滞 α 受体。因此，在 1991 年制定了一个新的分类，称为"西西里岛分类"（Sicilian gambit）。该分类根据抗心律失常药物作用的机制，包括药物作用的通道、受体和离子泵进行分类。但是由于过于复杂，该西西里岛分类法难于在临床中应用。

表 1-1　抗心律失常药物的分类

类别	作用通道和受体	APD 或 QT 间期	常见药物
I 类			
I a	阻滞 I_{Na}++	延长	奎尼丁、丙吡胺、普鲁卡因胺
I b	阻滞 I_{Na}	缩短	利多卡因、苯妥英、美西律、妥卡尼
I c	阻滞 I_{Na}+++	不变	氟卡尼、普罗帕酮、莫雷西嗪
II 类	阻滞 $β_1$	不变	阿替洛尔、美托洛尔、艾司洛尔
	阻滞 $β_1$、$β_2$	不变	纳多洛尔、普萘洛尔、索他洛尔
III 类	阻滞 I_{Kr}	延长	多非利特、索他洛尔
	阻滞 I_{Kr}、I_{to}	延长	替地沙米
	阻滞 I_{Kr}，激活 I_{Na-S}	延长	伊布利特
	阻滞 I_{Kr}、I_{Ks}	延长	胺碘酮、决奈达隆
	阻滞 I_K，交感末梢	延长	溴苄胺

续表

类别	作用通道和受体	APD 或 QT 间期	常见药物
Ⅳ类	阻滞 I_{Ca-L}	不变	维拉帕米、地尔硫草
	开放 I_K	缩短	腺苷
	阻滞 M_2	缩短	阿托品
	阻滞 Na/K 泵	缩短	地高辛

注：I_{Na}：快钠内流；I_{Na-S}：慢钠内流；I_K：延迟整流性外向钾流；I_{Kr}：快速延迟整流性钾流；I_{Ks}：缓慢延迟整流性钾流；I_{to}：瞬间外向钾流；β：肾上腺素能 β 受体；M_2：毒蕈碱受体。

三、各类药物的电生理特性

（一）Ⅰ类药物

阻滞快钠通道，降低动作电位 0 相上升速率（v_{max}），减慢心肌传导，有效地终止钠通道依赖的折返。根据药物与钠通道的结合 / 解离的时间常数可进一步分为Ⅰa、Ⅰb 和Ⅰc：<1s 者为Ⅰb 类药物；≥ 12s 者为Ⅰc 类药物；介于两者之间者为Ⅰa 类药物。在病理状态下、严重心功能不全时以及缺血状态下，心肌对Ⅰ类药物特别敏感，尤其对Ⅰc 类药物，易诱发致命性室性心律失常。

（二）Ⅱ类药物

阻滞 β 肾上腺素能受体，降低交感神经效应。此类药能降低 I_{Ca-L} 和起搏电流（I_f），因此能减慢窦性心律，减慢房室结的传导。

（三）Ⅲ类药物

钾通道阻滞剂，以阻滞 I_K 为主，偶可增加 I_{Na-S}。此类药物能延长心肌细胞动作电位时限，延长复极时间和有效不应期，有效地终止各种微折返。此类药物也可使动作电位时限延长。钾通道种类很多，与复极有关的有 I_{Kr}、I_{Ks} 超速延迟整流性钾流（I_{Kur}）、I_{to} 等，它们各有相应的阻滞剂。目前已批准用于临床的Ⅲ类药有：胺碘酮、索他洛尔、溴苄胺、多非利特、伊波利特。

（四）Ⅳ类药物

钙通道阻滞剂主要阻滞心肌细胞 I_{Ca-L}。Ⅳ类药物减慢窦房结和房室结的传导，减慢房颤的心室率；延长房室结有效不应期，有效地终止房室结折返性心动过速；对早后除极和晚后除极电位及 I_{Ca-L} 参与的心律失常有治疗作用，能终止维拉帕米敏感的室速。常用的有维拉帕米和地尔硫草。

四、抗心律失常药物用法

（一）Ⅰ类药物

1. 奎尼丁　最早应用的抗心律失常药物，主要用于房颤与房扑的复律、复律后窦性心律的维持和危及生命的室性心律失常。常用制剂为硫酸奎尼丁（每片 0.2g）。应用奎尼丁转复房颤或房扑，首先给 0.1g 试服剂量，观察 2h 如无不良反应，可以两种方式进行复律：① 0.2g、每 8h 一次，连服 3d 左右，其中有 30% 左右的患者可恢复窦性心律；②首日 0.2g、每 2h 一次，共 5 次；次日 0.3g、每 2h 一次，共 5 次；第 3 日 0.4g、每 2h 一次，共 5 次。每次给药前测血压和 QT 间期，一旦复律成功，以有效单剂量作为维持量，每 6~8h 给药 1 次。复律前应纠正心力衰竭（心衰）、低血钾和低血镁，且不得存在 QT 间期延长。奎尼丁晕厥或诱发扭转型室速多发生在服药的最初 3d 内，因此复律宜在医院内进行。因其副作用，现已少用。

2. 利多卡因　用于室性心律失常。给药方法：负荷量 1.0mg/kg，3~5min 内静注，继以 1~2mg/min 静滴维持。如无效,5~10min 后可重复负荷量,但 1h 内最大用量不超过 200~300mg(4.5mg/kg)。在低心排血量状态,70 岁以上高龄和肝功能障碍者维持量为正常的 1/2。不良反应表现为语言不清、意识改变、肌肉搐动、眩晕和心动过缓。应用过程中随时观察疗效和不良性反应。

3. 美西律　利多卡因有效者口服美西律亦可有效,起始剂量 100~150mg,每 8h 一次,如需要,2~3 天后可增减 50mg。宜与食物同服,以减少消化道反应。神经系统副作用也常见,如眩晕、震颤、运动失调、语音不清、视物模糊等。有效血浓度与毒性血浓度接近,因此剂量不宜过大。

4. 莫雷西嗪　用于室上性和室性心律失常的治疗。口服剂量 150mg,每 8h 一次。如需要,2~3 天后可增量每次 50mg,但不宜超过 250mg,每 8h 一次。副作用包括恶心、呕吐、眩晕、焦虑、口干、头痛、视物模糊等。

5. 普罗帕酮　适用于室上性和室性心律失常的治疗。口服初始剂量 150mg,每 8h 一次,如需要,3~4d 后加量到 200mg,每 8h1 次。最大 200mg、每 6h 一次。如原有 QRS 波增宽者,剂量不得 >150mg、每 8h1 次。静注可用 1~2mg/kg,以 10mg/min 静注,单次最大剂量不超过 140mg。副作用为室内传导障碍加重,QRS 波增宽,出现负性肌力作用,诱发或使原有心衰加重,造成低心排血量状态,进而室速恶化。因此,心肌缺血、心功能不全和室内传导障碍者相对禁忌或慎用。

（二）Ⅱ类药物

艾司洛尔　主要适用于房颤或房扑紧急控制心室率,250mg/ml,为静脉注射剂。用法:负荷量 0.5mg/kg,1min 内静注,继之以 0.05mg/(kg·min)静滴 4min,在 5min 末未获得有效反应,重复上述负荷量后继以 0.1mg/(kg·min)滴注 4min。每重复一次,维持量增加 0.05mg。一般不超过 0.2mg/(kg·min),连续静滴不超过 48h。用药过程需要监测血压、心率。

（三）Ⅲ类药物

1. 胺碘酮　适用于室上性和室性心律失常的治疗,可用于伴有器质性心脏病或心功能不全患者。静注负荷量 150mg(3~5mg/kg),10min 注入,10~15min 后可重复,随后 1~1.5mg/min 静滴 6h,以后根据病情逐渐减量至 0.5mg/min。24h 总量一般不超过 1.2g,最大可达 2.2g。主要副作用为低血压(往往与注射过快有关)和心动过缓,尤其用于心功能明显障碍或心脏明显扩大者,需要监测血压。口服胺碘酮负荷量 0.2g,每日 3 次,共 5~7d;0.2g,每日 2 次,共 5~7d,以后 0.2g(0.1~0.3 g)、每日 1 次维持,但要注意根据病情进行个体化治疗。此药含碘量高,长期应用的主要副作用为甲状腺功能改变,应定期检查甲状腺功能。在常用的维持剂量下很少发生肺纤维化,但仍应定期摄胸片,以早期发现此并发症。服药期间 QT 间期均有不同程度的延长。对老年人或窦房结功能低下者,若窦性心率 <50 次 /min 宜减量或暂停用药。副作用还有日光敏感性皮炎、角膜色素沉着,但不影响视力。

2. 决奈达隆　2009 年分别获美国食品与药品管理局(FDA)和欧盟药物评审委员会(EMEA)批准决奈达隆 400mg 片剂上市,适用于有非持续性房颤病史的窦性心律患者,以降低其因房颤住院的风险。常用剂量 400mg,每日 2 次口服。在进食状态下,吸收几乎是完全的(70%~100%),故推荐餐中服。稳态半衰期 27~31h,主要由粪便排出,肾脏为次要途径。用药期间应监测该药有减慢心率、心电图 QTc 间期延长的副作用。特殊人群尤其需注意:决奈达隆的暴露女性比男性高 30%;未见报道评价药代动力学种族差异;中度肝损伤者比正常肝功能者平均决奈达隆暴露量增加 1.3 倍,尚未见报道评估严重肝损伤对决奈达隆药代动力学的影响;轻度至严重肾功能损伤者与正常肾功能者比较未观察到药代动力学显著差异。

3. 索他洛尔　用于室上性和室性心律失常治疗。常用剂量 80~160mg,每日 2 次。其半衰期较长,由肾脏排出。副作用随剂量增加,扭转型室速发生率上升。电解质紊乱如低钾、低镁可加重索他洛尔的毒性作用。用药期间应监测心电图变化,当 QTc ≥ 0.55s 时应考虑减量或暂时停药。窦性心动过缓、心衰者不宜选用。

4. 伊布利特　用于转复近期发生的房颤。成人体重≥60kg者用1mg溶于5%葡萄糖50ml内静注。如需要,10min后可重复。成人体重<60kg者,以0.01mg/kg按上法应用。房颤终止则立即停用。肝肾功能不全者无需调整剂量,用药中应监测QTc变化。

（四）Ⅳ类药物

1. 维拉帕米　用于控制房颤和房扑的心室率。口服80~120mg、每8h一次,可增加到160mg、每8h1次,最大剂量480mg/d。静注用于终止阵发性室上速和某些特殊类型的室速。剂量5~10mg/5~10min静注,如无反应,15min后可重复5mg/5min。

2. 地尔硫革　用于控制房颤和房扑的心室率。静注负荷量15~25mg(0.25mg/kg),随后5~15mg/h静滴。如首剂负荷量心室率控制不满意,15min内再给负荷量。静注地尔硫革应监测血压。

3. 其他

(1)腺苷:用于终止室上速。用法:3~6mg,2s内静注,2min内不终止,可再以6~12mg,2s内推注。此药半衰期短,1~2min内效果消失。严重的副作用有窦性停搏、房室传导阻滞等,故对有窦房结及(或)房室传导功能障碍的患者不适用。

(2)洋地黄类:用于控制房颤的心室率。毛花苷C 0.4~0.8mg稀释后静注,可以再追加0.2~0.4mg,24h内不应>1.2mg;或地高辛0.125~0.25mg,每日1次口服。洋地黄类适用于心功能不全患者,不足之处是对体力活动等交感神经兴奋时的心室率控制不满意。必要时与β受体阻滞剂或钙通道拮抗剂同用。

五、抗心律失常药物的促心律失常作用

促心律失常作用是指抗心律失常药物应用过程中,药物剂量或血浆药物浓度低于中毒水平时,出现既往未曾发生过的心律失常,或者原有心律失常恶化。

（一）新出现的持续性心律失常

1. 快速心律　①扭转型室速,QT间期延长;②多形性室速,QT间期正常;③室颤;④持续性单形室速,间歇性发作;⑤持续性单形室速,不间断性;⑥房扑,1:1传导。

2. 心动过缓及传导障碍　①窦房结功能低下;②房室传导阻滞;③明显的QRS增宽。

（二）原有心律失常恶化

1. 非持续性转变为持续性。

2. 心动过速频率加快。

Ⅲ类药物延长动作电位和QT间期,尤其在低血钾或心动过缓时,可发生特异的扭转型室速。洋地黄类药物增加细胞内钙离子浓度,可能诱发后除极电位的触发活动,导致室性心律失常。Ⅰc类药物用于控制房颤或房扑时,可以延长房内传导,减少心房率,或者使房颤转变为房扑,反而造成更多的心房激动下传,出现1:1房室传导,加快心室率。Ⅰc类药明显减缓室内传导,可能造成新的室内折返途径,引起持续室速。促心律失常作用的发生明显受整体心脏状况和肝肾功能的影响。Podrid等报道,Ⅰ类药在LVEF<35%和>35%患者中促心律失常分别为43%和26%。

促心律失常多发生在开始用药24~48h,72h后渐为减少。若使用易于发生促心律失常的药物,特别是有心肌功能障碍或有诱因的患者,宜于医院内开始给药。确定促心律失常作用前需除外自身心律失常的恶化,以便确定停药或是加药。发生促心律失常时应及时停药,测定血浆电解质浓度,包括血钾和血镁,并按具体心律失常处理。必要时可心室起搏,严重血流动力学障碍时可以电复律。Ⅰc类药造成的不间断性室速处理较难,可给乳酸钠或碳酸氢钠,必要时可试利多卡因。由于抗心律失常药物具有促心律失常作用,因此要严格掌握药物使用适应证。

第7节 心律失常的非药物治疗

目前心律失常的非药物治疗仍在不断发展中,随着循证医学的发展,这些方法将为临床心律失常的治疗提供更多的选择。心律失常的非药物治疗主要包括:体外电复律和电除颤,导管射频消融,器械植入及直接对心律失常的外科手术治疗。

一、体外电复律和电除颤

电除颤和电复律的机制为将一定强度的电流通过心脏,使心脏全部或绝大部分心肌纤维在瞬间立即去极化,造成心脏短暂停搏,然后由窦房结或心脏其他自律性高的起搏点重新主导心脏节律。电复律与电除颤不同,前者放电需要和 R 波同步,如电复律在心室的易损期放电可能导致室颤。

适应证包括以下 5 类:房颤、房扑、室上速、室速以及室颤/室扑。

按需复律的紧急程度对适应证进行分类。①择期复律:主要是房颤;②急诊复律:室上速伴心绞痛或血流动力学异常、房颤伴预激前传、药物无效的室速;③即刻复律:任何引起意识丧失或重度低血压的快速性心律失常。

禁忌证为确认或可疑的洋地黄中毒、低钾血症、多源性房速、已知伴有窦房结功能不良的室上速。

二、导管消融治疗

导管消融治疗快速性心律失常的机制:①阻断引起心动过速的折返环路,如房室旁路、房室结的慢径、峡部依赖性房扑的峡部及心肌梗死后室速的缓慢传导区等;②消除异位兴奋灶,如自律性增高的房速和起源于右室流出道的室性期前收缩或室速等。目前临床使用的大多为射频消融,少数为冷冻消融。

（一）房室旁路的导管消融

导管射频消融是治疗房室旁路引起的心动过速的首选,包括房室折返性心动过速、房颤或其他快速房速经旁路前传导致的快速心室率。总成功率95%,复发率 1%~3%。左侧房室旁路消融成功率高于右侧,可达97%甚或100%。其基本原理是通过心内电生理检查和心内膜标测确定房室旁路部位,选择可能的有效靶点经导管输入一定能量的射频电流,使房室旁路及其邻近的心肌组织发生凝固性坏死,从而完全阻断房室旁路传导,以彻底消除房室旁路参与的心动过速。

（二）房室结折返性心动过速的导管消融

临床上常见的为慢快型(常见型),占95%,少见为快慢型(非常见型),约占 5%,极少数可为慢慢型。消融部位多在慢径,只有在慢径消融失败时才考虑消融快径。少数患者可在左侧房室连接部进行消融。靶点的确定常采用解剖定位和心内电位定位相结合的方法,消融的总成功率为96%~100%。房室结折返性心动过速消融的主要并发症为三度房室传导阻滞。多数文献报道,消融快径导致三度房室传导阻滞的发生率为 2%~21%,消融慢径导致的三度房室传导阻滞的发生率 <3%,并发症的发生率与操作者的技术和经验有很大关系。

（三）房速的导管消融

房速起源于房室结以上的心房组织。根据发生机制分为:①自律性房速,由自律性增高引起,几乎都有器质性心脏病,大多呈持续发作。②折返性房速,由房内折返引起,折返环形成与房内存在慢传导区有关,多呈阵发性,可有或无器质性心脏病基础。③由触发活动引起的房速。现有的抗心律失常药物对房速的疗效均不理想,射频消融具有高达80%~100%的成功率,具有较低的复发率和并发症发生率。尤其是随着三维标测系统的应用,更明显提高了房速消融的成功率。

（四）房扑的导管消融

一般认为房扑为心房内的大折返激动所致。根据发生机制和部位分为典型房扑和非典型房扑。

1. 典型房扑　是指右心房内大折返性心动过速,左心房被动激动折返环依赖于下腔静脉和三尖瓣环之间峡部的缓慢传导。体表心电图上表现为较明显的锯齿波（F波）。对于典型房扑,射频消融的成功率较高,可达95%,术后房扑的复发率一般低于10%。

2. 不典型房扑　是指不依赖于下腔静脉和三尖瓣环之间峡部的缓慢传导的大折返环。应用常规电生理标测方法对不典型房扑患者进行射频消融,即使在有经验的中心成功率也相对较低,约70%。而三维标测系统的应用可明显提高不典型房扑的导管射频消融成功率,有报道称可达90%以上。

（五）房颤的导管消融

导管消融治疗房颤是近10年来临床心脏电生理学最受关注的热点之一。研究表明,导管消融可治愈房颤、改善患者的症状、生活质量和心功能,也能提高患者的生存率。随着对房颤发生发展机制的不断深入了解,导管消融治疗房颤的临床疗效正在稳步提高,其方法学也在逐步演变。近年来,主流的消融方法包括:肺静脉环状电极指导下的肺静脉节段性消融;三维标测系统指导下的环肺静脉线性消融(不要求肺静脉电隔离);心腔内超声指导下的肺静脉前庭电隔离;三维标测系统联合双肺静脉环状电极导管指导下的环肺静脉电隔离;碎裂心房电位消融和心房迷走神经结消融。随着消融方法的不断改进和对复发患者的再次消融,目前在有经验的电生理中心导管消融治疗房颤的成功率可达90%左右。

根据目前我国的房颤治疗建议,对于年龄<75岁、无或轻度器质性心脏疾患、左心房直径<50mm的反复发作的阵发性房颤患者,在有经验的电生理中心,可以考虑作为推荐治疗手段。目前已开始对左心房明显增大、有器质性心脏病或心力衰竭的房颤患者进行导管消融的临床研究,房颤的类型也由阵发性扩展到持续性和永久性房颤。左心房大小、持续或永久性房颤的持续时间、有无二尖瓣反流及程度、年龄等可能是影响消融术疗效的重要因素,对于左心房内径>55mm、房颤的持续时间>10年和伴有明确的器质性心脏病而没有或不能完全纠正的患者,在接受导管消融术后有较高的房颤复发率。也有研究提示,心房肌有瘢痕的患者术后房颤复发和左心房房扑的发生率高。

（六）室速的导管消融

导管消融主要适于特发性室速、束支折返性室速、器质性心脏病室速(主要为血流动力学稳定的单形性冠心病室速和先心病矫正后的室速),对致心律失常性右室心肌病和扩张型心肌病室速的消融效果差。

1. 特发性室速　特发性室速约占全部室速的10%,一般预后良好,但频繁发作可使生活质量明显下降,一些心室率较快的室速还可出现血流动力学障碍。射频消融对这种类型的室速具有很高的成功率,可达90%~95%,是临床首选的根治性治疗方法。明确的适应证是有症状的持续性或非持续单形性室速,药物治疗无效或不能耐受,或不愿接受长期药物治疗的患者。

2. 器质性室速　指发生在器质性心脏病患者中的室速,占所有室速的80%~90%。常见发生器质性室速的疾病包括:冠心病陈旧性心肌梗死后、致心律失常性右室心肌病/发育不良、扩张型心肌病、法洛四联症外科矫正术后等。射频消融治疗器质性室速的疗效目前仍不理想,仅作为植入型心律转复除颤器(ICD)的有效补充。

3. 束支折返性室速　多见于扩张型心肌病,由于折返环路明确,具有较高的射频消融成功率,可作为此类病人的首选。

三、器械植入

主要包括心脏起搏治疗和ICD,通过发放电脉冲或电击心脏达到治疗目的。

1. 心脏起搏治疗 缓慢性心律失常的永久起搏治疗早已成为常规方法,这种植入性装置挽救了许许多多窦房结和房室结病变所致的缓慢心律失常病人的生命,其疗效经过数十年的长期临床随访观察,证明是安全可靠的。植入性心脏起搏器治疗的适应证主要是"症状性心动过缓"。症状性心动过缓是指直接由于心率过于缓慢,导致心排血量下降,重要脏器及组织尤其大脑供血不足而产生的一系列症状,如一过性晕厥、近似晕厥、头晕、黑矇等;长期的心动过缓也可引起全身性症状,如疲乏、运动耐量下降以及充血性心力衰竭等。

2. ICD 目前ICD治疗是预防心脏性猝死的唯一有效方法,作为对危及生命的室性快速心律失常的一线治疗。目前的主要适应证包括:非可逆性原因引起的室颤或血流动力学不稳定的持续室速导致的心脏骤停;器质性心脏病的自发持续性室速,无论血流动力学是否稳定;原因不明的晕厥,在心电生理检查时能诱发有显著血流动力学改变的持续室速或室颤;心肌梗死所致左心室射血分数(LVEF)<35%,且心肌梗死后40天以上,NYHA心功能Ⅱ或Ⅲ级;NYHA心功能Ⅱ或Ⅲ级,LVEF ≤ 35%的非缺血性心肌病患者;心肌梗死所致LVEF<30%,且心肌梗死40d以上,NYHA心功能Ⅰ级;心肌梗死后非持续室速,LVEF<40%,且心电生理检查能诱发出室颤或持续室速。

四、快速性心律失常的外科手术治疗

外科手术治疗快速性心律失常是另一重要的治疗措施,通过切除异位兴奋灶或心动过速生成、维持与传播的组织,从而根治某些心律失常。它不仅与射频导管消融等治疗措施相互补充,对一些难治性心律失常如房颤、心肌梗死后室壁瘤室速等有效。其中以Cox迷宫术对房颤的疗效较好,较长的随访期内仍保持窦性心律的百分率较高,发生心动过缓而需心脏起搏器植入者很少。

第8节 心律失常的预后

心律失常的预后主要取决于以下3个主要因素:心脏的结构与功能、与血流动力学障碍有关的症状、心律失常的类型。

一、基础心脏病变

是否存在器质性心脏病是决定预后的主要因素。对于室性心律失常而言,无器质性心脏病,即使存在复杂的室性心律失常,其预后仍然良好,10年病死率小于4%,而器质性心脏病,尤其是心肌梗死后,情况则完全相反,年死亡率可达4%。因此对任何一例心律失常的患者,均应尽力发现其潜在的器质性心脏病,并确诊其病变的类型。

二、心律失常相关的症状

心律失常的预后也决定于相关的症状。如室性心律失常,若伴有意识丧失的症状,有报道2年病死率高达50%,因此,无疑这类患者必须重点关注。相关症状不仅影响治疗的决策,而且影响治疗方法的选

择。相关症状,如心悸、头晕、晕厥和猝死,依次增加心律失常的危险性。对于无症状的患者,较难作出决策,应详细分析其他的预后因素。心律失常症状的分级,分级越高,危险性越大(表1-2)。

表1-2　心律失常的症状分级

分级	症状
Ⅰ级	无症状或仅有心悸症状
Ⅱ级	头晕、胸痛或呼吸困难
Ⅲ级	晕厥或意识障碍,或重要脏器严重功能不良的症状
Ⅳ级	心脏骤停

三、心律失常本身的特点

不同的心律失常类型,其预后也各有不同。轻者,如房室结折返性心动过速,一般不影响预后。严重者,如快速和缓慢心律失常中的一些心律失常可以危及生命,据报道,引起心律失常性猝死的心律失常70%是室颤,30%是心室停搏。下面逐一叙述一些常见心律失常的预后。

1. 窦性心动过缓　一般愈后较好,不影响工作和日常生活,对严重生理性的窦性心动过缓及病态窦房结综合征,若不植入起搏器,则预后不良。

2. 房室传导阻滞(AVB)

(1)发生于房室结内的一度房室传导阻滞的预后尚不清楚,产生在希氏束水平的一度房室传导阻滞可能会进展为高度传导阻滞,宽QRS波伴有长PR间期有可能是发生于房室结外的阻滞。

(2)二度Ⅰ型房室传导阻滞常出现于高迷走状态的正常人群,这些人群中预后良好,对健康人群及运动员的观察表明较少会出现进展性的传导阻滞。二度Ⅰ型也会发生在房室结存在病变的人群,特别是在应用阻断房室结的药物后、急性心肌炎、急性下壁心肌梗死或缺血的情况下。伴有窦性心率减慢和阻滞比率升高(如2:1或3:2下传)的二度Ⅰ型,可以出现明显心排血量降低及低灌注症状或心力衰竭。

(3)二度Ⅱ型房室传导阻滞很可能会进展为更高的阻滞,可能需要起搏器的治疗。合并其他传导异常与否为预后的判断提供了线索,伴有束支阻滞(特别是希氏束远端阻滞)的二度Ⅱ型易出现晕厥,需要接受起搏器治疗。

(4)三度房室传导阻滞的预后判断由病因决定,先天性三度房室传导阻滞可以合并其他心脏异常或心脏结构正常,在青年或成年前常无症状,但以后常需要起搏器治疗。某些可逆原因,如电解质紊乱或药物引起的三度房室传导阻滞往往是短暂的,患者是否出现晕厥或心力衰竭取决于逸搏节律的频率。冠状动脉疾病导致的房室结外阻滞预后较差,这是由于这些患者中同时存在心肌的损害。值得注意的是,发生在急性心肌梗死(尤其是下壁心肌梗死)期间的三度房室传导阻滞多数是可逆的,不需要永久性起搏治疗。

3. 室上速

(1)窦性心动过速:生理性窦性心动过速一般处理病因,预后与病因相关。体位性窦性心动过速及不适当的窦性心动过速预后良好。

(2)房室结折返性心动过速:通常不伴器质性心脏病,一般预后较好。需要注意的是导管消融已被作为房室结折返性心动过速首选的治疗措施,术中约1%可能会出现二度或三度房室传导阻滞。

(3)非阵发性交界性心动过速:非阵发性交界性心动过速起源于交界区,由于心室率不快,预后良好。可能是严重临床情况的标志,如洋地黄中毒、心脏外科术后、低钾、心肌缺血、慢性阻塞性肺疾病、缺氧、心肌炎等。

(4)房室折返性心动过速及旁路相关的其他心律失常:预激综合征随访 3~10 年的猝死发生率为 0.15%~0.39%。发生猝死的高危因素:①房颤时最短的旁路前传的 RR 间期 <250ms;②症状性心动过速病史;③多旁路;④埃布斯坦(Ebstein)畸形;⑤家族性预激综合征。发生猝死的低危因素:①间歇性预激,提示旁路不应期较长;②用普鲁卡因胺后预激波消失。

(5)局灶性房速:非持续性局灶性房速在动态心电图检查上很常见,很少伴有症状,预后好,可不必治疗。持续性局灶性房速相对少见,儿童较多见,特别是先天性心脏病患儿。无休止的局灶性房速除了可导致心动过速性心肌病以外,多数局灶性房速的预后良好。成人局灶性房速可发生在无器质性心脏病患者,但多数有基础心脏病。洋地黄中毒导致的房速常伴房室传导阻滞。多源性(多灶性)房速常发生于严重肺病患者,也见于代谢异常、电解质紊乱等。预后决定于心动过速发作情况及基础心血管疾病。

(6)房扑:常为 2:1 下传,偶尔可 1:1 下传导致心室率过快,症状严重者甚至可危及生命。其与房颤合并存在者高达 30%。房扑的血栓栓塞危险低于房颤,但高于正常对照。

(7)房颤:房颤的主要并发症是血栓栓塞事件,其中危害最大的并发症是脑卒中。根据 Framingham 研究资料,非瓣膜病房颤引起脑栓塞发生的危险是对照组的 5.6 倍,瓣膜病合并的房颤是对照组的 17.6 倍。非瓣膜病房颤发生栓塞事件的危险为每年 5% 左右,是非房颤患者发生率的 2 倍,占所有脑栓塞事件的 15%~20%。老年房颤患者栓塞发生率较高,50~59 岁患者因房颤所致的脑卒中每年发生率为 1.5%,而 80~89 岁者则升高到 23.5%。男性患者栓塞发病率在各年龄段均高于女性。高危因素包括:既往有缺血性脑卒中、TIA 或体循环血栓栓塞史,二尖瓣狭窄,人工瓣膜。房颤偶可引起心动过速性心肌病,大多发生在心功能障碍和心室率持续性增快的患者。它最大的特点是具有可逆性,即一旦心动过速得以控制,原来扩大的心脏和心功能可部分或完全恢复正常,预后尚可。

4. 室性心律失常　有报道称,复杂的室性心律失常与猝死危险性增加有关。室性期前收缩,非持续性室速,单形性持续性室速,多形性持续性室速和室颤,危险性依次增加。然而,室性心律失常的复杂性与猝死之间确切的相关性并不清楚。

(1)非持续性室速:预后主要取决于基础心脏疾病。危险分层主要与基础心脏疾病和其严重程度相关,与心律失常发作频率或分类关系不大。目前无证据表明非持续性室速与持续性室速之间的关系。

1)对于无器质性心脏病的非持续性室速并不增加猝死的风险,右室流出道室速与猝死的发生也缺乏直接的关系。

2)对于扩张型心肌病而言,非持续性室速是否可以作为猝死的预测因素尚存在争议,且缺乏大样本的资料,少数研究支持频繁发生的非持续性室速增加病死率。

3)室性心律失常致猝死同样也是肥厚型心肌病的主要死因,肥厚型心肌病中有晕厥发作或幸存者中 70% 存在非持续性室速,而无此经历者仅 20% 发生非持续性室速。合并非持续性室速的肥厚型心肌病患者年病死率 8%~10%,也明显高于无非持续性室速的肥厚型心肌病患者。

4)对于冠心病患者,非持续性室速的预后取决于出现心律失常的时机,在急性心肌梗死 24h 内出现的非持续性室速并不增加住院和远期病死率。在住院恢复期间发生的非持续性室速增加了两倍以上的猝死风险,是独立的预后预测因子。在心肌梗死后 3 个月至 1 年内发生的非持续性室速同样增加病死率。值得注意的是,多项研究均表明,非持续性室速与病死率的关系与室速发作的频率、间期以及发作时的心室率无关。

(2)室速的预后:主要取决于基础心脏疾病及其严重程度。临床上出现血流动力学稳定的、耐受良好的室速并不意味着患者无器质性心脏病。明显器质性心脏病患者发生血流动力学稳定的室速并不表明预后良好,当 LVEF 明显低下时(<30%)预后较差。血流动力学不稳定室速通常出现在心功能差的患者,但心室功能正常的患者在心室率很快的情况下可以出现不稳定室速或室颤(如长 QT 综合征患者)。一些有特发性室速的"正常心脏"患者因为血管迷走反射也可以出现低血压状态。

（张　澍　欧阳非凡）

第二章
缓慢性心律失常

1 第1节 窦性心动过缓

【定义】

窦性心动过缓(sinus bradycardia)是指窦房结发出激动的频率低于正常下限 60 次 /min,一般为 45~59 次 /min,若窦性心率 <45 次 /min 则为显著的窦性心动过缓。

【病因】

持续性窦性心动过缓多为窦房结自身病变所致,而间歇性窦性心动过缓的原因往往难以确认。窦房结内有丰富的自主神经末梢,窦房结发出电脉冲频率受心脏自主神经系统和体液激素控制,因此,窦房结自身病变和 / 或同时存在的外部因素如自主神经系统功能障碍等均可导致间歇性窦性心动过缓。外部因素中,以神经反射性最常见,迷走神经张力增高如运动员和健康成年人、夜间睡眠时心率可在 50 次 /min 左右。各种抗心律失常药物的应用如 β 受体阻滞剂也是窦性心动过缓常见的继发性原因。急性心肌梗死尤其是下壁心肌梗死,因下壁心肌和窦房结的血供通常由右冠状动脉供应,也常合并窦性心动过缓的发生。常见的窦性心动过缓的原因见表 2-1。

表 2-1 窦性心动过缓的常见原因

正常人,特别是在安静、睡眠时	中枢神经调节的影响
运动员或长期从事体力劳动者	颅内疾病如肿瘤、炎症、颅内压增高
药物的影响	精神抑郁
β 受体阻滞剂	垂体功能减退
钙通道拮抗剂	迷走神经张力增高
胺碘酮	呕吐反射
类抗心律失常药物	迷走神经刺激或拟副交感神经药物的应用
洋地黄类药物	甲状腺功能减低
急性心肌梗死尤其是下壁心肌梗死	低温
病态窦房结综合征	阻塞性黄疸

【临床表现】

健康年轻患者或睡眠状态时的窦性心动过缓可完全无症状。持续或经常发生的窦性心动过缓可表现为易疲劳、体力活动下降和心力衰竭的症状。其他细微的症状包括倦怠、注意力不集中、情感淡漠、健忘和头晕。间歇性窦性心动过缓可发生头晕、先兆晕厥和晕厥。

【诊断标准】

诊断窦性心动过缓的必备条件之一首先必须满足为窦性心律,即电脉冲必须由窦房结发出。由于目前常规检查不能记录到窦房结的电位,只能通过体表心电图上的 P 波推断,若 Ⅱ 导联 P 波直立,aVR 导联倒置,Ⅰ 和 aVL 导联直立则可推断为窦性心律。其次是窦性 P 波的频率小于 60 次 /min。窦性 P 波后有无 QRS 波及 PR 间期是否正常与窦性心动过缓的诊断依据无关。

持续性窦性心动过缓可由标准 12 导联心电图确诊,间歇性窦性心动过缓可通过标准心电图、动态心电图或植入型心电记录仪确诊。临床怀疑窦性心动过缓而不能确诊的患者,可行激发试验或电生理检查(图 2-1)。

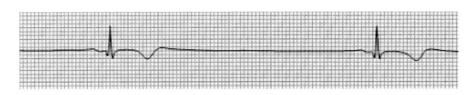

图 2-1　**显著的窦性心动过缓,窦性频率 <30 次 /min**

【治疗】

目前没有明确的证据表明心率到底低于何种水平需要治疗,而症状与窦性心动过缓的相关性是决定是否需要治疗的关键。窦性心动过缓多数见于正常人,不引起临床症状,无需特殊治疗。窦性心动过缓如因心率过于缓慢,导致心脑血管供血不足,表现为头晕、胸闷、心绞痛发作、心功能不全、中枢神经系统功能障碍、先兆晕厥或晕厥时,则需给予阿托品、麻黄碱或异丙肾上腺素等治疗,以提高心室率。严重而持续的窦性心动过缓且伴有因心动过缓引起临床症状者,则应植入永久性起搏器治疗。

2 第 2 节 窦性停搏和窦房传导阻滞

【定义】

窦性停搏(sinus arrest)也称为窦性静止,是指窦房结在较长的时间内不能发放电脉冲。窦房结停止发放电脉冲的时间可以较短,表现为间歇性停止数个心搏,也可表现为持续性窦性停搏。

窦房传导阻滞(sinoatrial block)窦房结发出的激动在通过窦房结与心房肌组织连接部位时发生传导延缓或完全阻滞。

【病因】

窦性停搏和窦房传导阻滞常由吞咽、咽部刺激、按摩颈动脉窦及气管插管等一过性强迷走神经刺激所诱发。临床中多种药物如洋地黄、β 受体阻滞剂、奎尼丁等 Ⅰ 类抗心律失常药物以及高钾血症等也可引起暂时性窦性停搏和窦房传导阻滞。持续性窦性停搏和窦房传导阻滞多见于器质性心脏病如冠心病,尤其是下壁心肌梗死、心肌病、心肌炎等,而老年人则多数为窦房结功能不良所致。此外,外科手术、导管射频消融如损伤窦房结也可致窦性停搏和窦房传导阻滞。

【临床表现】

窦性停搏和窦房传导阻滞的临床症状不仅取决于疾病本身,还决定于心脏的自身代偿。不论是窦性停搏还是窦房传导阻滞,只要窦房结发出的电脉冲不能传导至心房,低位潜在的起搏点即发出冲动以代替窦房结功能维持心脏搏动。逸搏心律的出现对维持心脏的功能具有重要代偿作用。这些低位的起搏点包括房室交界区、心室,少数情况下可出现心房逸搏。倘若窦性停搏过久,而心脏又无其他起搏点代替窦房结发出激动,心脏停止收缩,则可致心源性晕厥、阿斯综合征,甚至猝死的发生。

【诊断标准】

（一）窦性停搏

心电图表现为在正常的窦性节律中,突然出现长的 PP 间期,长的 PP 间期与正常的窦性 PP 间期无倍数关系,长间歇内可出现交界性或室性逸搏或逸搏心律(图 2-2)。

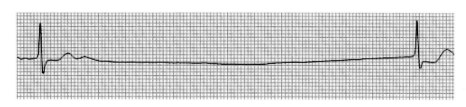

图 2-2　窦性停搏长达 4.4s,其后出现交界性逸搏

（二）窦房传导阻滞

依据阻滞程度的不同分为一度、二度和三度窦房传导阻滞。由于体表心电图不能直接记录到窦房结的激动电位,因此无法直接测定窦房结电位 -P 波间距(SA 间期),即窦房传导时间,只能根据窦性 PP 间期的改变间接推测窦房传导功能。

1. 一度窦房传导阻滞　是指窦房结发出的激动在通过窦房连接部位时传导速度减慢,但每个窦性电脉冲均能传导至心房,导致心房的收缩,产生窦性 P 波。单纯从体表心电图上无法诊断一度窦房传导阻滞,因其窦性 PP 间期无改变,与正常窦性心律完全一样。倘若一度窦房传导阻滞合并窦性停搏长间期,如果长的 PP 间期小于短的 PP 间期的 2 倍,则提示存在有一度窦房传导阻滞。其产生的机制为窦性停搏后,窦房传导功能有所恢复,其传导速度加快、时间减少,导致长的 PP 间期小于短的 PP 间期的 2 倍。

2. 二度窦房传导阻滞　是指窦房结发出的激动在通过窦房连接部位时不仅传导速度减慢,而且出现传导脱落,依据阻滞程度的不同分为二度Ⅰ型窦房传导阻滞和二度Ⅱ型窦房传导阻滞。

（1）二度Ⅰ型窦房传导阻滞:又称文氏型窦房传导阻滞。其表现为窦性激动经窦房连接部位传导至心房的速度逐渐减慢、传导时间逐渐延长,直至最后一个窦性激动完全不能下传至心房,导致一次窦性 P 波的脱落,每次脱落后的第一次窦房传导因较长时间的间歇后可恢复至原来的传导速度。其体表心电图的诊断有赖于 PP 间期的文氏变化规律:①在一个文氏周期中,PP 间期进行性缩短,直至因窦性 P 波脱落而出现一长的 PP 间期;②长的 PP 间期小于短的 PP 间期的 2 倍;③长间期后的第一个 PP 间期大于其前的 PP 间期。

（2）二度Ⅱ型窦房传导阻滞:又称莫氏型窦房传导阻滞。其表现为窦房结发出的激动经窦房连接部位传导至心房的速度、时间固定,但间歇发生窦性激动传出阻滞。其体表心电图表现:在规律的窦性 PP 间期中突然出现一长的 PP 间期,此间期为窦性 PP 间期的整数倍(图 2-3)。

3. 三度窦房传导阻滞　又称完全性窦房传导阻滞。其表现为窦房结发出的电脉冲完全不能经窦房连接部位传导至心房。其体表心电图特征:无窦性 P 波,但可有心房、房室交界区或心室发出的逸搏或逸搏心律。

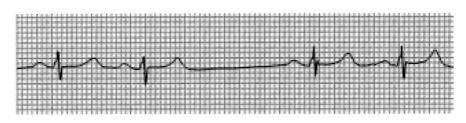

图 2-3 二度Ⅱ型窦房阻滞,注意长的 PP 间期为短的 PP 间期的 2 倍

【鉴别诊断】

1. 窦性停搏与窦房传导阻滞 两者均出现长的 PP 间期,二度窦房传导阻滞的长 PP 间期为基本窦性心律 PP 间期的整数倍,而窦性停搏时,长 PP 间期与短 PP 间期无倍数关系。

2. 窦性心律不齐与窦房传导阻滞 窦房传导阻滞时可出现 PP 间期的规律性变化,而窦性心律不齐的 PP 间期变化无上述规律,且多与呼吸相关。

3. 窦房传导阻滞与窦性心动过缓 窦房传导阻滞有时可表现为 2:1 窦房传导,即每隔 1 次窦性激动发生 1 次窦性不下传,表现为心率缓慢(30~40 次 /min),难与窦性心动过缓区分。如在体力活动或静注阿托品后,窦房传导功能改善,心率突然加倍,则可确定为二度Ⅱ型窦房传导阻滞。

4. 高血钾时窦室传导与窦房传导阻滞 高血钾时发生窦室传导,窦房结发出的激动直接通过节间束传导至房室交界处而不激动心房,心电图上也无 P 波,这与三度窦房传导阻滞不同。

【治疗】

对于因暂时性、可逆性原因所致的窦性停搏和窦房传导阻滞,其处理主要是针对病因治疗。对伴有明显症状如头晕、胸闷、心悸者,可给予阿托品、麻黄碱、异丙肾上腺素治疗以防意外。如果窦性停搏或窦房传导阻滞频繁发作出现晕厥或阿斯综合征者,应及时植入起搏器。

3 第 3 节 病态窦房结综合征

【定义】

病态窦房结综合征(sick sinus syndrome)是由于窦房结或其周围组织功能障碍导致窦房结冲动形成障碍,或窦房结至心房冲动传导障碍所致的多种心律失常和多种症状的综合征。

【病因】

病态窦房结综合征的常见病因:①特发性传导系统纤维化、退行性变等;②各种器质性心脏病如心肌病、风湿性心脏病、冠心病尤其是心肌梗死后;③各种原因的心肌炎症,如风湿性、病毒性心肌炎和其他感染;④迷走神经张力增高,常为夜间发生、非持续性;⑤药物影响,如洋地黄和各种抗心律失常药物;⑥高血钾、尿毒症等;⑦甲状腺功能异常;⑧心脏外科手术损伤、导管消融术并发症。

【临床表现】

病态窦房结综合征的临床表现主要是因脑、心、肾等重要脏器血流灌注不足所引起,不适症状可发生于休息安静状态,但更多见于活动时。如果每搏量的增加可代偿因心率减慢所致的心排血量的降低,患者也可完全无症状。典型的症状为头晕、黑矇、晕厥,主要是因严重的心动过缓、心脏停搏或心动过速所引起。晕厥前多有先兆症状如头晕、心悸等,晕厥时间过长时可出现较长时间的意识丧失,需与癫痫相鉴别。临床中更常见的是症状不典型,而且间歇出现,多为暂时性心律失常所致,如阵发性心慌、乏力、劳累后呼吸困难、失眠、注意力不集中、记忆力下降等。如合并其他器质性心脏病时,可以充血性心力衰竭或肺水肿为首发症状。

病态窦房结综合征患者体格检查多无异常,常见的体征为心动过缓。对有临床症状的老年患者,如伴有心动过缓,应高度警惕病态窦房结综合征可能。

【窦房结功能的检测与评价】

评价窦房结功能的方法可分为无创性和有创性两大类。临床中通常首先应用无创性方法来评定,当无创性方法难以确定,而患者症状又不经常发作时,可考虑行有创性电生理检查。

1. 无创性窦房结功能评价方法

(1)心电图及动态心电图等心电学检查:病态窦房结综合征包括一系列心律失常,其心电图表现可为:①显著的窦性心动过缓,<50 次 /min;②窦性停搏和 / 或窦房传导阻滞;③慢快综合征,表现为阵发性心动过缓和心动过速交替出现,心动过速为室上性心动过速,以心房颤动多见;④心房颤动伴缓慢心室率在电复律后不能转为窦性心律;⑤缓慢持久的交界性逸搏心律,部分患者可合并房室传导阻滞和束支阻滞。心房颤动伴缓慢心室率是双结病变的常见心电图表现。因窦房结功能障碍常间歇出现,常规心电图检查易漏诊,动态心电图检查较常规心电图能提供更多有关窦房结功能的信息,如 24h 总心率、最慢和最快心率、窦性停搏、窦房传导阻滞,有助于诊断。

(2)药物试验:药物试验主要包括阿托品试验和异丙肾上腺素试验。阿托品试验的方法为静注阿托品 1.5~2mg,注射后 1、2、3、5、10、15、20min 分别描记心电图或示波连续观察,如窦性心率不能增快到 90 次 /min 和 / 或出现窦房传导阻滞、交界性心律、室上性心动过速为阳性。如窦性心率增快 >90 次 /min 为阴性,多为迷走神经功能亢进。异丙肾上腺素试验的方法为静脉滴注异丙肾上腺素 1~4μg/min,从小剂量开始,视心律和心率变化逐步增加剂量。如发生频发或多源性室性期前收缩、室性心动过速或异丙肾上腺素剂量已达 4μg/min,而窦性心率仍不能达到 100 次 /min,或出现交界性心律,则提示窦房结功能不良。

(3)运动试验:运动试验有助于鉴别窦性心动过缓是因窦房结自身病变所致,还是外在因素如自主神经系统的影响。其评价窦房结功能的主要依据为运动后心率能否增加到预期值。若运动后心率不能明显增加,提示窦房结变时功能不良。如运动后心率 >120 次 /min,一般可排除病态窦房结综合征,如 <90 次 /min,则提示窦房结功能低下。

(4)经食管电生理检查:经食管插入起搏导线,定位于左心房后部,然后接电生理刺激仪,行不同的程序刺激,以测定窦房结恢复时间(sinus nodal recovery time,SNRT)、窦房传导时间(sinoatrial conduction time,SACT)和窦房结有效不应期(sinus nodal effective refractory period,SNERP)。如窦房结恢复时间 >1 500ms,窦房传导时间 >180ms,应怀疑病态窦房结综合征可能。

(5)固有心率测定:应用普萘洛尔和阿托品同时阻滞交感神经和迷走神经的作用后,观察窦房结的节律,称为固有心率。具体方法:先静注 0.2mg/kg 的普萘洛尔,速度为 1mg/min,间隔 10min 后,静注阿托品 0.04mg/kg,2min 推注完毕,观察 30min 内窦房结的固有心率。如实测值位于预期固有心率的 95% CI 外,提示窦房结功能障碍。

2. 有创性窦房结功能评价方法 对于通过无创性方法难以确诊的患者,可行有创的心内电生理检查,以测定 SNRT、SACT、SNRT 和直接记录窦房结电图。SNRT、SACT、SNRT 的测定方法与经食管心房调搏相似。

【治疗】

(一)适应证

合并持续性心动过缓的病态窦房结综合征患者,其心动过缓的发生与窦房结自身的内在病变有关。

该类患者心脏起搏治疗的目的主要是用于减轻心动过缓所致的症状,并无明确证据表明起搏治疗可提高患者生存率。因此,病态窦房结综合征患者合并有因心动过缓所致的症状才是心脏起搏治疗的唯一适应证。临床中,病态窦房结综合征患者通常年龄较大,同时多合并其他心脏疾病,评估症状与心动过缓之间的因果关系往往很困难,因此即使确定的因果关系强度为中等也主张行心脏起搏器治疗。

合并间歇性心动过缓的病态窦房结综合征患者,临床中其心动过缓的病因往往难以确定,可与窦房结自身病变和/或同时存在的其他外部因素有关。对这类患者,早期识别并处理潜在的可逆性因素是治疗的第一步。如心肌炎病变累及窦房结者可用能量合剂、大剂量维生素静脉滴注;急性心肌梗死者行冠状动脉血运重建,改善冠脉供血;外科术后或射频损伤窦房结者可用激素治疗减轻充血水肿、炎症反应等。对于心率显著减慢,出现明显的心动过缓症状者可以试用阿托品,麻黄碱或异丙肾上腺素以暂时提高心率,同时避免使用减慢心率的药物,如 β 受体阻滞剂及钙通道拮抗剂等。

在排除暂时性或可逆性原因后,是否需行心脏起搏治疗取决于心动过缓的严重程度,而非其病因。合并间歇性心动过缓的病态窦房结综合征患者,如临床中明确记录到间歇性窦性停搏、窦房传导阻滞或快速性心律失常终止时出现的长时间窦性停搏(通常 >3s),间歇性心动过缓多为窦房结自身内在疾病所致,需行心脏起搏治疗。临床实践中,窦房结功能障碍的患者如能记录到无症状 >3s 的心室停搏,在排除年轻受训患者、睡眠和药物副作用等影响因素后,虽然症状与心动过缓之间的相关性不能确认,起搏治疗可能也是一个合理的解决方法(表 2-2)。

表 2-2 2013 年欧洲心脏病学会(ESC)推荐的病态窦房结综合征行永久性起搏器植入的适应证

推 荐	级别	水平
合并持续性心动过缓的病态窦房结综合征,症状与心动过缓明确相关者需行起搏治疗	I	B
合并持续性心动过缓的病态窦房结综合征,症状与心动过缓可能相关者可行起搏治疗	IIb	C
合并持续性心动过缓的病态窦房结综合征,无症状或因可逆性原因导致的心动过缓者无需起搏治疗	III	C
合并间歇性心动过缓的病态窦房结综合征(包括慢快综合征),明确记录到因窦性停搏或窦房传导阻滞所致的症状性心动过缓者需行起搏治疗	I	B
合并间歇性心动过缓的病态窦房结综合征中的反射性心脏停搏性晕厥,年龄 >40 岁,反复发生无法预测的反射性晕厥以及明确记录到因窦性停搏所致长间歇伴有症状者需行起搏治疗	IIa	C
合并间歇性心动过缓的病态窦房结综合征中的无症状性心脏停搏,有晕厥病史,同时记录到因窦性停搏或窦房传导阻滞所致的 >6s 长间歇者需行起搏治疗	IIa	C
合并间歇性心动过缓的病态窦房结综合征,因可逆性原因所致的心动过缓者无需起搏治疗	III	C

(二)起搏方式的选择

对于需行心脏起搏治疗的病态窦房结综合征患者,双腔起搏是起搏方式的第一选择,DANPACE研究的结果并不支持常规使用单腔心房起搏模式。在起搏治疗中,应尽可能减少右心室起搏,已有研究证明右心室起搏可致心房颤动、卒中发生率增加和心力衰竭的恶化。然而,程控过长的房室间期来减少右心室起搏可致舒张期二尖瓣反流,引起起搏器综合征发生和心房颤动。对于合并有严重的左心室射血分数降低,同时需行心脏起搏治疗的病态窦房结综合征患者,如预期的心室起搏比率高,应行心脏再同步治疗。与非频率反应性双腔起搏相比,具有频率反应的双腔起搏可以提高患者生活质量和活动耐力,因此对于合并有变时功能不良的病态窦房结综合征患者,主张植入具有频率反应功能的起搏器(图 2-4)。

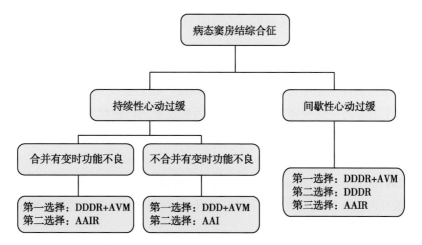

图 2-4　2013 年 ESC 推荐的病态窦房结综合征患者起搏方式的选择

AVM：房室延迟管理，即通过程控合理的房室间期或房室滞后来减少不必要的心室起搏；

DDDR：具有频率反应功能的心房心室双腔起搏；

AAIR：具有频率反应功能的心房单腔起搏；

DDD：无频率反应功能的心房心室双腔起搏；

AAI：无频率反应功能的心房单腔起搏。

4 第 4 节　一度房室传导阻滞

【概述】

一度房室传导阻滞（first degree atrioventricular block，Ⅰ°AVB）是指房室传导时间超过正常范围，但每个心房激动仍能传入心室，亦称房室传导延迟。心电图上，PR 间期达到或超过 0.21s（14 岁以下儿童达到或超过 0.18s），每个 P 波后均有 QRS 波。一度房室传导阻滞的发生率在各种心律失常中占第四位，仅次于窦性心律失常、期前收缩和房颤。其发病率比二度房室传导阻滞高 2~6 倍，比三度房室传导阻滞高 6~14 倍。一度房室传导阻滞可见于正常人，有的 PR 间期可超过 0.24s，中青年人发病率为 0.65%~1.1%，在 50 岁以上的正常人中可达 1.3% 左右。

【病因和发生机制】

一度房室传导阻滞亦称为房室传导延迟，它是由于心房、房室结、希氏束或希氏束－浦肯野纤维系统（希－浦系统）内的传导延迟，也可能是由于多于一处传导延迟的组合引起。但是在大多数病例，传导延迟发生在房室结内，少数发生于心房内，个别发生于希－浦系统。希－浦系统内的传导延迟通常不引起异常延长的 PR 间期，然而亦有例外。一度房室传导阻滞是由于房室交界区的相对不应期延长，导致房室传导时间延长，但每一次心房激动均能传入心室。迷走神经张力增高是其发生的原因之一，在运动员中发生率可达 8.7%。多种药物，如洋地黄、奎尼丁、钾盐、β 受体阻滞剂、钙通道拮抗剂以及中枢和周围交感神经阻滞药，如甲基多巴、可乐定等均可致 PR 间期延长。一度房室传导阻滞常见于风湿性心肌炎、急性或慢性缺血性心脏病，在急性心肌梗死患者其发生率为 4%~15%，尤其多见于急性下壁心肌梗死患者。其大多为一过性的，可迅速消失或经过一段时间后消失。老年人中，原发性传导系统纤维化是较常见的原因，呈长期渐进性传导阻滞。家族性心脏传导阻滞往往呈常染色体显性遗传，多表现为房室结传导障碍，有时可发生希氏束及分支阻滞,其导致高度房室传导阻滞或完全性房室传导阻滞引起晕厥和猝死的情况在临床上并不多见。

【临床表现和诊断】

一度房室传导阻滞在临床上不引起明显的症状和体征。在心肌炎或其他心脏病患者听诊时,可发现响亮的第一心音在发生阻滞时突然减轻。临床表现多为原发疾病的症状和体征。诊断依靠心电图。

(一)一度房室传导阻滞的典型心电图特点(图 2-5)

1. 每一个窦性 P 波均能下传心室并产生 QRS-T 波。

2. PR 间期 >0.20s(成人),小儿(14 岁以下)PR 间期 ≥ 0.18s。

3. 心率无显著改变时,PR 间期较先前增加 0.04s 以上,即使 PR 间期在正常范围仍可诊断。

4. PR 间期大于正常最高值(视心率而定)。

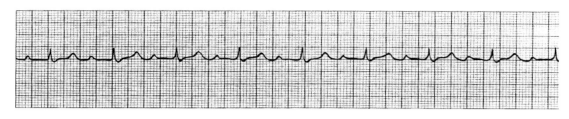

图 2-5　一度房室阻滞

可见 PR 间期恒定,延长为 0.28s,每一个窦性 P 波均能下传心室并产生 QRS-T 波。

(二)一度房室传导阻滞的阻滞部位的心电图的表现

1. 发生于心房传导延迟引起的一度房室传导阻滞的心电图特点

(1)P 波增宽,有切迹,PR 间期延长,但 PR 段大多不延长。

(2)只有 PR 间期延长,而无 P 波增宽或切迹。严重的心房内传导延迟常使体表心电图上的 P 波振幅显著减小,此类型很难和房室结的一度阻滞鉴别,只有用希氏束电图检查,如 PA 间期延长,才可确诊。

2. 发生于房室结内的一度房室传导阻滞的心电图特点　房室结的一度房室传导阻滞是 PR 段延长,可伴或不伴有 P 波增宽。PR 间期延长的程度显著者(>0.4s)大多为房室结内一度阻滞,其次是由于心房内阻滞。在希氏束电图上表现是 AH 间期延长,曾有 AH 间期延长达 900ms 的一度房室结内延迟的报道。

3. 发生于希 - 浦系统引起的一度房室传导阻滞的心电图特点有两种表现

(1)PR 间期延长伴有束支阻滞或分支阻滞:多表现为不对称性的不完全性左束支伴右束支阻滞(即一侧束支完全阻滞,伴对侧束支一度阻滞)。房室结的一度阻滞多不伴有束支阻滞。

(2)仅有 PR 间期延长而不伴有束支或分支阻滞:由对称性左束支及右束支一度阻滞所致。在体表心电图上无法与房室结的一度阻滞鉴别。如在复查中发现束支图形时隐时现时,应确定为双侧束支阻滞所致。希氏束电图中房室结一度阻滞表现为 AH 间期延长,而双侧束支阻滞时则表现为 HV 间期延长。所以,用希氏束电图来确定一度房室传导阻滞的部位最可靠。

(三)一度房室传导阻滞时希氏束电图特点

1. 心房内阻滞　PA 间期 >60ms,AH 间期和 HV 间期正常。心房传导延迟所致的房室传导时间延长(即一度房室传导阻带)并不少见,但通常不导致二度 Ⅱ 型和高度或三度房室传导阻滞。主要见于埃布斯坦(Ebstein)畸形、心内膜垫缺损等先天性心脏病。严重的心房内传导延迟可使 P 波显著变小,甚至 P 波完全消失,类似心房静止伴交界性心律。宽而有切迹的 P 波可由房间传导延迟引起而不一定是心房内传导延迟的表现。

2. 房室结内阻滞　AH 间期 >140ms,HV 间期和 PA 间期正常。在窦性心律时正常的 AH 间期波动范围较宽(60~130ms)。房室结内的延迟是一度房室传导阻滞最常见的原因,但延迟的程度变异往往很大。当延迟十分显著(PR间期 >0.4s)时,大多系房室结阻滞所致的一度房室传导阻滞(其次由于心房内阻滞)。

3. 希氏束内阻滞　整个希氏束的除极所需时间通常不超过25~30ms,如果希氏束电位的总时限≥ 30ms,即可诊断为希氏束内一度阻滞。如果希氏束波上有切迹或碎裂波,便更肯定。因为希氏束内传导时间的变异范围小,当显著的希氏束内传导延迟首要表现为希氏束电位分裂为两个明显的电位,即近端和远端希氏束波。单纯的希氏束内传导延迟,A波至近端希氏束波(AH)和远端希氏束波至心室(HV)间期都是正常的。希氏束内阻滞可与房室传导系统的其他部位的传导阻滞合并存在。无症状的希氏束内阻滞者的预后是良性的。

4. 希氏束下阻滞　即束支阻滞,HV间期延长 >60ms。希氏束下传导延迟(一度房室传导阻滞)的程度不一,大多数HV间期在60~100ms的范围内,偶有 >100ms者,HV间期显著延长者常易发展为高度房室传导阻滞。延长的HV间期几乎总伴有异常的QRS波。因为希氏束下传导不是均匀的,所以希氏束下阻滞引起的PR间期延长的QRS波往往是宽的,呈一侧束支阻滞图形;当然如果双侧束支内的传导延迟程度相等,其QRS波也可以是狭窄的(时限≤ 100ms)。

【鉴别诊断】

一度房室传导阻滞需与下述一些不同原因所致的PR间期延长鉴别:

1. 发生较早的房性期前收缩,其PR间期可以延长,缘于当房性期前激动下传时,房室结尚未脱离前一次激动后的相对不应期,这是个生理现象。

2. 各种期前收缩(室性、交界性或房性)后的第一个窦性搏动的PR间期延长,尤其在插入性室性或交界性期前收缩后。这种PR同期延长是由于期前收缩隐匿地逆向传入房室结所致。

3. 房室结双径路传导所引起的PR间期突然显著延长,这是由于房室结内存在着两条传导途径,一条传导速度快,不应期长(快径),另一条传导速度慢,但不应期短(慢径)。在一个临界频率时,原经由快径下传的窦性P波,突然改循慢径下传,因而PR间期显著延长。

4. 隐匿性希氏束期前收缩或隐匿性分支期前收缩引起的PR间期延长,即伪一度房室传导阻滞。

【治疗策略】

一度房室传导阻滞通常不产生血流动力学改变,对无症状、亦无低血压或窦性心动过缓者无需特殊处理,主要针对原发病因治疗;对心率较慢又有明显症状者可用阿托品或氨茶碱口服。对位于希-浦系统内的一度房室传导阻滞无症状的患者,必须紧密随访观察,因为它可能突然转变为二度Ⅱ型房室传导阻滞,甚至转变为高度或三度房室传导阻滞。如果患者有晕厥发作病史而又排除了其他原因,尽管心电图上只有一度房室传导阻滞,但希氏束电图证实是希氏束内或希氏束下的一度阻滞,应考虑植入起搏器。当患者有晕厥史,心电图PR间期正常,但希氏束电图表现为HV间期显著延长(>60ms),也应考虑植入起搏器。

一度房室传导阻滞永久性起搏治疗的适应证:一度房室传导阻滞伴有类似起搏器综合征的临床表现患者(Ⅱa类适应证);合并左心室功能不全或充血性心力衰竭症状的显著一度房室传导阻滞(PR间期 >300ms),缩短AV间期可能降低左心房充盈压而改善心力衰竭症状者(Ⅱb类适应证);神经肌源性疾病(如肌发育不良、克塞综合征等)合并的任何程度的房室传导阻滞,无论有否症状,应行永久起搏治疗(Ⅱb类适应证)。

无症状的一度房室传导阻滞则并非永久性起搏治疗的适应证。

【预后】

一度房室传导阻滞如果稳定而不发展,通常无临床意义,预后良好,短时即可消失。阻滞部位在房室结者预后良好。但少数一度和二度Ⅰ型房室传导阻滞部位在希氏束内或希氏束下(双侧束支水平),它们均由于急性或慢性心肌病变所致。其预后不同于房室结内一度或二度Ⅰ型房室传导阻滞,可能会进展为高度或三度房室传导阻滞。对它们的正确诊断必须依靠希氏束电图检查。急性心肌梗死伴一度房室传导阻滞的前壁梗死患者,可发展为结下阻滞,可发展为二度Ⅱ型甚至三度房室传导阻滞。急性下壁心肌梗死患者出现的一度房室传导阻滞通常是短暂的,但少数亦可发展为二度、三度房室传导阻滞,有报道发生率可达5%~30%,故须严密追踪观察。

5 第5节 二度房室传导阻滞

【概述】

二度房室传导阻滞(second degree atrioventricular block,Ⅱ°AVB)是激动自心房传至心室过程中有部分传导中断,即存在心室脱漏现象,可同时伴有房室传导延迟。在体表心电图上,一部分P波后无后续QRS波(心搏脱漏)。1924年Mobitz将二度房室传导阻滞分为莫氏Ⅰ型和莫氏Ⅱ型,亦称二度Ⅰ型和二度Ⅱ型房室传导阻滞,前者亦称文氏现象(Wenckebach phenomenon)或文氏周期。二度Ⅱ型房室传导阻滞亦称莫氏Ⅱ型二度房室传导阻滞。其特征是一个心房激动突然不能下传,其前并无PR间期延长。在发生心搏脱漏之前和之后的所有下传搏动的PR间期是恒定的,即P波突然受阻不能下传以及无文氏现象存在,这是Ⅱ型不同于Ⅰ型的主要区别点。

大多数二度Ⅰ型房室传导阻滞患者阻滞部位在房室结。发病原因大多为迷走神经兴奋、药物中毒以及少数器质性心脏病所致,通常预后良好,多为一过性心律失常。但也有少数可发展成为高度或三度房室传导阻滞,少数患者甚至发展为致命性室性心律失常。二度Ⅱ型房室传导阻滞几乎全部发生在希氏束内和双侧束支水平(希氏束下),几乎都是病理性的。这种心律不稳定,可突然发生心脏停搏或进展为三度房室传导阻滞。急性心肌梗死伴发的二度Ⅱ型房室传导阻滞经积极血运重建治疗后,部分病例历时数分钟或数天,最终可完全恢复。

【病因和发病机制】

(一)二度Ⅰ型房室传导阻滞的病因及发生机制

二度Ⅰ型房室传导阻滞发生的电生理基础是房室传导组织的绝对不应期和相对不应期都延长,但绝对不应期延长较轻,而以相对不应期延长为主。

二度Ⅰ型房室传导阻滞常见病因:

1. 大多数见于具有正常房室传导功能的人。动态心电图发现,二度Ⅰ型房室传导阻滞与一度房室传导阻滞一样,可以发生在正常的青年人(尤其是运动员),而且多发生在夜间迷走神经张力增高时。运动或使用阿托品后可明显改善房室结内传导功能,使二度Ⅰ型房室传导阻滞消失,提示该现象与迷走神经张力增高有关。

2. 很多药物可以延长房室结的不应期,如洋地黄类药物、β受体阻滞剂、钙拮抗药及中枢和外周交感神经阻滞药物均可引起二度Ⅰ型房室传导阻滞。

3. 在急性心肌梗死患者二度房室传导阻滞的发生率可达2%~10%。多见于下壁心肌梗死患者,且多数是由一度房室传导阻滞发展而来。通常是房室结功能异常所致,其机制可能与迷走神经张力增高及腺苷作用有关。出现时间短暂,多于1周内消失。二度Ⅰ型不常发生于前间壁心肌梗死,一旦发生,表明是广泛的希氏束、浦肯野纤维损伤,易进展为高度房室传导阻滞。

（二）二度Ⅱ型房室传导阻滞的病因及发生机制

二度Ⅱ型房室传导阻滞发生的电生理基础是房室传导组织的绝对不应期显著延长,而相对不应期基本正常。当绝对不应期的延长超过一个窦性周期时,引起下一个窦性或室上性激动传导受阻而产生间歇性漏搏,而下传的 PR 间期是正常的。二度Ⅱ型房室传导阻滞的阻滞部位几乎完全在希 – 浦系统内,希氏束电图显示阻滞部位多在 HV 区,少数在 H 区。在体表心电图上,约 29% 的患者 QRS 波是窄的(≤ 0.10s),约 71% 的患者 QRS 波是宽的(≥ 0.12s)。

二度Ⅱ型房室传导阻滞常见病因:

1. 药物作用,如洋地黄、奎尼丁、普鲁卡因胺、普罗帕酮、美托洛尔等均可引起二度Ⅱ型房室传导阻滞(但它们更易发生二度Ⅰ型房室传导阻滞)。

2. 电解质紊乱中高血钾(血钾为 10~13mmol/L)可引起房室传导阻滞。低血钾(血钾 <2.8mmol/L)也可引起各级房室传导阻滞。

3. 风湿热、风湿性心肌炎患者中约 26% 可伴有一度和 / 或二度房室传导阻滞,以一度多见。病毒性心肌炎患者二度和三度房室传导阻滞并不少见。有时伴有束支阻滞,多表明病变广泛。其他感染,如柯萨奇 B 病毒、麻疹、腮腺炎、病毒性上呼吸道感染、传染性单核细胞增多症、病毒性肝炎、伤寒等可使传导系统广泛或局部受损,一、二、三度房室传导阻滞均可发生,受损程度可轻可重,但阻滞大多为暂时性的、可逆的,很少发展为永久性慢性房室传导阻滞。

4. 冠心病、急性心肌梗死合并二度Ⅱ型房室传导阻滞的发生率为 1% ~2%,多见于前壁心肌梗死患者,多在发病后 72h 内出现,而阻滞部位则多在希氏束以下。扩张型心肌病合并二度阻滞者约占 4%。其他疾病,如肥厚型心肌病、先天性心脏病、心脏直视手术、甲状腺功能亢进与黏液性水肿以及钙化性主动脉瓣狭窄症等均可见到不同程度的房室传导阻滞。

5. 近年来发现,大约有半数慢性结下性房室传导阻滞并非系动脉硬化、心肌炎或药物中毒所致,而是两束支或三束支发生非特异性纤维性变,有时病变可侵及希氏束的分叉处,而房室结和希氏束则很少受到侵及,其原因不明。

【临床表现及诊断】

二度房室传导阻滞的临床症状取决于传导阻滞的程度及心室率的快慢。阻滞程度轻,导致心室漏搏很少时,对血流动力学影响不大,可以无明显症状。当心室漏搏较多时,导致心率减慢至 50 次 /min 以下时,可出现头晕、乏力甚至黑矇等心排血量降低的症状。二度Ⅱ型房室传导阻滞当心室率极慢时,可诱发阿斯综合征。

（一）心电图诊断标准

1. 二度Ⅰ型房室传导阻滞(图 2-6) PR 间期呈进行性延长,直到 QRS 脱漏;脱漏后 PR 间期恢复,以后又逐渐延长重复出现,这种传导延迟递增的房室传导阻滞称为二度Ⅰ型房室传导阻滞或文氏型房室传导阻滞。房室传导比例常为 3∶2、4∶3 或 5∶4 等。

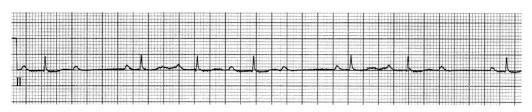

图 2-6 二度Ⅰ型房室阻滞（莫氏Ⅰ型）
PR 间期进行性延长,直至 QRS 脱漏结束文氏周期,呈 4∶3 房室阻滞。

典型文氏型房室传导阻滞

1)PR 间期进行性延长,直至 QRS 脱漏结束文氏周期。

2)PR 间期的增量逐次减小。

3)RR 间期进行性缩短(因 PR 间期增量递减),至形成一个长 RR 间期结束文氏周期。

4)长 RR 间期 < 任一短 RR 间期的 2 倍。

5)长 RR 间期后的第 1 个 RR 间期 > 长 RR 间期前紧邻的 RR 间期。

2. 二度Ⅱ型房室传导阻滞(图 2-7、图 2-8)　QRS 波有规律或不定时的漏搏,但所有能下传的 PR 间期恒定(多正常,少数可延长)。阻滞程度不同,房室传导比例不同。轻者可呈 3∶2,4∶3 等,2∶1 的房室传导比例亦不少见。常将房室传导比例在 3∶1 以上(含 3∶1)称为高度房室传导阻滞。

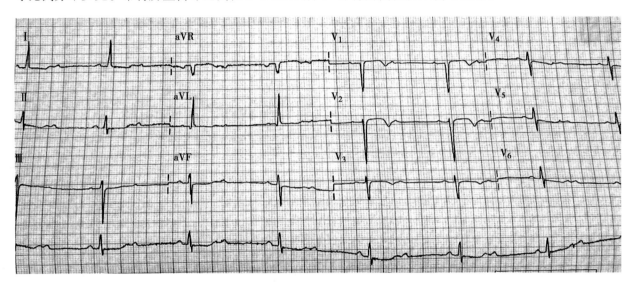

图 2-7　二度Ⅱ型及高度房
PR 间期恒定,房室传导比例为 2∶1。

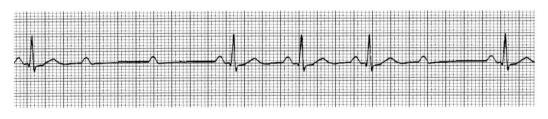

图 2-8　二度Ⅱ型及高度房室阻滞
PR 间期恒定、正常,QRS 波有不定时的漏搏,房室阻滞呈 4∶1~4∶3 传导。

(二) 二度房室传导阻滞的希氏束电图特点

1. 二度Ⅰ型房室传导阻滞　阻滞部位 70% ~80% 在希氏束近侧端,表现为 AH 间期进行性延长,直至完全阻滞。而 HV 间期正常。少数患者(7% ~20%)的阻滞部位也可在希氏束内或希氏束远端,表现为 HH' 间期或 HV 间期逐渐延长,直至完全阻滞。

2. 二度Ⅱ型房室传导阻滞　病变约 35% 发生在希氏束内,65% 发生在希氏束远端(希氏束下)。发生在希氏束近端阻滞时,希氏束电图表现为 AH 间期延长,但下传的 HV 间期正常,不能下传的 A 波后无 H 波、无 V 波;希氏束远端阻滞时,希氏束电图表现为 AH 间期正常,HV 间期延长,不能下传的那次心搏的 H 波后无 V 波。

【鉴别诊断】

二度Ⅰ型与二度Ⅱ型房室传导阻滞的鉴别诊断：

二度Ⅰ型房室传导阻滞与Ⅱ型房室传导阻滞临床意义不同，前者阻滞部位多在房室结，预后较好；而后者阻滞部位几乎均在希-浦系统内，易发展为完全性房室传导阻滞，伴晕厥发作，需要永久心脏起搏治疗。

1. 心搏脱漏前后下传心搏中 PR 间期是否固定，PR 间期固定是Ⅱ型的标志，反之为Ⅰ型。

2. 2∶1 和 3∶2 阻滞，虽多见Ⅱ型，但亦可为Ⅰ型，只有在较长的描记中（或前、后心电图中）记录到 3∶2 阻滞，依下传的 PR 间期是否相等，方能鉴别。

3. 高度房室传导阻滞伴逸搏形成不完全性房室分离时，观察心室夺获心搏 PR 间期是否相等。相等为Ⅱ型，不等（RP 间期与 PR 间期呈反比关系）为Ⅰ型。

4. 静注阿托品可抵销迷走神经影响，使房室结阻滞有所改善多为二度Ⅰ型房室传导阻滞；而由于加快心率往往使希-浦系统内的阻滞加重多为二度Ⅱ型房室传导阻滞。静注阿托品可引起房室传导比例改变，观察下传的 PR 间期是否恒定，有助Ⅰ型与Ⅱ型鉴别。

【治疗策略及预后】

二度Ⅰ型房室传导阻滞

（一）无症状的二度Ⅰ型房室传导阻滞

因阻滞的位置不同而不同。阻滞区位于房室结者（如绝大多数的二度Ⅰ型房室传导阻滞）通常不需治疗，但需定期随访。对于阻滞区位于希浦系统内的二度Ⅰ型房室传导阻滞，尽管无症状，也应紧密观察。须积极治疗原发病，去除诱因。

并可考虑心脏起搏治疗，因为这种心律是很不稳定的，可以突然发生心脏停搏或发展为高度或三度房室传导阻滞，多见于伴有器质性心脏病患者。

（二）有症状的（特别是有晕厥史者）二度Ⅰ型房室传导阻滞

不论其阻滞区的位置，都应积极治疗。如系房室结内阻滞者，心率过慢，可用阿托品 0.3mg 口服、2~3 次/d，或阿托品 0.3~0.5mg 皮下注射、1~2 次/d，也可用异丙肾上腺素及氨茶碱等。

（三）急性心肌梗死时二度Ⅰ型房室传导阻滞

不常发生于前间壁心肌梗死，一旦发生，表明是广泛的希氏束、浦肯野纤维损伤，易发展为高度房室传导阻滞。发生于下壁心肌梗死者，大多系迷走神经张力增高所致，多为良性，通常不需处理。如心率明显减慢或有症状者，可用阿托品或氨茶碱口服治疗。

（四）永久性起搏治疗的适应证

1. 二度Ⅰ型房室传导阻滞　二度Ⅰ型房室传导阻滞产生症状性心动过缓（Ⅰ类适应证）；无症状性二度Ⅰ型房室传导阻滞，因其他情况行电生理检查发现阻滞部位在希氏束内或以下水平（Ⅱa 类适应证）；二度Ⅰ型房室传导阻滞伴有类似起搏器综合征的临床表现（Ⅱa 类适应证）；神经肌源性疾病（如肌发育不良、克塞综合征等）伴发的任何程度的房室传导阻滞，因为阻滞随时会加重，无论有否症状应行永久起搏器治疗（Ⅱb 类适应证）。

2. 二度Ⅱ型房室传导阻滞

（1）二度Ⅱ型房室传导阻滞几乎全部发生在希氏束内和双侧束支水平（希氏束下），几乎都是病理性的。这种心律不稳定，可突然发生心脏停搏或进展为三度房室传导阻滞，患者可出现晕厥、心绞痛，严重者可出现阿斯综合征等并发症，预后较差，永久起搏治疗是必要的。

（2）急性心肌梗死伴发的二度Ⅱ型房室传导阻滞经积极治疗原发病后，部分病例历时数小时或数天，阻滞可消失，如急性期后或经介入等积极治疗原发病，房室传导阻滞仍不改善者，可以考虑永久性起搏器治疗。

第 6 节 三度房室传导阻滞

【概述】

（一）定义

三度房室传导阻滞（third-degree atrioventricular block, third-degree AVB）即完全性房室传导阻滞（complete atrioventricular block, CAVB），是由于房室传导系统某部分的传导能力异常降低，所有来自心房的冲动都不能下传到心室，引起房室分离。三度房室传导阻滞是最高度的房室传导阻滞。阻滞区可位于房室结、希氏束或双侧束支系统内。典型心电图表现为完全性房室分离，心房率快于心室率，心室率缓慢而匀齐，通常在 30~50 次 /min，先天性完全性房室传导阻滞时一般心室率较快。

（二）分类

根据阻滞部位部位不同可分为：

1. 完全性房室结阻滞（complete atrioventricular node block） 阻滞区位于房室结内，逸搏性心律通常起源自房室结下部（N-H 区）或希氏束上段，心室率 40~55 次 /min，偶尔更慢或稍快，QRS 波形状正常（图 2-9）。

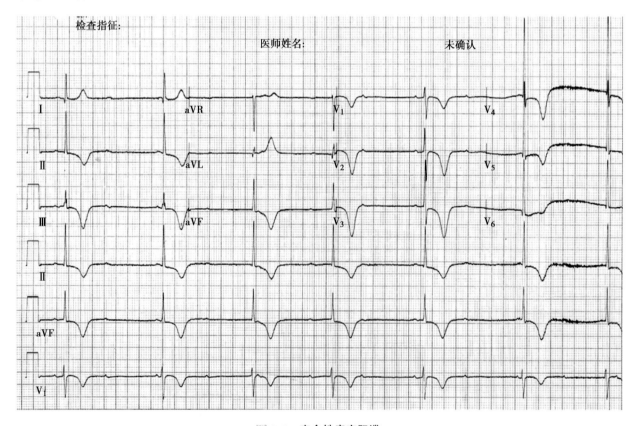

图 2-9 完全性房室阻滞

阻滞部位在房室结内，室率 46 次 /min。

2. 完全性希氏束内阻滞（complete intro-His bundle block） 阻滞区位于希氏束内，逸搏灶往往位于希氏束下段，心室率大多在 40 次 /min 以下（30~50 次 /min），QRS 波可增宽。

3. 完全性希氏束下阻滞(complete infra-His bundle block) 阻滞区位于双侧束支水平(希氏束下),逸搏性心律起源自希氏束分叉以下的束支或分支,偶尔在外周浦肯野纤维,心室率大多为25~40次/min,QRS波宽大(>110ms)畸形(图2-10)。

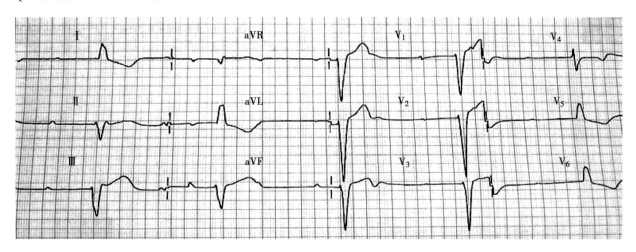

图2-10 完全性房室阻滞
阻滞部位在希氏束以下,室率32次/min。

【病因和发病机制】

三度房室传导阻滞是房室传导阻滞中严重的类型,阻滞部位按发生频率分别为希氏束下(49%~72%)、希氏束内(14%~18%)和房室结(14%~35%)。由于有病区域的细胞完全丧失了兴奋性,有效不应期占据了整个心动周期,所有来自心房的冲动传抵这个部位时便被阻而不能继续传布,为维持心室的收缩和排血功能,位于阻滞部位下方的自律性细胞(次级起搏点)便发出冲动以保持心室搏动(逸搏性心律)。

导致三度房室传导阻滞的原因很多,可以分为先天性和后天性两种。

1. 先天性因素 阻滞部位通常在房室结。

关于先天性完全性房室传导阻滞的发病原因有几种理论,包括正常传导系统受损及发育异常,其病理改变由以下特点:①心房肌与其周围的传导系统缺乏联系;②房室束中断;③传导系统结构异常。这三种病理变化分别是心房、室内及结室传导缺乏连续性。最常见的是正常的房室结被纤维、脂肪组织所代替,同时远端的传导系统也可能存在不同程度的受累。室内传导的连续性中断虽然罕见,但也有报道。

有充分的证据显示,先天性完全性房室传导阻滞与先天性心脏病密切相关。有报道这类患者的心房肌与房室结缺乏连接,或房室结束支连续性中断。除严重致死性缺损外,先天性完全性房室传导阻滞患儿中有30%~37%合并有L型大动脉转位(即矫正型大动脉转位)。

在后天性因素中,常见的病因有冠心病导致的心肌缺血或梗死,下壁的心肌梗死会损伤房室结,导致三度房室传导阻滞,但这种损伤通常是暂时的,通常可在心梗后2周内恢复。前壁心肌梗死则造成心脏传导系统远端的损伤,这种对传导系统破坏通常是广泛而持久的,最终需要植入起搏器治疗。

2. 药源性因素 包括钙通道阻滞剂、β受体阻滞剂、奎尼丁、普鲁卡因、锂剂、地高辛和三环类抗抑郁药等。

3. 退行性疾病 Lenègre病(退行性硬化仅受累于传导系统)、Lev病、心肌非致密化不全、指甲髌骨综合征以及线粒体肌病等。

4. 感染性因素　莱姆螺旋体病(尤其是累及心内膜)、风湿热、心肌炎、美洲锥虫病(中美洲及南美洲)、曲霉菌心肌病、带状疱疹病毒感染以及瓣环脓肿等。

5. 类风湿疾病　强直性脊柱炎、赖特综合征、复发性多软骨炎、类风湿关节炎及硬皮病等。

6. 侵袭性疾病　淀粉样变病、结节病、肿瘤、霍奇金病和多发性骨髓瘤等。

7. 神经肌肉性疾病　贝克肌营养不良、强直性肌营养不良。

8. 代谢性因素　缺氧、低血钾、甲状腺功能低下等。

9. 医源性因素　复杂的主动脉瓣手术、室间隔酒精化学消融、左前降支的介入治疗、房室结慢径或快径的消融治疗等。

【临床表现与预后】

症状及体征:因为心排血量明显减少,会出现晕厥或晕厥前症状,心悸、心绞痛、黑矇等,严重者可出现阿斯综合征甚至猝死。查体:第一心音强度经常变化,第二心音可呈正常或反常分裂。间或出现心房音及听到响亮、清晰的第一心音(大炮音),系心房与心室收缩恰好同时发生所致,此时颈静脉可见巨大的α波(大炮波)。

发病率通常随年龄增长而增高,但在婴儿期及儿童早期有一个小高峰,这与遗传性传导阻滞发生相关。

阻滞部位靠下的三度房室传导阻滞,激动发放不稳定,容易出现心脏停搏,甚至猝死。

完全性房室结阻滞通常是可逆的,一般由下壁心肌梗死、急性心肌炎或洋地黄中毒引起;而完全性房室结以下部位阻滞常是永久性的,急性型常由急性前壁心肌梗死引起,慢性型则常由传导系统(双侧束支)退行性变所致。

【诊断与鉴别诊断】

(一) 心电图是最重要的诊断依据

典型的三度房室传导阻滞心电图具有以下特点:

PP 间期和 RR 间期各有自己的规律,但 P 波与 QRS 波之间始终没有任何固定关系,形成完全性房室分离。

心室率缓慢而匀齐。因为心室系由位于阻滞区下方的次级起搏点(或逸搏节奏点)所控制,即交界性或室性逸搏性心律,因此心室率和 QRS 波形状因阻滞区的不同位置而有所差别。

阻滞区位于房室结内,逸搏性心律通常起源自房室结下部(N-H 区)或希氏束上段,心室率 40~55 次 /min,偶尔更慢或稍快,QRS 波形状正常(窄的)。

阻滞区位于希氏束内,逸搏灶往往位于希氏束下段,心室率大多在 40 次 /min 以下(30~50 次 /min),QRS 波形状也正常。

起源自 N-H 区合希氏束上、中、下段的逸搏心律,往往统称为交界性逸搏房律。

阻滞区位于双侧束支水平(希氏束下),逸搏性心律起源自希氏束分叉以下的束支或分支,偶尔在外周浦肯野纤维,心室率大多为 25~40 次 /min,QRS 波宽大(QRS 时限 >110ms)畸形。

心房率为心房颤动时,依靠缓慢而匀齐的心室率可作出完全性房室传导阻滞的诊断。

(二) 鉴别诊断

1. 加速性室性自主心律(accelerated idioventricular rhythm, AIVR)　心室率较快,>60 次 /min,QRS 波可表现为宽大畸形,亦可正常。有房室分离,但容易出现心室夺获和心室融合波,而在三度房室传导阻滞时不会出现夺获及融合波;

2. 干扰性完全性房室脱节(interference atrioventricular dissociation)　脱节的心室率 > 心房率(即 QRS 波多于 P 波),室率一般较快,>60 次 /min,QRS 波多为室上形态(正常)。

3. 高度房室传导阻滞(high-grade atrioventricular block)　房室之间的并未完全阻滞,因为 P 波的间断下传形成心室夺获,表现为逸搏性心律不齐,夺获的 QRS 波与其前的 P 波有固定的时间关系(固定的 PR 间期),与前面的逸搏搏动无固定的时间关系(无恒定的偶联时间),夺获的 QRS 波之后的间歇等于或略短于逸搏心律的周期长度(无代偿间期)。

【治疗策略】

(一)急诊处理流程

描记标准 12 导联心电图。急查电解质、血气分析、心肌酶,消除诱因,治疗原发病。

停用可疑导致心动过缓或传导阻滞的药物。

(二)静脉用药

1. 阿托品(atropine)

用量:0.5~1mg,静脉推注,隔 3~5min 可重复注射;累积剂量一般不超过 3mg。

注意事项:儿童和老年人酌情减量。闭角型青光眼禁用。

2. 异丙肾上腺素(isoproterenol hydrochloride)

慎用:高血压;心动过速;地高辛中毒导致的心动过缓及传导阻滞;心绞痛;室性心律失常。

用量:0.5~2μg/min,静脉滴注(紧急情况下可使用至 2~10μg/min)。

此外,山莨菪碱(654-2)或氨茶碱也可作为一线药物。

(三)植入临时起搏器治疗

(四)植入永久起搏器治疗(根据 2018 年 ACC/AHA/HRS 心动过缓及心脏传导延迟评估和管理指南)

1. 暂时性或可逆性原因导致的房室传导阻滞,例如莱姆心肌炎或药物中毒等,在决定永久起搏之前应进行药物和支持治疗,必要时植入临时起搏器(Ⅰ B-NR)。

2. 症状性二度或三度房室传导阻滞且必须长期服用固定剂量抗心律失常药物或 β 受体阻滞的患者,植入永久起搏器是合理的(Ⅱa BN-R)。

3. 心脏结节病相关的二度或三度房室传导阻滞的患者,植入永久起搏器,必要时植入带除颤功能的起搏器是合理的(Ⅱa BN-R)。

4. 甲状腺功能障碍相关性二度或三度房室传导阻滞但无临床黏液性水肿的患者,可考虑植入永久起搏器(Ⅱb C-LD)。

5. 急性下壁心肌梗死导致的二度或三度房室传导阻滞,并出现心动过缓相关症状或血流动力学障碍的患者,可考虑静注氨茶碱加快房室传导,加快心室率并改善症状(Ⅱb C-LD)。

6. 因二度或三度房室传导阻滞导致相关症状或血流动力学障碍,且药物治疗无效的患者,临时起搏是合理的(Ⅱa B-NR)。

7. 因二度或三度房室传导阻滞导致相关症状或血流动力学障碍,且抗心动过缓药物治疗无效的患者,临时经静脉起搏或永久起搏器植入之前可考虑临时经皮起搏器(Ⅱb B-R)。

8. 对于一度房室传导阻滞和二度Ⅰ型房室传导阻滞或房室结水平 2:1 房室传导阻滞,且症状与房室传导阻滞不相符的患者,不推荐植入永久起搏器(Ⅲ C-LD)。

9. 无症状性一度房室传导阻滞和二度Ⅰ型房室传导阻滞或房室结水平 2:1 房室传导阻滞患者,不推荐植入永久起搏器(Ⅲ C-LD)。

10. 继发于明确可逆性因素的症状性房室传导阻滞,但治疗潜在病因后房室传导阻滞仍存在的患者,推荐植入永久起搏器(Ⅰ C-LD)。

11. 因明确可逆且不再复发因素导致的急性房室传导阻滞,治疗潜在病因后房室传导阻滞完全恢复的患者,不推荐植入永久起搏器(Ⅲ C-LD)。

12. 非症状性迷走神经介导的房室传导阻滞不应植入永久起搏器(Ⅲ C-LD)。

13. 由非可逆性或生理性因素造成的获得性二度 Ⅱ 型房室传导阻滞、高度房室传导阻滞或三度房室传导阻滞患者,无论有无症状均推荐植入永久起搏器(Ⅰ B-NR)。

14. 永久性房颤和症状性心动过缓患者推荐植入永久起搏器(Ⅰ C-LD)。

15. 对于按照指南管理和治疗方案导致的症状性房室传导障碍,并且无可替代方案且临床上需要继续原方案治疗的患者,推荐植入永久起搏器(Ⅰ C-LD)。

16. 因心脏结节病或淀粉样变等渗透性心肌病导致的二度 Ⅱ 型房室传导阻滞、高度房室传导阻滞或三度房室传导阻滞患者,植入永久起搏器是合理的(Ⅱa B-NR)。

17. 明确因一度房室传导阻滞或二度 Ⅰ 型房室传导阻滞导致临床症状的患者,植入永久起搏器是合理的(Ⅱa C-LD)。

18. 需要植入永久起搏器的窦房结功能障碍和房室传导阻滞患者,推荐双腔起搏器优于单腔(Ⅰ A)。

19. 无转律计划的永久性或持续性房颤患者,不应设置心房起搏(Ⅲ C-LD)。

 ## 第 7 节　逸搏与逸搏心律

【概述】

窦房结是心脏的最高起搏点,在所有心肌自律细胞中自律性最高,其下级起搏点按自律性从高到低依次为心房、房室交界区和心室。正常情况下,下级起搏点被窦房结发出的较快冲动所抑制,只充当潜在的起搏点。当出现窦性频率降低、窦房传导阻滞、窦性停搏、房室传导阻滞等情况,或房性期前收缩、阵发性室上性心动过速、房室反复搏动、房室反复性心动过速、心房扑动、心房颤动终止以后,出现窦性激动持久不能下传时,潜在起搏点便被迫发出冲动。

心动过缓时在长间歇后延迟出现的被动性异位起搏点搏动称为逸搏(escape)。

根据异位起搏点的位置,起搏点在心房称为房性逸搏,在房室交界区称为交界性逸搏,在心室则称为室性逸搏,而窦性逸搏则非常罕见,仅见于窦房结自律性降低,房室交界性自律性超过窦房结又合并房室交界区发生传出阻滞或被抑制时。

如果逸搏连续出现 3 次或 3 次以上,则称为逸搏心律(escape rhythm)。

可见逸搏及逸搏心律是为了避免心室停搏过久而发生的生理性、保护性搏动或心律,逸搏心律通常较窦性心律慢。如果异位起搏点的自律性增高超过窦房结自律性,产生比窦性心律稍快的逸搏心律,则称加速的逸搏心律或称非阵发性心动过速。反之,如果异位起搏点的自律性降低,逸搏周期延长则形成过缓的逸搏及过缓的逸搏心律。异位的起搏点通常无保护性传入阻滞机制,当窦房结自律性增高超过异位搏动点的自律性时,后者将被抑制。

逸搏及逸搏心律的特征:①与主导节律的周期相比为延迟出现。②同一时间内逸搏周期一般固定,不同时间和状态下逸搏周期可有变化。③心律通常规则,但也可不齐,常表现为刚发生时频率逐渐加快然后频率固定,称"起步现象"。④缺乏保护性传入阻滞,窦性心律增快时即被抑制。

【房性逸搏及房性逸搏心律】

(一)心电图特征

1. 房性 P′ 波延迟出现(图 2-11),P′ 波形态取决于起搏点在心房内的部位。P′R 间期 >120ms,当合并一度房室传导阻滞时,P′R 间期 >210ms。P′ 波形态在两种以上者,为多源性房性逸搏。

2. QRS 波　房性逸搏时 QRS 波的波形与窦性时 QRS 波相同。

3. 逸搏周期 1.0~1.2s,频率 50~60 次 /min。过缓的房性逸搏其逸搏周期 >1.20s,心房率 <50 次 /min。加速的房性逸搏与逸搏心律其周期在 0.6~1.0s,逸搏心律规则,但可在发作时逐渐增快,终止时缓慢停止。

4. 与窦性搏动之间无固定联律间期,提示发生机制与折返无关。

5. 可伴或不伴窦房结竞争。伴窦房结竞争时,可出现窦性心律和房性心律交替或产生房室分离。窦性冲动和房性冲动可在心房内融合形成房性融合波,融合波形态介于窦性 P 波和房性 P′ 波之间。

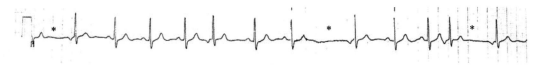

图 2-11　房性逸搏

可见房性 P′ 波形态与窦性 P 波不同(* 为逸搏)。

(二) 临床意义及治疗

房性逸搏属于被动性心律失常,其临床意义取决于原发性心律失常,应积极查明病因,针对原发病治疗。房性逸搏心律常发生于夜间睡眠或午休时,多无临床意义;发生于窦性停搏基础上的房性心律见于多种类型的心脏病。

加速的房性逸搏与逸搏心律属于主动性心律失常,其出现提示心房肌有一定损害,但对血流动力学影响小,常见于累及心房的器质性心脏病,如心肌炎、冠心病、风湿性心脏病、高血压、肺源性心脏病、先天性心脏病、心脏手术后、洋地黄中毒等;也可见于神经体液功能失调、缺氧、发热、电解质紊乱及药物中毒(如洋地黄)等影响心脏自律性的情况。治疗上主要针对病因。

【交界性逸搏及交界性逸搏心律】

(一) 心电图特征

延迟出现的 QRS 波形态为室上性(图 2-12、图 2-13),伴室内差异性传导时 QRS 可轻度畸形,伴束支阻滞时为相应束支阻滞图形。

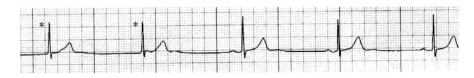

图 2-12　交界性逸搏

* 示 QRS 前无窦性 P 波,逸搏周期 1.5s。

多数情况下看不到 P′ 波,少数可在 QRS 波前后看到逆行的 P′ 波,其形态在 Ⅱ、Ⅲ、aVF 导联倒置,在 aVR 及 V_1 导联直立。如 P′ 在 QRS 波之前则 P′R 间期 <0.12s,如 P′ 在 QRS 波之后则 RP′ 间期 <0.20s。P′ 波与 QRS 波的位置关系取决于前向传导与逆向传导的速度及逸搏点的位置。有时 QRS 波前后可出现窦性 P 波,但 PR 间期 <0.10s。

逸搏周期 1.0~1.5s,如果出现数次交界性逸搏,则逸搏周期固定。交界性逸搏心律的心室率为 40~60 次 /min,通常节律整齐,但刚发生时频率可逐渐加快(起步现象);过缓的交界性逸搏其周期 >1.5s,心室率 <40 次 /min;加速的交界性逸搏其逸搏周期短于 1.0s,心室率 70~130 次 /min,但常 <100 次 /min(图 2-14)。加速的交界性逸搏心律表现为逐渐发作,缓慢停止,伴文氏传出阻滞时心律可不齐。

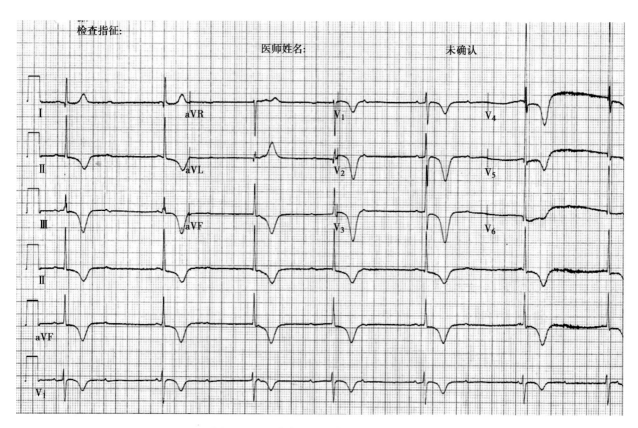

检查指征：

医师姓名：   未确认

图 2-13 三度房室阻滞伴交界性逸搏心律

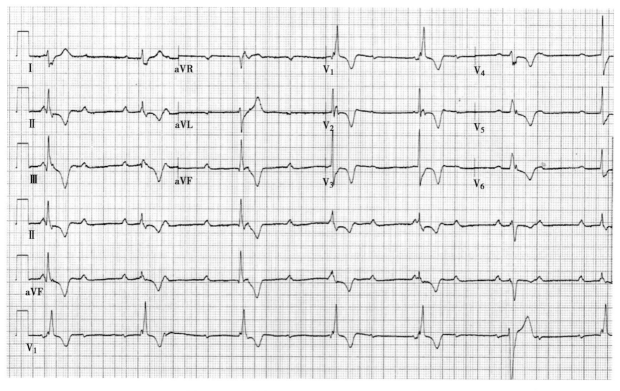

图 2-14 三度房室阻滞伴室性逸搏心律（多源性）

心房可由窦房结或由逸搏冲动控制,更常见由窦房结控制,而逸搏冲动仅控制心室;加速的交界性逸搏心律因其频率和窦性心率很接近,窦房结和交界区可交替控制心房。窦房结冲动和逸搏冲动也可在房室结区发生干扰,此时窦性冲动不能下传到心室,交界性逸搏激动不能逆传至心房。窦性冲动和逸搏冲动在心房内相遇则形成房性融合波,其形态介于逆行 P′ 波与窦性 P 波之间。

有时窦性冲动可控制心室,发生心室夺获。

交界性逸搏心律通常不受 Valsalva 动作、颈动脉窦按摩、压迫眼球等刺激迷走神经方法的影响。但当心率增快时,交界性心律可转变为窦性心律,心率减慢时,窦性心律可转变为交界性心律,称为频率依赖型 3 相交界性心律。

(二) 临床意义及治疗

交界性逸搏及交界性逸搏心律是一种生理性的保护机制,与室性逸搏心律比较,交界性逸搏心律具有较强的自律性、稳定性、可靠性和有效性。其本身无特殊治疗,治疗主要针对基础心脏病,尤其表现为持久的交界性逸搏心律者。

过缓的交界性逸搏心律的发生,表明窦房结自律性显著下降,窦性停搏或伴有高度以上房室传导阻滞。异常缓慢的过缓的交界性逸搏心律,为临终前心电图改变。过缓的逸搏心律可导致明显的血流动力学障碍,可使用阿托品或异丙肾上腺素使心室率增快,必要时植入心脏起搏器。

加速的交界性逸搏心律几乎总是发生在器质性心脏病患者,常见于洋地黄中毒,也可见于急性心肌梗死、心肌炎、心肌病、慢性肺源性心脏病,尤其合并感染、缺氧、低血钾等情况,上述各种因素引起房室交界区组织不同程度缺血、缺氧、炎症、变性,导致交界区自律性增加。加速的交界性逸搏的频率与窦性心律接近,血流动力学无明显变化,多为暂时性,也不会引起心房颤动或心室颤动,属良性心律失常。治疗主要针对原发疾病,洋地黄中毒者停用洋地黄,纠正缺氧、低血钾等临床情况。

【室性逸搏及室性逸搏心律】

(一) 心电图特征

1. 延迟出现的室性 QRS 波宽大畸形,QRS 时限 >120ms,T 波与 QRS 主波方向相反。QRS 波形态与起源位置有关,起自右室的,类似左束支阻滞图形;起自左室的,类似右束支阻滞图形(图 2-15);束支性逸搏,呈对侧束支阻滞图形;分支性逸搏,呈右束支阻滞加对侧分支阻滞图形,QRS 波在同一患者可呈不同形态(多源性室性逸搏)。室性逸搏的起搏点位置越低,QRS 波宽大畸形越明显。连续出现 3 次或 3 次以上的室性逸搏,为室性逸搏心律。

2. QRS 之前无相关的窦性 P 波,之后可有可无逆行 P′ 波。

3. 室性逸搏周期变化较大,1.5~3.0s,平均心室率 20~40 次 /min,起搏点位置越低,心室率越慢。过缓的室性逸搏其周期 >3.0s,心室率 <20 次 /min,并极不稳定,可随时发生全心停搏。加速性室性逸搏心律又称加速性室性自主心律(accelerated idioventricular rhythm),心律比较规则,心率 55~120 次 /min,多数 70~80 次 /min。

4. 室性逸搏时出现心房与心室各自独立激动,形成完全性房室分离。

5. 室性起搏点可与窦性冲动共同激动心室,形成室性融合波。

6. 加速性室性逸搏心律因其频率接近窦性频率,易伴窦 – 室竞争现象,易发生房室脱节、心室夺获,易形成室性融合波。

7. 严重心脏病时室性逸搏可演变为室性心动过速、心室颤动或心脏停搏。

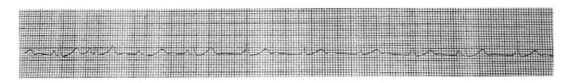

图 2-15　加速的交界性逸搏心律
从第 5 个 QRS 波开始,伴不完全房室脱节。

（二）临床意义及治疗

室性起搏点是心脏最低一级起搏点,在窦房结、心房或交界区起搏点自律性降低,丧失起搏功能以及高度以上房室传导阻滞时,室性起搏点被动地发放激动,形成室性逸搏,主要见于器质性心脏病患者。与交界性逸搏心律比较,室性逸搏心律的频率较慢,可引起明显的血流动力学障碍,其自律性极不稳定,易导致心室停搏。应积极治疗原发病,如急性心肌梗死、急性心肌炎等,纠正高血钾及酸中毒,可静脉使用阿托品及异丙肾上腺素,药物治疗无效或出现晕厥、阿斯综合征时应植入临时或永久起搏器。

过缓的室性逸搏及逸搏心律表明心室起搏点自律性异常下降,见于心搏复苏瞬间或为临终前的心电图改变。

室性逸搏及室性逸搏心律的起搏点是一种保护性的被动起搏点,如果心室潜在起搏点由于病理原因自主性和自律性增加,则形成加速的室性逸搏心律,属于主动性心律失常。加速的室性逸搏心律较为常见,持续时间不长,对血流动力学影响不大,一般认为是良性的心律失常。冠状动脉溶栓再通或血栓自溶血管再通以后最常见的再灌注心律失常就是加速的室性逸搏,溶栓后出现的加速的室性逸搏心律被认为是冠状动脉再通的标志之一。但有报道,急性心肌梗死伴较快频率的加速性室性逸搏心律(心室率 >75次 /min)易发展为更严重的室性心律失常(如室性心动过速和心室颤动),应及时处理,可静脉应用利多卡因,而普萘洛尔、维拉帕米等具有负性变时作用的药物属禁忌。

 第8节 室内传导阻滞

【概述】

室内传导阻滞(intraventricular conduction disturbance,IVCD)是指由于希氏束分叉以下部位的阻滞导致室上性的心电信号冲动在心室内的扩布发生延迟或者阻断,同时引起心电图 QRS 波形态和 / 或时程的改变。室内传导系统由三个部分组成:右束支、左前分支和左后分支,传导阻滞可以发生在上述任何一支、两支甚至三支传导束,其中右束支阻滞(right bundle branch block,RBBB)最为常见。这种心室内传导异常大多是持续性的,但也可以表现为间发性;其既可以在任何心率水平下出现,也可以表现出缓慢或快速心率依赖性。室内传导阻滞不仅可以由希 – 浦系统的器质性病变所引起,也可以继发于各种心肌损害。室内传导阻滞同样可以是功能性的,即室上性的心电冲动传导至心室时正处于心室的相对不应期,此时称为"差异性传导"。

【病因】

对于室内传导阻滞的发生特别需要注意年龄这一重要危险因素,有多项临床研究显示,人群室内传导阻滞的发生率会随着年龄的增加而明显升高。引起室内传导阻滞的病因多种多样,其中最常见的是冠心病,其往往是致命性的。心肌组织的缺血可以直接引起心脏传导系统的损伤,进而引起电信号传导的功能性阻断。冠心病尤其是心肌梗死合并左束支阻滞(left bundle branch block,LBBB)往往预示患者预后不良。引起室内传导阻滞的其他常见器质性心脏疾病还包括高血压 / 左室肥厚、风湿性心脏病、急性或慢性肺源性心脏病、心肌病、心肌炎以及淀粉样变、结节病和血色病等浸润性疾病。原发性心脏传导系统疾病,如 Lev 病和 Lenegre 病等,可直接引起希氏束和 / 或束支的损伤,并最终引起室内传导阻滞;RBBB 还多见于埃布斯坦(Ebstein)畸形、肺栓塞、三环类抗抑郁药中毒和系统性硬化症进展期的患者;对于儿童人群,特定类型的室内传导阻滞往往具有遗传倾向,并与心脏的某些结构缺陷(如房间隔缺损)相关;此外在中美洲地区流行一种因感染克氏椎虫而引起的 Chagas 病,患者往往合并 RBBB 伴左前分支阻滞(left anterior fascicular block,LAFB)。当前医源性室内传导阻滞的发生也并不少见,各种心导管检查、射频消融治疗以及起搏器植入等心脏介入手术以及心外科手术后均可发生室内传导阻滞,但通常为一过性。

【心电图表现】

室内传导阻滞的诊断有赖于对于 QRS 间期、电轴以及形态特征的分析。QRS 间期与测量方法直接相关。胸前导联与肢体导联相比 QRS 间期往往更长,因此有必要对所有导联的 QRS 间期进行测算并得到 QRS 间期的均值。QRS 间期还存在显著的年龄、性别差异,尤其在儿童和青春期人群中。4 岁以内的儿童如果 QRS 间期≥90ms 应被视为延长,4~16 岁的人群 QRS 间期延长的标准则是≥100ms,而通常认为成年男性 QRS 间期≥110ms 为异常。QRS 电轴,即平均额面电轴则与人群的年龄和体型密切相关,随着年龄的增加人们的 QRS 电轴逐渐左偏(表 2-3)。

表 2-3 额面平均电轴

年龄	QRS 电轴正常值	异常值	描述
成人	−30°~90°	<−30°	左偏
		−45°~−30°	中度左偏
		−90°~−45°	重度左偏
		90°~120°	中度右偏
		120°~180°	重度右偏
8~16 岁	0°~120°	>120°	右偏
5~8 岁	0°~140°	>140°	右偏
1~5 岁	5°~100°	>100°	右偏
1 个月~1 岁	10°~120°	>120°	右偏
		<−90°~10°	左偏
新生儿	30°~190°	>−90°~190°	极度右偏
		<−90°~30°	左偏

1. 完全性右束支阻滞　心电图特征:① QRS 时限延长,≥120ms;② V₁ 导联呈 rsR′、rSR′ 或 rsr′ 型;③左侧导联(Ⅰ、V₅ 和 V₆ 导联)出现深、宽 S 波;④ T 波与 QRS 主波方向相反(图 2-16)。不完全性右束支阻滞的图形与上述相似,但 QRS 时限 <120ms。

2. 完全性左束支阻滞　心电图特征:① QRS 时限延长,≥120ms;② V₅、V₆ 导联 R 波宽大,顶部有切迹或粗钝,其前方无 q 波;③ V₁ 导联呈宽阔的 QS 型或 rS 型;④ T 波与 QRS 主波方向相反(图 2-17)。

不完全性左束支阻滞图形与上述相似,但 QRS 时限 <120ms。

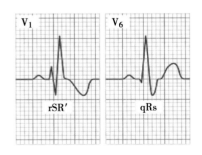

图 2-16　完全性右束支阻滞

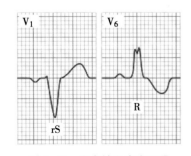

图 2-17　完全性左束支阻滞

3. 左前分支阻滞　心电图特征：①额面 QRS 平均电轴左偏达 –45°~–90°；② I、aVL 导联呈 qR 型；③ II、III、aVF 导联呈 rS 型；④ QRS 时限 <120ms（图 2-18）。左前分支阻滞较为常见，多数孤立性左前分支阻滞并不一定具有临床意义；有 4% 的急性前壁心肌梗死患者会出现新发左前分支阻滞，大多与前降支病变相关。

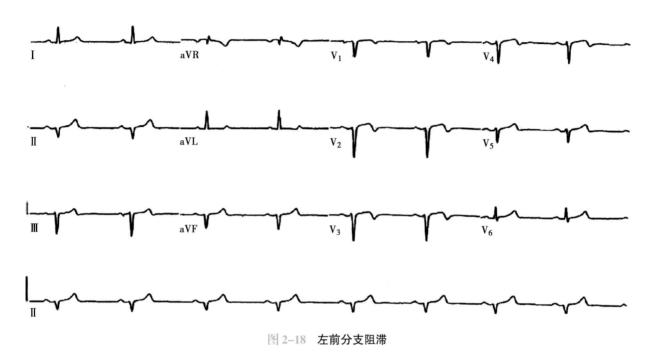

图 2-18　左前分支阻滞

4. 左后分支阻滞（left posterior fascicular block，LPFB）　心电图特征：①额面平均电轴右偏达 +90°~+120°；② I 导联呈 rS 型；③ II、III、aVF 导联呈 qR 型，且 $R_{III}>R_{II}$；④ QRS 间期 <0.12s（图 2-19）。与左前分支相比，左后分支更细小而且有双重血供系统，因此单纯 LPFB 的发生很少见，通常与 RBBB 同时出现（参见"双分支阻滞"）。存在 LPFB 的患者往往合并冠心病、高血压或者主动脉瓣病变。

图 2-19　左后分支阻滞

*确诊前还应排除常见引起电轴右偏的病变，如右室肥厚、肺气肿、肺栓塞和侧壁心肌梗死等。

5. 双分支阻滞　通常是指 RBBB 合并 LAFB（图 2-20）或者 RBBB 合并 LPFB（图 2-21），其发生对于急性心肌梗死的患者最具意义,往往提示完全性房室传导阻滞的发生。双分支阻滞中以 RBBB 合并 LAFB 最为常见,其在住院患者中的发生率可达 1%。其心电图特征主要表现为:RBBB 图型(QRS 间期延长 ≥ 120ms,V$_1$ 导联呈 rsR′ 型,I 和 V$_6$ 导联出现深、宽 S 波)合并额面 QRS 电轴左偏,I 导联呈 qR 型而 III 导联呈 rS 型。RBBB 合并 LPFB 的心电图特征为:RBBB 图型合并额面 QRS 电轴右偏,I 导联呈 rS 型,III 导联呈 qR 型。Framingham 研究显示,每年有 1% 的双分支阻滞患者会发生完全性传导阻滞。

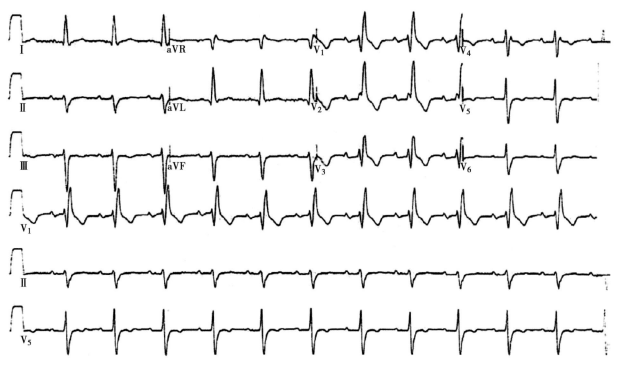

图 2-20 双分支阻滞(RBBB 伴 LAFB)

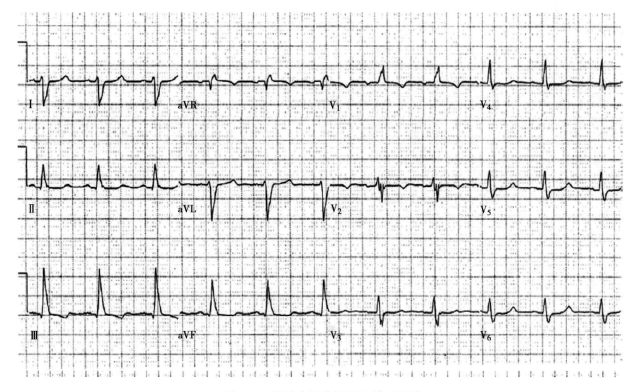

图 2-21 双分支阻滞(RBBB 伴 LPFB)

【治疗】

慢性束支阻滞的患者如无症状,无需接受治疗。双分支阻滞与不完全性三分支阻滞有可能进展为完全性房室传导阻滞,但是否一定发生以及何时发生难以预料,当合并有显著心动过缓及症状时应尽早植入起搏器。急性前壁心肌梗死发生双分支、三分支阻滞(图 2-22),或慢性双分支、三分支阻滞,伴有阿斯综合征发作者,在急性期可考虑植入临时起搏导线,当急性期过后如传导阻滞仍然没有恢复则应行永久心脏起搏治疗。

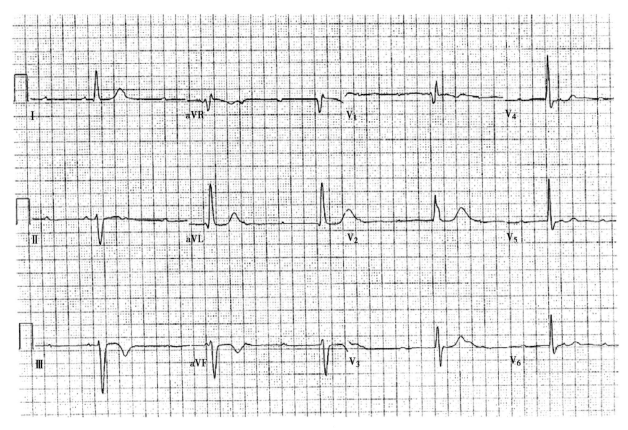

图 2-22　三分支阻滞(RBBB 伴 LAFB 及三度房室阻滞)

(杨杰孚　徐　耕)

第三章

快速性心律失常

第1节　窦性心动过速

【概述】

窦性心动过速（sinus tachycardia）指成人窦性心律的频率超过 100 次 /min。窦性心动过速时窦房结发放冲动的频率在 100~180 次 /min，在年轻人中有可能会更高。体力活动中达到的最大心率随年龄增加而降低，20 岁时可达 200 次 /min，80 岁时低于 140 次 /min。窦性心动过速时 PP 间期可有轻度变化，尤其是在心率较慢时。

【病因与发病机制】

窦性心动过速可见于：

1. 某些生理状况　如运动、体力活动、情绪激动或饮用烟、酒、茶、咖啡等时。

2. 某些心内外疾患　如发热、贫血、甲状腺功能亢进症（甲亢）、风湿热、急性心肌炎和充血性心力衰竭等。

3. 由某些药物所引起　如 β 受体兴奋剂（异丙肾上腺素等）和 M 胆碱受体阻滞剂（阿托品等）等。

4. 持续性窦性心动过速可以是心力衰竭的表现。

窦性心动过速的多数原因是窦房结细胞 4 期复极加速，通常是由于交感张力增高和 / 或副交感张力降低。

【临床表现】

生理性窦性心动过速常无症状，病理性和药物性者除病因和诱因的症状外，可有心悸、乏力等不适，严重者可诱发心绞痛、心功能不全等。在结构性心脏病患者中，窦性心动过速可能造成心排血量低或心绞痛，甚至促发另一种心律失常。原因可能是心室充盈时间过短，冠脉血流灌注不足。

不适当的窦性心动过速（IST）是一种临床上相对少见的综合征。该类患者表现为休息时心率持续性增快或窦性心率增快与体力、情感、病理或药物的作用程度不相关或不成比例，通常没有器质性心脏病和其他导致窦性心动过速的原因。IST 患者中大约 90％ 为女性，且常见于年轻女性，年龄一般在 20~45 岁，平均年龄 38±12 岁。

不适当的窦性心动过速其主要症状有心悸、气短、胸痛、头晕或近乎晕厥,有时 IST 可引起反复晕厥,因而可严重影响患者的生活质量,极少数情况下可导致心动过速性心肌病。

【诊断与鉴别诊断】

心电图显示 P 波在Ⅰ、Ⅱ、aVF 导联直立,aVR 导联倒置,PR 间期 0.12~0.20s。心率大多在 100~150 次/min,偶尔高达 200 次/min。刺激迷走神经可使其频率逐渐减慢,停止刺激后又加速至原先水平。当心率超过150 次/min 时,需与阵发性室上性心动过速相鉴别。后者以突发突止为特征,而窦性心动过速常逐渐增快和逐渐减慢,在病因未消除时,持续时间较长。

IST 的诊断标准包括:

1. P 波形态和心内电图的激动顺序与窦性心律相同。

2. 心率在静息或轻微活动情况下过度增快,出现持续性窦性心动过速(心率>100 次/min),心动过速(和症状)是非阵发性的。

3. 心悸、近乎晕厥等症状明确与该心动过速有关。

4. 24h 动态心电图(Holter)监测平均心率超过 95 次/min,白天静息心率超过 95 次/min,由平卧位变为直立位时心率增快>25~30 次/min。

5. 采用平板运动的标准 Bruce 试验,在最初 90s 的低负荷下,心率>130 次/min。

6. 排除继发性原因(如甲亢、嗜铬细胞瘤、身体调节功能减退等)。

【治疗】

1. 治疗病因　如治疗心力衰竭,纠正贫血、控制甲亢、低血容量等。

2. 去除诱发因素　戒除烟、酒、咖啡、茶或其他刺激物(如具有交感兴奋作用的滴鼻剂等)。

3. 药物治疗　必要时应用 β 受体阻滞剂或非二氢吡啶类钙通道拮抗剂(如地尔硫䓬)可减慢心率。

4. IST 的治疗

(1)药物治疗:IST 首选药物治疗,但药物治疗效果往往不好。可选用 β 受体阻滞剂、钙拮抗剂(如维拉帕米和地尔硫䓬)和 I c 类抗心律失常药或它们的组合。β 受体阻滞剂对于大多数交感神经兴奋引起的 IST 患者是有益的,目前是治疗 IST 的一线药物,但对于迷走神经张力减退的患者疗效不佳。所有上述药物可以中等程度地降低窦房结的发放频率,但长期应用往往效果不佳,或者难以长期耐受。盐酸伊伐布雷定(I_f 电流阻滞剂)已在一些国家上市用于治疗一部分 IST。

(2)消融治疗:对于难治性 IST 患者,导管消融是一种非常重要的治疗方法,国内外已有不少成功的经验。

(3)消融策略

1)完全窦房结消融:最初在界嵴上端开始消融,逐渐沿界嵴下移至界嵴下 1/3,以心率下降超过 50%伴交界性逸搏心律为目标。其复发率低,但消融次数非常多,X 线曝光时间长,且异位房速和起搏器植入比例高。

2)窦房结改良:由于窦房结起搏点可以很多,常用的方法是电生理标测发作中的或异丙肾上腺素诱发的窦性心动过速的最早激动点并进行消融(最好放置一根 10 或 20 极的界嵴电极导管),标测点的局部激动时间一般较体表心电图 P 波起始点提前 25~45ms,消融终点为基础心率下降,<90 次/min,以及在异丙肾上腺素作用下窦性心率下降 20% 以上。该方法可以明显降低最大心率和 24h 平均心率,但对最低心率没有影响。其起搏器植入的可能性明显降低。

3)房室结消融加起搏器植入:在 IST 的早期治疗中曾采用过,但有些患者在术后仍可能有症状,且对于年轻人来说,代价太高,目前仅适用于其他办法无效的有严重症状的患者。

4）外科消融：经心外膜途径消融，大约 2cm² 的窦房结区域被消融，以出现房性或交界性逸搏心律为终点，仅适用于其他办法无效时采用，因其需要开胸手术和体外循环以及有相应的并发症风险。

目前大多数患者都采用窦房结改良的方法。心腔内超声和三维电标测系统、非接触性标测等可能提高成功率，降低 X 线曝光时间。其中三维电标测系统可同时显示被标测心腔的电激动和解剖结构两种信息，较心内超声引导更加精确，大大减轻了对窦房结的损伤程度，同时还避免了长时间透视对人体的损伤。依靠 Carto 三维电解剖标测系统进行的窦房结改良步骤如下：首先基础心率下用 Carto 系统激动标测右房，设置填充阈值为 10ms，均匀取点上腔静脉、下腔静脉、冠状静脉窦、三尖瓣环、右心耳等解剖位置，取点完成后即显示出基础心率下功能性窦房结位置；然后静滴异丙肾上腺素使心率提高 20~30 次/min，再重新上述步骤标测出心率提高后功能性窦房结位置，右房激动最早点需要精细标测，一般情况下，提高心率后最早激动点较基础心率下要上移；为了能避免潜在的右侧膈神经麻痹，需要起搏的方式标测出右侧膈神经位置；避开右侧膈神经，针对提高心率下最早心房激动点进行消融，直到心率下降 20%，或数值上下降 30 次/min 为止。需要注意的是，由于不适当窦性心动过速消融的复发率高，再次消融后因合并窦房结损伤、窦性心动过缓而需植入永久起搏器的概率显著增加。

2　第 2 节　房性期前收缩

【概述】

房性期前收缩（atrial premature beat）简称房早，起源于窦房结以外心房的任何部位。较室性期前收缩少见。房早在各年龄组正常人群中均可发生，儿童少见，中老年人较多见。各种器质性心脏病人均可发生房性期前收缩，并经常是快速性房性心律失常出现的先兆。

【病因与发病机制】

房性期前收缩可见于：

1. 冠心病、风湿性心脏病、肺心病（尤其是多源性房性期前收缩）、心肌炎、心肌病、高血压性心脏病、心力衰竭、急性心肌梗死、二尖瓣脱垂等器质性心脏病患者。内分泌疾病如甲亢、肾上腺疾病等。

2. 药物如洋地黄、奎尼丁、普鲁卡因胺、肾上腺素、异丙肾上腺素锑剂及各种麻醉剂等的应用均可出现房性期前收缩。

3. 酸碱平衡失调、电解质紊乱时，如低血钾、低血钙、低血镁、酸碱中毒等亦可出现房性期前收缩。

4. 交感神经或迷走神经亢进可引起房性期前收缩。与精神紧张、情绪激动血压突然升高、疲劳、过多饮酒、吸烟，喝浓茶、喝咖啡、饱餐、便秘、腹胀消化不良、失眠、体位突然改变等因素有关。

5. 直接机械性刺激（如心脏手术或心导管检查等）也可引起房性期前收缩。

房性期前收缩的发生机制以心房组织自律性异常增高最常见，折返激动所致次之，触发激动后除极引起的最少见。

【临床表现与预后】

主要表现为心悸，可有胸闷、心前区不适、头晕、乏力、间歇脉等。也可无症状。多为功能性，运动后或心率增快后房性期前收缩可减少或消失，预后大多良好。在各种器质性心脏病，尤其是冠心病、心肌病、风湿性心脏病、肺心病、高血压性心脏病等患者，房性期前收缩的发病率增加，复杂性也增加，多为频发持续存在的、多源性的、多形性的、成对的或房性期前收缩二、三联律。多为病理性房性期前收缩，常在运动或心率增快后增多,易触发其他更为严重的心律失常,如室上性心动过速、房扑或房颤。其预后取决于基础心脏病的情况,如在冠心病和心肌病中,频发的、多源性的、成对的房性期前收缩常为房颤的先兆,而急性心肌梗死中频发房性期前收缩常是心功能不全的先兆或提示心房梗死。

【诊断与鉴别诊断】

心电图特征性表现为:

1. P′波提早出现,其形态与基本心律的 P 波不同;PR 间期 >0.12s。

2. P′波后可伴或不伴有相应的 QRS 波。P′波下传的 QRS 波形态与窦性 P 波下传的 QRS 波形态通常相同,有时亦出现宽大畸形的 QRS 波,称为室内差异性传导。

3. 房性期前收缩常侵入窦房结,并使之提前除极,即发生节律重整,故代偿间期常不完全。但如房性期前收缩出现过缓,落在窦性周期的后 20%处,而此时窦性激动已开始释放,两者可在窦房连接处发生干扰,形成一个完全的代偿间期。

4. 提早的 P′波之后也可无相应的 QRS 波,称为房性期前收缩未下传,需与窦性心律不齐或窦性静止鉴别。在前一次心搏 ST 段或 T 波上找到畸形提早 P′波的,可确诊为房性期前收缩未下传。

5. 房性期前收缩可呈二联律、三联律或四联律或成对出现。多源性房性期前收缩起源于心房内多个异位起搏点,配对间期不等,P′波形态不同,常为房颤的先兆,也易引起干扰性房室脱节及形成短阵房性心动过速。

6. 颈动脉窦按摩、Valsalva 动作或其他迷走兴奋的手法能逐渐减慢窦性心动过速的频率。迷走兴奋的手法不能使较快的频率减慢。

房性期前收缩伴室内差异性传导时应与室性期前收缩鉴别,鉴别点可以概括如下:

1. QRS 波形　室内差异性传导(简称差传)的 QRS 波常呈右束支阻滞(RBBB)图形,即

1)V$_1$ 导联 QRS 波呈三相波形(rSR、rsR 或 rsi 型)者多为差异性传导,呈单相(R)或双相(qRRS 或 QR 型)者室性期前收缩可能性大。

2)V$_1$ 导联 QRS 波起始向量经常变化或与正常 QRS 起始向量相同者差异性传导可能性大,起始向量固定不变且与正常 QRS 起始向量不同者室性期前收缩可能性大。

3)期前收缩的 QRS 波形不固定者差异性传导可能性大,形态固定者室性期前收缩可能性大。

2. QRS 波与 P 波的关系　差异性传导的 QRS 波前一定有 P 波而室性期前收缩的 QRS 波前无 P 或 P 波。

3. 心动周期长短　一般心搏的不应期长短与前一个心动周期长短成正比,即长心动周期后的期前收缩容易出现差异性传导,而室性期前收缩则无此规律。

4. 配对间期　差异性传导的配对间期常不固定,而室性期前收缩的配对间期常较固定,但据此判断有时出现错误。

【治疗】

1. 健康人或无明显其他症状的人群　一般不需要特殊治疗。

2. 病因治疗　有特定病因者,如甲状腺功能亢进、肺部疾病缺氧、洋地黄中毒、电解质紊乱等,应积极治疗病因。器质性心脏病患者应同时针对心脏病本身,如改善冠心病患者冠状动脉供血,对风湿活动者进行抗风湿治疗,对心力衰竭患者进行相应的治疗等,当心脏情况好转或痊愈后房性期前收缩常可减少或消失。

3. 消除各种诱因　如精神紧张、情绪激动、吸烟、饮酒过度、疲乏、焦虑、消化不良、腹胀等。应避免服用咖啡或浓茶等,镇静是消除期前收缩的一个良好方法,可适当选用地西泮(安定)等镇静药。

4. 药物治疗　症状明显以及有可能引起心房颤动、心房扑动、阵发性房性心动过速和其他阵发性室上性心动过速等的频发而持久的房性期前收缩,多源、成对房性期前收缩等,以及器质性心脏病患者伴发房性期前收缩者可选用 β 受体阻滞剂等药物治疗。

5. 药物控制不佳的房性期前收缩　如果症状明显,可以在三维指导下行导管消融。

3 第3节　室性期前收缩

【概述】

室性期前收缩是指起源于希氏束分叉以下部位的心肌提前激动,使心室提前除极引起的。室性期前收缩是临床上常见的心律失常,其发生人群相当广泛,包括正常健康人群和各种心脏病患者。普通静息心电图正常健康人群的室性期前收缩检出率为5%,而24h 动态监测室性期前收缩的检出率为50%。室性期前收缩的发生与年龄的增长有一定的关系,这种增长关系和与心血管疾病无关。在冠心病患者,室性期前收缩的发生取决于病变的严重程度,在急性心肌梗死发生后的48h 内,室性期前收缩的发生率为90%,而在以后的1个月内下降至16%,此后1年内室性期前收缩的发生率约6.8%。

【病因与发病机制】

心功能不全、心肌局部组织的纤维化、异常的室壁张力、交感神经张力增高和电解质紊乱等可增加室性期前收缩的发生。室性期前收缩的发生与左心功能有关。左室射血分数进行性下降时,室性期前收缩和短阵性室性心动过速的发生率均增加。对冠心病患者动态监测时发现,室性期前收缩的发生率为5%,而当射血分数 <40% 时,室性期前收缩和短阵性室性心动过速的发生率升至15%。

【诊断与鉴别诊断】

1. 心电图特征性表现

(1)提前出现的宽大畸形的 QRS 波,时限 >120ms。

(2)QRS 波前无相关的 P 波,有时可出现逆行的 P 波,则 RP′ 间期 >100ms,少数逆行 P 波再折返激动心室,可引起逆传心搏。

(3)T 波与 QRS 主波方向相反。

(4)常有完全的代偿间期。表现为一个室性期前收缩前后的 RR 间距等于窦性周期的2倍。如产生代偿间期不完全,常见于严重的窦性心动过缓。基本心率较慢时,室性期前收缩可插入两个连续的基本心搏之间,形成插入性期前收缩。

2. 对于室性期前收缩危险的评价　应综合上述多种因素考虑。据中华心血管病学会的建议,临床上如有以下情况应予以重视:

(1)有眩晕、黑矇或晕厥先兆等临床症状。

(2)有器质性心脏病基础,如冠心病、急性心肌梗死、心肌病、心脏瓣膜病、高血压等。

(3)心脏结构和功能改变,如心脏扩大、左室射血分数减低(<40%)或心力衰竭表现等。

(4)心电图上表现为多源、成对、成串的室性期前收缩及在急性心肌梗死或 QT 间期延长的基础上发生的 R on T 现象。而对于临床上无明显症状,无器质性心脏病基础,无电解质紊乱的健康人的单纯性室性期前收缩,多无重要意义。

【临床表现与预后】

最常见的症状是心悸。这主要由于期前收缩后的心搏增强和期前收缩后的代偿间歇引起。有时患者会有心前区重击感及头晕等感觉。心悸往往使患者产生焦虑,而焦虑又可使儿茶酚胺增加,使室性期前收缩更为频繁,这就产生了恶性循环。如果室性期前收缩触发其他快速性心律失常则可出现黑矇及晕厥症状。

室性期前收缩的预后取决于期前收缩出现的类型、是否触发快速性心律失常及患者器质性心脏病的严重程度,在不同的人群其预后是不一样的。

1. 正常健康人群　绝大多数正常健康人群的室性期前收缩不增加猝死的发生率,预后良好。

2. 非缺血性心脏扩大　此类患者死亡主要与疾病本身有关。

3. 心肌肥厚　左心室肥厚患者其室性期前收缩的发生率高于无左室肥厚者,但其比例关系远不及上述病死率之间的关系,说明左室肥厚的高病死率与室性期前收缩只有部分关系。

4. 室性期前收缩性心肌病　目前认为,室性期前收缩负荷占总心搏数的 10% ~20% 以上与左室收缩功能受损有关,导管消融根治室性期前收缩后受损的心功能能够恢复正常。

5. 冠心病　短阵室性心动过速和频繁室性期前收缩对冠心病患者预后的影响取决于心律失常在疾病过程中出现的时间。

【治疗】

1. 缓解症状

(1)首先将心律失常的本质告诉患者,解除其焦虑状态。

(2)对确有症状需要治疗的患者,一般首先应用 β 受体阻滞剂或钙拮抗剂。在器质性心脏病患者,尤其是伴心功能不全者,由于 I 类抗心律失常药物能增加患者的病死率,此时常选用胺碘酮。

(3)对 β 受体阻滞剂和钙拮抗剂的患者治疗不敏感,则应予电生理检查和导管射频消融。导管消融这类心律失常风险很小,成功率较高。

2. 预防心脏性猝死　对于器质性心脏病患者伴频发室性期前收缩或短阵室性心动过速,其治疗的目的是预防心脏性猝死的发生。

3. 导管消融　对于症状明显,药物控制不佳的室性期前收缩,如果 24h 室性期前收缩数目超过10 000 次,或室性期前收缩引起心功能不全,可以行导管消融手术。三维指导下室性期前收缩消融目前积累的经验较多,典型部位的流出道室性期前收缩,成功率可以达到 90% 以上,一些乳头肌、左室顶部等特殊部位的室性期前收缩,采用腔内超声指导下的导管消融也取得了较好的效果。

4. 处理原则　对于起源于特殊部位的期前收缩(如右室流出道),在一线药物治疗无效或患者不接受药物治疗时可考虑射频消融治疗。

扩张型心肌病患者的室性期前收缩及短阵性室性心动过速,因药物治疗并不降低总体病死率及猝死发生率,在无症状时也无需药物治疗。但如确有症状,应采用上述缓解症状的治疗原则。

心肌肥厚时,短阵性室性心动过速对预测猝死的发生有一定的意义,但其阳性预测率较低,且药物治疗并不能降低猝死发生率。因此在心室肥厚伴频繁室性期前收缩及短阵性室性心动过速时,治疗仍以改善症状为主。

冠心病伴明显心功能不全者出现频繁或复杂的室性期前收缩以及短阵性室性心动过速,其猝死的危险性是较大的。此时应首先处理心肌缺血,包括药物和非药物措施。如纠正心肌缺血后心律失常仍然存在,则必须评价心功能。若射血分数 ≥ 40%,则无需进一步治疗;若射血分数 <40%,则需作电生理检查指导治疗。电生理检查诱发出持续性室性心动过速,予以植入心律转复除颤器(ICD)治疗。未诱发出持续性室性心动过速者予以药物治疗。β 受体阻滞剂和血管紧张素转换酶抑制剂(ACEI)能降低总体病死率,在无禁忌证时都应使用。对于这类患者,胺碘酮也是安全有效的药物。

轻度心功能不全伴室性期前收缩及短阵性室性心动过速,其治疗重点在于改善心功能,抗心律失常治疗同无器质性心脏病患者。严重心功能不全伴上述心律失常且未排除缺血性心脏病,胺碘酮治疗可改善患者的长期预后。

4 第4节　交界性期前收缩

【概述】

房室交界性期前收缩起源于房室交界区,可前向与逆向传导。交界性期前收缩较少见,正常人和心脏病患者均可出现,预后一般较好。但在急性心肌缺血、心肌炎、风湿性心脏病及心力衰竭患者发生洋地黄中毒,低血钾时,可出现频发的交界性期前收缩,甚至交界性心动过速,危险性增加。而起源点较低或出现过早的交界性期前收缩,有时会诱发室性快速性心律失常,增加猝死的危险性。

【诊断与鉴别诊断】

1. 心电图表现

(1)提前出现的 QRS 波,其形态与窦性心动相同,也可因不同程度的室内差异性传导而有所变化。

(2)逆行 P′ 波(Ⅱ、aVF 导联倒置,aVR 导联直立),可位于 QRS 波之前(PR 间期 <120ms)之中,之后(PR 间期 <200ms),其位置取决于期前收缩前向及逆向传导时间。

(3)如交界性期前收缩侵入窦房结,使窦房结除极后再重建窦性周期,表现为不完全的代偿间期;如冲动不侵入窦房结,则表现为完全的代偿间期。

2. 与室间隔期前收缩的鉴别要点

(1)异位 QRS-T 波形:室间隔期前收缩与窦性大致相同;交界性期前收缩与窦性相同,伴室内差异性传导时宽大畸形。

(2)室间隔期前收缩多无逆 P′ 波,如有,则位于 QRS 波之后,RP′ 间期 >120ms;交界性期前收缩可有逆 P′ 波,P′ 波位于 QRS 波之前,P′R 间期 <120ms。

(3)室间隔期前收缩的异位 QRS-T 波易变性小;交界性期前收缩异位 QRS-T 波易变性大。

(4)室间隔期前收缩可有室性融合波,交界性期前收缩少见室性融合波。

【治疗】

房室交界性期前收缩治疗与房性期前收缩相同。

1. 去除诱因。

2. 治疗病因。

3. 可选用下列药物治疗　β 受体阻滞剂、钙通道拮抗剂等。

5 第5节　房性心动过速

【概述】

房性心动过速(atrial tachycardia, AT)简称房速,系局限于心房的,节律规整的,包含多种起源于心房而无需房室结参与维持的心动过速,节律较房扑慢(110~250 次 /min)。持续性房速比较少见,占室上性心动过速的 5% ~10%,接受电生理检查的成人患者中房速占 5% ~15%,儿童发病率稍高一些。性别与发病无关,男、女发病率相等。房速可发生于心脏结构正常者,也可见于器质性心脏病患者,老年人患器质性心脏病的概率较大。在服用洋地黄的患者中低钾血症可促发房速。房速的症状、体征和预后常是与基础心脏疾病及心室率相关的。运动或应激可能会诱发心动过速。颈动脉窦按摩或腺苷可增加房室传导阻滞,减慢心室率。

【分类与发病机制】

1. 基于对房速电生理机制的认识,规则的房速可分为局灶或大折返两种类型:

(1)局灶性房速(归因于自律性、触发活动和微折返机制):激动规律地起源自心房很小区域(focus),然后离心扩布。2001年欧洲心脏病学会和北美心脏起搏及电生理学会根据局灶性房速的电生理学机制和解剖结构特点做了如下的定义:"局灶性房速激动起源于心房内小面积的异位灶,向整个心房呈离心性扩展,在心动周期的大部分时间心房内膜无电活动"。这个定义的主要作用是区别于大折返房速(房扑),后者折返激动围绕直径约为数厘米的中心障碍而环行,在整个心动周期都能记录到电活动。

(2)大折返房速(包括典型房扑和其他位于右房和左房的具有明显大折返环的扑动)。

2. 按照临床表现,房速可有以下不同形式

(1)非持续性:3个或3个以上快速心房异位搏动连续发生,持续时间<30s,称为非持续性房速,常无自觉症状。

(2)阵发性房速:房速可骤发骤停,发作时间>30s,可持续数分钟、数小时甚至数日,多可产生明显的症状。

(3)无休止性房速:无休止性房速或称永久性房速,可能呈反复发作性或持续发作性。前者长时间描记心电图50%或50%以上为房速心律,房速与窦性心律交替出现,一连串的房速发作被窦性心律所分隔;后者房速持续不断发作,每次描记心电图或持续长时间描记心电图均为房速发作,从不出现窦性心律。异位P′波一般为150~180次/min,可因体位改变、深呼吸、吞咽动作、情绪改变、迷走神经张力变化等而发生改变,常可伴有一度及二度房室传导阻滞,二度房室传导阻滞可为文氏型或2:1。

【诊断与鉴别诊断】

1. 发作呈短暂、间歇或持续发生。当房室传导比率发生变动时,听诊心律不恒定,第一心音强度变化。颈静脉见到a波数目超过听诊心搏次数。

2. 心电图表现

(1)心房率通常为150~200次/min。

(2)P波形态与窦性者不同,在Ⅱ、Ⅲ、aVF导联通常直立。

(3)常出现二度Ⅰ型或Ⅱ型房室传导阻滞,呈现2:1房室传导者亦属常见,但心动过速不受影响。

1)P波之间的等电线仍存在(与心房扑动时等电线消失不同)。

2)刺激迷走神经不能终止心动过速,仅加重房室传导阻滞。

3)发作开始时心率逐渐加速。

3. 房速应与以下的心动过速相鉴别

(1)窦房结折返性心动过速(SNRT):SNRT骤发骤停,程序电刺激可诱发或终止心动过速,其P波形态与窦性P波一致,既往认为此类心动过速由于窦房结内折返激动形成,但局限于窦房结内的折返激动从未得到证实。房速可起源于界嵴的整个长度,而起源于上界嵴的房速与窦性P波无法区分,因此,SNRT归类于起源于界嵴的房速更为适宜。

(2)一般的窦性心动过速(窦速):如果房速呈持续性发作,起源于上界嵴,则与窦速很难区分。若心电图记录到心动过速发作与终止的情况则有助于两者的鉴别。房速不同于窦速之处在于其骤发骤停,"温

醒阶段"(逐渐加速)或"冷却阶段"(逐渐减速)发生较快,通过 3~4 个心搏即可达到稳定的频率,而窦速的加速或减速发生比较缓慢,需 30s 到数分钟才到达稳定的频率。

(3)不适宜的窦速(IST):房速与 IST 的鉴别主要依靠临床特点:

1)房速骤发骤停,发作间期心率可位于正常范围,而 IST 在白天心率持续 >100 次 /min,轻微活动可明显增速,夜间心率可降至正常。

2)房速静滴异丙肾上腺素心率可加快,但 P′ 波形态无改变,而 IST 静滴异丙肾上腺素后激动起源点可沿界嵴发生移动,P 波形成可发生变化。

(4)心房扑动:大多数的心房扑动具有以下特点:

1)心房频率 >250 次 /min。

2)F 波呈波浪状或锯齿状(下壁导联特别明显),两个 F 波之间无等电位线可见。

3)心房扑动常呈 2:1 房室传导,有时两个 F 波中有一个 F 波与 QRS-T 波相重叠,只有一个 F 波清楚可见,极易与房速相混淆。按压动脉窦或静注腺苷抑制房室结传导,可显示被掩盖的 F 波,从而作出正确的诊断。

4)但上述的房扑特点并不完全可靠,有时由于心房病理改变或使用抗心律失常药物(如普罗帕酮、氟卡尼),F 波的频率可 <200 次 /min,房室传导 1:1,F 波之间也可见到等电位线。必要时应进行电生理检查进行鉴别。

(5)房室结折返性心动过速(AVNRT)和房室折返性心动过速(AVRT):房速与 AVNRT、AVRT 的主要不同点有:

1)当房速起源于高位心房,P 电轴向下,借此可排除 AVNRT 和 AVRT,后两种室上速 P 电轴均向上。

2)房速的 R_2P 间期可长可短,而且可不固定,主要取决于房速的频率及房室结传导时间,AVNRT 和 AVRT 的 R_2P 间期均固定不变,因其与心动过速发生的机制密切相关。

3)发生房室传导阻滞时(自发性或药物所致),房速可继续进行而不受影响,AVRT 立即停止发作,少数 AVNRT 心动过速也可继续进行。

4)心动过速发作终止若以 P 波结束,房速可能性不大,因心房异位灶终止活动与房室传导阻滞同时发生概率很小,AVNRT 和 AVRT 均属可能;若以 QRS 波结束,则无鉴别诊断价值。

5)心动过速发作开始出现"温醒阶段",发作停止前可能出现"冷却阶段",均提示房速,AVNRT 和 AVRT 开始发作时心率即呈稳定不变。

(6)对疑难病例尚需进行电生理检查方能作出鉴别诊断。

【临床表现与预后】

房速可无自觉症状,但多产生一些症状,如心悸、头晕、胸痛、呼吸困难、乏力、晕厥等。器质性心脏病患者可出现心肌缺血、肺水肿等。症状的产生主要取决于房速的频率、持续的时间和有无基础心脏病等。局灶性房速的预后通常良好,尽管在其呈无休止发作时可能导致心动过速心肌病。

【治疗】

1. ACC/AHA/ESC 对室上速的治疗 指南建议将 β 受体阻滞剂和钙通道拮抗剂作为一线药物,因其不良反应较少。如果房速持续,应加用 Ⅰa、Ⅰc 或 Ⅲ类抗心律失常药物。

2. 如果服用洋地黄的患者出现房速,首先应考虑洋地黄中毒。治疗应包括停用洋地黄,低钾时用钾剂。如果心室率不是非常快,只需停用洋地黄。

3. 三维标测系统能够快速定位心动过速起源,针对房速能够起到较好的消融效果。

6　第6节　心房扑动

【概述】

心房扑动(atrial flutter),简称房扑,是心房快速而规律的电活动。在心电图上表现为大小相等、频率快而规则(心房率一般在240~340次/min),至少一个体表导联上无等电位线的心房扑动波。房扑是介于房速和房颤之间的快速性心律失常,是最常见的大折返性房速。房扑很少见于正常人,患者多伴有器质性心脏病。随着对器质性心脏病治疗手段的增多,器质性心脏病患者寿命延长,房扑的发病率会逐渐增加。房扑频率快时常可引起血流动力学障碍,应积极处理。

【分类与发病机制】

房扑可分为典型房扑和非典型房扑。

1. 房扑是右心房内大折返性心动过速,左心房被动激动,折返激动依赖于下腔静脉和三尖瓣环之间峡部的缓慢传导。

2. 非典型房扑是指不依赖于下腔静脉和三尖瓣环之间峡部缓慢传导的大折返性房性心动过速,也被称为非峡部依赖性房扑,折返环可位于左心房或右心房。在非典型房扑患者中器质性心脏病多见,心房一般有不同程度的增大。引起非典型房扑的激动除可围绕二尖瓣环进行折返外,也可由围绕其他解剖障碍、外科手术或其他原因引起的心房纤维化瘢痕、不完整的射频消融线等进行折返。

【诊断与鉴别诊断】

房扑的诊断主要依靠心电图。其心电图特征为:P波消失,代之以规律而匀齐的扑动波(F波),心室率根据房室传导比例是否固定可以规则,也可不规则。心房扑动的心房率(F波频率)为300次/min左右(250~350次/min,但这些激动仅部分(2:1~4:1)到心室,尤以2:1传导最常见,故房扑时患者心室率常为150次/min左右。房扑在临床上应注意与窦性心动过速、阵发性室上速等鉴别。

在常规心脏电生理检查中,激动标测和拖带技术是诊断大折返性房性心动过速的主要手段。利用拖带技术可以判断心脏中的某些部位是否在折返环内,是否靠近折返环的缓慢传导区相对较窄的狭部及其出口。

【临床表现与预后】

心房扑动的临床症状主要由心室率过快引起,轻者可无明显不适,或仅有心悸、心慌、乏力;严重者头晕、晕厥、心绞痛或心功能不全。如果室率过快,持续时间过长,可引起心室扩大和充血性心力衰竭。过快心室率是扩张型心肌病的病因之一,被称为心动过速性心肌病。同心房颤动一样,房扑的患者心房内也有可能形成血栓,引起体循环栓塞。其栓塞的发生率与心房颤动相同。

【治疗】

房扑的药物治疗方法与房颤相同,但由于房扑的心室率通常较房颤快,患者心悸症状明显,发生于绝大多数器质性心脏病或外科术后的患者,药物控制心室率效果不佳,因此通常采用节律控制策略。

1. 电复律　能够迅速有效地恢复窦性心律。应选用同步直流电复律,可选用较低的功率。如果一次不成功,可选用较高功率再复律一次。

2. 短效抗心律失常药　伊布利特可静脉用转复房扑。60%~90%的房扑发作可通过伊布利特转复。不良反应是QT间期延长。

3. 维拉帕米 起始剂量 5~10mg,静脉注射,之后给予 5mg/(kg·min)维持量,可减慢心室率。腺苷能造成短暂的房室传导阻滞,可用于鉴别诊断时,使扑动波更明显。艾斯洛尔为 β 受体阻滞剂,也可用于减慢心室律。

4. 如果房扑不能被转复,上述药物也不能减慢心室律,可应用地高辛和或钙通道拮抗剂或 β 受体阻滞剂。静脉注射胺碘酮减慢心率的效果与地高辛一样有效。总的来说,房扑控制心室律比房颤更难。

5. 房扑患者抗凝的适应证与房颤患者相同。除有禁忌证的患者外,所有房扑患者都应进行抗凝治疗。在有 2 个或以上危险因素(包括年龄 ≥ 75 岁,高血压、心力衰竭、左室收缩功能受损和糖尿病)的患者中,应用华法林口服抗凝。在低危或有华法林禁忌证的患者中,应口服阿司匹林 81~325mg/d 进行抗凝治疗。

6. 房扑的导管射频消融治疗 Costa 等对 104 例(平均 78 岁)首次发生的有症状房扑患者随机分为两组,一组在转律后应用胺碘酮进行治疗,另外一组接受导管消融治疗。随访 13 个月,药物和导管消融治疗组房扑的复发率分别为 29% 和 5%,药物治疗组有 5 例患者出现与抗心律失常药物应用有关的并发症,包括病态窦房结综合征 2 例、甲状腺功能亢进症 1 例、甲状腺功能减退症 2 例,而导管消融治疗组无相关并发症发生。该研究提示,对于首次出现的有症状房扑患者,导管消融治疗的有效性优于药物治疗,并且副作用较少。这是第一个有关房扑导管消融与药物治疗有效性和安全性的随机对照研究。另外,有研究提示导管消融治疗对于年龄较长房扑患者(>75 岁)的有效性和安全性与年龄较轻者相近。

第 7 节 房室结折返性心动过速

【概述】

(一) 房室结解剖特点

房室结可分为上、中、下三个电生理功能不同的部分,即房 – 结区(A–N 区)、结区(N 区)及结 – 希氏束区(N–H 区);Becker 和 Anderson 将房 – 结区(心房肌与真房室结之间)的移行细胞区分成三个小区,即表浅区、后区和深区,表浅区汇入房室结的前上部分,后区汇入房室结的后下部分,深区将左房和房室结的深部连接在一起。Enoue 和 Becker 在人类房室结的解剖重建研究中发现,房室结存在着两条后延伸:右侧后延伸(right posterior extension)和左侧后延伸(left posterior extension),分别相当于 Becker 和 Anderson 早期研究中移行细胞区的后区和深区。

(二) 定义

1. 室上性心动过速(室上速,supraventricular tachycardia,SVT) 指导致心动过速的主要折返路径或者局灶起源点,全部或部分位于心室以上(包括窦房结、心房、房室结或者希氏束)。

2. 阵发性室上性心动过速(paroxysmal supraventricular superventricular tachycardia,PSVT) 通常用来特指房室结折返性心动过速与房室折返性心动过速。"阵发性"指心动过速呈突发突止的临床表现。

3. 房室结双径路(dual AV nodal pathways) 1956 年,Moe 等通过动物实验证实房室结可能存在功能性双径路,一条是快径路(β– 径路),一条是慢径路(α– 径路)。快径路有较快的传导速度和较长的不应期,而慢径路传导速度较慢,但不应期短。因此,当一个期前刺激落在快径的不应期内被阻断时,激动则通过慢径路传导,并从快径路的远端结合点以逆传方式返回到激动起源的心腔。1962 年,Kistin 第一次证明人类存在房室结双径路。目前房室结双径路的定义通常是根据对心房期前刺激试验的反应来定义的,当随着局部心房起搏配对间期(A_1–A_2)缩短 10ms 时,从局部心房电位到希氏束电位的传导时间(A_2–H_2)延长

≥ 50ms,则定义为房室结双径路。同样,当以每次周长递减 10ms 刺激心房时,AH 间期延长 ≥ 50ms 也定义为房室结双径路现象。房室结的逆向传导也被证实具有双径现象,当逆向传导通过快径时,最早心房激动位于希氏束附近;而当逆向传导转换到慢径时,最早心房激动位于冠状静脉窦口(CS)附近。在部分患者可能存在超过 2 条以上的房室结多径路(multiple A-V nodal pathways)。

4. 房室结折返性心动过速(atrioventricular nodal reentrant tachycardia,AVNRT)　由房室结双径路或多径路以及房室结周围心房组织参入的折返性心动过速,房室结存在快径、右侧后延伸(经典慢径)和左侧后延伸(另一条慢径)3 条传导径路,理论上沿此 3 条传导径路的每 2 条均有可能形成 2 个方向的折返环路,故共可能有至少 6 种不同的折返环路,最常见房室结慢径前传,快径逆传,经房室结周围心房组织连接快径和慢径的慢快型 AVNRT。

(三) 分型

目前,根据心动过速时 AH 间期和 HA 间期的长短以及最早逆向心房激动部位的不同,通常将 AVNRT 分为 3 型:

1. 慢快型(slow/fast form)　为房室结慢径前传,快径逆传(希氏束 A 波领先),AH 间期明显大于 HA 间期,且 AH 间期 ≥ 200~220ms,平均 270~280ms。慢快型最常见,约占所有 AVNRT 的 90%。

2. 快慢型(fast/slow form)　为房室结快径或另一条慢径前传,逆传呈典型慢径逆传顺序(CS 口水平 A 波领先),AH 间期通常小于 HA 间期,且 AH 间期 <200ms,平均 90ms。

3. 慢慢型(slow/slow form)　为房室结慢径前传,逆传呈典型慢径逆传顺序(CS 口水平 A 波领先),AH 间期通常大于 HA 间期,且 AH ≥ 200~220ms,平均 260ms。

【病因与发病机制】

在正常心脏,房室结是心房和心室之间的唯一电学通路。AVNRT 的病因为患者存在房室结双径路或多径路,而在房室结双径路或多径路以及部分房室结周围心房组织之间形成折返。目前尚不清楚 AVNRT 的发生究竟是因为患者在解剖上,还是在传导特性上与正常人有别。在无 AVNRT 者,房室结双径现象的检出率也可达 10% ~84%。

【临床表现与预后】

1. AVNRT 最常见于年轻人和中年人,在老年人中也并非少见。

2. 女性多于男性。

3. 其主要症状包括心悸或心跳加快以及胸闷、乏力、多尿、呼吸困难、眩晕等,偶可出现晕厥。症状轻重程度主要与发作时心室频率、持续时间以及基础心脏状态等有关。

4. 典型心悸多表现为规则的心动过速,并且呈突发突止,刺激迷走神经动作,如屏气、恶心等动作可终止发作。

5. 除非伴有器质性心脏病,AVNRT 的预后良好。

【诊断与鉴别诊断】

(一) 体表心电图

1. 窦性心律时心电图多为正常,很少显示房房室结双径路现象(即出现 PR 间期正常或明显延长两种情况)。

2. AVNRT 多为节律规则的窄 QRS 波心动过速,频率通常在 140~240 次 /min,但也有频率慢至 100~120 次 /min 的病例。

3. 慢快型(占所有 AVNRT 病例 90% 左右)和部分慢慢型 AVNRT,逆行 P′ 波与 QRS 波非常接近,P′ 波通常隐没在 QRS 波中,但也有在 QRS 波略前或略后,部分病例 V₁ 导联出现假性 r′ 波,或 Ⅱ、Ⅲ、aVF 导联出现假性 s 波,如能与患者窦性心律心电图相对比通常可以更明确上述特征。

4. 快慢型 AVNRT，RP′ 间期大于 P′R 间期，P′ 波在 Ⅱ、Ⅲ、aVF 导联呈倒置状，V₁、V₂ 和 aVL 导联直立。

5. 心动过速常由室上性期前收缩或室性期前收缩等诱发及终止；室上性期前收缩诱发时，诱发心搏的 PR 间期突然延长。ST-T 可有显著改变，但通常无特异性。

6. AVNRT 时可以出现功能性束支阻滞，表现为宽 QRS 波心动过速（右束支阻滞或左束支阻滞图形），但由于束支和心室不是折返环的必需部分，故束支阻滞并不影响心动过速的频率。

（二）鉴别诊断

不同类型 AVNRT 主要应与房室折返性心动过速（AVRT）和房性心动过速（房速）相鉴别。慢快型 AVNRT 主要应与位于前间隔部位的旁路和房速相鉴别，慢慢型和快慢型 AVNRT 主要应与位于后间隔、左后游离壁旁路所致的顺向型 AVRT 和起源于后间隔或 CS 周围的房速相鉴别。

窄 QRS 心动过速鉴别诊断流程

（1）QRS 波节律是否匀齐？

如否，可能为房颤、房扑、房速不等比下传。

（2）基线是否平坦？

如无明显等电位线，表现为大锯齿波（F 波）时，应高度怀疑房扑伴 2:1 下传。

（3）有无清晰可见 P 波？

1）如无可辨识的 P 波，慢快型或部分慢慢型 AVNRT 可能性大。

2）V₁ 导联假性 r' 波，Ⅱ、Ⅲ、aVF 导联假性 s 波，AVNRT 可能性大。

（4）P′ 波与 QRS 波时限关系？

1）P′R 间期 <RP′ 间期：房速可能性大，少见情况有持续性交界性折返性心动过速（PJRT）或 AVNRT（快慢型）。

2）RP′ 间期 <P′R 间期

RP′ 间期 <70ms：AVNRT 可能性大。

RP′ 间期 >70ms：AVRT 可能性大，少见情况有 AVNRT（慢慢型）、房速。

（5）应注意 P′ 波频率与 QRS 波频率关系？

1）心房率 > 心室率：可能为房扑 2:1 下传。

2）心房率 < 心室率：可能为室速。

（6）需要指出的是，临床上常容易将心房扑动或特发性左室室速误诊为 PSVT，所以正确辨识心房波或者 QRS 波的形态极其重要：

1）心房扑动：2:1 房室传导时，心室率多为 130~150 次 /min，心电图无明显基线，可见 F 波，下壁导联与 V₁ 导联明显。

2）特发性左室分支性室速（ILVT）：常见为左后分支区域室速，QRS 波在 Ⅱ、Ⅲ、aVF 导联均以负向波为主，电轴明显左偏或无人区电轴合并 RBBB 时，应高度怀疑 ILVT，室房分离现象在电生理检查中常见，但在体表心电图上有时难以确定，同时由于心动过速起源于希浦系统，QRS 时限常 <140ms，甚至 <120ms。

【治疗】

1. 急诊处理流程

（1）描记标准 12 导联心电图。

（2）刺激迷走神经：可屏气作 Valsalva 动作，压舌或刺激咽部，脸浸入冷水，按摩一侧颈动脉窦（老年人或颈动脉窦高敏者慎用）等。

（3）静脉用药

1）腺苷或三磷酸腺苷（ATP）

优点:起效快,代谢快。终止心动过速的疗效为 80%~90%以上。

禁忌证:支气管哮喘。

用量:成人用量腺苷 6mg(或者三磷酸腺苷 10~20mg)静脉快速推注(1~2s)。

2)普罗帕酮(propafenone)

慎用:器质性心脏病、心功能不全。

用量:70mg(1~1.5mg/kg)静脉慢推(10min),10~20min 后可重复给药。

3)维拉帕米(verapamil)或地尔硫革(diltiazem)也可作为一线药物。

慎用:器质性心脏病,心功能不全。

用量:维拉帕米 5mg,稀释后 5~10min 缓慢注射,如无效 5~10min 后可再次给药 1 次;地尔硫革 10~15mg(0.25~0.35mg/kg)静脉注射,如无效,10~20min 后可再次给药 1 次。

直流电复律:如果患者出现心功能失代偿的症状和体征或合并血流动力学不稳定时,应该早期考虑同步直流电复律。AVNRT 成功转复的能量多为 10~100J,少数例外。

2. 射频导管消融治疗

(1)由于长期用药的一系列问题,如药物副作用、病人依从性以及使用一段时期后疗效欠佳,经导管消融治疗目前已经成为 AVNRT 的一线治疗方案。

(2)目前 AVNRT 射频导管消融治疗成功率 >95%,具有成功率高、并发症低、复发率低、安全性好等优点,已在临床上广为采用。

(3)远期随访结果表明,与药物治疗相比,导管消融治疗可提高生活质量,有更好的成本-收益比例。

(4)消融治疗策略:①绝大多数 AVNRT(有经验中心可达 98%以上)可以在三尖瓣环和 CS 窦口之间(即房室结右侧后延伸部位)消融慢径成功;②对于在右侧后延伸部位反复消融慢径治疗慢快型失败的病例,应考虑到"左侧变异慢快型",在 CS 窦口、CS 近端或靠近二尖瓣环间隔处(即房室结左侧后延伸部位)消融可成功治愈此型 AVNRT;③在绝大多数慢慢型 AVNRT 中,逆传慢径(左侧后延伸)的递减传导特性不明显,故难以和前传快径之间形成折返,故仅消融前传慢径(右侧后延伸)即可治愈大多数慢慢型 AVNRT;④在消融快慢型 AVNRT 时,应考虑到不同折返环所导致的快慢型 AVNRT 的逆向慢径的分布部位有所不同,大多数可在右侧后延伸部位消融成功,少部分需要在左侧后延伸部位消融成功,故在消融前应在心动过速或心室起搏慢径逆传时进行详细的电生理标测以明确逆传慢径的解剖分布区域以指导消融。

3. 冷冻导管消融治疗 虽然目前射频导管消融已是 AVNRT 的一线治疗,新的消融能量——冷冻消融治疗 AVNRT 也在逐步发展。部分临床研究报道冷冻导管消融可降低房室传导阻滞的并发症发生率,但其复发率较射频导管消融增高。

4. 长期药物治疗

(1)由于经导管消融已成为一线治疗方法。药物预防主要用于 AVNRT 频繁发作,由于各种原因不接受经导管消融的患者。

(2)常用的预防发作药物包括:钙通道拮抗剂(维拉帕米、硫氮革酮)、Ⅰc 类药物(普罗帕酮、氟卡胺)、β 受体阻滞剂。由于胺碘酮长期服用副作用较多,不宜作为常规治疗。对于偶发,发作持续时间短暂,或者症状轻的患者可不必用药治疗,只需在心动过速发作时应用药物终止心动过速。

(3)需要注意的是,抗心律失常药物对房室结折返的抑制作用可因交感神经兴奋而被抵消。另外,在部分患者中,服用抗心律失常药物后,可出现心动过速发作较前频繁或持续时间明显延长,其机制可能与抗心律失常药物减慢房室结快径和/或慢径的传导,从而更符合心动过速的折返条件,使心动过速更容易诱发或维持。

第 8 节　房室交界性心律和房室交界性心动过速

【概述】

（一）定义

1. 房室交界区（atrioventricular junctional area）　房室交界区指心房和心室之间的特殊（或者称房室）传导系统，包括心房进入房室结的纤维，房室结本身以及希氏束的主要部分。而希氏束分叉以下的束支、分支和浦肯野纤维则属于室内传导系统。房室结解剖如前一节所述。

2. 交界性心律（junctional rhythm）与交界性心动过速（junctional tachycardia）　交界区细胞具有自律功能，是窦房结以下的次级节律点，通常本身的节律只有 40~55 次 /min。临床上将 <70 次 /min 的交界区自律心律称为交界性心律，而将 ≥ 70 次 /min 的称为交界性心动过速。交界性心动过速时的心率多在 70~130 次 /min，常见 100 次 /min 左右；部分交界性异位性心动过速或局灶性交界性心动过速的心室率可达 140~370 次 /min，多在 200 次 /min 左右。

3. 非阵发性房室交界性心动过速（non-paroxysmal atrioventricular junctional tachycardia，NPJT）　非阵发性交界性心动过速（NPJT）又称加速性交界性心动过速（accelerated junctional tachycardia，AJT），为交界性心动过速最常见的类型，其特征为心率一般在 70~130 次 /min，心率匀齐，往往与窦性心律交替出现，多靠心电图检查或心电监测才能发现。多见于洋地黄制剂用量过大、风湿热、急性心肌梗死、心脏外科手术后等疾病情况下，偶尔也发生于无明显器质性心脏病患者中。

（二）分类

交界性心律的分类和其他异位心律一样，交界性心律可以分为被动性及自动性两种。

1. 被动性交界性心律　被动性交界性心律或被动性交界性搏动属于生理现象。它们的发生是由于窦性激动较长时间不能传入交界区，因此房室交界区内某一个部位便"被迫"发出一个交界性搏动，或在相似情况下连续发出一系列（3 次以上）交界性搏动，成为被动性交界性心律，被动性交界性心律通常 <70 次 /min。

2. 主动性交界性心律或交界性心动过速　主动性交界性心律的发生机制是由于某种原因房室交界区内某个节奏点的自律性增高，超过了窦房结的自律性。它下传心室引起心室搏动，也可能逆传入心房，引起逆行性 P 波。若这种情况仅偶然出现，而基本上仍是窦性心律，便称为交界性期前收缩（或称为交界性过早搏动）。但是交界区的节奏点若持续地比窦房结快，便在较长时间内取代窦房结而呈自动性交界性心律。主动性交界性心律通常超过 70 次 /min，故又称为交界性心动过速。

【病因与发病机制】

交界性逸搏或被动性交界性心律通常都是生理现象，具有保护作用。在窦性停搏、窦性心律不齐、窦房传导阻滞、不完全性房室传导阻滞及期前收缩后的补偿性间歇、快速心律失常中止等使心室搏动发生过长的间歇时，房室交界区作为次级起搏点，便发出一个引起心室的搏动，以保证心室不致过迟地激动收缩。

主动交界性心律或交界性心动过速临床上并不少见，多发生于急性心肌梗死、心肌缺血后再灌注、药物影响（例如洋地黄制剂过量）、代谢性改变、电解质紊乱、心肌炎（特别是急性风湿性心肌炎）、缺氧、心脏手术等。有限的研究结果表明，交界性心动过速时冲动的形成部位在希氏束部位以上，其机制可能为自律性增加,但并不能排除晚期后除极引起的触发活动作为其机制。

交界性异位性心动过速或局灶性交界性心动过速:可见于婴儿、儿童和老年正常人,但发生率极低;在复杂先心病外科矫正术后较为常见。其机制可能为局部异常自律性或触发活动。

房室结折返性心动过速由于其机制已明确为折返,且其折返环并未局限于房室结或交界区内,故不在本节讨论。

【临床表现与预后】

1. 被动性交界性逸搏或心律多发生于过长的间歇期后;主动性交界性心律多发生于急性心肌梗死、洋地黄过量、心脏手术等。

2. 被动性交界性心律可以无症状,主要症状包括心悸、乏力、头晕、呼吸困难、黑矇、晕厥等。症状轻重程度主要与交界性逸搏频率、持续时间以及基础心脏状态等有关。

3. 主动性交界性心律或交界性心动过速的临床表现和预后主要与心动过速时的心室率、是否存在房室阻滞、心动过速持续时间、是否存在基础心脏病及程度等相关,心动过速无休止发作可以导致心动过速性心肌病和心力衰竭。

【诊断与鉴别诊断】

(一) 心电图是最重要的诊断依据

1. 被动性交界性心律

(1)交界性逸搏:①在一个过长的间歇期后,出现一个 QRS 波。②QRS 形状与其他 QRS 形状大致相同,或仅有很小的区别。③ PR 间期 <100ms,或无 P 波或在 QRS 波前后有逆行 P 波。

(2)被动性交界性心律:①心率缓慢匀齐。多为 40~55 次 /min,不超过 70 次 /min。②QRS 前后无 P 波,或有逆行性 P 波。③即使有窦性 P 波,PR 间期 <100ms,或等于零,或为负数。

2. 主动性交界性心律

(1)交界性心动过速:房室交界区有短暂的,反复发生的自主性增强的快速心律。心电图特点:①频率多在 70~130 次 /min。②心房和心室可以都是由交界区节奏点控制,也可以和窦性心律交替出现。③可有"逆行型"P′ 波,多在 QRS 波前,P′R 间期≤ 120ms;也可以出现心室和心房分别由交界区节奏点和窦房结控制。

(2) 交界性异位性心动过速(junctional ectopic tachycardia,JET) 或局灶性交界性心动过速(focal junctional tachycardia):①窄 QRS 波心动过速伴房室分离。②心室率在 140~370 次 /min,多在 200 次 /min 左右,少数病例心室率可在 110~140 次 /min。③房室分离几乎可见于所有患者,但在 80% 的患者中可见短暂性室房传导。

(二) 鉴别诊断

主动性交界性心律(交界性心动过速和交界性异位性心动过速)主要应与房室结折返性心动过速(AVNRT)相鉴别,根据病史(病因、诱因等)、心动过速诱发是否依赖快 – 慢径跳跃、P 波与 QRS 波的关系、是否存在房室分离等不难做出鉴别。

【治疗策略】

1. 描记标准 12 导联心电图或行心电监测。

2. 明确或排除可导致被动性或主动性交界性心律的病因或诱因,如病态窦房结综合征、不完全性房室传导阻滞、快速心律失常中止、急性心肌梗死、洋地黄制剂过量、电解质紊乱、心脏手术等。

3. 治疗

(1)治疗和纠正上述病因和诱因:如洋地黄过量或中毒应及时停用并纠正低血钾等电解质紊乱,治疗心肌缺血或缺氧,植入心脏起搏器治疗病态窦房结综合征、房室传导阻滞等病因。

（2）药物治疗：对于交界性逸搏心律或不影响血流动力学的交界性心动过速本身通常不需治疗，非阵发性交界性心动过速持续发作可以使用 β 受体阻滞剂或钙通道拮抗剂。局灶性交界性心动过速一般对 β 受体阻滞剂有一定的效果，静脉应用胺碘酮对减慢或终止部分局灶性交界性心动过速有效。

（3）导管消融治疗：导管消融治疗主要用于局灶性交界性心动过速反复或无休止发作，导致明显症状或心动过速性心肌病，药物治疗无效的患者。多数患者可以消融成功，但消融房室结附近的局灶起源点有导致房室阻滞的风险，也有一定的复发率。对于药物治疗无效，伴有明显心动过速心肌病或心力衰竭，且导管消融失败的患者，消融房室结植入心脏永久起搏器也是一个可供选择的治疗。

9　第9节　预激综合征和房室折返性心动过速

【概述】

（一）定义

1. 预激综合征［沃 – 帕 – 怀综合征（Wolff–Parkinson–White syndrome），preexitation syndrome，WPW 综合征］　1930 年，Louis Wolff，John Parkinson 及 Paul Dudley White 首先描述了 11 例反复发生心动过速的年轻人，虽未发现器质性心脏疾患，但在窦性心律时具有特征性心电图表现，包括 PR 间期缩短及 QRS 波类似束支阻滞样图形，命名为 Wolff–Parkinson–White 综合征。随后研究表明，该综合征是由于患者存在另外的一条或多条房室旁路，导致心室提前激动，从而造成的窦性心律下 PR 间期缩短及出现预激图形（具有 delta 波），称为心室预激（ventricular preexitation），当患者合并相关的心动过速时，即为预激综合征（preexitation syndrome）。

2. 旁路（accessory pathway）　指在正常的房室结 – 希氏束 – 浦肯野传导系统之外，连接心房或房室结与心室的异常肌束。绝大多数旁路跨越房室瓣环，称为房室旁路（atrioventricular accessory pathway）。

3. 房室折返性心动过速（atrioventricular reentrant tachycardia，AVRT）　指在旁路及心房、心室同时参与的大折返性心动过速。

4. 短 PR 综合征（L–G–L 综合征）　1952 年，Lown、Ganong、Levine 三人描述了一组短 PR 综合征患者，特点为心电图上窦性心律时 PR 间期 <120ms，但 QRS 波起始部无预激波。

（二）分类

1. 房室旁路的分类，根据旁路传导功能分类

（1）显性旁路（manifest accessory pathway）：旁路具有前向传导功能，由于旁路传导速度快于房室结，使旁路插入点附近的心室组织被提前激动而表现为心室预激。根据窦性冲动经房室旁路下传与房室结下传时间的差异不同，心电图可表现为不同程度的心室预激图形。

（2）隐匿性旁路（concealed accessory pathway）：旁路不能前传，仅具逆传功能。

2. 房室旁路的分类，根据旁路所在部位分类。

（1）游离壁旁路：旁路位于房室瓣环的前壁、侧壁或者后壁时，称之为游离壁旁路（free-wall accessory pathways）；

（2）间隔旁路：旁路位于房室瓣环间隔侧时则称为间隔旁路（septal accessory pathways）。

左侧游离壁旁路最为常见（60%），其次为间隔旁路（25%），而右侧游离壁旁路为最少（15%）。

3. 预激综合征的分型　常规心电图对于预激综合征分型一般采用 1945 年 Rosenbaum 的分型原则，

主要根据心电图 δ 波的不同方向,将预激综合征分为 A、B 两型。

(1)A 型:δ 波在 V₁~V₆ 导联均向上,QRS 波主波亦向上。V₁ 导联多呈 R、Rs、RSr 型,V₆ 导联呈 R 或 Rs 型。

(2)B 型:δ 波在 V₁~V₃ 导联为负或正向,QRS 波以负向为主,V₄~V₆ 导联预激波向上,主波向上呈高 R 波。

A 型预激者旁路一般位于左侧,B 型预激者旁路一般位于右侧或左、右侧之间的间隔部。

4. 房室折返性心动过速(AVRT)分类　根据心动过速时旁路传导方向的不同可分为:

(1)顺向性 AVRT:经房室结前向传导,经旁路逆向传导,构成心动过速,最为常见。体表心电图多表现为窄 QRS 波心动过速,少数伴左束支或右束支阻滞而表现为宽 QRS 波心动过速。

(2)逆向性 AVRT:经旁路前向传导,经房室结或另一条旁路逆向传导,构成心动过速。体表心电图表现为宽 QRS 波心动过速。

【病因与发病机制】

在人类胚胎时期,心房与心室的肌肉是相连续的,随着心脏发育,心内膜垫和房室沟组织逐渐形成中心纤维体及房室瓣环,仅保留房室结及希氏束保证心房、心室间电信号的传导,当房室间的心肌未能完全退化时,构成了除房室结外异常的电学通道,即为房室旁路。

房室旁路最常见于心脏结构无异常者,人群中心电图预激的发生率 0.1‰~3.1‰,而在某些特定心脏疾患中明显增高,如埃布斯坦(Ebstein)畸形中约 10% 患者合并右侧房室旁路,而且常合并多条旁路。

对于具有房室旁路的患者,40%~80% 有快速性心律失常,最常见的是阵发性室上速。事实上,房室旁路参与 AVRT 约占全部 PSVT 患者的 30%~40%。

此外,预激综合征合并心房颤动和心房扑动并不少见,此时房室旁路仅作为心动过速的旁观者,但由于其常导致极为快速的心室率,可诱发室速甚至室颤而导致心脏性猝死,在临床上应当引起高度重视。

【临床表现与预后】

1. 房室旁路参与的 PSVT 在超过半数以上的患者均在 20 岁以前首次发病。

2. WPW 综合征多见于男性。

3. 其主要症状包括心悸、乏力、头晕、多尿、胸部不适、呼吸困难、黑矇,而晕厥少见。症状轻重程度主要与发作时心室频率、持续时间以及基础心脏状态等有关。

4. 晕厥可见于室上速终止时继发长间歇,亦可见于预激综合征合并心房颤动,或者合并器质性心脏病如肥厚性梗阻性心肌病或主动脉瓣狭窄等。

5. 典型心悸多表现为规则的心动过速,并且呈突发突止,刺激迷走神经动作,如屏气、激发恶心呕吐等动作可终止发作。

【诊断与鉴别诊断】

(一) 心电图是最重要的诊断依据

窦性心律心电图表现为不同程度的预激波,取决于经房室结 - 希氏束与经房室旁路两条途径激动心室的不同比例。窦性心律心电图可以正常,见于隐匿性房室旁路或当房室结传导激动心室领先于经旁路前传时。

典型的 WPW 心电图需要满足下列 3 个条件:

1. PR 间期 <120ms。

2. QRS 波增宽,持续时间 >120ms,部分导联 QRS 波起始部变形,可见 δ 波,而终末部分波形正常或大致正常。

3. 继发 ST-T 改变,通常与 δ 波及 QRS 的主要向量方向相反。

（二）鉴别诊断

窄 QRS 波心动过速鉴别诊断流程：参见本章第七节。

（三）宽 QRS 波心动过速鉴别诊断流程

宽 QRS 波心动过速定义为心动过速时 QRS 时限≥ 120ms，常见原因有以下 3 类。

1. 室速。

2. 室上速伴差异性传导或束支（或室内）传导阻滞。

3. 室上速伴房室旁路前传。

其中室速是构成 QRS 波增宽性心动过速的重要组成原因，约占 80%；SVT 伴差异性传导或束支（或室内）传导阻滞约占 15%；而 SVT 伴预激前传仅占 5% 左右。目前关于宽 QRS 波心动过速的鉴别诊断方法有多种，以下介绍 3 种常用的鉴别诊断流程。

（四）Brugada 四步法用于室速与室上速伴差异性传导或束支阻滞的鉴别诊断流程

1. V_1~V_6 导联均无 RS 波？

（1）如是，可能室速。

（2）如否，进入下一步。

2. V_1~V_6 导联中任何 R 波起始至 S 波顶点间期 >100ms ？

（1）如是，可能室速。

（2）如否，进入下一步。

3. 心动过速时是否存在室房分离？

（1）如是，可能室速。

（2）如否，进入下一步。

4. V_1、V_6 导联形态符合室速标准？

（1）如是，可能室速。

（2）如否，室上速伴室内差异性传导。

（五）Antunes 三步法用于室速与室上速伴房室旁路前传的鉴别诊断流程

1. 胸前导联 V_4~V_6 导联为负向主波？

（1）如是，可能室速。

（2）如否，进入下一步。

2. V_2~V_6 导联出现 QR 波？

（1）如是，可能室速。

（2）如否，进入下一步。

3. 心动过速时是否存在室房分离？

（1）如是，可能室速。

（2）如否，可能房室旁路伴室上性心动过速。

（六）Vereckei 四步法用于室速与室上速伴差异性传导或束支阻滞的鉴别诊断流程

1. 是否存在房室分离？

（1）如是，可能室速。

（2）如否，进入下一步。

2. aVR 导联起始为 R 波？

（1）如是，可能室速。

（2）如否，进入下一步。

3. QRS 波形不像束支或分支阻滞？

(1)如是,可能室速。

(2)如否,进入下一步。

4. Vi/Vt ≤ 1 ？

(1)如是,可能室速。

(2)如否,室上速伴室内差异性传导。

注:Vi/Vt 为同导联的双相或多相 QRS 波的起始 40ms(Vi)和终末 40ms(Vt)的电压变化之比

Vereckei 四步法与 Brugada 四步法比较,对于室速的诊断,Vereckei 四步法敏感性、阴性预测值更高;对于室上速,特异性、阳性预测值更高;但 Vereckei 四步法不能识别特定形式的宽 QRS 波心动过速,如束支折返型室速、分支型室速等;除非房室分离明显,否则难以和室上速伴功能性差异性传导或束支阻滞相鉴别。

【治疗】

(一)急诊处理流程

1. 描记标准 12 导联心电图

2. 直流电复律 适用于房颤经旁路前传导致快速心室率或者室上速合并血流动力学不稳定者。

3. 刺激迷走神经 可屏气作 Valsalva 动作,压舌或刺激咽部,脸浸入冷水,颈动脉窦按摩(老年人或颈动脉窦高敏者慎用)等。

4. 静脉用药

(1)PSVT

1)腺苷或三磷酸腺苷(ATP)

优点:起效快,代谢快。

禁忌证:支气管哮喘。

用量:腺苷 6mg(或者 ATP10~20mg)静脉快速推注(1~2s)。

注意事项:警惕部分病人可诱发房颤(发生率 1% ~15%),此时由于合并预激前传需紧急处理。

2)普罗帕酮

慎用:器质性心脏病,心功能不全。

用量:70mg(1~1.5mg/kg)静脉慢推(10min),10~20min 后可重复给药。

3)此外,维拉帕米或地尔硫䓬也可作为一线药物。

(2)房颤合并预激前传

1)伊布利特(ibutilide):可有效阻断旁路前传,并可能终止房颤发作。

用量:1mg(≥ 60kg)静脉慢推(10min),给药结束 10min 后未转复可再予相同剂量,仍为 10min 慢推。

注意事项:心律失常转复后即停止给药,给药期间出现明显 QT 间期延长或者非持续性或持续性室速也立即停止给药。

2)可用普罗帕酮静脉注射。

3)胺碘酮:部分病例可阻断旁路前传,并可能终止房颤发作。但在少部分病例中可抑制房室结传导,从而使经旁路下传比例增加,导致血流动力学恶化,故在 2014 年美国房颤处理指南中胺碘酮已被列为房颤合并旁路前传的Ⅲ类适应证(禁忌证);但在 2016 年欧洲心脏病协会(ESC)房颤处理指南中胺碘酮在房颤合并旁路前传时仍可谨慎使用,但应注意排除 QT 间期延长、低血钾、低血镁等情况。由于目前国内抗心律失常药物种类较少,故建议仍可谨慎使用,但应注意观察并做好相应急救准备。

用量:150mg(≥ 60kg)溶于 5% 葡萄糖注射液 20ml 中静脉慢推(10min),给药结束 10~20min 后未转复可再予 300mg 溶于 5% 葡萄糖注射液 250ml 以 1mg/min 静滴。

注意事项:给药前注意纠正低血钾、低血镁等电解质紊乱和排除 QT 间期延长,给药期间出现 QT 间期明显延长或者尖端扭转型室速立即停止给药。

4)此时,禁用钙拮抗剂如维拉帕米、合贝爽、洋地黄类、β受体阻滞剂,由于其可抑制房室结传导,从而使经旁路下传比例增加,导致血流动力学恶化。

(二)射频消融治疗

1. 由于长期用药的一系列问题,如药物副作用、病人依从性以及使用一段时期后疗效欠佳,经导管消融治疗目前已经成为 AVRT 的一线治疗方案。

2. 目前射频消融治疗有效率 >97%,对于左侧旁路成功率可达 99%,而且并发症发生率极低。

3. 远期随访结果表明,与药物治疗相比,导管消融治疗可提高生活质量,有更好的成本 - 收益比例。

4. 已经明确,约 1/3WPW 综合征患者合并房颤,在 3~10 年的随访中,心脏性猝死的发生率为 0.15% ~0.39%,由于多数患者很少以猝死作为首发表现,而首先表现为预激综合征,所以应对 WPW 综合征患者进行心内电生理检查以明确房室旁路的前传不应期,判断其房颤时发生快速心室率的可能性。

(三)长期药物治疗

1. 由于经导管消融已成为一线治疗方法。药物预防主要用于 AVRT 频繁发作,由于各种原因不接受经导管消融的患者。

2. 对于 WPW 综合征患者,禁用缩短旁路不应期的药物,因其在发生房颤时可导致更为快速的心室率,从而诱发室颤。

3. 对于 WPW 综合征患者,I 类或 III 类药物可单独或与抑制房室结传导的药物合用。

4. 对于无 WPW 综合征者,可以应用钙拮抗剂或 β受体阻滞剂,普罗帕酮与 III 类抗心律失常药物如索他洛尔也可使用,而且耐受性良好。

10 第 10 节 室性心动过速

【概述】

(一)定义

室性心动过速(ventricular tachycardia,VT) 简称室速,是指起源于希氏束以下水平的左、右心室或心脏的特殊传导系统,至少连续 3 个或 3 个以上的快速性心律失常。如果是心脏电生理检查中程序刺激所诱发的室速,则必须持续 6 个或 6 个以上连续的心室搏动。室速多见于器质性心脏病患者,且常伴有血流动力学异常,并可能蜕变为室颤引起心脏骤停,是临床常见的心血管急症之一。

(二)分类

1. 按室速发作时临床表现分类

(1)血流动力学稳定:无症状或轻微症状如心悸、感觉到心跳过重、心跳过快、漏跳或停顿等。

(2)血流动力学不稳定:出现先兆晕厥(如黑矇、头晕、无力等)、晕厥(一过性神志丧失,可自行恢复)、心脏性猝死(未预料症状出现后 1h 内死亡)或心脏骤停。症状出现后 1h 内出现心脏性猝死,通常为心律失常所致,经电复律等治疗中止。

2. 根据心电图分类

(1)非持续性室速:起源于心室的心律失常发作 ≥ 3 跳,心室率 >100 次 /min,持续 <30s。含:①非持续性单形性室速;②非持续性多形性室速(周长 180~600ms)。

(2)持续性室速:室速发作时间 >30s,心室率 >100 次 /min;或室速发作时间 <30s,但伴明显血流动力学障碍需要终止。含:①持续性单形性室速;②持续性多形性室速(周长 180~600ms)。

(3)束支折返性室速:室速折返环涉及希氏束 – 浦肯野系统,常为 LBBB 图形,通常发生在心肌病患者中。

(4)双向性室速:室速发作时相邻每 1 搏之间均伴额面电轴的改变,通常与洋地黄毒性相关。

(5)尖端扭转型室速:伴 QT 间期延长的多形性室速,QRS 波的顶峰沿等电线翻转。

(6)室扑:室性心律失常时心室率 300 次 /min 左右,周长变化 ≤ 30ms,形态单一,在 QRS 波之间无等电位线。

(7)室颤:通常快速心室率超过 300 次 /min(周长通常 ≤ 180ms),QRS 波周长、形态和振幅均显著变化的不规则室性心律失常。

3. 根据病因分类

(1)特发性室速(idiopathic ventricular tachycardia),或心脏结构正常的室速(ventricular tachycardia in structurally normal hearts):约占所有室速的 10% ~20%,多发生在青少年患者,常规检查无心脏结构和功能异常证据。室速可起源于右心室和左心室任何部位,但多起源于右、左心室流出道及左心室流入道间隔部。

(2)器质性室速(organic ventricular tachycardia):器质性或结构性心脏病患者中所发生的室速,常见病因为心肌梗死后,其他可见于各种类型心肌病、先天性心脏病、心力衰竭等。病理性室速占所有室速的80% ~90%。

【病因与发病机制】

室速多见于各种类型的器质性心脏病患者,少见于心脏结构无明显异常的“正常人”。引起室速的原因很多,可概括为 3 个方面。

1. 器质性心脏病　冠心病是室性心律失常的最常见病因,急性心肌缺血可诱发多形性室速或室颤,而心肌梗死后的瘢痕形成容易发生持续性单形性室速。其他可见于心肌病(包括扩张型心肌病、肥厚型心肌病、致心律失常性右室心肌病等)、心脏瓣膜病、先天性心脏病、二尖瓣脱垂综合征、美洲锥虫病(Chagas 病)、心肌炎以及原发性或转移性心脏肿瘤等。

2. 无明显器质性心脏病的原发性心电异常或离子通道病　如 Brugada 综合征、先天性长 QT 综合征(LQTs)、短 QT 综合征等。

3. 引起室速的外界因素　包括:①药物和毒物的作用,如洋地黄过量、抗心律失常药物的致心律失常作用、拟交感药物、抗抑郁药和锑剂中毒等。②电解质和酸碱平衡失调等,如低钾血症、高钾血症、低镁血症和酸中毒等。③其他,如心脏外科手术、造影或心导管刺激等也可引起室速。

室速的发生机制包括折返激动、自律性异常增高和触发活动。器质性心脏病患者心室肌内的病变或瘢痕组织以及心肌重构后的心肌肥大和纤维化等,构成了室速发生的解剖基质;心室不同部位的兴奋性、传导性与不应期的异常和各向异性、自律性增强以及存在非兴奋组织等,构成了室速发生的电生理基质。研究表明,特发性室速的机制多为局灶机制,即由于局部自律性增高或触发活动所致,如心室流出道室速;少数为折返机制,如特发性左室分支性室速。而器质性室速的机制多为围绕心室肌内的瘢痕组织和 /或解剖屏障(如瓣环、外科手术切口、补片等)的折返性心律失常,约占 90% 以上;少数为局灶机制。

【临床表现与预后】

1. 室速的临床表现轻重取决于基础心脏病的有无和严重程度、室速的频率和持续时间、房室收缩顺序的丧失和心室激动顺序改变对收缩功能的影响等诸多因素。例如显著心力衰竭的患者,即使频率相对较慢的室速也可引起严重的循环衰竭。

2. 室速可表现为短暂、无症状的非持续性发作,血流动力学稳定的持续性发作,也可表现为血流动力学不稳定的持续发作。

3. 少数室速可无症状,尤其是无器质性心脏病的患者,可于体检或心电图检查时偶然发现。多数室速可引起心排血量减少和低血压症状,常见主诉为心悸、头晕、眩晕、视觉障碍和精神改变(如焦虑等),有缺血性心脏病的患者可引起胸闷和胸痛。室速持续时间长,可能诱发或加重心力衰竭,出现相应的症状和体征。如室速发作时不能维持血压,可能导致循环衰竭和休克,严重者可引起先兆晕厥、晕厥,乃至猝死。

4. 无休止性室速长期发作可导致原先正常的心脏出现心脏扩大、心力衰竭等,称之为心动过速性心肌病。

5. 查体时除了心率和脉搏加速外,在合并有室房传导阻滞的患者,可因房室收缩不同步导致心尖部第一心音强弱不等。此外,可发现基础心脏病原有的体征以及随症状严重性不同可能出现相应的低血压、休克或心力衰竭等体征。

6. 特发性室速的预后多数良好,绝大多数可经导管消融根治。器质性室速的预后较差,发作时伴明显血流动力学障碍、有晕厥或心脏骤停病史、左室 EF 值明显降低或有严重心力衰竭症状患者发生心脏性猝死的风险明显增加,应进行猝死的二级预防。

【诊断与鉴别诊断】

(一)体表心电图和动态心电图

体表心电图和动态心电图是室速诊断的主要依据,常见的室速心电图特征如下:

1. 频率　多数在 100~250 次 /min,持续性室速的频率多数在 180 次 /min 左右,小儿的室速频率较成人快。

2. 节律　持续性单形性室速的 RR 间期一般是规则或相对规则的,RR 间期之差一般少于 20ms;但多形性室速的 RR 间期可极不规则。

3. QRS 波　宽大畸形,时限多 >120ms,其中一半以上的病例 >140ms;而起源于高位室间隔或分支的室速,QRS 时限可 <120ms。

4. 额面电轴　约有 2/3 的室速电轴左偏(–30°~–90°),其余的病例中约一半为电轴右偏(+90°~+270°),另一半正常。

5. 心室激动(R 波)与心房激动(P 波)的关系:可表现为室房分离、室房 1∶1 传导或室房部分传导(文氏型或其他类型的传导阻滞);由于室速时 QRS–T 波显著增宽,P 波往往难以辨别,仅 1/4 的室速可找到 P 波,部分患者需要结合食管电生理、腔内电生理或对药物的反应来协助诊断。

6. 心室夺获或室性融合波　指窦性或房性激动经房室结下传部分或完全激动心室,导致室速特有的心电图表现,但仅见于约 5% 的频率较慢的室速。

(二)鉴别诊断

室速为 QRS 时限 ≥ 120ms,频率 >100 次 /min 的宽 QRS 波心动过速,常见宽 QRS 波心动过速包括:室速,室上性心动过速伴差异性传导或束支阻滞,逆向型房室折返性心动过速,经房室旁路前传的房速、房扑或房颤,以及与起搏器相关的心动过速(起搏器介导的心动过速或房性心律失常时发生心室跟踪起搏),其中室速占宽 QRS 波心动过速的绝大部分(80% 左右)。鉴别诊断时需注意以下几个方面:

1. 重视临床资料的收集　包括基础心脏病的病史和病程、心脏超声有无右心室或(和)左心室增大、心动过速发作时的血流动力学改变、药物或迷走神经刺激能否终止心动过速、有无双腔起搏器植入病史等。

2. 仔细阅读窦性心律时的心电图特征 ①窦性心律时心电图有否预激综合征,如有,倾向于室上速;②窦性心律时是否出现束支传导阻滞并与宽 QRS 波心动过速时形态是否一致,如一致,倾向于室上速;③窦性心律心电图是否记录到与宽 QRS 心动过速同形态的室性期前收缩,如有,倾向于室速;④窦性心律时是否有异常 q 波(须排除心肌梗死或心肌病)或 ε 波(须排除致心律失常性右室心肌病),如有,倾向于室速。

3. 认真分析宽 QRS 波心动过速发作时的心电图特征 包括额面心电轴、心动过速时 QRS 波宽度、QRS 波形态、室房分离等。

4. 心电生理检查 如果上述鉴别诊断方法仍不能明确宽 ORS 心动过速的性质,可考虑进一步行心电生理检查以明确诊断。

目前关于宽 QRS 波心动过速的鉴别诊断方法或流程有多种,常用 Brugada 四步法鉴别室速与室上速伴差异性传导或束支阻滞,Antunes 三步法鉴别室速与室上速伴房室旁路前传。鉴于通常室速的预后较其他类别宽 QRS 波心动过速的预后差且难以预测,2006 年 ACC/AHA/ESC 和 2015 年 ESC 室性心律失常处理和心脏性猝死预防指南指出,如果宽 QRS 波心动过速的诊断不能确定,则按室速诊断和处理(Ⅰc 类推荐)。

【治疗】

(一)室速的治疗原则

1. 立即终止室速的发作 多数室速伴发于器质性心脏病,室速发作后患者出现明显的临床症状,且有可能发生心脏性猝死或诱发充血性心力衰竭。终止血流动力学稳定室速以抗心律失常药物治疗为主,部分患者需直流电复律,少数经抗心律失常药物和电复律治疗无效的无休止室速需经射频导管消融。

2. 尽力消除和治疗诱发室速的诱因和病因 如纠正低血钾、积极治疗心肌缺血(如血运重建)和心功能不全等。

3. 预防室速复发 包括抗心律失常药物、经导管消融治疗等。

4. 防治心脏性猝死 器质性室速患者的心脏性猝死发生率明显增高,选择室速的治疗措施时应尽量选择能降低心脏性猝死发生率的措施,尤其是长期治疗时更要充分考虑。

(二)急诊处理流程

1. 无脉搏室速,等同于心脏骤停,立即启动基础心肺复苏(CPR),包括进行救生呼吸和胸外按压(按压频率 100 次/min);用自动体外除颤器对室颤和无脉搏室速者除颤;给氧;连接心电图监护/除颤器等。通过心电图监护/除颤器诊断为室颤/无脉搏室速后,给予直流电复律等心肺复苏措施。

2. 有脉搏室速,应对病人进行评估,不稳定征象包括神志改变、持续胸痛、低血压和其他休克表现,病情欠稳定时应做好心肺复苏准备。

3. 吸氧,监测心电图、血压、氧饱和度,发现和治疗可纠正诱因。

4. 宽 QRS 波心动过速诊断不清时,按室速治疗(ⅠC)。

5. 血流动力学稳定室速

(1)特发性室速

1)特发性左室分支性室速:又称维拉帕米敏感性室速,多见于年轻男性,多为阵发性,多无器质性心脏病证据,预后良好。心电图表现为右束支阻滞,多伴电轴左偏,QRS 波较窄(100~140ms)。急性发作时可静注维拉帕米,部分患者静注普罗帕酮亦有效,静注利多卡因多无效,上述药物无效可考虑静脉应用胺碘酮。

2)特发性心室流出道室速:又称为运动诱发的室速或腺苷敏感性室速,临床经常表现反复发作的非持续单形性室速或频发室性期前收缩。共同心电图特征为电轴右偏(Ⅱ、Ⅲ和 aVF 导联 QRS 波直立)。如起源于右室流出道,胸前导联呈左束支阻滞图形;如起源于左室流出道或主动脉窦口,胸前导联呈正向 R 波或胸前 V_1、V_2 导联起始 R 波增宽伴胸前导联 R/S 转换提前。症状明显的患者可考虑药物治疗,首选 β 受体阻滞剂或钙通道拮抗剂,无效可选择普罗帕酮,部分患者静注利多卡因也有效,仍然无效可选用静脉应用胺碘酮。

(2)器质性室速

1)室速发作时,如血流动力学尚稳定,可首先给予药物治疗,通常首选静注普罗卡因胺(ⅡaB)或胺碘酮(ⅡaC),但国内目前无市售普罗卡因胺。近年来,胺碘酮静注和静滴被广泛应用于器质性室速的抢救和治疗,取得了较好的效果;利多卡因也可使用,但效果属于未确定类(ⅡbC)。

2)胺碘酮应用方法:室速治疗通常采用静脉负荷剂量＋静脉滴注维持方法。静脉负荷:150mg,用 5% 葡萄糖稀释,10min 注入。10~15min 后可重复 150mg;静脉维持:1~2mg/min,维持 6h;随后以 0.5~1mg/min 维持 18h,第一个 24h 内用药一般为 1 200mg,最高一般不超过 2 000mg。复发或对首剂治疗无反应,可以追加负荷量。器质性室速如无可纠正诱因或病因,通常同时口服胺碘酮,以尽快达到胺碘酮负荷量,而达到更好预防室速复发作用。静脉应用胺碘酮的主要副作用为肝功损害、心动过缓、低血压、静脉炎等。

3)在器质性血流动力学稳定室速的治疗过程中,应时刻观察患者的血流动力学状态,如血流动力学不稳定或抗心律失常药物不能及时终止室速,应及时直流电复律。如电复律无效,可在静脉应用胺碘酮等抗心律失常药物后,重复电复律治疗。

4)对于血流动力学稳定的室速,不主张在电复律之前联合用药或序贯用药,这样会使心律失常的持续时间延长,并且有可能出现药物副作用的协同。

(3)多形性室速

1)伴血流动力学不稳定,立即直流电复律。

2)急性心肌缺血或心肌梗死所致的多形性室速,静脉注射 β 受体阻滞剂(Ⅰb 类)和/或静脉负荷量应用胺碘酮(Ⅰc 类,需排除多形性室速由先天性或获得性长 QT 综合征所致)均为一线治疗;同时应纠正低钾血症、心功能不全等诱因,尽早进行冠状动脉血运重建改善缺血对多数患者有很好的疗效。

3)对先天性 QT 间期延长的扭转型室速(Tdp),主要应用大剂量 β 受体阻滞剂预防发作。治疗 Tdp 发作,可考虑使用镁剂,剂量为硫酸镁 1~2g 稀释后 5~20min 静脉注射。对发作频繁,药物控制困难者可采用左交感神经节切除、植入 ICD 等措施。

4)对获得性 QT 间期延长伴 Tdp,应停用有关用药、纠正低钾血症、硫酸镁静注及静滴。如 Tdp 发作与心率慢导致的长间歇和 QT 间期延长有关,如无禁忌,可试用异丙肾上腺素静滴,提高心率或进行起搏治疗。

5)对于上述治疗无效的患者经射频导管消融诱发多形性室速或室颤的室性期前收缩(主要起源于浦肯野纤维系统)可能有效。

(三) 长期治疗

1. 特发性室速的预后较好,目前射频导管消融可根治绝大多数特发性室速。器质性室速的预后较差,尤其伴明显心脏结构异常和/或严重心功能不全患者预后更差。长期治疗的重点在于预防和治疗导致室速的各种危险因素和临床疾病,对于发生器质性室速的患者应进行危险评估,选择适合的药物和器械治疗。

2. 药物治疗　近年来,室性心律失常的治疗对策已发生了很大变化,循证医学的研究结果使人们对传统抗心律失常药物对室性心律失常的近、远期疗效的局限性甚至是有害性有了充分的认识。

(1)特发性室速:预防心室流出道室速可口服 β 受体阻滞剂、普罗帕酮、美西律,且疗效均较差;Ⅲ类胺碘酮可能更有效,但长期应用副作用较多。预防左室分支性室速可口服钙拮抗剂(维拉帕米或地尔硫䓬)

或普罗帕酮。

（2）器质性心脏病尤其伴有心力衰竭，应用β受体阻滞剂可降低总病死率和心脏性猝死率，但其有效作用可能并非由于其抗心律失常作用，而可能与其拮抗交感神经活性、改善心室不良重塑和改善心力衰竭预后等作用相关。临床试验结果表明，胺碘酮可使器质性室性心律失常病死率及院外心脏性猝死的病死率降低，但对降低总病死率作用很小。

（3）器质性室速药物治疗适应证：①对于无症状非持续性室速，不主张积极抗心律失常药物治疗，可加用β受体阻滞剂或α、β受体阻滞剂；②器质性持续性室速药物治疗选择时以胺碘酮为主，与β受体阻滞剂合用可能有更好效果。③Ⅰ类钠通道阻滞剂和Ⅳ类钙通道拮抗剂可能增加器质性室速患者（尤其伴心力衰竭）猝死危险，不宜采用。

3. 植入型心律转复除颤器（ICD）治疗

（1）ICD在室速/室颤的治疗中具有重要的价值，不仅能在室速/室颤发作时立即有效地终止，而且是迄今为止降低心脏性猝死发生率最有效的手段。

（2）目前ICD/CRT-D的二级预防Ⅰ类适应证包括：①由于室颤或血流力学不稳定性室速引起心脏停搏后存活的患者，排除一切可逆性因素，需植入ICD（证据等级：A）。②存在器质性心脏病和特发性持续室速的患者，无论血流动力学是否稳定，均可植入ICD（证据等级：B）。③不明原因的晕厥患者，在电生理检查时诱发出有临床意义的血流动力不稳定的持续性室速或室颤，应植入ICD（证据等级：B）。

4. 射频导管消融治疗

（1）特发性室速：由于长期用药的一系列问题，如药物副作用、病人依从性以及使用一段时期后疗效欠佳，经导管消融治疗目前已经成为大多数特发性室速的一线治疗方案。目前在有经验的中心特发性室速射频导管消融治疗成功率＞95％，复发率＜5％~10％，且并发症发生率极低。

（2）器质性室速：近年来，器质性室速的射频导管消融取得很大进展，导管消融室速的适应证也明显增加，2009年EHRA/HRS导管消融室性心律失常专家共识推荐的适应证包括：①存在症状性持续单形性室速，包括室速被ICD所终止，抗心律失常药物治疗无效、不能耐受或不愿意长期治疗。②控制非暂时可逆性原因所致的无休止性室速或室速电风暴。③频繁室性期前收缩、非持续性室速或持续性室速，推测其引起心室功能失常。④存在束支折返或分支内折返室速。⑤对抗心律失常治疗无效的反复发作持续性多形性室速或室颤，当怀疑存在可被导管消融成功的触发灶时。

（3）标测方法：对于特发性室速主要应用激动顺序标测和起搏标测。近年来，心脏三维标测系统引导器质性心脏病室速的标测和消融取得很大进展，如Carto电解剖标测系统、EnSite NavX标测系统和磁导航系统等应用于室速标测和引导射频导管消融治疗的报道。

1）激动顺序标测：通过在心室腔内移动消融导管标测室速时最早的局部心室激动部位，最早的激动部位通常即为成功的消融靶点。特发性室速成功的消融靶点通常提前室速时体表心电图QRS波20~40ms。应用消融导管同时行双极和单极标测可能有助于确定最早心室激动点。如激动顺序标测与起搏标测相结合可明显提高标测的准确性。

2）起搏标测：在心室的不同部位起搏心脏，所得到的12导联体表心电图与室速时的12导联体表心电图相对比，如果得到完全一致或近乎完全一致的体表心电图，则起搏部位很可能为室速的起源部位。起搏标测具有快捷、实用、易重复等优点，但也存在"具有较好起搏标测部位面积过大"等缺点。目前大多数学者认为，起源于右心室的室速，应用起搏标测引导消融的精确性和成功率较高；但对于左心室来源者，尤其是常见起源于左心室流入道的室性期前收缩或室速应首选激动顺序标测，必要时结合起搏标测。

3）Carto 3电解剖标测系统：采用磁电双定位技术，建立心腔内膜面/心外膜面空间解剖结构。通过标测记录心脏各点相对于参考电极激动时间,在解剖图基础上建立激动时间图。并且同时可标测出各点的电压,在显示空间解剖基础上加入心腔内膜面/心外膜面电压信息,能够精确显示出电压异常区域,标测出瘢痕和低电压区域。通过以上信息可有效指导室速,尤其是器质性心脏病室速消融。

4)EnSite NavX 三维标测系统:通过电场定位,能够显示常规电生理导管的三维位置的导管导航和图像系统,除可用于心脏解剖和电激动标测外,还可以演示心电活动的波形轨迹。

5)2002 年底,美国 Stereotaxis 公司与西门子公司联合推出了数字平板磁导航血管造影系统。其主要工作方式是在导管床的两侧各安放一个半球形磁体,通过改变磁力线的方向来调节磁性导管的偏转方向,达到快速定位导管的目的。与常规导管消融方法相比有如下优势:①柔软的导管可以在磁导航的指引下安全到达常规方法难以贴靠的心脏部位;②导管可以被精确地操控,提高点位图标测的质量;③可以与最新的多种技术融合,如图像融合技术、三维电解剖标测技术等;④可以在控制室内操作系统及导管,遥控手术过程,减少 X 线曝光对术者的损伤。

6)需要指出的是,尽管器质性室速的消融技术有了很大进展,但即使在国外,掌握成熟全面标测和消融技术的也仅为少数电生理中心,且各中心之间采用的消融技术也不尽相同,消融成功率也有明显差异,经心外膜标测和消融室速、严重心功能不全(LVEF 10%~30%)患者的室速消融等均存在一定的风险。

第 11 节 心室扑动和心室颤动

【概述】

心室扑动(ventricular flutter,室扑)和心室颤动(ventricular fibrillation,室颤) 室扑与室颤都是最为严重的心律失常,都造成心室的机械性收缩消失,失去排血的功能,完全等于心室停搏。室扑为一种介入室性心动过速(室速)和室颤之间的恶性心律失常,表现为规则、较宽大畸形的向上与向下的波幅相等的正弦波,频率为 150~250 次/min。室颤表现为心室波消失,代之以频率与振幅极不规则的颤动波,频率为 150~500 次/min。室扑和室颤均无法辨认 QRS 波、ST 段与 T 波。

【病因与发病机制】

室颤和/或室扑可见于任何一种心脏病、其他疾病的严重状态或终末期。室扑和室颤的病因和发病机制可以被认为是心脏结构异常和一过性功能障碍两者之间相互作用的结果。心脏结构异常为室扑和室颤的形成奠定了基础条件,可分为 4 个方面:①急性或陈旧性心肌梗死;②原发性或继发性心室肥厚;③扩张、纤维化、浸润、炎症等心室肌病理改变;④房室旁路、离子通道及相关的基因变化等所导致的电结构或分子结构异常。一过性功能障碍包括:①暂时性缺血和再灌注;②心力衰竭、低氧血症和/或酸中毒、电解质紊乱等全身因素;③神经生理相互作用和促心律失常药物、代谢因素等毒性作用;④触电、雷击、溺水等。

室扑的发病机制可能为折返或触发活动,可以视为无脉搏室速的一种。室颤的发病机制非常复杂,存在不同的假说,其中以 Moe(1962 年)为代表的多重子波学说和以 Gray(1995 年)、Jalife 等为代表的局灶起源学说(局部微折返或自律性增高)影响力最大。Wiggers、Chen 等则提出以上述两种学说为基础的室颤分型,并在实验中证明两种类型的室颤可以共存于同一个心脏和相互转化。近年来,基础和临床研究结果表明,心室浦肯野纤维网和乳头肌可能在室颤的触发和维持中发挥重要作用。

【临床表现与预后】

1. 病史　患者多有器质性心脏病史、糖尿病或心血管病危险因素或其他疾病的严重状态或终末期。

2. 前驱症状　包括新的心血管症状的出现和/或原有的症状加重,诸如胸痛、呼吸困难、心悸、疲乏无力,发生在终末事件之前数天、数周或数月。但多数患者前驱症状既不敏感,也缺乏特异性。

3. 临床表现　室扑和室颤的主要临床表现为意识丧失,呼吸快而表浅迅即转为呼吸停止,重度低血压,大血管不能测到脉搏,心音消失。

4. 预后　室颤或室扑如未能及时救治,多在数分钟内因组织缺氧而导致生命器官损害或死亡。

【诊断与鉴别诊断】

(一)诊断

心电图或心电监测是室扑和室颤的最重要的诊断依据,但由于多数室颤发生在医院以外,即使发生在医院内也应争分夺秒抢救,故不能过分依赖心电图。因室颤和室扑占心脏骤停的绝大多数,故对于心脏骤停应优先考虑室颤或室扑。首先应识别意识丧失、无反应;触摸大动脉搏动有助于判定循环状态;在不影响抢救的前提下,要求用心电图了解心律失常的性质,以便采用有针对性的治疗方法。

室颤和室扑的心电图特征:

1. 均无法辨认 QRS 波、ST 段与 T 波。

2. 室扑　表现为规则、较宽大畸形的向上与向下的波幅相等的正弦波,频率为 150~250 次/min。室扑持续时间较短,少数转为其他室速或恢复窦性心律,绝大多数迅速转为室颤。

3. 室颤　表现为心室波消失,代之以频率与振幅极不规则的颤动波,频率为 150~500 次/min。颤动波较大者即粗波型室颤,颤动的波幅 ≥ 0.5mV,对电复律的反应和预后相对较好;细波型室颤是室颤波的波幅小于 0.5mV,预后更恶劣。

(二)鉴别诊断

室颤和室扑需与导致心脏骤停的其他原因相鉴别。室颤和室扑占所有心脏骤停的 70% ~80%,其他原因包括无脉搏室速、心室停搏、无脉搏电活动等。体表心电图检查或心电监测可明确心脏骤停的类型。

【治疗】

(一)急诊处理流程

室颤、室扑发生后,即为心脏骤停,应及时采取有效的措施急救,使其循环和呼吸恢复。心肺复苏由环环相扣的生存链组成,即早进入急救系统、早初级心肺复苏、早除颤、早高级心肺复苏。上述任何一个环节出问题,生存的机会都会减少。其成败的关键是速度。

1. 考虑为无脉搏心脏骤停后,立即启动基础心肺复苏(CPR),包括进行胸外按压(按压频率 100 次/min)和人工呼吸;用自动体外除颤器对室颤、室扑和无脉搏室速者除颤;给氧;连接心电图监护/除颤器等。如在院外,同时联系急救医疗服务系统。

2. 通过心电图监护/除颤器诊断为室颤/无脉搏室速后,给予 1 次最大能量电复律(单相波除颤360J;双相波除颤 150~200J),电击后立即 CPR。

3. 判断是否仍需电复律　如仍为室颤/室速,继续 CPR,给予 1 次电复律,电击后立即 CPR。此过程中建立静脉通道。若电复律成功,进入复苏后处理。

4. 判断是否仍需电复律　如仍为室颤/室速,继续 CPR,经静脉通道静注肾上腺素或(和)加压素,给予 1 次电复律,电击后立即 CPR。可应用胺碘酮、利多卡因等抗心律失常药物,尖端扭转型室速可用镁剂。

5. 判断是否仍需电复律　如仍为室颤/室速,重复上述步骤。

6. 抗心律失常药物治疗　抗心律失常药首选胺碘酮,剂量首剂为300mg(或 5mg/kg)快速静脉注射 1 次,必要时重复 150mg;利多卡因也可使用,但效果属于未确定类,剂量首剂为 1~1.5mg/kg 静脉注射,以后还可以给 0.5~0.75mg/kg,总量为 3mg/kg;若为 QT 间期延长所致的尖端扭转性室速,考虑使用镁剂,剂量为硫酸镁 1~2g,稀释后 5~20min 静脉注射;抗心律失常药物多在除颤不成功时使用,也可以在除颤成功后使用以预防室颤复发。ARREST 研究表明,除颤不成功的室颤或无脉搏的室速,继肾上腺素后,首选胺碘酮改善电除颤效果,300mg 静脉注射 1 次,必要时重复 150mg,可改善院外心脏骤停患者的入院存活率,但对出院存活率的作用不明确。ALLIVE 研究随机比较了胺碘酮与利多卡因,胺碘酮具有更高的复苏成功率。

7. 复苏后处理　心肺复苏后仍存在许多问题,约有半数病人在 24h 内因复苏综合征而死亡。在自主循环恢复的几小时内,存在不同程度的心血管功能异常,如心功能异常,微循环异常和脑功能异常。12~24h 趋向恢复正常。处理原则:提供可靠的心肺支持以保证组织灌注,尤其是脑灌注。应进行重症监护,寻找心脏停搏的原因,采取预防复发的措施(如血运重建、抗心律失常药物等)。应着重以下方面的处理:①维持有效循环;②维持呼吸;③防治脑水肿;④纠正水电解质紊乱和酸碱失衡;⑤防治急性肾衰竭;⑥防治继发感染等。

(二) 长期治疗

1. 室扑 / 室颤的预后差,院外发生室扑 / 室颤的患者存活率极低,故长期治疗的重点在于预防和治疗各种导致室扑 / 室颤的各种危险因素和临床疾病,对于发生或再发室扑 / 室颤风险较大的患者应进行危险分层,风险较大的患者应预防性植入 ICD。

2. 药物治疗

(1) 器质性心脏病尤其伴有心力衰竭,应用 β 受体阻滞剂可降低总病死率和心脏性猝死发生率,但其有效作用可能并非由于其抗心律失常作用,而可能与其拮抗交感神经活性、改善心室不良重塑和改善心力衰竭预后等作用相关。

(2) 多项临床试验结果表明Ⅲ类抗心律失常药物胺碘酮可使心肌梗死后的心律失常性病死率及院外心脏性猝死的病死率明显降低,但对降低总病死率作用很小。

(3) 心脏性猝死占心衰总病死率的 30% ~70%,主要与快速室性心律失常有关。①对于无症状非持续性室速,不主张积极抗心律失常药物治疗,可加用 β 受体阻滞剂或 α、β 受体阻滞剂。②在心肌梗死合并左心功能不全(EF ≤ 30%~35%)的病人中,无论患者有无室性心律失常,ICD 可以降低病死率。③心衰中室速药物治疗选择时以胺碘酮为主,可降低心脏性猝死,对总病死率降低可能有益。β 受体阻滞剂使心脏性猝死率降低,总病死率降低。Ⅰ类钠通道阻滞剂可能增加心衰猝死危险,不宜采用。

3. 导管消融治疗

(1) 近年来,射频导管消融治疗特发性室颤、心电异常性室颤(如长 QT 综合征、短 QT 综合征或 Brugada 综合征等所导致的多形性室速 / 室颤)和器质性心脏病室颤均取得一定进展。

(2) 导管消融治疗室颤的靶点主要针两个方面:一个是消融诱发室速 / 室颤的触发灶,即诱发室颤的起源于浦肯野纤维或心室肌的室性期前收缩;另一个是在器质性心脏病患者中,通过射频导管消融消除或改良与多形性室速 / 室颤相关的器质性心脏病瘢痕基质(substrate),从而治疗室颤或减少室颤发作。

(3) 由于室颤等同于心脏骤停的不良预后,即使成功消融室速 / 室颤的触发灶或成功消融或改良导致室速 / 室颤的基质,如有适应证也应植入 ICD 以防治心脏性猝死的发生。

4. ICD 治疗

(1) ICD 在室速 / 室颤的治疗中具有重要的价值,不仅能在室速 / 室颤发作时立即有效地终止,而且是迄今为止降低心脏性猝死率最有效的手段。

(2) AVID、MUSTT、CIDS、CASH 等二级预防临床试验表明,ICD 可以显著降低恶性室性心律失常患者的病死率,其效果明显优于抗心律失常药物。尤其对于器质性心脏病合并明显心功能不全的患者,从 ICD 获益更大。

（3）多个 ICD 一级预防试验,如 MADIT、CABG-Patch、MADIT-Ⅱ、COMPANION、DEFINITE、SCD-HeFT、DINAMIT 等试验均证实其在器质性心脏病合并明显心功能不全患者中,有减少心脏性猝死和总病死率的作用。

（4）多项研究表明,双心室同步起搏+ICD(CRT-D)可明显降低伴严重左心功能不全患者的总病死率。

（5）目前 ICD/CRT-D 用于心脏骤停/心脏性猝死的二级预防Ⅰ类适应证包括:

1）由于室颤或血流力学不稳定性室速引起心脏停搏后存活的患者,排除可逆性因素,需植入 ICD(证据等级:A)。

2）存在自发持续性室速的器质性心脏病患者,无论血流动力学是否稳定,均可植入 ICD(证据等级:B)。

3）不明原因的晕厥患者,在电生理检查时诱发出有临床意义的血流动力学不稳定的持续性室速或室颤,应植入 ICD(证据等级:B)。

（6）目前 ICD/CRT-D 用于心力衰竭患者心脏骤停/心脏性猝死的一级预防Ⅰ类适应证包括:

1）优化药物治疗至少 3 个月(心梗后至少 >40d),LVEF≤35%,NYHA 分级Ⅱ或Ⅲ级(证据水平 A 级)。

2）心梗后 >40d,LVEF<30%,NYHA 心功能分级Ⅰ级的左室功能不全病人(证据水平 A 级)。

3）因陈旧心梗所造成的非持续室速,LVEF<40%,电生理检查中可诱发出室颤或持续性室速(证据水平 B 级)。

（王祖禄　董建增）

第四章

心房颤动

第 1 节　心房颤动的病因及机制

【概述】

心房颤动(atrial fibrillation,AF)简称房颤,是临床中最常见的快速性心律失常之一,约占所有住院心律失常的 1/3。房颤并非是一种良性心律失常,它几乎见于所有的器质性心脏病,在非器质性心脏病也可发生。房颤引起严重的并发症,如心力衰竭(心衰)和动脉栓塞,严重威胁人类健康。Miyasaka 等在 2006 年发表的明尼苏达流行病学研究显示,美国 1980 年房颤的发病率为 3.04‰人年,2000 年发病率为 3.68‰人年,20 年内发病率增加了 12.6%。2000 年房颤患者已为 510 万,2050 年将达到 1210 万,如果考虑房颤发病率还将增加的话,2050 年美国房颤患者将为 1 590 万。阜外医院张澍教授对中国内地不同地区自然人群中 19 368 例年龄 >35 岁成年人的横截面调查研究提示,经年龄调整后,我国年龄 ≥ 35 岁男性的房颤患病率为 0.74%,女性为 0.72%;<60 岁男女患病率分别为 0.43% 和 0.44%,≥ 60 岁男女患病率分别增长至 1.83% 和 1.92%。近年来,房颤的住院治疗及治疗费用猛增,一项针对 1999—2001 年国内 41 家医院9297 例以房颤为主要诊断的住院病例的回顾性研究分析显示,房颤住院治疗在心血管疾病住院治疗中所占比例增加,1999 年为 7.65%,2000 年为 7.9%,到 2001 年增加至 8.16%,房颤已对社会造成严重的经济负担。

【病因与诱因】

房颤的病因有多种,所有能对心房肌产生影响,导致包括心房扩张、心房缺血、纤维化、炎症浸润和渗出等改变的心脏疾病均属于房颤的病因。此外,淀粉样变、交感和副交感神经活性也能对心房的电生理特性产生影响,从而促发房颤。某些肺部疾病、甲状腺功能亢进症(甲亢)等都可能促发房颤。房颤的病因随着时间的推移也有所变迁。1929 年,Yater 等解剖 145 例房颤患者的尸体发现,19% 合并慢性心内膜炎,25% 合并伴眼球突出的甲状腺肿,19% 合并腺瘤性甲状腺肿,8% 合并高血压。1988 年,Lie 的尸检报告显示与房颤相关的最常见的心脏病为冠心病、风湿性心脏病和高血压性心脏病。近年来发现,与房颤相关的最常见心脏病为高血压性心脏病。戚文航教授对 1999—2001 年中国内地 41 家医院诊断的房颤患者的住院病历进行回顾性分析和统计。结果显示房颤病因及相关因素统计（单项%）：老年58.1%、高血压40.3%、冠心病34.8%、心衰33.1%、风湿性瓣膜病23.9%、特发性房颤7.4%、心肌病5.4%和糖尿病4.1%等。其中以高龄与高血压的组合最常见。

房颤的相关病因及诱发因素见表4-1。

表4-1 房颤的病因和诱发因素

电生理异常
 自律性增强
 传导异常
高血压
高龄
器质性心脏病
 瓣膜性心脏病
 心肌病（继发或原发，导致收缩或舒张功能障碍）
 先天性心脏病
 冠状动脉疾病
 心包炎
 淀粉样变性
 心肌炎
 心内肿瘤或栓子
 年龄性心房纤维化改变
心力衰竭
呼吸系统疾病
 慢性阻塞性肺疾病
 睡眠呼吸暂停
 肺高压
 肺肿瘤
药物
 酒精
 咖啡因
内分泌紊乱
 甲状腺功能亢进
 嗜铬细胞瘤
 糖尿病
 肥胖
自主神经改变
 副交感神经增强
 交感神经增强
心房或心房邻近处原发病变或继发病变
心胸外科手术后
吸烟
神经源性
 蛛网膜下腔出血
 非出血性卒中
特发性（孤立性房颤）
家族性房颤

1. 房颤的急性病因　房颤与某些急性、暂时性原因有关,包括饮酒、外科手术(特别是心胸外科手术)、电击、急性心肌梗死、心肌炎、心包炎、肺部疾病、甲亢以及其他代谢紊乱,去除这些可逆性的因素或随着急性疾病好转或痊愈,房颤可能不再出现。房颤也可以伴随其他快速性心律失常出现,如预激综合征、房扑、房室结折返性心动过速等疾病发生,这些情况下治疗基础疾病十分重要,对这些疾病的治疗会很大程度上减少房颤的发生和复发。

2. 器质性心脏病引起的房颤　几乎所有器质性心脏病均可以引起房颤,其中包括瓣膜性心脏病、冠心病、心衰以及高血压,特别是伴有左室肥厚时。此外,房颤也常发生于伴有肥厚型心肌病、扩张型心肌病、限制型心肌病、缩窄性心包炎、先天性心脏病、心脏肿瘤等患者中。

3. 其他系统疾病引起的房颤　主要常见于慢性支气管炎、慢性阻塞性肺疾病及肺动脉高压等呼吸系统疾病会引起房颤。此外,内分泌失调如肥胖、甲亢等也可以导致房颤。

4. 孤立性房颤　部分阵发性房颤,甚至持续性房颤发生于没有明确的基础疾病的患者。这部分人群中以年轻人多见。这种房颤被称为孤立性房颤,其机制尚不明确。房颤也可作为一个孤立性心律失常发生于无基础疾病的老年患者,尽管患者无相关心血管疾病,但随着年龄增加所带来的心肌结构和功能的改变,如心肌纤维化、心脏僵硬度增加,可能与房颤的发生有关。

5. 家族性房颤　父母患房颤的患者,子女发生房颤的可能性增加,说明房颤有家族易感性。家族性房颤应和继发于其他遗传性疾病的房颤相鉴别,尽管目前已有较多家族性房颤异常基因的发现,但其具体分子生物学缺陷尚不清楚。

6. 自主神经介导的房颤　自主神经在房颤发生和发展中起着重要的作用,自主神经系统通过提高迷走神经或交感神经张力触发易感病人发生房颤。根据触发类型,可分为迷走型房颤和交感型房颤。一般迷走神经介导的房颤更为常见,常发生在夜间或餐后,而交感神经兴奋诱导的房颤常发生在白天或有器质性心脏病的患者。

【机制】

房颤是一种室上性心律失常,特点为心房活动不协调,继之心房功能恶化。在心电图上,房颤表现为正常的 P 波被大小、形状、时限不等的快速振荡波或颤动波所取代。如果房室传导正常,则伴有不规则的、频繁的快速心室反应。心室对房颤的反应性取决于房室结的电生理特性、迷走神经和交感神经的张力水平以及药物的影响。

房颤的发生机制有很多假说和学说,经典的学说包括多发子波折返假说、主导折返环伴颤动样传导理论、局灶激动及肺静脉波学说等,但所有单一假说均不能解释所有类型房颤发生和维持的机制。目前认为房颤的发生和维持由多种机制共同参与,主要涉及两个方面,其一是房颤触发因素,触发因素是多样的,包括交感和副交感神经刺激、心动过缓、房性期前收缩或心动过速、房室旁路和急性心房牵拉等,其中尤以肺静脉电活动触发房颤最为常见;其二是房颤维持因素,包括电生理维持机制和心房电解剖重构。以心房有效不应期缩短和心房扩张为特征的电重构和解剖重构是房颤持续的基质。因此目前认为房颤是多种机制共同作用的结果(图 4-1)。

1. 电生理触发机制　研究显示,入心大静脉(左右肺静脉、上腔静脉、冠状静脉、Marshall 静脉/韧带等)在房颤发生中起着重要作用,尤以左右肺静脉最为常见。心肌组织延伸至肺静脉开口内 1~3cm,在开口部位的厚度 1~1.5mm,由开口向内延伸,移行渐薄,称为肌袖。肌袖内心肌组织具有异常自律性,某些情况下可自发放的快速冲动传入心房,触发房颤。肺静脉异常电活动触发房颤是房颤的重要发生机制,奠定了肺静脉电隔离是导管消融治疗房颤基石的理论基础。除了入心大静脉外,触发房颤的异位兴奋灶也可以存在于心房的其他部位。

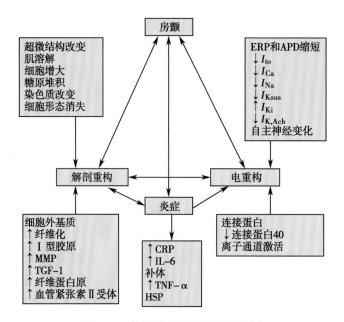

图 4-1 房颤的发生及维持机制

ERP:有效不应期,APD:动作电位时限,I_{to}:瞬时外向钾流,I_{Ca}:L 型钙离子流,I_{Na}:钠离子流,I_{Ksus}:维持外向钾流,I_{Ki}:内向整钾电流,$I_{K,Ach}$:G 蛋白耦联内向整钾电流,MMP:基质蛋白酶,TGF:转移生长因子,CRP:C反应蛋白,IL:白细胞介素,TNF:肿瘤坏死因子,HSP:热休克蛋白

2. 电生理维持机制 目前研究认为,房颤的电生理维持机制主要包括①多发子波折返:房颤时心房内存在多个折返形成的子波,这些子波并不固定,而是相互间不停碰撞、湮灭、融合,新的子波不断形成。只要子波数量不减少至一定水平,房颤得以持续。当房颤持续时间延长时,心房肌动作电位时限缩短,子波数量增加,房颤波越来越稳定。②局灶激动:因驱动灶周围组织电传导的不均一性和各相异性,驱动灶发放的电激动只能向四周呈颤动样传导。局灶激动的细胞机制可能为增加的自律性、触发活动和微折返。肺静脉前庭是最常产生局灶激动的部位,在阵发性房颤的产生和维持中起重要作用。③转子(Rotor)学说:房颤可能由多个折返环参与,但仅有一个或数个被称为主导折返环或称母环,以转子的形式在心房内传播,在传播过程中遇到各种功能或解剖障碍碎裂为更多的子波,产生颤动样传导。转子消融可以有效终止房颤,但其有效性尚需更多临床试验的证实。

3. 心房电解剖重构 心房基质在房颤的维持方面起着重要的作用。房颤从始发到维持的过程中,心房的结构和电生理特性均发生改变,这种心房对于房颤节律的病理生理性适应称为心房重构。各种原因导致的心房解剖重构和电学重构如心房纤维化、心房不应期离散和复极不均一性导致心房激动在多条大小不等、方向各异的心房内折返径路上产生折返激动,易形成微折返而引起房颤。而在许多病人中,由于并发器质性心脏病、高血压等基础疾病,心肌组织重构在房颤发生前就已开始。心房重构与房颤互为因果,恶性循环。

心房重构早期表现为以电生理及离子通道特征发生变化的电重构为主。1995 年,Wijffels 等提出心房电重构的概念。他们通过山羊动物模型,对心房超速起搏,发现可诱发房颤,而且房颤的持续时间随着刺激时间的延长而延长,这就是"房颤连缀房颤"理论。电重构是指促进房颤发生和维持的任何心房电生理特性改变,主要包括心房有效不应期及动作电位时限的缩短、动作电位传导速度减慢、不应期离散度增加,由此使冲动传导的波长缩短,有利于折返的形成,使房颤得以发生和维持。电重构的基础是心房肌细胞跨膜离子流的改变,房颤时,L 型钙通道的钙离子内流增多,延长动作电位时限,并提高平台期电位水平,诱发细胞内钙超载,细胞内升高的钙可导致电重构。钙离子内流的同时可导致心房肌细胞的钠通道功能下降,从而引起心房肌细胞除极速度减慢,传导速度减慢,增加心房局部的异质性。

心房重构晚期表现为心房的纤维化、淀粉沉积、细胞退行性变凋亡,内质网的局部聚集、线粒体堆积、闰盘非特化区增宽以及糖原颗粒替代肌原纤维等组织结构改变的解剖重构。心房解剖重构主要表现为心房肌细胞超微结构的改变和心肌间质纤维化、胶原纤维重分布,导致局部心肌电活动传导异常,使激动传导速度减慢、路径变得曲折复杂,从而促进房颤的发生和维持。分子水平的变化则表现为结构蛋白和收缩蛋白的降解、缝隙连接蛋白的排列紊乱、离子通道蛋白的降解等。

4. 体液因素与房颤 房颤时心房肌组织肾素 – 血管紧张素 – 醛固酮系统表达增高,刺激肾素 – 血管紧张素 – 醛固酮系统引起细胞内钙浓度升高、细胞肥大、凋亡、细胞因子释放、炎症、氧化应激,并对离子通道和缝隙连接蛋白产生调节作用,促进心房结构重构和电重构,导致心律失常发生。肾素 – 血管紧张素 – 醛固酮系统抑制剂可通过减轻心房重构,降低部分患者的房颤发生风险。研究发现,房颤时心房肌组织存在炎性细胞浸润,血清炎性因子水平升高。增加的血清 C 反应蛋白水平可预测房颤进展以及房颤消融和电复律后复发。白细胞介素(IL–6)受体基因多态性与房颤的发生及导管消融后房颤复发密切相关。房颤患者心房肌组织中存在明显的氧化应激损伤改变,其与产生活性氧族的基因表达上调有关。有报道显示,房颤患者和房性心动过速动物心房肌 NADPH 氧化酶激活,导致过氧化物增加。抗氧化剂可改善房速模型犬心房电重构,降低临床患者术后房颤的发生。

5. 自主神经系统和房颤 研究发现,自主神经在房颤发生和维持中起重要作用,刺激或阻断自主神经系统均可诱发房颤,其张力变化促进心房电重构,并导致不同部位电重构的程度不一致,增加心房的电不稳定性。迷走神经系统可能是房颤发生与维持的重要基质,迷走神经刺激主要通过释放乙酰胆碱,激活乙酰胆碱敏感性钾电流,缩短心房肌动作电位时限和不应期,增大离散度,利于折返的形成。研究证实,肺静脉和脂肪垫存在大量的迷走神经纤维,对肺静脉周围脂肪垫注入拟副交感神经药能引起急性自主神经重构,提高房颤的易感性。心房自主神经系统变化和电重构有协同效应,心房电重构过程可能伴随迷走神经重构,导致迷走神经兴奋性增强,引起迷走神经性房颤易感性增加。同时,心房由于神经重构存在,迷走神经末梢离散性分布,后者兴奋后释放乙酰胆碱作用于心房 M 受体,通过 G 蛋白激活 $I_{K,Ach}$ 电流,增加钾外流,加速细胞复极化,从而缩短 APD。在房颤消融中,有迷走神经反射的患者房颤复发率低,说明消融能改善神经重构基质。迷走神经重构可能与碎裂电位密切相关。对迷走神经丰富区或者碎裂电位区消融可以部分去迷走神经,减少心房神经重构,降低房颤复发率。临床研究显示,以心房去迷走神经治疗的神经节丛消融在一定程度上可改善肺静脉电隔离的临床效果。而另有研究证实,低强度迷走神经刺激可有效抑制房颤的发生。交感神经刺激主要通过增加细胞内钙浓度,增加自律性和触发活动。临床研究发现,肾动脉交感神经消融可改善心房电重构和结构重构,降低房颤的易感性。

6. 遗传易感性 房颤有家族易感性,尤其是早发房颤的病人。近来报道了一些遗传性心脏疾病如短 QT 综合征、长 QT 综合征、Brugada 综合征、肥厚型心肌病、扩张型心肌病等与房颤发生有关部分家族性房颤与心房脑钠肽基因突变、钠离子通道基因 SCN5A 突变等有关。研究表明,染色体 4q25 邻近 PITX2 的基因位点变异与非家族性房颤发生风险明显相关。这些基因缺陷在房颤的发生和持续中的电生理作用目前仍不清楚。

第 2 节 心房颤动的分类

根据房颤的发作频率和持续时间,房颤可分为阵发性房颤(paroxysmal AF)、持续性房颤(persistent

AF)、长程持续性房颤(long-standing persistent AF)及永久性房颤(permanent AF)4 种类型。

1. 阵发性房颤(proxysmal AF) 发作后于 7d 内通过药物或非药物方式转复,或自行转复为窦性心律的房颤。

2. 持续性房颤(persistent AF) 持续时间 >7d 的房颤。

3. 长程持续性房颤(long-standing persistent AF) 持续时间 ≥ 1 年。

4. 永久性房颤(permanent AF) 医生和患者共同决定放弃恢复或维持窦性心律的一种类型,反映了患者和医生对于房颤的治疗态度,而非房颤自身的病理生理特征,如重新考虑节律控制,则按照长程持续性房颤处理。

5. 其他特殊类型房颤

(1)无症状性房颤(asymptomatic AF):患者没有房颤的相关症状,通过检测偶尔发现或因为出现并发症而被诊断。无症状房颤也可以表现为上述各种类型。

(2)非瓣膜病性房颤(nonvalvular AF):指无风湿性二尖瓣狭窄、机械/生物瓣膜置换、二尖瓣修复等情况下发生的房颤。

也有学者提出过如下分类方式,或可一定程度上指导临床决策:器质性心脏病后房颤(AF Secondary to structural heart disease)、局灶性房颤(focal AF)、多基因房颤(polygenic AF)、外科术后房颤(postoperative AF)、瓣膜病房颤(valvular AF)、运动员房颤(AF in atheletes)、单基因房颤(monogenic AF)。

多数房颤在开始发作时表现为发作少、持续时间短,逐渐进展为发作频、持续时间长,最后发展为持续性房颤,极少数房颤患者(2% ~3%)可以在几十年内均为阵发性。有时持续性房颤也可转变为阵发性。如果房颤患者在不同时间表现的类型不同,应归属为其中较常见类型。阵发性房颤的发作时间不是随机分布的,而是在某一时间段集中发作。在症状性房颤患者中,常常也伴有较多的无症状房颤发作。

多数房颤由器质性心脏病引起,包括高血压、冠状动脉粥样硬化性心脏病、心脏瓣膜病、心衰、心肌病等。另外,一些其他系统疾病也可引起房颤,如慢性支气管炎及慢性阻塞性肺病、睡眠呼吸暂停综合征、甲状腺功能亢进等。继发于急性心肌梗死、心脏手术、心肌炎、甲状腺功能亢进或急性肺脏病变的房颤应区别考虑,因为在这些情况下,控制房颤发作同时治疗基础疾病,往往可以消除房颤发生。

 第 3 节 心房颤动的临床表现及预后

【临床表现】

房颤的临床表现多种多样。轻者可完全无症状,一些病人在体检中无意发现。一般而言,阵发性房颤易被患者感知,而持续性房颤、心室律比较规整、心率接近正常范围的患者可无明显感觉和不适。

多数房颤患者生活质量较差,常见症状包括疲乏、胸闷气短(活动时明显)、心慌、呼吸困难、头晕、胸痛、睡眠困难,甚至伴有不同程度社会心理障碍。欧洲心律协会(European Heart Rhythm Association,EHRA)根据轻重对房颤的症状进行了分级,欧洲心脏病学会对这一房颤症状分级方法进行了改良(表4-2),其中 2b 级提示与房颤相关的症状已影响患者的日常生活,节律控制治疗策略可以改善与房颤相关的症状,提高患者的生活质量。

表 4-2 改良的欧洲心律协会房颤症状分级

EHRA 改良分级	症状	
1	无	无任何房颤相关症状
2a	轻	与房颤相关的症状不影响日常生活
2b	中	与房颤相关的症状对日常生活影响不明显
3	重	与房颤相关的症状对日常生活影响明显
4	极重	不能维持日常生活

当窦房结功能障碍的患者复律时、主动脉狭窄或肥厚型心肌病心率过快时以及存在房室旁路时易产生黑矇或晕厥。房颤伴快速心室率合并显性预激,可以导致心脏性猝死。

若有基础心脏病,则合并有基础心脏病的表现,如胸痛或心衰的症状等。

阵发性房颤上述症状均可以表现为突发突止。

房颤若发生血栓栓塞,可出现栓塞的相应症状。

房颤患者在听诊时可发现心律绝对不齐、心音强弱不等,并且有脉搏短绌(脉率少于心率)的情况。房颤发作时心室率可以快至 100~200 次/min,也可能因房室传导阻滞或隐匿性传导而出现心率缓慢或长 RR 间歇。有些患者可表现为慢快综合征,即在阵发的房颤之间表现为窦性心动过缓、窦房传导阻滞甚至可见窦性停搏。

房颤的诊断主要靠心电图,表现为 P 波消失,代之以快速而不规则的心房波,称为房颤波或者 f 波,频率 350~700 次/min,在 Ⅱ、Ⅲ、aVF 和 V_1 导联比较清楚。房颤波的大小与房颤类型、持续时间、病因、左心房大小和心房纤维化程度等有关。左心房扩大不明显的阵发性房颤其房颤波较为粗大(称为粗颤),持续时间较长、左心房明显扩大者房颤波较为细小(称为细颤)。有时心房电活动较小,细颤波几乎成水平线,此时要靠 RR 间期来判断房颤。部分房颤可与房扑相互转换,称为不纯性房颤。

房颤时 RR 间期绝对不规则,QRS 波形态多正常,也可发生室内差异性传导而致 QRS 波宽大畸形,易出现在长 RR 间期之后,即长短周期现象。房颤时若 RR 间期规则,且为窄 QRS 波,应考虑并存三度房室传导阻滞(室率 <60 次/min),或非阵发性房室交界性心动过速,如使用了洋地黄类药物,应考虑洋地黄中毒。房颤时合并宽 QRS 波,且节律整齐,频率较快(>100 次/min),应考虑合并室速。房颤时合并宽 QRS 波,RR 间期仍然绝对不规则,应考虑合并左、右束支阻滞或房室旁路前向传导。

如普通 12 导联心电图未能捕捉到房颤,可以通过动态心电图、电话、远程心电图监测或可植入心电监测装置等方式诊断。经胸超声心电图可以发现房颤患者的基础心脏病以及心房的大小。经食管超声心电图则可以评估心房尤其是左心耳部的附壁血栓。

对于房颤患者的临床评估,应该明确房颤的发作方式、类型、频率、原发疾病、基础心脏病变、对心功能的影响以及合并症等(表 4-3)。

表 4-3 房颤患者的临床评估

基本评估

病史和体格检查,以确定

• 有无房颤相关的症状及其性质

• 房颤的临床类型(首次发作、阵发性、持续性、长程持续性或永久性)

• 首次有症状的发作或发现房颤的日期

- 房颤的频度、持续时间、诱发因素和终止方式
- 对所给药物的反应
- 有无基础心脏病或其他可逆性情况(如甲亢、饮酒)

心电图,以确定

- 心律(证实房颤)
- 左心室肥厚
- P波时限和形态或颤动波
- 预激综合征
- 束支阻滞
- 既往心肌梗死
- 其他房性心律失常
- 测量和随访与抗心律失常药物相关的 RR、QRS 和 QT 间期

经胸超声心动图,以识别

- 心瓣膜病
- 左心房和右心房大小
- 左心室大小和功能
- 右心室峰压(肺动脉高压)
- 左心室肥厚
- 左心房血栓(灵敏度低)
- 心包疾病

血液化验检查甲状腺、肝及肾功能

首次发作的房颤,可进行以下一项或数项附加检查

6min 步行试验:确定心率控制是否足够

运动试验

- 评价运动时的心室率(持续性或永久性房颤)
- 诱发运动介导的房颤
- 在用 I c 类抗心律失常药治疗某些患者前,排除心肌缺血

Holter 监测或事件记录器

- 心律失常类型诊断不明
- 作为评价心室率控制的一种手段

经食管超声心动图

- 检测左心房血栓(左心耳部),指导房颤转复

电生理检查

- 澄清宽 QRS 波心动过速的机制
- 鉴别是否伴有易诱发性心律失常,如房扑或阵发性室上速
- 寻找消融治疗靶点或房室阻滞/改良

胸片,以检查

- 肺实质,当临床提示有异常时

【预后】

房颤有很高的致残率和致死率。Framingham 心脏研究显示,在 5 年的随访期内,男性患者的病死率是非房颤患者的 1.5 倍,女性患者的病死率是非房颤患者的 1.9 倍。

充血性心衰是房颤的重要合并症之一,Framingham 研究中,房颤 10 年随访有 1/3 的患者最终发生心衰;我国的资料显示,住院的房颤患者中有 1/3 存在心衰。房颤是大型心衰临床试验中患者致死、发生并发症的独立危险因素。在 Val-HeFT 研究中,慢性心衰患者房颤的发生与临床后果恶化相关。心衰促进房颤的发生,而房颤会加重心衰,两者互相诱发和促进,同时存在时则预后不良。

卒中是房颤常见的另一项合并症。胡大一等对中国房颤住院病例多中心对照研究结果显示,住院房颤患者的卒中患病率达 24.8%。Framingham 研究的数据表明,年龄的增加能显著地增大卒中的发生率,50~59 岁年龄组卒中的发生率为 1.5%,而 80~89 岁组则升高到 23.5%。非中枢性血栓栓塞事件的发生率虽然低于卒中,但其与房颤的关系更密切,约 75% 的非中枢性血栓栓塞事件与房颤有关。此外,值得一提的是,无症状性房颤由于其隐蔽性,这部分患者一般不会接受抗凝治疗,其并发血栓栓塞事件的风险大大增加。CRYSTAL AF 研究提示,对于不明原因卒中患者,行可植入心电装置监测,3 年房颤的发生率可达 30%,明显高于常规随访组(3%)。提示在真实世界中,与房颤相关的血栓栓塞事件发生率更高,应选择合适的方法,加强高危人群的心电检测和房颤筛查。

4 第 4 节 心房颤动的药物治疗

房颤的药物治疗目标包括针对基础疾病的上游治疗,预防血栓栓塞、控制心律或预防房颤复发、控制心室率。针对不同房颤患者药物治疗策略应充分个体化,要结合以下几个方面:①房颤的类型和持续时间;②症状的有无和严重程度;③并存的心血管疾病及卒中危险分层;④年龄;⑤合并用药情况;⑥患者的依从性及对治疗策略选择的意见等。

【针对房颤基质和基础心血管疾病的上游和下游治疗】

对于可能引起房颤的疾病进行干预,减少新发房颤,被称为房颤的一级预防或上游治疗;对已经发生房颤的患者,通过应用非抗心律失常药物改变房颤的发生和维持机制,减少房颤的发生或并发症,是房颤的二级预防或下游治疗。两种治疗策略扩展了房颤的传统治疗视野。已有的临床研究证实,血管紧张素转换酶抑制剂(ACEI)或血管紧张素受体拮抗剂(ARB)单用或联合抗心律失常药物有助于减少新发生房颤风险,或预防房颤复发、减少相关并发症。对于高血压患者,理想的血压控制,尤其是应用 ACEI 或 ARB 制剂满意地控制血压,可减少新发生房颤或预防房颤复发,尤其是在高血压伴左心室肥厚的患者。对收缩功能下降的心衰患者应用 ACEI 或 ARB 制剂,也可减少新发生房颤或预防房颤复发。

【心率控制与心律控制】

理论上,心律控制与心率控制相比可以降低病死率和卒中的发生率。但一系列临床研究提示,心律控制和心率控制两种治疗策略在改善房颤患者预后和减少并发症方面没有明显差异。产生这一结果的主要原因是,研究中所用的传统 I 类和 Ⅲ 类抗心律失常药物在减少房颤复发的同时没有明显减少患者的并发症和病死率,进一步的研究发现满意控制心室率可以改善房颤患者的症状,但也不改善患者的预后。

房颤转复为窦性心律后不仅能消除症状,改善血流动力学,减少血栓栓塞,还能消除或逆转心房重构。对于年轻患者,特别是阵发性房颤,最初治疗目标应为心律控制。但多数情况下,需要心律和心率同时控制。房颤转复药物包括Ⅰa类、Ⅰc类和Ⅲ类抗心律失常药，但这些药物的不良作用偶可导致严重室性心律失常，转复房颤时需要心电监护。在合并心脏明显增大、心肌肥厚、心衰及电解质紊乱的患者，应特别警惕这类并发症的发生。

1. 复律的药物　临床常用于转复房颤的药物有胺碘酮、普罗帕酮、多非利特和依布利特等。

(1)胺碘酮：口服起始剂量为0.6~0.8g/d，分次口服，总量至6~10g后改为维持剂量200~400mg/d。胺碘酮负荷量的大小与患者的体重关系密切，体重越大，所需负荷量越大。静脉注射胺碘酮常用剂量为3~7mg/kg，缓慢注射，0.6~1.2g/d。对有器质性心脏病者（包括左心室功能障碍）应首选胺碘酮。胺碘酮的可能副作用包括心动过缓、低血压、视觉异常、甲状腺功能异常、肝功能损害、肺毒性、静脉炎等。

(2)普罗帕酮：450~600mg/d，每日3次口服。静脉注射常用剂量为1.5~2mg/kg，缓慢注射。普罗帕酮不良反应包括快速的房扑、室速、室内传导阻滞、低血压、复律后心动过缓。对合并器质性心脏病的房颤患者应当慎用或不应用，对于心衰或严重阻塞性肺病患者应当避免使用。应用普罗帕酮转复房颤时，有时房颤可先转为房扑，由于普罗帕酮的应用延迟了心房的不应期，房扑的心房率减慢，可出现房室1∶1下传至快心室率，联合应用β受体阻滞剂可避免。

(3)多非利特(dofetilide)：口服用于转复房颤和房扑，对房扑的转复效果似乎优于房颤。通常在服药后数天或数周后显效，常用剂量为0.125~0.5mg，每日2次。当肌酐清除率<20ml/min时禁用。

(4)依布利特(ibutilide)：静脉注射后转复房颤的平均时间是16min，转复房扑的平均时间是23min，复律的平均时间随着给药剂量的增加而缩短。转复房扑的效果优于房颤，对近期发生的房颤疗效较好。常用剂量为1mg，10min后可重复使用一次。3%~4%的患者用药后可发生尖端扭转型室性心动过速，易发生于女性患者。因此，该药应在院内监护条件下使用，心电监护的时间不应少于5h。左心室射血分数很低的心衰患者容易发生严重室性心律失常，应避免使用，其他避免使用的情况还包括QT间期延长、低血钾和明显的左心室肥厚。

由于不良反应较为严重，目前已很少使用奎尼丁和普鲁卡因胺转复房颤。丙吡胺和索他洛尔转复房颤的疗效尚不确定。静脉使用短效类β受体阻滞剂对新发房颤的转复有一定疗效，但作用较弱。

2. 复律后维持窦性心律　房颤恢复窦性心律后，多数病人仍需要服用抗心律失常药物来预防房颤的复发，尤其是早期复发。治疗的目的是改善与房颤相关的症状，抗心律失常药物可以部分减少房颤的复发，在一种抗心律失常药物无效时可考虑更换为另一种。应用抗心律失常药物时，所选药物的安全性至关重要，对于合并基础心脏疾病的房颤患者，不少抗心律失常药物可导致心功能恶化或有严重的致心律失常作用，应谨慎应用或尽量短期应用。临床常用于维持窦律的药物有胺碘酮、多非利特、普鲁帕酮、β受体阻滞剂、索他洛尔及决奈达隆等。在用药前和用药后1~3d应常规行心电图检查，注意PR间期、QT间期和QRS时限变化，及时发现潜在的抗心律失常药物的致心律失常作用。

(1)胺碘酮：胺碘酮维持窦性心律的疗效优于Ⅰ类抗心律失常药和索他洛尔。常用剂量为每次200mg/d口服，长期应用时部分患者200mg隔天一次也能维持窦性心律。由于胺碘酮心脏外的不良反应发生率较高，将其列为二线用药。对伴有器质性心脏病患者，如心衰或心梗后患者，胺碘酮仍为首选药物。

(2)β受体阻滞剂：维持窦律的作用低于Ⅰ类或Ⅲ类抗心律失常药，但长期应用不良反应少。初次应用宜从小剂量开始，靶目标为清晨静息下心率不低于55次/min。

(3)多非利特：在复律后，多非利特减少房颤复发。用药后尖端扭转性室速的发生率约为0.8%，大多发生在用药后的前3d。因此应该在院内开始用药，并根据肾功能和QT间期延长的情况调整剂量。常用剂量为每次0.25~0.5mg，每日2次口服。

(4)普鲁帕酮：预防房颤复发的有效性不如胺碘酮。与其他Ⅰc类药物一样，由于存在促心律失常作用的风险，普鲁帕酮不应用于缺血性心脏病、心功能不全和明显左心室肥厚的患者。常用剂量为450~600mg/d，每日3次口服。

(5)索他洛尔：虽然其转复房颤的疗效差，但预防房颤复发的作用与普鲁帕酮相当。对合并哮喘、心衰、肾功能不全、低血钾或QT间期延长的病人应避免使用。尖端扭转型室速发生率1%~4%，且与用药剂量相关，用药期间应监测心电图变化。常用剂量为每次80~160mg，每日2次口服。

(6)决奈达隆(dronedarone)：Ⅲ类抗心律失常药，与胺碘酮作用相似但不含碘，故心外不良反应较少。临床试验结果显示，决奈达隆能降低房颤患者的心血管疾病住院率和心律失常病死率，但其维持窦性心律的有效性不如胺碘酮。常用剂量为每次400mg，每日2次。禁用于严重心衰和二度或以上房室传导阻滞患者。在不能转复为窦性心律的永久性房颤患者应用决奈达隆增加患者的病死率。

由于严重不良反应，现已不推荐普鲁卡因胺和奎尼丁用于房颤患者维持窦性心律的治疗。丙吡胺可能对迷走神经介导的房颤有效也可用于肥厚型心肌病患者。非二氢吡啶类钙通道拮抗剂有降低心室率的作用，因此可改善阵发性房颤患者的症状，但预防房颤复发的作用尚不确定。

在维持窦性心律的治疗中选择抗心律失常药物时，应依据病人基础心脏疾病、心功能状态和左心室肥大程度来决定(图4-2)。

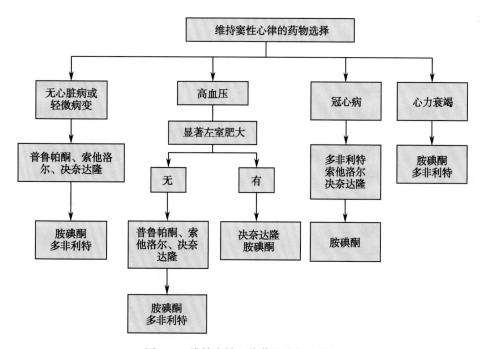

图4-2 维持窦性心律药物选择流程图

3. 控制心室率的目标和药物 快而不规则的心室率是引起房颤患者心悸不适症状的主要原因，心室率控制较为安全，患者依从性较好，但由于房颤心律仍存在，房颤引起的心室射血量减少和可能发生的栓塞危险仍然存在。症状明显的老年患者，持续性房颤伴高血压或心脏病，最初治疗目标以心率控制较为合理。初始目标为宽松的心室率控制，即休息时心率<110次/min，以后主要根据患者的症状和心功能情况管理房颤时的心室率。因临床研究提示，严格的心室率控制可增加患者的住院和起搏器的植入率，但不改善房颤患者的预后。

控制心室率的药物主要作用于房室结，延长房室结不应期。对血流动力学稳定的病人可口服给药控制心室率，需要尽快控制心室率时可静脉给药。一般首选β受体阻滞剂和非二氢吡啶类钙拮抗剂。当房颤合并预激综合征时，静脉应用β受体阻滞剂、洋地黄、钙拮抗剂时，将减慢房室结的传导而加快房室旁路的前传,应为禁忌。对合并心衰但无房室旁路的房颤病人,紧急时可静脉应用洋地黄或胺碘酮控制心室率,平时可口服β受体阻滞剂和洋地黄控制心室率。口服和静脉应用控制心室率的药物均应从小剂量开始,逐渐滴定增加剂量,一种药物无效时,可考虑联合用药,但应避免药物过量引起的心动过缓。

(1)β受体阻滞剂:静脉用美托洛尔或艾司洛尔等β受体阻滞剂可快速控制房颤心室率,对交感神经活性高者效果更好。主要不良反应有血压下降、头晕、头痛、乏力等,禁用于低血压、二度或以上房室传导阻滞、病态窦房结综合征、重度或急性心衰、严重的外周动脉血管病等。美托洛尔口服维持剂量每次12.5~100mg,每日 2 次。静脉注射剂量为 2.5~5mg(5min 内注射完毕)可每隔 5min 注射一次,重复 3 次。比索洛尔口服维持剂量为每次 1.25~10mg/d。艾司洛尔 500μg/kg 静脉注射 1min 以上,5min 起效,维持剂量为 60~200μg/(kg·min)。

(2)非二氢吡啶类钙拮抗剂:维拉帕米和地尔硫䓬静脉注射均能够有效控制心室率,药物作用时间短,需要持续静脉点滴。非二氢吡啶类钙通道拮抗剂有负性肌力作用,收缩功能障碍(LVEF<40%)的心衰患者慎用,适用于有支气管痉挛或慢性阻塞性肺部疾病患者。主要不良反应为血压下降和加重心衰,其他还包括恶心、便秘等。禁用于低血压、二度或以上房室传导阻滞和病态窦房结综合征等。地尔硫䓬常用口服剂量为每次 30~60mg,每日 3 次。静脉注射用量为 10mg 缓慢推注,15min 后可重复应用。维拉帕米口服剂量为每次 40~80mg,每日 3~4 次。静脉注射用量为 5~10mg,缓慢推注 5min,如无效,可 15min 后重复1~2 次。

(3)地高辛:主要作用是降低交感兴奋性,减慢静息时心率。地高辛不是房颤快速心室率治疗的一线用药,即使对心衰伴房颤患者也应首先考虑应用β受体阻滞剂,再根据病情需要加用地高辛。地高辛口服剂量为每次 0.125~0.25mg/d,从小剂量开始。毛花苷丙静脉注射剂量为 0.4~0.8mg,缓慢推注。

(4)胺碘酮:其他药物控制房颤患者心室率无效时可以应用胺碘酮,根据病情需要可静脉或口服给药。因长期应用副作用大,胺碘酮只作为控制心室率的二线用药。

5 第 5 节 心房颤动的抗凝治疗

房颤是卒中的独立危险因素,非瓣膜病房颤患者卒中的危险是窦性心律者的 5.6 倍,瓣膜病合并的房颤是对照组的 17.6 倍。另外,与房颤相关的卒中具有较高的病死率和病残率。因此,预防房颤引起的血栓栓塞性事件是房颤治疗策略中重要的一环,也是前瞻性随机多中心研究较多、结果比较肯定的治疗方法。在有血栓栓塞危险因素的房颤患者中,抗凝治疗可以明显减少血栓栓塞事件、改善患者预后,在多种临床情况下均优于安慰剂和阿司匹林。尽管证据充分,但在房颤患者中抗凝治疗的应用仍不够,即使已开始抗凝治疗的患者早期停药也较普遍,主要是担心抗凝引起的出血以及在应用华法林时频繁监测抗凝强度带来的不便。除了少数血栓栓塞低危患者外,大多数房颤患者需要抗凝治疗。

【卒中和出血危险评估】

房颤患者卒中的独立危险因素有多种,对于非瓣膜病房颤患者的血栓栓塞风险评估方法也在不断优化,目前推荐应用 CHA_2DS_2-VASc 评分评估非瓣膜病房颤患者的卒中风险(表 4-4)。$CHA_2DS_2-VASc \geq 1$ 分的男性或 $CHA_2DS_2-VASc \geq 2$ 分的女性可以从抗凝治疗中获益,女性性别在没有其他危险因素时不增加患者的卒中风险。合并肥厚型心肌病的房颤患者无需评分,均需抗凝治疗。

表 4-4　非瓣膜病房颤卒中危险因素 CHA$_2$DS$_2$-VASc 评分

CHA$_2$DS$_2$-VASc 危险因素	积分
心力衰竭（cardiac failure） （有心衰的症状或体征或伴有左室收缩功能下降的证据）	1
高血压（hypertension） （休息时 2 次血压 >140/90mmHg 或在应用降压药物）	1
高龄 ≥ 75 岁（age）	2
糖尿病（diabetes） ［空腹血糖 >7mmol/L 或在应用降糖和 / 或胰岛素治疗］	1
既往卒中、TIA 或血栓栓塞（stroke）	2
血管疾病（vascular disease） （既往心梗、外周动脉血管疾病或主动脉斑块）	1
年龄 65~74 岁（age）	1
性别（female）	1

　　对于房颤患者，在考虑抗凝治疗的同时，也应评估其可能的出血风险，对每一个房颤患者应平衡抗凝治疗的获益和可能的出血风险，并在和患者及家属沟通的基础上选择合适的治疗方案。多个出血风险评分系统被开发出来，一些卒中的危险因素同时也是出血的危险因素，如高龄。出血风险高的房颤患者并不是抗凝治疗的禁忌证，识别和纠正那些可改变的出血危险因素至关重要（表 4-5）。

表 4-5　可纠正不可纠正的出血危险因素

高血压（特别是收缩压 >160mmHg）[a,b,c]
INR 不稳定或应用华法林治疗的患者抗凝强度达到治疗范围的时间 <60% [a]

联合应用可能增加出血的药物，如抗血小板或非类固醇抗炎药物 [a,d]

过量饮酒（≥ 8 饮品 / 周，约相当于 100g 酒精）[a,b]

贫血 [b,c,d]

肾功能受损 [a,b,c,d]

肝功能受损 [a,b]

血小板计数或功能下降 [b]

年龄 [c]、年龄 >65 岁 [a]、年龄 ≥ 75 岁 [b,c,d]

大出血病史 [a,b,c,d]
卒中病史 [a,b]
依赖透析的肾脏疾病或肾移植 [a,c]
肝硬化疾病 [a]
恶性肿瘤 [b]
遗传因素 [b]
基于生物标志物的出血危险因素 [e]
（高敏肌钙蛋白、生长分化因子 -15、血清肌酐 / 肌酐清除率）

注：[a]:HAS-BLED 评分；[b]:HEMORR$_2$HAGES 评分；[c]:ATRIA 评分；[d]:ORBIT 评分；[e]:ABC 出血评分

　　合并房颤的机械瓣患者以及合并房颤的二尖瓣中重度狭窄患者只能应用华法林进行抗凝。所有

CHA$_2$DS$_2$-VASc 评分 ≥ 2 分的男性房颤患者均需口服抗凝以预防血栓栓塞,所有 CHA$_2$DS$_2$-VASc 评分 ≥ 3 分的女性房颤患者也需抗凝治疗;CHA$_2$DS$_2$-VASc 评分为 1 分的男性房颤患者以及 CHA$_2$DS$_2$-VASc 评分为 2 的女性房颤患者,可根据患者的个体情况和意愿给予口服抗凝。阵发性房颤与持续性或永久性房颤具有同样的危险性,其抗凝治疗的方法均取决于卒中危险分层。房扑的抗凝治疗原则与房颤相同。研究表明,阿司匹林引起的出血风险与华法林和新型口服抗凝药物(novel oral anticoagulant,NOAC)相似,但只有华法林和新型口服抗凝药物可明显减少卒中。不管房颤患者是否伴有卒中危险因素,单独应用阿司匹林不作为房颤卒中预防的方法。在合并有抗血小板治疗指征的情况下(如急性冠脉综合征、冠状动脉血运重建术后),可根据患者血栓栓塞的风险及出血危险综合分析,短期联合应用抗凝和抗血小板治疗,两者联合可增加患者的出血风险。

【抗凝药物的选择和应用】

华法林疗效确切,但需要定期监测抗凝强度——国际标准化比值(international normalization ratio,INR)。新型口服抗凝药物的出现是抗凝治疗的重要进展。随机对照研究提示,新型口服抗凝药物预防房颤卒中的有效性不次于,甚至优于华法林,出血的风险、尤其是颅内出血等致命性出血的风险小于华法林。因此,近年来新型口服抗凝药物在房颤抗凝治疗中的地位不断提高。2014 年 AHA/ACC 房颤管理指南建议,对于 CHA$_2$DS$_2$-VASc 评分 ≥ 2 分的房颤患者,华法林抗凝是 I 类推荐、A 类证据,新型口服抗凝药的应用是 I 类推荐、B 类证据(主要是因为每一种新型口服抗凝药,目前只有一项前瞻性随机对照研究比较其和华法林治疗预防房颤卒中的有效性和安全性),但接受华法林抗凝治疗的患者,若 INR 不能稳定控制在治疗窗内,则需转换为新型口服抗凝药。2016 年 ESC 房颤管理指南建议,对于所有需要抗凝治疗的房颤患者,如果可以服用新型口服抗凝药应优先选用。

新型抗凝药物可特异性地阻断凝血瀑布中某一关键环节,在保证抗凝疗效的同时显著降低出血风险,包括直接凝血酶抑制剂达比加群酯(dabigatran)以及直接 Xa 因子抑制剂利伐沙班(rivaroxaban)、阿哌沙班(apixaban)和艾多沙班(edoxaban)。新型口服抗凝药物治疗过程中无需常规监测凝血功能,便于患者长期应用。RE-LY 研究提示,口服小剂量达比加群酯(110mg,每日 2 次)预防房颤患者血栓栓塞事件的有效性与华法林相似,并可降低大出血的发生率。而大剂量达比加群酯(150mg,每日 2 次)与华法林相比可进一步降低脑卒中和系统性血栓栓塞事件,大出血的发生率与华法林相近。对于高龄(≥ 75 岁)、肾功能减退、体质虚弱以及存在其他出血高危险因素者需减少剂量加强监测,以避免引起严重出血事件。ROCKET-AF 研究提示,利伐沙班(20mg,每日 1 次)在预防非瓣膜病房颤血栓栓塞方面的疗效不劣于,甚至优于华法林,且具有更好的安全性。伴有肾功能不全的房颤患者卒中和出血的风险均增加,研究提示在中度肾功能不全的非瓣膜病房颤患者(肌酐清除率 30~49ml/min),低剂量利伐沙班(15mg,每日 1 次)可获得与华法林相近的预防血栓栓塞事件的疗效,并可明显减少致命性出血的风险。AVERROES 研究表明,对于不适于华法林治疗的房颤患者,应用阿哌沙班(5mg,每日 2 次)可较阿司匹林更为有效地预防卒中与全身血栓栓塞事件,且不增加严重出血的风险。ARISTOLE 研究发现,与调整剂量的华法林治疗组相比,阿哌沙班能够更为有效地降低卒中和体循环血栓的发生率,并降低出血事件的危险性和全因死亡率。ENGAGE AF-TIMI 48 研究发现,大剂量艾多沙班(60mg,每日 1 次)与华法林相比,可明显减少卒中和体循环血栓的发生率,并降低大出血的风险;小剂量艾多沙班(30mg,每日 1 次)预防房颤患者血栓栓塞事件的有效性不劣于华法林,降低大出血的作用更明显;另外,两种剂量的艾多沙班与华法林相比,均降低心血管病死率。目前只有大剂量艾多沙班(60mg,每日 1 次)被批准用于预防房颤患者的血栓栓塞事件。

当房颤持续时间在 48h 以内,行药物或电复律前不需要长时间抗凝。如果房颤的持续时间不明或 ≥ 48h,临床可有两种抗凝方案。一种是先行抗凝治疗,3 周后复律;另一种是经食管超声心动图检查,如果没有发现心房血栓,静脉注射肝素或抗凝治疗后复律。在房颤转复后短时间内,心房的收缩功能恢复不完全,患者仍然有发生血栓栓塞的可能,应继续抗凝治疗至少 4 周,以后是否继续抗凝决定于房颤患者的卒中危险分层。转复房扑和房速有与转复房颤相近的血栓栓塞风险。

【抗凝强度及目标值】

华法林抗凝治疗的效益和安全性取决于抗凝治疗的强度和稳定性。欧美国家的临床研究证实抗凝强度为 INR 2.0~3.0 时,可以有效预防卒中事件,卒中年发生率从 4.5% 降至 1.5%,相对危险性降低68%。如 INR<2.0,出血并发症少,但预防血栓的作用减弱;INR>4.0,血栓形成减少,但出血并发症显著增多。在一项回顾性研究中,Shen 等发现在黑种人、西班牙裔和亚裔与华法林有关的颅内出血风险高于白种人,在相同强度和时间的华法林治疗中,不同种族人群卒中的发生率没有区别。日本的一项房颤患者卒中二级预防研究发现,保持 INR 1.5~2.1 的抗凝治疗较 INR 2.2~3.0 的抗凝治疗严重出血并发症减少,而缺血性卒中的发生率差别不明显。国内的研究对 INR 维持在 1.5~2.5 和 2.0~3.0 时华法林预防房颤患者血栓栓塞事件的疗效及安全性进行了评价,提示保持 INR 2.0~2.5 可能较为适合中国人群。中国人服用华法林的最佳抗凝强度还需要前瞻性的较大样本临床研究进行评估。荟萃分析发现,亚裔人应用新型口服抗凝药物预防房颤血栓栓塞事件的有效性和安全性与华法林相比均优于高加索人和非亚裔人。

【抗凝治疗的监测及随访】

华法林起始剂量为 2.0~3.0mg/d,2~4d 起效,5~7d 达治疗高峰。开始治疗时应每周监测 INR1~2 次,稳定后每个月复查 1~2 次。华法林剂量根据 INR 调整,如 INR<2.0,则增加华法林的剂量;如 >3.0,则减少剂量。华法林剂量每次增减的幅度是原剂量的 10% ~15%。因华法林的半衰期较长,可调整 1 周的华法林剂量,剂量调整后需重新监测 INR。由于华法林的药物代谢动力学受多种食物、药物等的影响,因此,华法林的治疗需长期监测和随访 INR。房颤患者在应用华法林抗凝过程中出现中枢性或周围性血栓栓塞事件,如抗凝强度已在治疗范围(INR1.6~2.5),增加另外一个抗血小板药物不如提高华法林的抗凝强度,使 INR 最高达到 2.5~3.5,或考虑换为新型口服抗凝药物。

如果以往 INR 一直很稳定,偶尔出现 INR 增高的情况,不超过 3.5,可暂时不调整剂量,3~7d 后复查 INR。在抗凝过度(INR>4.0)但不伴有出血的情况下,可停止给药 1 次或数次,一般在停用华法林 3d 后 INR 会下降至治疗范围。如遇到外伤和轻度出血,包扎止血后观察出血情况,有继续出血者除停服华法林外,可以口服维生素 K_1 10~20mg,一般 12~24h 后可以终止华法林的抗凝作用。如需急诊手术或有大出血者,可考虑静注维生素 K_1 10~20mg,在 3~6h 内可以终止华法林的抗凝作用。如疗效不明显,除可追加维生素 K_1 外,可以输入新鲜冷藏血浆以增加各种凝血因子,应用凝血酶原复合物的浓缩物可以有效逆转华法林抗凝过度所引起的出血。过多输入血液制品的副作用是其可促进血栓栓塞的形成,使用大剂量维生素 K_1 也有相同的危险。

在应用新型口服抗凝药物时虽然不需要常规监测抗凝强度,但仍应加强患者的随访,包括用药的依从性、有无出血和血栓栓塞事件、联合用药情况以及肾功能情况等。新型口服抗凝药物与华法林相比可明显减少颅内出血的发生率。另外,由于新型口服抗凝药物的半衰期较短(一般在 9~14h),因此一旦发生出血,应了解新型口服抗凝药物的服药时间和剂量。达比加群酯的特异性拮抗剂 idarucizumab 已在欧美被批准应用于临床,三期临床研究结果提示,在发生大出血或需要外科急诊手术时,idarucizumab 可迅速持久地逆转达比加群酯的抗凝作用,无促凝作用,临床止血作用安全、有效。Xa 因子抑制剂的拮抗剂 andexanet alfa 三期临床研究中期结果也已公布,该药的临床应用许可还在审批过程中。

6 第6节 心房颤动的电复律

【概述】

（一）定义

电复律（electrical cardioversion）指运用高能电脉冲，间接或直接瞬间通过心脏，消除心脏快速的异位节律，使其恢复为窦性心律。其原理是通过强电流，使心肌细胞膜电位瞬间同时除极化，导致异位节律点与折返通道或折返环呈短暂不应答的电休克状态，然后，具有最高自律性的窦房结恢复主导性，控制心脏有节律地收缩与舒张，从而转复为正常的窦性心律。

（二）分类

1. 体外电复律　即电极板置于体表而进行电复律，临床上体外直流电复律最早由 Lown 于 1962 年用于房颤，现在应用最为广泛。房颤转复与否依赖于基础心脏病及释放至心肌的电流强度，而后者取决于除颤器的电压、输出波形、电极板大小位置以及胸壁阻抗等。以下所介绍的内容主要为体外电复律。

2. 体内电复律　即通过微创介入技术将导管置入心腔内，导管连接于体外双向除颤仪而进行电复律。房颤的体内电复律治疗由于电极更接近心肌，故理论上转复成功率更高，所需能量低，且一般无需全身麻醉。复律前在 X 线指引下将三根临时导管插入静脉系统，两根表面积大的导管用于放电，第三根导管用于 R 波感知和同步以及放电后的临时心脏起搏。一根导管常置于冠状窦远端，另一根导管常置于右心耳或右房侧壁，此两根导管连接于体外双向除颤仪。第三根导管常为双极并置于右心室心尖部，另一端与体外起仪相连。放电能量一般为 6~10J。体内电复律一般用于以下几种情况：①体外电复律失败者；②房颤的消融过程中；③有证据或怀疑有窦房结或房室结功能障碍需临时心脏起搏的患者等。

【适应证与禁忌证】

根据 2014 年 ACCF/AHA/HRS 房颤治疗指南评估房颤电复律的适应证及禁忌证如下（2016 ESC 指南房颤的管理中指出：新发房颤且血流动力学不稳定时，推荐即刻直流电复律（IB）；2017 年房颤导管和外科消融专家共识中建议：房颤患者复律未成功，调整导管位置，或使用抗心律失常药物后，可尝试再次直流电复律（ⅠB）。

1. Ⅰ类推荐

（1）房颤患者伴进行性心肌缺血、症状性低血压、心绞痛或心衰，当药物治疗不能有效控制快速心室率时，推荐立即直流电复律。（C）

（2）房颤伴预激心室率快速且血流动力学不稳定时，推荐即刻直流电复律。（C）

（3）房颤难以忍受，尽管血流动力学稳定，也可直流电复律。复律后早期发生房颤的病例，应给予抗心律失常药物再行电复律。（C）

（4）对于药物复律无反应的房颤或房扑合并快速心室反应患者，推荐直流电复律。（C）

（5）推荐直流电复律用于房颤或房扑患者恢复窦性心律，如果不成功，可以考虑多次电复律。（B）

2. Ⅱ类推荐

（1）直流电复律有助于恢复窦性节律，作为房颤患者长期控制的一部分。（B）

（2）控制症状性或复发性房颤时，可考虑患者的偏好，选择非经常性重复电复律。（C）

（3）直流电复律之间窦性心律维持具有临床意义周期的情况下可以反复电复律。（A）

3. Ⅲ类推荐

(1)频繁的电复律不推荐用于房颤复发间期有相对短暂的窦性心律患者,尽管这些患者预防性使用了抗心律失常药。(C)

(2)电复律不适用于地高辛中毒或低钾的患者。(C)

【电复律的基本知识】

1. 电极板位置 通常选择前侧位或前后位。前侧位时前面电极板置于胸骨右缘第二三肋间,侧位板置于左锁骨中线上第四肋间下缘。前后位时前位板位置同上,后位板置于左侧肩胛骨下缘。由于前后位除颤电流可贯穿双侧心房,且电极板之间距离较小,有利于房颤的转复。

2. 单向及双向波 既往房颤复律均采用单向输出的正弦波形。晚近,采用双向(先正后负)波形电复律有更高的成功率。

3. 复律能量选择

(1)单向波形:目前推荐初始能量应大于200J以上,如房颤持续,继续给予360J,必要时可重复。对于肥胖或房颤持续时间大于6个月的患者,首次复律能量亦可增加到300J。

(2)双向波形:初始可选择150J,如直接200J也是合理的,尤其是永久性房颤及肥胖患者。

【电复律的流程】

(一)复律前准备

一般准备

(1)完善相关实验室及器械检查,评估电复律指征,签署知情同意书。

(2)备好相关抢救设备,相关人员到位。

(3)电复律前应禁食、禁水6~8h,排空尿液。

(4)连接心电监护,建立静脉通道,吸氧。

(5)准备好除颤仪器,电极板均匀涂抹电极膏。

(6)麻醉可采用深度镇静的短效麻醉制剂,至患者睫毛反射消失。

(二)复律

打开除颤仪器开关,将选择按钮置于同步位置,按下充电电钮,充电至所预设水平,采用前侧位或前后位放置电极板,并尽力使电极板贴紧皮肤,按下放电电钮,立即观察记录心电监护或心电图,确认复律是否成功,并将电极板擦好以备再用。如果首次电复律不成功,一般等待3min以再次电复律。

(三)围复律期抗凝

1. 房颤持续时间超过48h或未知 在复律前应给予抗凝治疗,使INR维持在2.0~3.0,由于华法林的代谢在不同人种、人群均有一定差异,在同等抗凝强度下亚洲人种服用华法林颅内出血并发症显著高于白种人,故将INR维持在2.0~2.5可能较为适合中国人群。研究发现,中国人5mg/d起始量1周后70%达到目标,维持剂量为3mg,75岁以上者剂量减少1mg/d,3~4d监测INR,如需增减一般在5%~20%,避免超过原剂量的1/3。抗凝3周后方可复律。另一种方法可以利用经食管超声心动图(TEE)简化复律,即TEE没有发现心房血栓,静脉注射肝素使APTT达标后复律,复律后肝素华法林合用,INR达标后停用肝素。电复律后左心房体部的机械收缩功能障碍持续2~4周,心房功能的恢复时间与复律前房颤持续时间直接相关,为预防心房机械活动恢复过程中出现新的血栓,后续抗凝至少4周以上,如为卒中高危,建议长期抗凝治疗。近期,一些研究结果显示,新型口服抗凝剂(例如直接凝血酶抑制剂达比加群、Xa因子抑制剂利伐沙班、阿哌沙班及依度沙班)在房颤复律中的使用较华法林具有同等的安全性及有效性。2016年ESC房颤治疗指南指出,新型口服抗凝剂在房颤持续时间超过48h的患者的使用时间较华法林相同,但新型口服抗凝剂不需要持续监测INR。其中达比加群酯的用法为150mg/110mg,每日2次;利伐沙班的用法为 20mg/15mg，每日 1 次；阿哌沙班的用法为 5mg，每日 2 次；依度沙班的用法为 60mg，每日 1 次。

2. 房颤发作持续时间小于 48h　复律前和复律后的抗凝治疗要根据患者血栓栓塞的危险因素。低危患者可不用抗凝，复律前采用抗凝治疗的替代方法，即应用经 TEE 探查有无左心房或左心耳血栓。如果未发现血栓，在经过普通肝素（静脉冲击量后持续静注，调整剂量使 APTT 延长正常对照的 1.5~2 倍）或低分子肝素抗凝后可以立即进行复律。如果发现血栓，复律前至少抗凝 3 周，并需在复律前再次行食道超声心动图检查，如无血栓方可复律。复律后抗凝同前。

3. 房颤紧急复律　紧急复律用于终止房性快速心室反应引起的心绞痛、心衰、低血压或晕厥等情况。若无禁忌证，应给予肝素治疗，首先给予一次负荷量，随后持续静脉注入，使活化部分凝血活酶时间（APTT）维持在正常参考值的 1.5~2.0 倍，复律后肝素和华法林合用，直到 INR ≥ 2.0 停用肝素，之后继续口服抗凝剂至少 4 周，是否终生抗凝取决于患者的血栓危险分层。房颤持续时间小于 48h 伴有血流动力学不稳定的患者，应该立即复律，不应因抗凝而延迟。

（四）抗心律失常药物准备

预防性应用抗心律失常药有利于减少重复电复律及复律后复发。为防止房颤早期复发，推荐复律前对病人个体化使用抗心律失常药物，可选择决奈达隆、胺碘酮、维那卡兰、伊布利特、普罗帕酮及索他洛尔等以提高转复成功率。

【电复律效果的评价】

尚无关于房颤复律成功或失败的统一标准。根据文献，如下标准可作为参考：①复律失败：电复律后房颤未能终止；②即刻复发：恢复窦性心律数分钟后复发；③亚急性复发：通常在复律后第 2~14 天内复发；④晚期复发：复律后数周发生，但常发生于复律后几个月中。阵发性房颤复发的因素包括频繁的发作史、女性合并心脏疾病等。持续性房颤的复发多发生在复律后早期，预测因素：病史 >1 年、年龄 >65 岁、心房内径 >55mm 及风湿性瓣膜性心脏病。

【特殊患者的电复律指征】

1. 甲状腺功能亢进（甲亢）　应在甲亢良好控制后 4 个月时再进行电复律。

2. 心衰　应在心功能改善后进行电复律，除非心功能恶化与房颤明显相关。

3. 植入起搏器或心律转复除颤器者　电复律是安全的，但程序可能被修改，故除颤电极板应尽量远离起搏器或心律转复除颤器，推荐采用前后位除颤方式。电复律后应立即检测起搏系统。同时由于复律后几周内起搏阈值可能逐渐升高，导致起搏障碍，故在复律后数月内应注意监测起搏阈值。

4. 急性心肌梗死　可用于存在严重血流动力学障碍或难治性心肌缺血或应用药物不足以控制心室率的急性心肌梗死伴发房颤的患者。

5. 妊娠　对于房颤所致血流动力学不稳定的妊娠患者应进行电复律。

6. 肺病疾病　若房颤导致血流动力学不稳定可行电复律。

【电复律的并发症】

除皮肤灼伤、胸部肌肉疼痛外，栓塞和心律失常是电复律主要并发症。电复律前未接受抗凝治疗的患者血栓栓塞发生率为 1%~7%，而正规抗凝患者的血栓栓塞发生率为 0%~1%。各种短暂性心律失常都可能出现，尤其是期前收缩、心动过缓和短暂窦性停搏。低血钾、洋地黄中毒、严重心脏疾患时室性心律失常发生的可能性更大。电复律前应考虑患者是否有窦房结和房室传导功能障碍，尤其是永久性房颤患者，复律前需准备阿托品，必要时需预防性临时起搏。复律后，心电图上可能会出现一过性 ST 段抬高，而且即使没有明显的心肌损伤，血中肌酸激酶（CK-MB）水平也会升高。体外电复律对左心室功能严重受损的患者有较高的诱发肺水肿的风险。

7

第 7 节　心房颤动的导管消融治疗

【概述】

近年来,有关房颤新的基础与临床研究结果不断问世,有些刷新了对房颤发生机制的认识。国内学者们在临床研究中亦有新发现、新体会、新认识。有些新的循证医学证据催生了新的治疗观点,完善了以前的治疗策略,如新型口服抗凝药(NOAC)的应用、左心耳干预预防房颤患者血栓栓塞事件等。尤其是在房颤导管消融包括压力监测融导管和冷冻球囊消融等方面取得了巨大的进步,为房颤患者的治疗提供了广阔的前景。

【适应证与禁忌证】

随着循证医学证据的不断拓展,国外(2014 年 ACCF/AHA/HRS、2014 年 NICE、2016 年 ESC)及国内(2018 年 CSPE)新版房颤治疗指南均提升了导管消融的治疗地位。国内指南建议,Ⅰ类:对于症状性阵发性房颤,若经至少一种Ⅰ类或Ⅲ类抗心律失常药物治疗后效果不佳或无法耐受者,可行导管消融(证据级别:A)。Ⅱa 类:①反复发作的阵发性房颤,经Ⅰ类或Ⅲ类抗心律失常药物治疗前,导管消融可作为一线治疗(证据级别:B);②症状性持续性房颤,抗心律失常药物治疗后无效或无法耐受者,导管消融可以作为合理选择(证据级别:B);③症状性持续性房颤,抗心律失常药物治疗之前,权衡药物与导管消融风险及疗效后,导管消融可以作为一线治疗(证据级别:C);④对于存在心衰、肥厚型心肌病、年龄大于 75 岁的房颤患者,在应用抗心律失常药物治疗前或后,导管消融均可考虑(证据级别:B);⑤伴有快慢综合征的房颤患者,导管消融可为合理治疗选择(证据级别:B);⑥对于职业运动员,考虑到药物治疗对运动水平的影响,导管消融可作为一线治疗(证据级别:C)。Ⅱb 类:①症状性长程持续性房颤,无论之前是否经过抗心律失常药物治疗,权衡药物与导管消融风险及疗效后,均可行导管消融(证据级别:C);②对于一些无症状的阵发性或持续性房颤,权衡药物与导管消融风险及疗效后,均可行导管消融(证据级别:C)。Ⅲ类:存在抗凝药物治疗禁忌的房颤患者选择导管消融(证据级别:C)。执行上述建议时,需充分考虑到术者及所在中心的经验、患者的风险/获益比、影响房颤成功转复和维持窦性心律的影响因素、患者的意愿。存在左心房/左心耳血栓是房颤导管消融的绝对禁忌证。

【导管消融策略】

目前房颤消融的策略方法较多,环肺静脉电隔离仍是不同类型房颤导管消融的基石。但是,对于非阵发性房颤,单纯肺静脉隔离的(PVI)疗效较差,而外科 Cox-Maze 手术的疗效却很好,内科医生也希望通过导管消融达到接近外科手术的疗效。近年来在肺静脉隔离基础上附加各种线性消融、复杂碎裂电位消融、神经节消融和 Rotor 消融等各种联合消融术式。

1. 节段性肺静脉电隔离(segmental pulmonary vein isolation,SPVI)　法国 Haïssaguerre 电生理中心所倡导的肺静脉电隔离方法。其是指在环状标测导管指导下,消融肺静脉开口部或开口近端的一个或若干个节段,完全阻断肺静脉和左心房之间的电学联系的方法,其消融终点为肺静脉完全隔离。节段性肺静脉电隔离应尽量在肺静脉开口心房侧进行,避免在肺静脉内消融以减少肺静脉狭窄的发生。目前基于三维标测技术的快速进展及 CPVI 技术的进步与成熟,单纯的肺静脉节段电隔离已经较少采用。而另一方面,球囊冷冻消融技术的进步,尤其是 2 代冷冻球囊技术的广泛应用,在某种程度上成为肺静脉电隔离技术的革命,加之其对肺静脉前庭的连续性及带状损伤,其治疗已经超越了采用射频能量逐点消融进行的肺静脉节段电隔离技术。

2. 环肺静脉电隔离(circumferential pulmonary vein isolation,CPVI) 环肺静脉电隔离是指分别对左右两侧上下肺静脉前庭进行大环线性消融(消融线在肺静脉口外0.5~1.0cm)至肺静脉电隔离。常联合应用单个或两个环肺静脉标测导管指导和验证肺静脉电隔离,也可根据三维解剖模型和冠状静脉窦起搏,应用消融导管在消融线上逐点验证肺静脉电隔离。肺静脉前庭可根据下述方法确定,包括肺静脉造影、心内超声(ICE)、三维标测系统,可将MRI或CT与上述影像融合。国外多采用心内超声联合三维标测方法确定肺静脉口部,国内目前多采用三维标测方法联合X线确定肺静脉口部。由于消融靶点为肺静脉前庭,不仅可有效消融肺静脉肌袖,隔离肺静脉,而且可以损伤肺静脉口外的异位灶,包括局部GP、碎裂电位,阻断潜在的肺静脉前庭部位的微折返和颤动样传导,临床疗效优于单纯肺静脉开口节段性隔离,且不会引起肺静脉狭窄。同时,压力导管的应用在CPVI中体现出较高的价值,在得到压力、时间双重保证的情况下,其增加消融损伤的连续性和稳定性,提高导管消融的成功率和安全性。初始肺静脉电隔离后一般推荐至少监测20min,然后再次验证肺静脉电隔离是否完整;若药物验证(ATP激发试验)证实肺静脉传导存在恢复点,则应进行补充消融,此可提高导管消融的成功率。

3. 线性消融 单纯肺静脉电隔离对于大多数慢性房颤是不够的,常需联合线性消融。与外科迷宫术原理相似,导管线性消融引起的损伤将心房分割为不同部分,阻断房内折返激动,延长房颤周长,改善心房基质,有助于终止房颤,并且提高远期消融成功率。常用的路径为左心房顶部、左心房峡部、左心房前壁、右心房峡部及根据心脏电解剖模型和激动标测确定的"峡部"区域等。任何线性消融终点应为双向阻滞,不能达到双向阻滞反而增加患者术后房速和房扑的发生率。

4. 心房复杂碎裂电位(complex fractionated atrial electrograms,CFAEs)消融 Nademanee等于2004年首先报道,在房颤心律下通过三维标测系统重建左、右心房的三维构型,在心房内选择CFAEs部位进行消融。CFAEs定义:①心房波的碎裂电图由2个或2个以上的波折组成和/或心房波连续10s以上无恒定基线且伴有延长的连续心房激动波;②连续10s心房激动平均周长≤120ms。CFAE电位振幅0.05~0.25mV,双极电图记录滤波30~500Hz。CFAEs消融终点是达到CFAEs电位消失,房颤及其他房性心律失常终止且不再被诱发。CFAE消融是慢性房颤消融的重要辅助策略之一,但CFAE的定义、算法、消融终点仍存在较大的争议,目前即使在持续性房颤中也不推荐广泛使用。

5. 神经节丛(ganglionated plexuses,GP)消融 心脏自主神经系统与房颤的发生和维持存在着密切的关系,消融自主神经节(丛)对房颤,特别是阵发性房颤有效。左心房自主神经节(丛)的定位通过左心房的标测导管进行高频刺激(周长50ms,电压12V,脉宽1~10ms)确定,通常位于房颤时的CFAEs区域。消融中,对每个在高频刺激下产生迷走神经反射的区域进行消融,直到高频刺激下迷走神经反射消失为止。但在邻近食管区域放电时应考虑放电频次及持续时间。去迷走神经作为一种独立的消融策略其成功率并不高,目前多用于其他消融策略的辅助术式。

6. 转子(rotor)消融 房颤存在多个折返波,在波阵头尾相接中心地带具有极限波前曲率,围绕核心快速向前运动,向周围发出立体波阵,形成多个折返,且波长和可激动间歇高度可变,称为转子(rotor),与房颤维持密切相关。研究者认为局灶转子激动(FIRM)是人类房颤维持的主要机制,针对这些局灶激动或转子消融可以终止房颤或延长房颤周长,提高导管消融房颤的疗效。但由于篮状标测导管尚不能均匀与心房稳定接触,FIRM软件算法也存在争议,其固定转子概念与体表心电成像技术标测到部分动态转子的结果有所矛盾,因此该方法需更多的临床研究证实。

7. 复合术式消融

(1)环肺静脉电隔离加心房复杂碎裂电位消融。

(2)环肺静脉电隔离加心房线性消融:即在环肺静脉电隔离的基础上,附加相关线性消融,如左房顶部线、前壁线、二尖瓣峡部、三尖瓣峡部线等,并追求消融线径的双向阻滞。

(3)递进式消融策略(stepwise ablation approach):Haïssaguerre 等首先采取复合术式,即递进式消融慢性房颤个体化治疗,依序为 PVI、左心房顶部、冠状静脉窦和 CFAE 区域、二尖瓣峡部、右心房消融和上腔静脉隔离,消融终点为房颤转复窦律同时验证 PVI 和消融线双向阻滞,若消融中房颤为房速,则针对房速标测和消融;若上述方法无法终止房颤,则行电复律或药物复律,并验证 PVI 和消融线双向阻滞。诸多中心依据各自的经验进行不同策略的复合消融,但其最终的复合术式选择策略目前仍有争议。

由于导管消融的透壁性、连续性损伤不如外科切开缝合那样确切,这些联合消融策略和方法在降低房颤复发率的同时却增加了消融术后房速的发生率,结果总体复发率仍然居高不下。新近发表的前瞻性多中心随机对照研究(STAR AFII)也证实,PVI 的基础上增加线性消融或者复杂碎裂电位消融,并未提高非阵发性房颤消融的成功率。因此,需采取综合术式以改良心房基质。

(4)STABLE-SR 策略:南京医科大学第一附属医院提出了个体化治疗持续性房颤的消融策略(STABLE-SR),即 CPVI 联合窦性心律下的基质标测和改良,核心理念在于根据每个患者基质标测结果确定个体化的消融方案。具体手术方法是:①在房颤节律下完成环肺静脉隔离术;②右房三尖瓣–下腔静脉峡部线消融;③电复律至窦性心律;④高密度标测左房电压基质;⑤对低电压区域进行均质化消融以及移行区窦性心律下的复杂异常电位清除(消融至电压 <0.1mV);⑥封闭潜在的传导通路预防折返性房速。Stable-SR 单中心研究的结果发表在 2016 年 *Circulation AE*,杂志社还专门邀请意大利的 Gaita 教授撰写了述评。研究共入选了 86 例非阵发性房颤患者为研究组,用 STABLE-SR 术式消融;纳入了 78 例已接受递进式消融的患者为历史对照,平均随访 30 个月。按 K-M 生存曲线分析,24 个月时 STABLE-SR 组窦性心律维持率明显高于历史对照组(69.8% vs.51.3%,P=0.011)。同时术后房速发生率也显著降低(3.5% vs.30%,P<0.001)。其他的次要终点如手术时间、透视时间等都有明显缩短。为了进一步验证 Stable-SR 策略的有效性以及安全性,2013 年南京医科大学第一附属医院联合国内 8 家中心以及韩国、印度和新加坡的医学中心共同启动了多中心随机对照研究。已经完成随访至 24 个月的患者的数据显示,Stable-SR 组成功率显著高于 Stepwise 组,该研究还需进一步延长随访时间。

8. 其他术式 如去迷走神经消融、"7"字形消融、主频消融、房颤巢消融等策略亦有应用。

【导管消融的终点】

房颤导管消融应以最少的消融损伤达到消除触发因素和 / 或改良心房基质为目的。必须达到肺静脉电隔离,如能达到双向电隔离则最佳。心房线性消融应尽量完整、连续,尽可能达到双向阻滞。持续性房颤是否消融至房颤终止尚存争议。诱发试验可以在预设消融完成后和 / 或房颤终止后常规进行,其在阵发性房颤的意义超过持续性房颤。

【导管消融围术期处理】

房颤导管消融的围术期可涵盖术前 3 周、术中至术后 2~3 个月。围术期管理包括评估手术适应证、安全性和基础情况,抗凝和血栓排查,抗心律失常药物应用,术中镇静或麻醉以及预防、发现和治疗并发症等方面。

1. 术前抗凝 经 CHA$_2$DS$_2$-VASc 评分 ≥ 2 的阵发性房颤患者和所有持续性房颤患者,均需口服华法林(维持 INR 2.0~3.0)达标至少 3 周;也有报道使用达比加群酯(110mg/150mg,每日 2 次)抗凝,直至术前停用 1~2 剂。CHA$_2$DS$_2$-VASc 评分 ≤ 1 的阵发性房颤患者,可采用上述抗凝策略或阿司匹林 75mg/d 口服或不口服抗凝药,若不口服抗凝药,最好消融前应用低分子肝素皮下注射 3d。

目前有较多研究证实围术期不间断华法林抗凝,维持 INR 在 2.0~3.0,不增加出血风险,且可降低围术期栓塞风险。

2. 术中抗凝 在穿刺房间隔后即给予 100U/kg 普通肝素,并以 10U/(kg·h)补充肝素。应用肝素后应监测活化凝血时间（ACT）直至达到抗凝目标值，整个操作过程 ACT 应为 300~350s，对于心房显著增大或者具有左心房自发显影的患者，推荐 ACT 为 350s。

为避免鞘管内形成血栓，鞘管应以肝素盐水持续灌注。术中消融导管或标测导管撤出鞘管时应注意从鞘管外侧阀门抽吸血液至少 5ml 以上，并注意观察抽吸液内有无血栓。手术结束后应待 ACT<200~250s 再拔除鞘管。

3. 术后抗凝　因术后早期是血栓形成的高危期，应在术后当天或第 2 天继续应用口服抗凝药物治疗至少 2 个月。2 个月后是否继续抗凝由患者是否存在卒中危险因素决定，而与是否出现房颤或房颤类型无关，对于高危卒中患者（$CHA_2DS_2-VASc \geq 2$ 分）不建议停止抗凝治疗。

围术期采用低分子肝素桥接策略者，术后继续口服华法林治疗，在 INR 达到 2.0 之前，应重复低分子肝素皮下注射。若采用不间断华法林策略或采用达比加群酯抗凝者，均不需低分子肝素桥接过渡。

【术中麻醉或镇静】

术中适当的镇静、镇痛既可以保证患者呼吸平稳，还可以避免术中因疼痛引起体位改变而致三维电解剖标测系统定位的准确性。全身麻醉大多用于有睡眠呼吸暂停病史、气道阻塞风险和肺水肿危险者。

【术后抗心律失常药的应用】

对于阵发房颤患者消融术后可使用或不使用抗心律失常药物。对于持续性房颤患者，建议消融术后常规应用抗心律失常药物（胺碘酮或普罗帕酮）3 个月，有利于逆转心房重构和窦性心律的维持。

房颤消融复发后不能或不愿意再次消融的患者，是否停用抗心律失常药物没有研究依据，可根据临床情况决定。

【术后抑酸治疗】

有临床观察提示，房颤射频消融术后食管内镜检查可能发现不同程度的食管损伤，轻者出现单纯的炎症反应（红斑），重者出现食管溃疡，在经过 2~4 周抑酸剂治疗后病变则逐渐消散；而心房 – 食管瘘的高发时段又多在术后 2~4 周。因此术后给予消融损伤广泛的高危患者 4 周的质子泵抑制剂抑酸治疗是有根据的。

【术后复发的处理】

复发指术后 3 个月后发生的房颤、房扑、房速，如持续时间 ≥ 30s，视为房颤消融术后复发。多数研究表明，初次消融失败而接受再次消融的患者多表现为肺脉传导的恢复。肺静脉的再次电隔离多能消除复发的房性心律失常，附加线性消融可能仅在发生大折返性房速的患者中需要。持续性房颤消融术后复发的机制复杂，多伴有多种机制或多种类型的房性心律失常，有时再次消融非常困难。为明确心律失常机制并指导消融需要进行细致的三维电解剖标测，并根据房性心动过速不同的电生理机制采取不同的治疗措施。对于非肺静脉局灶性房性心动过速则应当采用标测并消融非肺静脉局灶最早激动点的方法，如果是传导裂隙引起的折返性房性心动过速，应了解既往消融过程，在既往消融线径上仔细寻找裂隙处的电位，并再次消融。2018 年中国专家共识建议如果早期复发患者的症状可以通过药物治疗控制，再次消融至少应于术后 3 个月后进行。

【并发症】

房颤导管消融术的各种方法均存在着风险，总体并发症发生率约为 5%，严重并发症（如死亡、心脏压塞、脑卒中等）发生率为 0.2% ~2.0%。

1. 血管并发症　穿刺相关的血管并发症是房颤导管消融最常见的并发症，2% ~4%，而血肿最为常见。房颤导管消融一般穿刺股静脉及锁骨下静脉，经验丰富的术者可避免损伤大动脉、中小动脉，但是皮下微小动脉的损伤取决于患者解剖特点，与操作经验无关，无法避免。

预防血肿并发症应以提高穿刺水平为基本，还应包括：①合理的穿刺入路：房颤消融慎用锁骨下静脉、颈内静脉入路,尤其对于老年、体形明显消瘦者,可通过左侧股静脉放置冠状静脉窦导管;②合理制动与合理压迫:房颤导管消融术后拔除股静脉鞘后要压迫足够的时间;③早发现、早处理:如果患者出现穿刺点疼痛,则立即进行弹力绷带加压包扎。

2. 肺静脉狭窄　肺静脉狭窄发生小于1%,系由肺静脉肌肉组织的热损伤所致。鉴于目前尚无一种理想的肺静脉狭窄治疗措施,故现阶段的工作应重在预防,术前CT检查有助于了解肺静脉情况,术中采用导管三维取样与CT三维图像重建融合技术可以提高消融精准性;手术时确定肺静脉口部,避免肺静脉内消融,从而减少肺静脉狭窄发生率。对于肺静脉消融后出现呼吸系统疾病表现的患者,应特别注意肺静脉狭窄的可能性,必要时进行相应检查。肺静脉狭窄的治疗尚缺乏有效扩张肺静脉的药物,所以对于有症状的肺静脉狭窄首选介入治疗,包括单纯球囊扩张、支架植入术。

3. 心房食管瘘　此为房颤消融中一种极其严重的并发症,发生率<0.5%,如不能早期诊断及治疗,病死率接近100%。对于房颤消融术后出现持续高热、心包炎样胸痛、多发性栓塞症状的患者必须高度警惕心房食管瘘的可能。术后2~4周内出现无原因的发热,无论是否伴有神经系统症状均应怀疑此并发症的可能。

对于疑似心房食管瘘患者,禁止经食管超声心动图及胃镜检查,否则可能造成气栓,使病情恶化,甚至猝死。胸部增强CT扫描可作为确诊方法,并有助于观察有无纵隔积气,其他无创性检查如MRI等有助于诊断的确定。

尽管目前有用食道支架治疗心房食管瘘成功的报道,但多数学者认为,一旦确诊心房食管瘘,应立即进行外科手术干预,单纯抗感染治疗对于不断出现的气栓和菌栓而言毫无作用。

4. 栓塞　栓塞原因可分为鞘管内血栓、消融导管附着血栓、消融所致焦痂、原心房附壁血栓及气栓等,其发生率为0~7%。消融相关栓塞常发生于消融术后24h,但术后2周内亦属栓塞高危期。盐水灌注导管有助于减少消融焦痂的形成。

抗凝治疗应该贯穿于术前、术中和术后。

房颤导管消融术中可发生气栓,多数与术中操作不谨慎有关,也可能系导管快速抽出引起负吸所致。气栓可阻塞冠状动脉(多数为右冠状动脉)及颅内血管,引起急性冠状动脉缺血和/或房室传导阻滞及神经系统相关症状。

5. 膈神经损伤　房颤消融膈神经损伤发生率为0~1%,绝大多数发生在右上肺静脉下前区域。绝大多数患者没有相关临床症状,可能的临床症状为呼吸困难、咳嗽等,一些患者可发展为严重的肺病,甚至需要呼吸机支持。绝大多数膈神经损伤可完全或部分恢复。消融中可通过高输出起搏(≥30mA,2ms)证实膈神经分布部位以避免在此区域消融来预防永久性膈神经损伤。推荐在消融右上肺静脉及其附近、上腔静脉、邻近左心耳顶部区域前先使用高输出起搏,如果出现膈肌收缩则避免消融。

冷冻球囊消融最常见的并发症为膈神经损伤,最常见于右上肺静脉。冷冻消融右侧肺静脉时,当球囊温度下降至–30℃时,应起搏上腔静脉内的导管,刺激右侧膈神经,观察膈肌收缩情况,警惕有无发生膈神经麻痹,及时终止消融。

6. 心脏压塞　心脏压塞的发生率为1%~2%,重在及时发现,经穿刺引流或必要时开胸修补多不威胁生命。心脏压塞的发生通常与过多的心内导管操作、消融,两次或多次穿刺房间隔和肝素抗凝有关。心脏压塞有时表现却很隐蔽,术者需高度警惕,手术过程及术后24h内需密切监测血压和心率,一旦发现血压下降或心率增快,应立即透视心影或行超声心动图检查,如确定为急性心脏压塞,应立即在透视或超声引导下行心包穿刺引流,引流完毕并稳定后保留猪尾导管至少24h。心房壁的穿孔多数情况下可避免开胸手术,但左心耳穿孔难于自行闭合,多需外科手术修补。

7. 其他并发症 如急性冠状动脉损伤、心肌损伤后综合征、急性肺水肿、食管周围迷走神经损伤、标测导管或消融导管卡瓣、窦房结功能损伤、冠状动脉损伤、房室传导阻滞、左房壁内血肿及右侧输尿管损伤等均有报道。

【导管消融能量】

1. 射频消融 射频能源对心肌损伤局限,损伤程度可靠,安全性较高,为目前主流。为了达到稳定的消融效果,同时又尽量减少栓塞等并发症的发生,在房颤导管消融时主张使用冷盐水灌注的消融导管。

2. 冷冻消融 冷冻球囊消融是近年发展起来的新的房颤消融方法。自 2008 年应用于临床以来,技术及器材得到了快速的发展,其与射频消融的最大区别是改变了导管消融的逐点画圈的手术模式。它是通过引入一根球囊导管至肺静脉根部,在此充气球囊并堵塞肺静脉开口,通过冷冻仪将 NO 气体注入球囊,通过 NO 挥发吸收组织热量,使局部组织冷冻脱水(最低可达 –70°),经过数次冷冻、融解、再冷冻、再融解的过程,使局部组织细胞脱水坏死达到环状肺静脉电隔离的目的。这种技术的最大优势在于它改变了导管逐点消融模式,并且球囊面与肺静脉根部紧密接触,这样使损伤带更加完整,不容易产生漏点。STOP-AF 试验是一项前瞻性、多中心、随机、对照临床研究,比较冷冻消融行肺静脉隔离与抗心律失常药物治疗阵发性房颤的安全性和有效性。该试验证实,对于阵发性房颤的患者,冷冻球囊消融是一种安全、有效的治疗方式。也正是基于该研究结果,美国 FDA 正式批准冷冻球囊应用于临床。

2016 年 ACC 公布的"FIRE and ICE"研究是目前为止对比冷冻球囊消融和射频消融治疗阵发性房颤最大型的、多中心、前瞻性、随机对照研究,该研究随机纳入 762 例来自欧洲 8 个国家的药物难治性、症状性、阵发性房颤患者,随机分配至三维电解剖标测系统指导下的导管射频消融组($n=384$)及透视下 Arctic Front^{TM} 冷冻球囊消融组($n=378$),进行肺静脉隔离,评估射频消融与冷冻球囊消融的预后差异。主要有效性终点为术后 90d 首次记录临床失败(房颤复发、发生房扑或房速、使用抗心律失常药物或反复消融)。安全性终点为死亡、心血管事件或治疗相关的严重不良事件组成的复合终点。平均随访 1.5 年,冷冻球囊组和射频消融组有效性终点事件分别为 138 例(34.6%)和 143 例(35.9%),安全性终点事件分别为 40 例(10.2%)和 51 例(12.8%),两组差异均无统计学意义。在 2016 年法国尼斯心脏会议上,Kuck 教授发布的最近的研究结果显示,在二级终点上冷冻消融全因住院减少了 20%,心血管相关住院减少了 34%,直流电复律减少 50%,重复消融减少 33%。FIRE and ICE 研究表明,冷冻球囊与射频消融治疗阵发性房颤有效性和安全性不相上下。近年来,随着冷冻球囊技术的改进,二代和三代冷冻球囊导管的临床应用其可操作性及手术成功率有了进一步提高。

3. 其他消融方式 采用激光、超声等能量的"热"球囊技术目前临床尚处于研究阶段。此外,采用遥控导航消融系统使肺静脉隔离为另一种消融方式。目前的遥控导航系统有两种:一种为磁导航系统,另一种为机器人导航系统。二者均利用传统的导管消融模式逐点进行肺静脉隔离,遥控导航系统的优势在于避免了放射线的辐射损伤,而且消融线比较可靠完整,早期的研究结果显示其技术成功率及安全性不劣于传统的导管消融技术,但由于其手术耗时较长且费用较高,目前临床尚无推广的优势。

【标测系统及导航技术】

三维标测系统的出现可以说是电生理专业内的革命性进步,其不仅极大地提高了传统射频消融的成功率,减少了术中 X 线的暴露量,也使射频消融治疗的心律失常范围得到广泛拓展。目前主要有 Carto 系统和 EnSite 系统,尽管标测原理不同,但均可提供三维解剖标测、激动标测、电压标测及碎裂电位自动标测等功能。另外,国产三维电生理标测系统的开发和应用也取得了突破性进展,上海微创医疗科技有限公司自主研发的哥伦布三维心脏电生理标测系统就是其代表之一。

【新型导管】

压力感应导管 心律失常导管消融的每一次进步都离不开消融导管的革新。连续而透壁的损伤是房颤消融手术成功的关键,随着压力导管的临床应用,通过综合时间、功率、贴靠力等数据的量化,电生理医生可以更加安全、高效地完成消融手术。

近年来出现了能够实时、定量监测导管组织接触程度的新型器械。目前能够监测接触压力变化的消融导管主要有 SmartTouch(美国强生公司)、TactiCath Quartz(美国雅培公司)和磁导航系统 IntelliSense(美国 Hansen Medical 公司)。

SMART AF Trial 证实了 SmartTouch 导管在房颤消融手术中具有更好的安全性有效性。SmartTouch 消融导管于 2013 年 7 月经 CFDA 批准在我国上市;导管接触力、方向等数据可直接整合到 Carto 工作站,进行可视化操作。

有关 TactiCath 光感应压力导管的研究包括 TOCCATA、EFFICAS Ⅰ 和 EFFICAS Ⅱ 试验,研究显示,当术者遵循一定的参数时,如平均接触压力 20g、FTI 不小于 400gs,肺静脉恢复传导比例显著下降,Gap 发生率减少 90%。

TOCCASTAR 研究是一项压力感应导管与非压力感应导管的多中心前瞻性随机对照研究,共入选 317 例阵发性房颤患者,随机平均分入研究组(TactiCath Quartz 压力导管组)和对照组(Thermocool 普通冷盐水导管组),结果显示研究组消融有效性不劣于对照组。2016 年底国内也首次应用 TactiCath 导管成功完成了房颤射频消融手术。

 ## 第 8 节　心房颤动的外科治疗

【概述】

20 世纪 80 年代初期开始,人们对外科手术治疗房颤进行了探索。多年来,外科治疗房颤的手术方法、手术工具不断改进,从经典 Cox 迷宫Ⅲ型手术到改良迷宫术,从各种新型能源如射频、冷冻、微波、超声等替代传统迷宫手术"切和缝"的模式,发展到非体外循环下经胸微创治疗房颤,使房颤的外科手术治疗不断简化。

【左心房隔离术】

由 Williams 于 1980 年首先开展,术后 80% 左右患者能维持窦性心律。

1. 手术方式　房间沟取与房间隔平行切口切开左心房,切口两极向前、向后分别向二尖瓣环方向延伸,在距瓣环数毫米处停止,以防损伤冠状动脉,切口与瓣环之间的组织用冷冻法阻断。

2. 主要缺陷　左心房处于电机械静止或颤动状态,血栓风险仍较大;同时左右心房失同步,影响血流动力学。现已经摒弃。

【心房走廊术】

由 Guiraudon 于 1985 年倡导,术后窦性心律维持率在 70% 左右。

1. 手术方式　左心房加右心房隔离,保存一走廊状的房间隔组织及少许心房壁与房室结相连,走廊内组织与其余心房组织相隔绝,二尖瓣环及三尖瓣环旁的组织采用冷冻法阻断电传导。

2. 主要缺陷　同"左心房隔离术",且因右心房也丧失收缩和传导功能,故对血流动力学影响更大。同时,手术过程中极易损伤心脏传导系统,术后起搏器植入率较高。现亦已经摒弃。

【迷宫手术】

20 世纪 80 年代后期 Cox 等又发明了一种根除房颤而非仅仅"隔离"房颤的外科方法——房颤迷宫

术(迷宫Ⅰ型),在左右心房都进行一系列切开缝合,既能保留从窦房结至房室交界区的正常电传导,同时又能阻止房颤波的扩散。但是,迷宫Ⅰ型手术存在着两个难以接受的术后问题:①在大运动量活动时不能引起相应的心率增加;②左房功能不全较为常见。为此,Cox等在1991—1995年将原始技术改良了两次,最终成为经典的Cox迷宫Ⅲ型手术。

1. 手术方式

(1)迷宫Ⅰ型:环肺静脉线性切割线和上下腔静脉切割线,二尖瓣和三尖瓣峡部切割、左心耳切除、连接肺静脉线性切割、右心耳切除、连接上下腔静脉切口和左右心房顶部切割线。

(2)迷宫Ⅱ型及Ⅲ型:因研究发现去除左右心房顶部切割线并不影响效果,逐渐改良迷宫术Ⅱ型和Ⅲ型,均不行心房顶部切割。迷宫Ⅱ型和Ⅲ型的主要区别是跨间隔切口不同,前者跨间隔后与上腔静脉开口相连,后者跨间隔后与上下腔静脉的连线相连,位置低,相对更安全。

2. 手术优点 迷宫Ⅲ型术后窦性心律转复率极高;长期改善窦房结功能和心房传输功能,较少需要植入起搏器,心律失常复发率低;左、右心房功能影响有限。目前为止,Cox等报道了行Cox迷宫手术的最大样本病例,共346例病人,病死率为2%,存活的病例中,99%转复为窦性心律,仅2%的病例需要术后长期服用抗心律失常药物。38%的手术病例术后出现短暂的房颤发生,但这不影响其远期手术成功率。

3. 手术缺陷 手术过程复杂,主动脉阻断时间长,心脏表面切口多,术后易发生出血。

【改良迷宫手术】

经典迷宫术式的复杂性限制了其在临床上的广泛应用,故诸多学者对经典迷宫术进行改良。改良主要体现于两个方面,即减少手术切口和新型能源替代物理切开。基于以肺静脉为核心的左心房在房颤发病机制中的地位,现改良迷宫术在切口减少方面主要体现在由双心房迷宫术简化为左心房迷宫术。目前新型能源主要有低温冷冻、射频、微波、超声等。随着手术技术的不断提高,腔镜和机器人等精密操作器械的应用,房颤微创外科治疗方法应运而生。

1. 改良迷宫术的优点 手术过程简化,尤其是明显缩短手术时间及体外循环时间,减少并发症发生率。

2. 改良迷宫术的缺陷 成功率低于经典迷宫术,可能与采用新型能源消融时损伤的透壁性较物理切开差。

【射频消融】

射频是外科房颤治疗领域中应用最广的消融能源,其既可以进行局灶性消融,也可以建立消融线以替代迷宫手术的心房"切口"。心脏直视手术同时采用射频消融治疗房颤已取得了较为显著的疗效,其术后窦性心律维持率与标准迷宫术相似。因心脏外科手术采用较大经胸切口和体外循环带来的创伤作用在很大程度上限制了房颤的治疗。随着腔镜等微创技术的应用与发展、射频设备的不断更新,微创射频消融因其手术创伤小、治愈率高显示出来了其巨大的应用潜力,拓展了外科治疗房颤的范围。根据能源类型分为单极消融与双极消融。单极消融的连续性是最好的,但缺乏客观的透壁监测指标,难以保证消融线的透壁性。2002年美国辛辛那提大学附属医学院的Randall Wolf医生首创并逐渐完善房颤微创外科射频手术,即Wolf Mini-Maze手术。该术式为双极射频消融,在心脏不停跳下进行,采用肋间小切口,对双侧肺静脉、左房环肺静脉线心外膜进行消融,同时切除左心耳,以防止术后血栓事件。与单极消融比较,双极消融也有形成血栓及导致肺静脉狭窄的可能,但具有更好的透壁性,对周边组织损伤小,手术成功率高,手术时间明显缩短。

【冷冻消融】

与射频相比,应用液氮或二氧化碳气体进行冷冻消融可保持心房组织结构的完整性及内膜表面的平整,同时降低术后血栓形成的危险。2000年,Cox等报道了小切口冷冻消融迷宫术,于右前外侧第4肋间做一长约7cm的乳下切口,由于心脏搏动心房内血流的影响,单纯心外膜消融不能达到透壁的目的,所以在心房的关键部位置荷包缝线使冷冻探头进入心房内从而对心内膜进行冷冻消融,路线为4个肺静脉口进行环状消融、左右下肺静脉连线至二尖瓣环水平、冠状窦。冷冻代替了传统的心房切口,这种小切口与胸骨正中切口相比,患者在重症监护病房监护时间、住院时间明显缩短,手术期间房颤的发生率也明显降低。

【微波消融】

微波是高频电磁波,使组织中水分子震荡,电磁能转化为热能而造成心肌损伤。微波能产生更深的损伤而不引起组织表面的碳化,组织表面的平整也降低了术后血栓形成的危险。微波既可用于心内膜面消融,又可应用于心外膜面消融。其消融局部温度低,探头不需与局部心房壁接触即可完成消融操作,可控性强,但高能量容易造成心房穿孔,消融透壁性较射频差。

【高强度聚焦超声】

为目前全球最先进的外科消融能源。它在循环的血细胞之间通过产生摩擦热对组织造成损伤,继而发生凝固性坏死和传导阻滞。心房肌细胞和冠状动脉两侧的脂肪组织都能达到消融目的且不损伤到冠状动脉血管。组织学观察显示,该能量不会对重要的组织结构、特别是冠状动脉血管造成损伤,因此可以理想完成左心房峡部的心外膜消融。18个月随访时,86%的患者无房颤和房扑发作。

【其他能源】

激光能源的穿透力强,动物实验显示可以透过心外膜脂肪,理论上适用于心内膜和心外膜消融,但有心房穿破的危险而较少应用于临床。

【其他术式】

放射状术式

(1)手术优点:由于切口与心房的激动顺序接近,故心房的激动和收缩功能与生理状态较为接近,手术成功率与迷宫术相当。成功率与迷宫术相当。

(2)手术缺陷:经验有限,有待进一步证实。

(陈明龙　刘少稳)

第五章
原发性恶性室性心律失常

长 QT 综合征(long QT syndrome, LQTS)指具有心电图上 QT 间期延长、T 波异常,易产生室性心律失常,尤其是尖端扭转型室速(TdP)、晕厥和猝死的一组综合征。

常染色体显性遗传是 LQTS 最常见的遗传形式,称为 Romano-Ward 综合征(RWS)。已知至少 12 个基因上的杂合突变可导致 RWS。其中 6 个基因编码钾通道,并且大多数已知突变都发生在钾通道基因上。RWS 中的其他突变基因包括 4 个编码或调控钠通道的基因和 1 个编码钙通道的基因。常染色体隐性遗传则是罕见的遗传形式。这种 LQTS 伴发先天性耳聋,称为 Jervell and Lange-Nielsen 综合征(JLNS)。JLNS 由钾通道的基因突变导致,根据致病基因的不同,JLNS 可被分为两种亚型——JLN1 和 JLN2。

【临床表现】

(一) LQTS 一般表现

LQTS 常见临床表现有反复发作的先兆晕厥、晕厥、惊厥、抽搐和猝死,除此之外,还可表现为胸背痛、胸闷、心悸、头晕和黑矇等;LQT1 患者通常因运动,特别是游泳诱发心脏事件(晕厥、心脏骤停或猝死)。在所有因游泳诱发心脏事件的 LQTS 患者中,LQT1 占 99%。而在 LQT2 患者的心脏事件中,仅 13% 发生在运动时,大部分由情绪应激诱发。突然的声音刺激对 LQT2 患者极其危险。在 LQT3 患者中,猝死通常发生在睡眠中。

张莉等最终确认了 10 种特异的 ST-T 复极波波形,其中包括 4 种 LQT1 的,4 种 LQT2 的和 2 种 LQT3 的。LQT1 的婴儿表现为一种独特的 ST-T 波波形,被定义为婴儿型 ST-T 波。成人 LQT1 患者典型心电图的特征为基底部宽大,迟发或正常出现(最常见)的形态正常的单形性 T 波。LQT2 的特征性标志是双峰 T 波。双峰 T 波可显著也可不显著。有时胸前导联 $V_2 \sim V_3$ 导联的双峰 T 波的第二部分可与 U 波融合。有时双峰 T 波极不显著,仅表现为 T 波尖端变平或变圆滑。LQT3 中,以延迟出现的高尖/双相性 T 波最为常见。大多数 LQT1~3 突变患者均可有典型的心电图表现,然而复合突变患者心电图表现常不典型。

Andersen-Tawil 综合征(ATS1)(LQT7)患者也有特异的心电图表现。大多数 *KCNJ2* 突变携带者表现为异常的 T-U 波,其特征为 T 波下降支终端延长,宽的 T-U 连接处,双相和增大的 U 波。此外,频发的室性期前收缩(PVCs)二联律和双向性室性心动过速(室速)在 AST1 中也比较常见。有趣的是,ATS1 患者的室性心律失常都只起源于左室。

(二)LQTS 特有的心律失常

大多数 LQTS 的心律失常表现为"全或无"形式,其标志性表现是 TdP。在长 QT 情况下,各种原因导致的心室不均一性复极和 / 或早期 / 延迟后去极化(EAD、DAD)均可诱发 TdP。TdP 最常见的心电图表现包括:心律失常发生前最后一次窦性心搏时 QT 间期显著延长(间歇依赖性,pause-dependent);进行性 QRS 波围绕假想基线扭转,每隔 10~12 次心搏(150~300 次 /min)发生 180° 扭转,每一个窦性心动周期中 QRS 复合波振幅按正弦波方式改变。在 LQT1 患者中,突发强烈的肾上腺素能刺激可导致 TdP。大多数病例中 TdP 维持时间较短,可自行终止,因此可能不被察觉。然而,它有反复复发的倾向,可导致晕厥。当 TdP 恶化为心室颤动后,会导致心脏骤停或猝死。

【诊断标准】

LQTS 的诊断标准:根据国际 LQTS 协作组评分标准,在排除继发性 QT 延长因素,且 LQTS 危险评分 ≥ 3.5 患者考虑 LQTS 诊断(表 5-1),和 / 或有明确的基因突变,或多次 12 导联心电图 QTc 间期 ≥ 500ms;不明原因晕厥者 QTc 间期 480~499ms。

表 5-1　国际长 QT 综合征协作组评分标准

项目	临床表现	计分
心电图	QTc 间期 >480ms	3
	450~470ms	2
	>450ms(男性)	1
	TdP	2
	T 波交替	1
	3 个导联中有切迹型 T 波	1
	心率低于同龄正常值	0.5
临床病史	晕厥与体力或精神压力有关	2
	晕厥与体力或精神压力无关	1
	先天性耳聋	0.5
家族史	家族中有确定的 LQTS 患者	1
	直系亲属中有 30 岁以下发生无明确原因解释的心性猝死	0.5

注:≤ 1 分,LQTS 诊断可能性小;2~3 分,LQTS 的诊断临界型;≥ 4 分,LQTS 诊断可能性大

【遗传学研究】

从 20 世纪 90 年代初开始,一系列里程碑式的研究奠定了遗传性 LQTS 的分子遗传学基础。RWS 至今已有 13 个基因亚型(表 5-2)。从这些数据我们可以看出,75% 左右的已知基因型是 LQT1 和 LQT2,加上 LQT3,就几乎接近 90%。

LQT1 是 RWS 中最常见的基因型,由 *KCNQ1* 基因突变导致,目前已发现 250 多种突变类型。*KCNQ1* 基因编码电压门控钾通道的 α 亚基。该钾通道在多种细胞上表达,包括心肌细胞和内皮细胞。在心脏中,KCNQ1 蛋白与 KCNE1 蛋白组合成 Kv7.1,形成缓慢激活延迟整流钾电流 I_{Ks}。大多数突变是单个核苷酸的改变,导致通道蛋白中的单个氨基酸替换(错义突变)。LQT1 的突变具有负显性(dominant-negative)与功能丧失的特点。其次,I_{Ks} 是肾上腺素能敏感性钾电流,所以 LQT1 患者中的心脏事件往往由体力应激诱发,特别如潜水或游泳。运动可加重 QT 间期的延长。因此正如预期的那样,LQT1 患者对 β 受体阻滞剂的治疗反应非常好。

表 5-2 RWS4 基因亚型表

分型	综合征	基因	染色体	蛋白	离子通道	突变效果	占 LQTS 患者比
LQT1	RWS, JLNS	*KCNQ1*	11p15.5	$K_v7.1$	$I_{Ks}\alpha$ 亚单位	功能丧失	30% ~35%
LQT2	RWS	*KCNH2*	7q35-7q36	$K_v11.1$	$I_{Kr}\alpha$ 亚单位	功能丧失	25% ~30%
LQT3	RWS	*SCN5A*	3p21	$Na_v1.5$	$I_{Na}\alpha$ 亚单位	功能获得	5% ~10%
LQT4	RWS	*ANK2*	4q25-4q27	Ankyrin B	Adaptor($I_{Na-K}, I_{Na-Ca}, I_{Na}$)	功能丧失	<1%
LQT5	RWS, JLNS	*KCNE1*	21p22	MinK	$I_{Ks}\beta$ 亚单位	功能丧失	<1%
LQT6	RWS	*KCNE2*	21p22	MiRP1	$I_{Ks}\beta$ 亚单位	功能丧失	<1%
LQT7	AS	*KCNJ2*	17q23.1-17q24.2	Kir2.1	I_{K1} 亚单位	功能丧失	<1%
LQT8	TS	*CACNA1C*	12p13.3	$Ca_v1.2$	$I_{Ca}\alpha$ 亚单位	功能获得	罕见
LQT9	RWS	*CAV3*	3p25	M-Caveolin	Adaptor(I_{Na})	功能丧失	<1%
LQT10	RWS	*SCN4B*	11q23	$Na_v\beta4$	$I_{Na}\beta$ 亚单位	功能丧失	罕见
LQT11	RWS	*AKAP9*	7q21-7q22	Yotiao	Adaptor(I_{Ks})	功能丧失	罕见
LQT12	RWS	*SNTA1*	20q11.2	A 1-syntrophin	Scaffolding 蛋白(I_{Na})	功能丧失	罕见
LQT13	RWS	*KCNJ5*	11q24.3	Kir4.3	I_{K-Ach}	功能丧失	罕见
LQT14	RWS	*CALM1*	14q31	Calmodulin-1	L 型钙通道	钙信号异常	<1%
LQT15	RWS	*CALM2*	2p21	Calmodulin-2	L 型钙通道	钙信号异常	<1%

LQT2 是 RWS 中第二常见的基因型,由 *KCNH2* 即人 Ether-à-go-go-相关基因(hERG)突变导致。此基因编码 Kv11.1 通道的 α 亚基,此通道与心脏中的快速激活延迟整流钾电流(I_{Kr})相关。*KCNH2* 突变导致 Kv11.1 通道的功能丧失。不同的突变通过不同的机制导致通道功能障碍。这些机制分别为:干扰 Kv11.1 通道的合成(1 类)、运输(2 类)、门控(3 类)、离子通透(4 类)和通过无义介导的 mRNA 降解作用使包含提前终止密码子的 mRNA 降解(5 类)。其中第 2 类机制(干扰 Kv11.1 通道运输,从而导致到达细胞膜的通道蛋白减少)是导致 hERG 功能障碍中最常见的机制。

LQT3 比 LQT1 和 LQT2 少见,由 *SCN5A* 基因突变导致。*SCN5A* 基因编码 I_{Na} 相关 Na 通道(Nav1.5)的 α 亚基(此 α 亚基构成了 Na 通道的孔道)。此电压门控 Na 通道是一种跨膜蛋白,形成与心电活动中去极化相关的快速内向钠电流 I_{Na}。这种 Na 通道在正常心律的启动、传播、维持中起重要作用,同时还可产生动作电位晚期的去极化电流,从而延长了动作电位时限(APD)。产生这种晚钠电流的原因是 Na 通道不能保持其失活状态,发放了一个不该产生的显著内向电流。

Nav1.5 的突变可引起 LQT3 与婴儿猝死综合征(SIDS),机制为 Na 通道功能获得。这种生物物理学特征与前述两型 LQTS 不同(前两种都是功能丧失)。致 Nav1.5 通道功能丧失的突变则导致了 Brugada 综合征和心脏传导性疾病。有趣的是,Nav1.5 通道的功能放大与功能丧失都可导致窦房结功能障碍、心房停搏、心房颤动和扩张型心肌病。这种心脏 Na 通道疾病的重叠综合征反映在 *SCN5A* 突变患者就有许多不同的表现型。

LQT4 比较少见,由编码锚蛋白 B(ANKB)的基因突变导致。相比于 LQT1、LQT2 和 LQT3,LQT4 的表型不具有特异性,QT 间期延长也不是其标志。因此 LQT4 应被更准确地称为 ANKB 综合征。锚蛋白是一种衔接蛋白,与多种离子通道蛋白连接在一起,如 Cl^-/HCO_3^- 交换器、Na^+/K^+-ATP 酶、电压敏感性钠通道,

Na^+/Ca^{2+} 交换器(NCX,或称 INa-Ca)和钙释放通道[由三磷酸肌醇(IP3)或兰尼碱(ryanodine)受体介导]。*ANKB* 突变干扰了这些通道的正常功能,导致 LQT4 广泛的心电图表型,主要有病态窦房结综合征、心房颤动、T–U 异常和运动诱发的室性心律失常。大部分 LQT4 患者并无 QT 间期延长的表现。

LQT5 是由 *KCNE* 基因家族的 *KCNE1* 突变引起。*KCNE1* 编码 minK——Kv7.1 通道的 β 亚基,其与 α 亚基结合共同形成 I_{Ks} 通道。*KCNE1* 是一个调节基因,其基因产物可调节 Kv7.1 通道的功能。*KCNE1* 突变导致了 I_{Ks} 功能丧失,因此减小了外向钾电流从而造成复极延迟。

LQT6 是由 *KCNE* 基因家族的第二个成员 *KCNE2* 突变引起。*KCNE2* 编码 minK 基因相关肽(MiRP),其与 hERG 蛋白共同组成了 Kv11.1 通道。与其他 *KCNE* 亚型相似,*KCNE2* 也是一个调节基因。因此 *MiRP* 突变导致了 hERG 的功能丧失,减低 I_{Kr} 从而延长了 QT 间期。*KCNE2* 也可影响 Kv7.1 的生物物理学性质。

LQT7 也称 1 型 Andersen–Tawil 综合征(ATS1),由 *KCNJ2* 突变引起。*KCNJ2* 编码 Kir2X 通道中的 Kir2.1 亚型的 α 亚基,Kir2X 通道负责内向整流钾电流 I_{K1}。基因转录和蛋白质翻译研究表明,Kir2.1 是人类心室 Kir2X 通道中数量最多的亚型。I_{K1} 在复极化末期和维持静息电位中起主要作用。*KCNJ2* 突变通过负显性机制影响了 Kir2.1 通道的正常功能。ATS1 的特征性心电图变化是 U 波明显和 QU 间期延长。因为大多数 ATS 患者并无 QT 间期延长,所以或许 LQT7 应被更准确地称为长 QU 综合征。ATS1 患者通常身材矮小伴面部畸形,如耳位低下、小下颌。这种面部畸形是 ATS 的特征性表现,提示 Kir2.1 在生长发育的信号转导中起主要作用。约 50% 的患者有周期性瘫痪,其中以低钾型最为常见。

LQT8 也被称为 Timothy 综合征(TS),是由 *CACNA1C* 突变引起的一种少见的 LQTS。*CACNA1C* 编码电压门控钙通道的 α 亚基,此通道负责 L 型钙电流。Splawski 等报道了两种 TS 的亚型。1 型 TS(TS1)是由外显子 8a 上的错义突变(*G406R*)导致,此突变位点与 8 号外显子的选择性拼接(alternative splicing)有关。大多数 TS1 儿童的遗传特点为新发突变;然而在一个病例中,发现患儿的亲代为嵌合体。TS1 患儿表现为多器官功能障碍,包括显著延长的 ST 段与 QT 间期、致命性心律失常、并指(趾)、先天性心脏病、免疫缺陷、间歇性低血糖、认知异常和孤独症。因为有多器官功能障碍的并发症,TS1 患者平均死亡年龄为 2.5 岁。2 型 TS(TS2)在两个无亲缘关系的患儿中找到了 *CACNA1C* 基因 8 号外显子上两种突变,*G406R* 和 *G402S*,这两个患儿均表现为严重的 LQTS 表型,但无并指(趾)畸形。其中一个孩子还有重度精神发育迟滞和线杆状骨骼肌病(nemaline rod skeletalmyopathy)。功能研究表明,*G406R* 突变减缓了通道失活,因此延长了 APD;*G402S* 引起通道失活减少,因此产生了持续去极化的 L 型钙电流。

LQT9 是由小凹蛋白 3(caveolin 3,*CAV3*)基因突变引起。*CAV3* 基因编码衔接蛋白。功能研究表明,突变 *CAV3* 产生的 $I_{Na,L}$ 是野生型的 2~3 倍(同前)。*CAV3* 的这种功能放大性突变还与婴儿猝死综合征相关。

LQT10 由 *SCN4B* 突变造成。*SCN4B* 基因编码电压门控钠通道四个 β 亚基中的一个。β 亚基通过与 α 亚基相互作用来改变钠通道的动力学特性。此跨膜蛋白通过链间二硫键与 SCN5A 相连。此基因突变可导致 LQTS。

LQT11 是由 Yotiao 蛋白突变导致。Yotiao 是一种激酶 A 锚定蛋白(AKAP),帮助 I_{Ks} 通道、激酶 A(PKA)、磷酸酶 1(PP1)形成大分子复合物。干扰此复合物形成的突变会使 I_{Ks} 通道无法对应激作出调节反应,因此可导致死亡。在一个高加索人种的 LQTS 家系中,研究人员发现了 *AKAP9* 基因的一个杂合突变 S1570L。

LQT12 是由互生蛋白(syntrophin,*SNTA1*)突变 A390V 引起。它通过激活神经一氧化氮合酶(nNOS)–SCN5A 大分子复合物从而导致 LQTS。A390V 可干扰此复合物结合到 nNOS 抑制子质膜 Ca^{2+}–ATP 酶亚型 4b(PMCA4b)上,从而解除 nNOS 被抑制的状态,导致 SCN5A 的 S2 亚硝基化,使晚钠电流增加,最终导致钠通道的生物物理学功能障碍,此功能障碍的表现与 LQT3 一致。这项研究表明,通过 SNTA1 结合的 nNOS–SCN5A 复合物是钠通道的关键调节器,从而提示 *SNTA1* 是 LQTS 的易感基因。

LQT13 是由内向整流钾通道 J 亚家族成员 5(*KCNJ5*)基因突变所致,最近为我国学者所发现。*KCNJ5* 基因编码 I_{K-Ach} 通道的 α 亚单位。*Gly387Arg* 突变导致 I_{K-Ach} 通道表达减少,钾电流的密度明显减弱,复极化延长,引起 LQT13。除 QT 间期延长外,LQT13 还表现为家族型房颤。

最近,应用全外显子测序技术又发现了两个基因突变导致的 LQTS 类型,分别为 LQT14 和 LQT15。先证者为两个无任何关联的猝死婴儿,基因测序发现 *CALM1* 和 *CALM2* 基因的错义突变,导致其所编码的钙调蛋白功能异常,从而通过多个机制引起复极延长。受损的 Ca 离子依赖失活的 L 型钙通道,或调节异常的电压门控的 Na 通道,会导致心肌动作电位的平台期去极化电流增强。

JLNS 和其他复合突变导致的 LQTS 比较罕见。*KCNQ1* 和 *KCNE1* 的复合杂合突变或纯合突变均被报道可导致 1 型 JLNS(JLN1)和 2 型 JLNS(JLN2)。这两型一般均伴有先天性耳聋,然而不伴耳聋的复合突变也有报道。据估计,一个以上基因参与导致的 LQTS 通常有更严重的临床表现,如显著延长的 QT 间期,与心律失常性猝死高度相关的 T 波异常。大多数已知的 LQTS 突变为错义突变。可以预见,在已知的基因上,我们将发现更多的突变;基于这些新发现,LQTS 的基因型也会不断增多。值得注意的是,我们不能忽视非编码区的 DNA 测序,因为内含子突变也有可能导致 LQTS。此外,高达 10% 的患者在已知 LQTS 易感基因上存在较大的基因缺失或重复,此异常不能被基因测序的方法检测到。

【基因筛查建议】

专家共识 I 类推荐以下情况进行 LQT1~3(*KCNQ1*、*KCNH2*、*SCN5A*)的基因检测:基于病史、家族史及心电图表型[静息 12 导联心电图和 / 或运动或儿茶酚胺应激试验]心脏病专家高度怀疑 LQTS 的患者;无症状的特发性 QT 间期延长者,其中青春前期 QTc 间期 >480ms 或成人 QTc 间期 >500ms,排除继发性 QT 间期延长因素,如电解质异常、药物因素、心肌肥厚、束支传导阻滞等。已在先证者发现 LQTS 致病基因突变者,推荐其家族成员及相关亲属进行该特定突变的检测。

【治疗方法】

遗传性心律失常综合征患者诊断和治疗专家共识中明确 I 类推荐:①改善生活方式,避免使用延长 QT 间期的药物(www.qtdrugs.org)及影响电解质紊乱的食物;② QTc 间期 ≥ 470ms 的无症状患者和 / 或既往有晕厥发作或室颤 / 室速(室速 / 室颤)的有症状患者推荐使用 β 受体阻滞剂;③有植入性心律转复除颤器(ICD)治疗禁忌证或拒绝该治疗的患者和 / 或 β 受体阻滞剂预防晕厥 / 心律失常无效,不能耐受、接受或禁忌该药的患者,高危患者行左心交感神经切除术(LCSD);④心脏骤停幸存者植入起搏器;⑤希望参加竞技性运动的患者需接受临床专家的危险评估。

1. 避免诱发因素　LQT1 患者要避免过劳和强体力活动,可以预防性使用 β 受体阻滞剂美托洛尔。LQT2 患者要避免声音刺激和情绪激动,保持血钾水平,可用 β 受体阻滞剂美托洛尔预防心脏事件。LQT3 患者的心脏事件多发生在夜间,注意家人陪护,不限制运动。

2. 补钾补镁　钾被认为是预防 TdP 发作的一个重要的辅助药物,LQTS 患者应常规检查血清电解质,尤其是钾,以明确或排除获得性 LQTS,但血钾在正常高限时应警惕高血钾的发生。先天性 LQTS 确诊后,尤其是 LQT2 即使没有发生低钾血症,也主张给予补钾补镁,这是因为 90% 以上的患者是 LQT1 和 LQT2,补钾补镁治疗有利于细胞膜钾离子运转,有效缓解临床症状。已有研究发现,LQT2 患者长期口服钾可使 QT 间期缩短,T 切迹变浅,QT 间期离散度(QTd)减小,心室肌复极不均一性得到改善。

3. β 受体阻滞剂　LQTS 患者建议使用 β 受体阻滞剂。其机制为:①通过 β 受体阻滞剂作用,减低左侧交感神经活动,纠正交感神经失衡状态;②阻滞交感神经兴奋后的 QT 间期延长;③阻断 TdP 的触发机制。β 受体阻滞剂应用于① QTc 间期 ≥ 500ms;② LQT1 和 LQT2;③ 18 岁前有心脏事件发生。心脏选择性或非心脏选择性 β 受体阻滞剂的使用至今没有充分证据,但至少前者更适合哮喘并存者。长效 β 受体阻滞剂如纳多洛尔或普萘洛尔缓释剂能避免血药浓度水平的大幅波动而更受欢迎。最近研究也显示这些药物比美托洛尔等短效药物更好,特别对于有症状的患者。

4. 人工心脏起搏　心脏起搏是 β 受体阻滞剂标准治疗的辅助手段,采用起搏治疗能够纠正这些心脏电生理功能的异常:①阻止缓慢心率的诱发机制;②缩短 QT 间期;③减少 EAD;④减小 QTd。起搏器主要适应证是反复发作或持续性的慢频率依赖性室性心动过速,伴有或不伴有 QTc 增加 LQTS 高危险度患者。

左侧心脏交感神经切除术(left cardiac sympathetic denervation,LCSD)LQTS 的抗肾上腺素能治疗以 β 受体阻滞剂为首选,β 受体阻滞剂确实能够使先天性 LQTS 患者获得长期疗效,但在治疗过程中出现:①即使使用患者可耐受的最大剂量,仍有 6% 的病死率;② 20% ~30% 的患者不能耐受 β 受体阻滞剂;③先天性 LQTS 多为青少年,长期大剂量用药依从性较差,如果植入 ICD 一生中需多次更换,会带来过高的医疗费用负担。所以部分病例行 LCSD。

LCSD 治疗 LQTS 作用机制:①左侧交感神经占优势,右侧副交感神经占优势;②左侧颈胸交感神经主要分布在心室肌,右侧颈胸交感神经则主要分布在心房肌、窦房结和房室结等;③切除左侧交感神经,除去其对心脏的控制优势。

LCSD 的适应证:①无症状或仅有晕厥症状的 LQTS 患者,首选 β 受体阻滞剂终生服用。如有禁忌或无法耐受或仍有晕厥发作者,则应行 LCSD。②有心脏骤停发作的 LQTS 患者,应首选 ICD,若因经济原因不能承受者可行 LCSD。左侧心脏交感神经切除术又称为左侧颈胸交感神经切除术,目前多采用左侧颈交感神经和高位胸交感神经联合切除术,切除范围包括左星状神经节下半部及 T2~4 或 T2~5 交感神经节,目前手术是通过胸膜外途径实施的,无需开胸,同时保留左侧星状神经节的头侧部分,这样既可达到治疗目的,又可有效防止术后霍纳(Horner)综合征。

5. ICD　ICD 可以有效转复 TdP 及室性颤动(室颤)为窦性心律,从而预防心脏性猝死。ICD 治疗 LQTS 的机制是:①采用 ICD 预防和治疗心率缓慢依赖性的多形性室性心动过速和 / 或室颤;②室性心动过速时,利用超速起搏可以终止室性心动过速;③室颤时,可以采用低能量和高能量的电复律或电除颤。

目前推荐 ICD 的策略是:①患者在 β 受体阻滞剂治疗期间有心脏骤停(需要复苏)发生,或首次表现为心脏骤停时应植入 ICD,同时辅助应用 β 受体阻滞剂;②患者在接受最大剂量的 β 受体阻滞剂、LCSD或起搏治疗后,仍有晕厥发作;③ LQT3 对抗肾上腺能药物反应较差,可行 ICD 植入。ICD 不能纠正心律失常发生的潜在病因,不能预防晕厥或室性心动过速和室颤的发生,但可以预防 LQTS 患者的 SCD,有效降低高危 LQTS 患者的病死率,所以电生理专家主张 ICD 作为第一线选择预防有症状 LQTS 患者的 SCD。值得注意的是,植入 ICD 之后仍需坚持 β 受体阻滞剂治疗。

6. 钠通道阻滞剂和钾通道开放剂　LQT3 是由于钠通道基因突变造成的,钠内流关闭失控,应用钠通道阻滞剂(美西律和氟卡尼),直接纠治异常通道功能(I_{Na} 通道失活减慢),从而改变因 LQT3 的 *SCN5A* 基因突变导致的 Na^+ 持续内流,使延长 APD 得到缩短,逆转 LQT3 的病理过程。LQT1 和 LQT2 是由于基因突变造成的钾外流的减小,尼可地尔(nicorandil)具有开放 K_{ATP} 通道作用,可以改善 LQTS 患者的复极异常,加用普萘洛尔可增强尼可地尔作用,电生理显示,LQTS 患者口服尼可地尔,3 天后 QTc 间期明显缩短,有效不应期延长;静脉注射尼可地尔可以抑制 TdP 的频繁发作。

② 第 2 节　短 QT 综合征

Algra 等于 20 世纪 90 年代首次提出短 QT 间期与 SCD 危险性增加有关。Josep Brugada 于 1999 年首先在会议中报道 1 例幼儿患者的 QT 间期 <266ms，而该患者不久后突然死亡。2000 年，Gussak 等提出短 QT 间期为一种新的临床症候群，相隔 4 年后的 2003 年，Gaita 等将其正式命名为短 QT 综合征（SQTS）。

【临床表现】

1. 特发性和继发性短 QT 综合征　短 QT 指心电图上 QT 间期短于正常范围。特发性短 QT 间期指通过全面的临床体格检查未能发现引起短 QT 间期原因者。在特发性短 QT 间期患者中，其中以短 QT、房颤和 / 或室性心动过速（室速）、室颤及心脏性猝死（SCD）为特征而心脏结构正常的这类疾病，称为 SQTS。

在诊断 SQTS 之前必须排除一些继发性短 QT 现象。继发性短 QT 是由发热、高钙血症、高钾血症、洋地黄中毒、酸中毒、急性心肌梗死超急性期、甲状腺功能亢进、心动过速及自主神经张力失衡等原因所致；另外，还可见于一些运动员、早期复极综合征患者及迷走神经失调者。来自伊朗研究组多变量分析的最新报道，QT 间期 ≤ 380ms 是合成类固醇激素滥用预测的独立因子，对于检测运动员滥用合成类固醇激素，QT 间期 ≤ 380ms 的特异度达 88%，灵敏度达 83%。提示对于短 QT 间期患者应该询问用药等各种情况，以排外继发性短 QT 间期个体。

2. SQTS 和 SCD　SQTS 患者高发 SCD，可出现在各个年龄段，平均年龄 35 ± 25 岁。在 Gussak 所报道的 SQTS 家族中，四代家族成员三代有 SCD 史，而且 SCD 发生之前没有晕厥史和心律失常发生史等。Giustetto 等报道了 29 例 SQTS 患者，大约 62% 的患者有症状。心脏停搏发生率最高达 34%，其中约 28% 的患者为第一症状。还有 2 例发生在出生的第 1 个月，可见 SQTS 的 SCD 也可出现于新生儿。因此，SQTS 也是临床上新生儿猝死综合征的一个病因。意大利研究小组观察了 SCD 或心脏骤停的促发因素，发现 44% 与运动有关，56% 静息状态发生。由室颤导致 SCD 的报道很多，室颤或多形性室速似乎与室性期前收缩伴有短 QT 间期有关。

3. SQTS 和房颤　24% 的 SQTS 患者有房颤，包括阵发性或持续性房颤，以第一症状出现的有 17%，并可见于不同年龄阶段，年龄从 17 岁到 84 岁不等。房颤有可能是 SQTS 的第一症状，特别是年轻的、孤立性房颤患者应当高度警惕。房颤在新生儿极其罕见，一般多与器质性心脏病有关。Hong 等曾报道 1 例房颤并心动过缓和短 QT 间期而心脏结构正常的新生儿患者。

4. 其他　除了 SCD 外，心悸是第二常见症状，约占 31%。晕厥约占 24%，另外，38% 患者无症状，也有许多患者动态心电图或运动平板心电图示偶发或频发室性期前收缩。从目前报道的资料来看，患者平均年龄从 3 个月到 84 岁不等，由于病例数有限，至今仍然不能肯定 SQTS 的平均发病年龄和男女发病率是否存在差异。

【诊断标准】

由于 SQTS 患者高发 SCD，已引起了全世界心血管医生及科学家的关注。目前来自欧美地区报道相对较多，日本及中国有零星报道。但是，至今国际上对 SQTS 的诊断标准尚缺乏统一认识，应用于临床最好的公式还没有达成广泛的共识。目前常用的仍是 Bazett 公式（QTc=QT/RR$^{1/2}$）。在短 QT 间期和 SQTS 的判断值上也存在一些争议，有作者认为 QTc 间期 ≤ 330ms，无 SCD 的危险性。有专家指出，男性 QTc 间期 ≤ 360ms 和女性 QTc 间期 ≤ 370ms 应考虑为短 QT。Gallagher 等对 12 012 例正常人群 QTc 间期流行病学调查发现，最短的 QTc 间期是 335ms。其他还有两个研究报道揭示了 QTc 间期 ≤ 320ms 的流行率为 0.1%，QTc 间期 ≤ 300ms 的流行率为 0.03%。目前最大的关于 SQTS 荟萃分析来自意大利 Priori 等的实验室，并于 2008 年在美国心脏病协会上报道。该研究组总结了 24 个家系 47 个患者的临床和基础研究资料，认为 SQTS 诊断的 QTc 间期应该 ≤ 350ms。另外，Rautaharju 根据临床试验提出 QT 间期 <QTP ［=656(1+HR/100)］的 88% 为短 QT 间期，并发现短 QT 间期与 SCD 有关，也有作者提出 QT 间期小于 QTP 的 80% 判为短 QT 间期。我国心内科医生在 547 例健康人群心电图中检测短 QT 间期与 QTP 法作为临床研究短 QT 间期更为适用。显而易见，多年来人们一直在探索短 QT 心电学参数的诊断值，从而确定

SQTS 合理的诊断标准。最近遗传性心律失常专家共识中提出：QTc 间期 ≤ 330ms 可诊断为 SQTS；QTc 间期 <360ms 合并以下至少一点可诊断为 SQTS：存在基因突变，有 SQTS 家族史，发作年龄 ≤ 40 岁猝死的家族史，无心脏病而发生室速/室颤的幸存者。

【遗传学研究】

依靠分子遗传学研究，已先后发现 SQTS 的 7 个致病基因，与短 QT 直接相关的 *KCNH2*、*KCNQ1* 和 *KCNJ2* 基因，短 QT 并 Brugada 波的 *CACNA1C*、*CACNB2b* 和 *SCN5A* 基因及短 QT 并 J 波的 *CACNA2D1* 基因，按照基因发现的先后顺序，分别将 SQTS 命名为 SQT1、SQT2、SQT3、SQT4、SQT5、SQT6 和 SQT7（表 5-3）。

表 5-3　短 QT 综合征基因分型

分型	基因	染色体	蛋白	离子通道	突变效果
SQT1	*KCNH2*	7q35~7q36	$K_v11.1$	$I_{Kr}\alpha$ 亚单位	功能获得
SQT2	*KCNQ1*	11p15.5	$K_v7.1$	$I_{Ks}\alpha$ 亚单位	功能获得
SQT3	*KCNJ2*	17q23.1~17q24.2	Kir2.1	$I_{K1}\alpha$ 亚单位	功能获得
SQT4	*CACNA1C*	12p13.3	$Ca_v1.2$	$I_{L,Ca}\alpha$ 亚单位	功能丧失
SQT5	*CACNB2*	10p12	$Ca_v\beta2$	$I_{L,Ca}\beta2$ 亚单位	功能丧失
SQT6	*CACNA2D1*	7q21~q22	$Ca(_v)\alpha(2)\delta-1$	$I_{L,Ca}2\delta-1$ 亚单位	功能丧失
SQT7	*SCN5A*	3p21	Nav1.5	$I_{Nav1.5}$ 亚单位	功能丧失

2004 年，Brugada 等在 3 个无相关 SQTS 家系的两个家系患者中确定了 SQTS 的第一个致病基因——*KCNH2*（HERG）。位于 *KCNH2* 基因 S5-P 的 *N588K* 突变导致 *I*kr 增加，从而导致动作电位复极化第 2 和 3 期缩短。随后，Hong 等在房颤并 SQTS 患者家族中，鉴别出了 *KCNH2* 同一个突变 *N588K*，因此推断位于 S5-P 的 *N588K* 基因突变是导致 SQTS 患者的高发突变位点。通常认为不同的基因突变导致不同的临床表型，但在三个独立的 SQTS 家系的研究表明，即使同一基因突变的患者也具有不同的临床表现。最近来自日本的报道显示在一个日系 SQTS 散发者发现了新的 *KCNH2* 基因突变 R1135H，功能分析表明突变通道功能获得。

Bellocq 等在 1 例反复发生室颤的 70 岁男性 SQTS 患者行基因筛查时发现了另一个致病基因——*KCNQ1*（KVLQT1），*V307L* 突变导致 -20mV 半激活状态的移位，激活态的加速导致突变通道在更负电压激活而致 Iks 功能获得和动作电位缩短。Hong 等随后报道了另一个自身产生的 *KCNQ1* 基因突变 *V141M*，遗传和生物物理分析揭示突变通道增强 Iks 功能，并同时引起心房肌和心室肌动作电位的缩短。

2005 年，Priori 等在一个无症状 5 岁男童和 35 岁父亲的 SQTS 家系中发现了第 3 个致病基因——*KCNJ2*（Kir2.1）。电生理分析显示 Ik1 电流增强引起动作电位缩短。

Antzelevitch 等报道了引起 SQT4 和 SQT5 的致病基因 *CACNA1C*（A39V）和 *CACNB2b*（S481L），它们分别编码 L 型钙通道的 α1 和 β 亚单位，功能分析显示突变通道功能丧失，尤其是 *CACNA1C* 的 *A39V* 突变是由于突变通道功能转运缺失而导致内向钙离子流降低。

Templin C 等报道 SQT6 的致病基因 *CACNA2D1*。该基因位于染色体 7q21-22，负责编码心脏 L 型钙通道的 α2δ-1 亚单位。*CACNA2D1* 基因突变（p.S755T）导致 L 型钙通道的功能丧失，通过上述相同的机制引起 AP 复极化时间、ERP 及 QT 间期缩短。*CACNA2D1* 基因突变与心电图早期复极化的相关性，有待于更多样本的观察和研究。

晚近，我国学者 Hong 等报道了短 QT 间期合并 Brugada 样心电图患者，具有猝死家族史。通过突变筛查发现 *SCN5A* 基因 *R689H* 突变。电生理分析表明 *R689H* 突变型钠通道不能产生任何电流，提示 *R689H* 突变引起钠通道蛋白功能丧失，导致 SQT7。

【发病机制】

最近的研究结果表明,SQTS 患者动作电位时限不均一性缩短,跨壁复极离散度(TDR)增大,成为室性快速性心律失常的潜在基质。在 SQTS 患者,T 波通常表现为高尖而对称。延长的 T_{peak}–T_{end} 间期代表了 TDR 的增大。Extramiana 和 Antzelevitch 应用犬左室楔形组织验证了增大的 TDR 的存在。他们应用 ATP 敏感的钾电流(I_{K-ATP})通道开发剂吡那地尔,造成 QT 间期缩短。吡那地尔不仅导致 QT 间期缩短,同时还使得 T_{peak}–T_{end} 间期显著延长和 TDR 的增大,程序性电刺激可诱发室性快速性心律失常。但是在未应用吡那地尔,正常 QT 间期和 T_{peak}–T_{end} 间期的对照组则未能诱发出心律失常。加用异丙基肾上腺素可进一步缩短 QT 间期,增大 T_{peak}–T_{end} 间期,诱发的多形性室性快速心律失常也随之更加持久。因此,该研究证实了 TDR 水平与多形性室性快速心律失常可诱发性之间的相关性。

最新的研究进展发现,斑马鱼是心律失常遗传学研究的较好模型,其基本电生理特性与人类相似。2008 年,Hassel 等率先在 Circulation 报道了 *reggae* 突变引起的与斑马鱼 ERG 钾通道有关的第一个 SQTS 模型,为揭示人类 SQTS 的发病机制、治疗方法的探索起了开创性的作用。

【基因筛查的临床意义】

已知相同的基因突变导致的 SQTS 疾病表型差别较大,提示 SQTS 治疗要个体化。对高度怀疑 SQTS 患者的治疗,不能受基因检测结果影响。专家共识推荐家族成员及其他相关亲属进行特定突变位点检测。

【治疗方法】

SQTS 危险分层和治疗方法目前仍不十分明了。SQTS 高发 SCD 危险是由于恶性心律失常。迄今为止,公认的 SQTS 最有效的治疗手段是植入 ICD。由于临床电生理研究发现导致室颤的只有 50%,因此,ICD 植入要根据临床表现,包括 QT 间期、心律失常特征和高发 SCD 家族史。还因为年轻儿童植入 ICD 有困难,所以药物治疗或许是过渡到 ICD 治疗的桥梁。奎尼丁是治疗 SQT1 的有效药物,丙比安也有一定治疗作用。除了 SQT1 外,D- 索他洛尔对其他型 SQTS 都有效。胺碘酮曾用于治疗 1 例 SQTS 患者,发现可延长动作电位和预防心律失常发生。有作者提出选择性 I_{kr} 阻滞 nifekalant 能有效纠正短 QT 间期。普罗帕酮是治疗 SQTS 并房颤患者较有效的药物,两年观察可有效预防阵发性房颤和室性心律失常的发生,但对 QT 间期无影响。此外,射频消融 SQTS 的多形性室速和室颤也有一定疗效。

3 第 3 节　Brugada 综合征

Brugada 综合征自 1992 年首次报道以来,世界各地的报道陆续增多。有资料显示,其发病率在 5/10 000~66/10 000。在日本和东南亚其发病率相对较高,Hong 等报道在心脏结构正常的猝死患者中,近 1/3 是由 Brugada 综合征导致,故有"东南亚突发性原因不明夜间猝死综合征"之称。杨兵等对 1 065 例健康汉族人进行筛查发现,有 8 位男性的心电图符合诊断标准,占总例数 7.5‰,可见 Brugada 样心电图或携带者在中国健康汉族人群中并不少见。

【临床表现】

Brugada 综合征以心电图上特征性的 Brugada 波,即右胸前导联 V_1~V_3 导联 ST 段穹窿型抬高为特征,伴致死性室性心律失常或 SCD 或家族史,并具有遗传异质性的心脏电紊乱疾病。Brugada 综合征的发病年龄最小者只有 2 天,最大的 84 岁。据估计,由 Brugada 综合征引起的猝死占所有猝死病例的 4% ~

12%，至少占心脏解剖结构正常猝死病例的20%。在Brugada综合征流行地区发病率为万分之五，是除交通事故以外，40岁以下青年男性死亡的首因。因为Brugada综合征的心电图呈动态变化且常为隐匿性，因此Brugada综合征的人群实际发病率难以统计。

Brugada综合征右胸导联有三种复极图形(图5-1):1型特征为ST段起始部分显著抬高:J点或ST段抬高(≥2mm)，形成穹窿型ST段，继以倒置T波，无明显的等电线。2型也是ST段起始部位显著抬高，但在此型中，抬高的J点(≥2mm)后为逐渐下降的抬高的ST段(比基线抬高≥1mm)，继以正向或双向的T波。这种ST-T改变被称为马鞍型。3型为穹窿或马鞍型，ST段抬高<1mm。这三种类型可在同一个患者中顺序出现或由特殊药物引发。

据报道，约20%以上的Brugada综合征患者出现室上性心律失常，包括心房颤动、预激综合征(WPW)。房颤是Brugada综合征患者中最常见的房性心律失常，发生率6%~53%。还不清楚心房易损与室性心律失常产生是否相关，或者是房性心律失常是否触发室速/室颤的发作。报道还称，心房传导减慢和心房静止与Brugada综合征相关。近来报道已揭示Brugada综合征与长QT综合征和短QT综合征这些遗传性室性心律失常并存的事实，并发现了这些疾病共存的致病基因，从而给医务工作者带来了新的研究思路。

【诊断标准】

目前已确定了三种心电图类型(图5-1):1型首先描述于1992年，特征为ST段起始部分显著抬高:J点或ST段抬高(≥2mm)，形成穹窿型ST段，继以倒置T波，无明显的等电线。2型也是ST段起始部位显著抬高，但在此型中，抬高的J点(≥2mm)后为逐渐下降的抬高的ST段(比基线抬高≥1mm)，继以正向或双向的T波。这种ST-T改变被称为马鞍型。3型为穹窿或马鞍型，ST段抬高<1mm。继2002年及2005年欧洲心脏学会(ESC)的专家共识报告中指出Brugada综合征的诊断以来，最近的遗传性心律失常专家共识提出诊断建议:自发性或静脉注射I类抗心律失常药物诱发引起第2、3或4肋间右胸前导联V_1、V_2导联中1个或1个以上导联出现ST段1型形态抬高≥0.2mV可诊断为1型Brugada综合征;静脉注射I类抗心律失常药物诱发引起第2,3或4肋间V_1、V_2导联中1个或1个以上导联ST段2或3型形态抬高≥0.2mV可诊断为2或3型Brugada综合征。

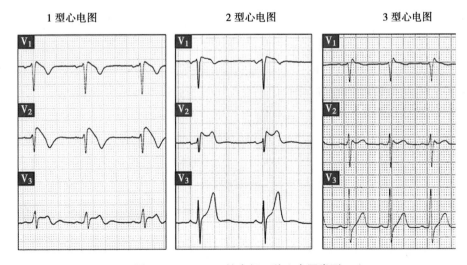

图5-1 Brugada综合征三种心电图类型

【遗传学研究】

Brugada综合征呈常染色体显性遗传，但有2/3的患者呈散在发病。到目前为止，已发现12个Brugada综合征的致病基因和3个调节基因(表5-4)。

表 5-4　Brugada 综合征的基因

	致病基因位点	离子通道		编码基因及蛋白	占先证者比例
BS1	3p21	↓	I_{Na}	SCN5A，$Na_v1.5$	11%~28%
BS2	3p24	↓	I_{Na}	GPD1L	Rare
BS3	12p13.3	↓	I_{Ca}	CACNA1C，$Ca_v1.2$	6.6%
BS4	10p12.33	↓	I_{Ca}	CACNB2b，$Ca_v\beta2b$	4.8%
BS5	19q13.1	↓	I_{Na}	SCN1B，$Na_v\beta1$	1.1%
BS6	11q13-14	↑	I_{to}	KCNE3，MiRP2	Rare
BS7	11q23.3	↓	I_{Na}	SCN3B，$Na_v\beta3$	Rare
BS8	12p11.23	↑	I_{K-ATP}	KCNJ8，Kir6.1	2%
BS9	7q21.11	↓	I_{Ca}	CACNA2D1Ca_va2d	1.8%
BS10	1p13.2	↑	I_{to}	KCND3，$K_{v4.3}$	Rare
BS11	17p13.1	↓	I_{Na}	MOG1	Rare
BS12	12p12.1	↑	I_{K-ATP}	ABCC9，SUR2A	Rare
	调节基因				
	15q2425	↓	I_f	HCN4	
	7Q35	↑	I_{Kr}	KCNH2，HERG	
	Xq22.3	↑	I_{to}	KCNE5（KCNE1-like）	

1. *SCN5A*　大约 15% 的 Brugada 综合征患者具有 *SCN5A* 基因突变（Brugada 综合征 1）。钠通道 α 亚单位由四个高度同源性的结构域（Ⅰ~Ⅳ）通过细胞内连接环相连而成，每个结构域含有 6 个 α 螺旋跨膜区（S1~S6）。*SCN5A* 基因长 80kb，含有 28 个外显子和 2016 个氨基酸，位于 3p21。最近，已发现 100 余种 *SCN5A* 基因突变与 Brugada 综合征有关。体外表达 30 多种突变均显示功能缺失，其机制为：①功能性钠离子通道数量的减少或不表达，如蛋白滞留在内质网中；②动力学改变，如电压和时间依赖性 *I*Na 激活、失活、复活或是进入失活的中间状态或是加速失活，而导致钠离子通道功能改变。还有研究表明，突变通道在高温下特异激活，提示 Brugada 综合征在热带地区患病率增加，这与 Brugada 综合征患者发热时易发生室速的临床现象一致，从而提示 Brugada 综合征患者发热时和热带地区风险增加。

2. 甘油 -3- 磷酸脱氢酶 1　导致 Brugada 综合征 2 的致病基因是位于 3 号染色体的甘油 -3- 磷酸脱氢酶 1 基因（*GPD1L*）。*GPD1L* 由 8 个外显子、351 个氨基酸组成，位于 3p24。尽管 *GPD1L* 在 Brugada 综合征中的具体作用心动过速机制尚需进一步研究，但已明确其参与心脏钠通道向细胞表面的运输。在共表达 *GPD1L* 和 *SCN5A* 转染的 HEK（人胚肾）细胞中，突变的 *GPD1L* 可减少 *SCN5A* 在细胞膜表面的表达，并减少内向钠电流。最近来自日本的 220 例 Brugada 综合征的调查报道，显示 *GPD1L* 基因与日裔 Brugada 综合征患者无相关关系。

3. *CACNA1C*　Brugada 综合征 3 的致病基因是位于 L 型钙通道 α1 亚单位的 *CACNA1C* 基因。基因片段长 640kb，由 50 个外显子和 2138 个氨基酸组成，位于染色体 12p13.3。包括 4 个功能域、6 个跨膜片段。其电流 I_{CaL}，影响去极化的钙离子内流并主要维持动作电位 2 期。突变 *A39V* 和 *G490R* 引起的 *CACNA1C* 功能丧失导致 Brugada 综合征和短 QT 综合征的复合型。

4. *CACNB2b*　L 型钙通道 β 亚单位基因 *CACNB2b* 位于 10p12，长 421kb，由 14 个外显子、660 个氨基

酸组成,调控 I_{CaL} 电流。在 82 例 Brugada 综合征患者中发现的 *CACNB2b* 基因 *S481L* 突变引起的 I_{CaL} 电流降低,可导致 Brugada 综合征 4 和短 QT 综合征的复合型。

5. *SCN1b*　*SCN1b* 编码于压力依赖的钠通道 β1 亚单位,由 213 个氨基酸组成,形成 α 螺旋结构。Watanabe 等在 282 例 Brugada 综合征患者中筛查发现了 *SCN1b* 的 3 个基因突变,与 *SCN5A* 共转染有降低 I_{Na} 电流的作用。

6. *KCNE3*　*KCNE3* 基因位于 11q13~q14,长 13kb,由 103 个氨基酸组成,构成压力依赖性钾通道,为 *KCNE* 的 β 亚单位。其突变 *R99H* 与 *Kv4.3* 共转染 CHO 细胞,发现 *Ito* 电流降低及电流加速失活。

7. *SCN3b*　最新研究发现 *SCN3b* 基因突变与 Brugada 综合征有关。膜片钳技术分析发现,野生型 *SCN5A*、*SCN1b* 和突变型 *SCN3b* 共转染,钠离子流峰值降低 83%,说明 *SCN3b* 突变导致钠电流降低。

随分子遗传学研究的进展,近来发现 *KCNJ8*、*CACNA2D1*、*KCND3*、*MOG1* 及 *ABCC9* 基因突变与 Brugada 综合征相关,这些基因突变在 Brugada 综合征的发生率较低。此外发现 Brugada 综合征调节基因 3 个,分别为 *KCN4*、*KCNH2* 和 *KCNE5*。

【发病机制】

早在 20 世纪 90 年代初,研究就已发现 2 相折返和使用钠通道阻滞剂能产生类似 Brugada 综合征的临床表现。20 世纪 90 年代中期以来的心肌楔型模型研究表明,1 相复极末期激活离子流的再平衡,使右室心外膜心肌细胞动作电位 2 相切迹加深,从而产生明显 J 波或者与 Brugada 综合征相关的 ST 段抬高。在较大的哺乳动物中,瞬时外向钾电流(I_{to})介导的尖峰样和穹窿样的动作电位形态(也称为切迹),只存在于心室外膜而非内膜,可产生跨膜电压梯度,在体表心电图上表现为 J 波。水平的 ST 段是由于动作电位平台期无明显跨膜电压梯度。病理状态下右室动作电位切迹更为明显,导致跨膜电压梯度的增加,因此 J 波和 J 点的抬高更明显。如果心外膜动作电位复极总在心内膜之前,T 波则表现为持续直立,从而产生马鞍型(saddle-back)ST 段抬高。更深的切迹可能会伴随着心外膜动作电位的延长,从而使复极方向向着右室外膜,跨膜电压梯度也发生倒转,从而产生穹窿样 ST 段抬高和 T 波倒置(covert-type),这是 Brugada 综合征患者特征性心电图。心外膜动作电位激活延迟也可能导致 T 波倒置。尽管典型 Brugada 综合征的心电图变化不是导致心律失常机制的必要条件,但认为心律失常基质是由于离子流平衡进一步偏移,导致右侧心外膜某些位置动作电位平台期的消失。这个明显跨膜复极电位产生的结果创造了一个易损窗,室性期前收缩落在这个窗口易导致折返性心律失常,即通过动作电位 2 相折返引起局部重新激动,导致配对间期非常短的室性期前收缩落在易损窗,促使一个环路折返而导致室速/室颤。动脉灌注右室楔型模型及最近 Brugada 综合征右室流出道外膜表面单相动作电位记录研究结果支持了这个机制的设想。

【基因筛查的临床意义】

基因检测本身不能诊断 Brugada 综合征,但对可疑病例可以协助临床诊断。家族成员特定基因突变检测,对发现基因突变相关个体、进行防治和随访管理起决定作用。

基因筛查结果不影响 Brugada 综合征治疗。然而,携带 *SCN5A* 突变的无症状个体应该预防或避免发热,及时使用解热药物降温,避免使用钠通道阻滞剂。临床诊断为 Brugada 综合征的患者,无论基因检测结果如何,均应给予预防性治疗。专家共识 I 类推荐家族成员及其他相关亲属行特定突变检测,不推荐孤立的 2 型或 3 型 Brugada 心电图个体进行基因检测。

【治疗方法】

虽然 Brugada 综合征的临床和基础特征及诊断研究有了很大的进展,但治疗却无重大突破。目前,ICD 仍是唯一有效的治疗措施。对有症状的患者应植入 ICD;无症状的患者可行 EPS 进行危险分层:对自发或应用 Na 通道阻滞剂后 1 型心电图表现,且 SD 家族史阳性的患者,EPS 可诱发出室颤则应植入 ICD。无症状且无 SD 家族史,并只有在应用 Na 通道阻滞剂后才表现出 1 型心电图特征的患者,应严密随访,尚无资料支持行 EPS 或植入 ICD。

尽管 Brugada 综合征心律失常和 SCD 往往发生在夜间或休息时，与心率偏慢有关，心脏起搏治疗的可行性还缺乏大规模临床研究。有关冷冻手术或消融治疗的资料也不多。最近 Haissaguerre 等报道了局部射频消融可能触发室速或室颤的室性期前收缩对控制 Brugada 综合征心律失常发生可能有潜在价值。

药物治疗主要通过调节右心室心外膜早期动作电位电流的再平衡来减轻动作电位的切迹形成，修复动作电位平台期。

胺碘酮和 β 受体阻滞剂证明无效。I_C 类抗心律失常药物（如氟卡尼、普罗帕酮）和 I_A 类药（如普鲁卡因胺、丙吡胺）为禁忌药物。但特异性 I_A 类药物如奎尼丁和替地沙米因为可以阻滞 I_{to} 而具有潜在治疗作用。奎尼丁具有 I_{to} 及 I_{kr} 阻断作用，是目前临床研究中评价最多的药物。Belhassen 等对 25 例可诱发室颤的患者应用奎尼丁治疗（口服 $1483 \pm 240mg$）。经治疗后 25 例患者中 22 例（88%）在 EPS 中未再诱发室颤。继续口服奎尼丁治疗的 19 例患者在随访期间（56 ± 67 个月）均未发生心律失常。但 36% 的患者因暂时的副作用而致停药。前期的资料也证明奎尼丁是植入 ICD 后多次放电以及 Brugada 综合征电风暴的一个很好的辅助治疗。最近，对有症状而恶性心律失常高危的儿童患者，奎尼丁也被推荐为 ICD 的一个有效的替代治疗手段。但仍缺乏大型、随机、对照的临床研究评价奎尼丁的有效性（尤其对已接受 ICD 植入的患者）。一种还在实验中的抗心律失常药物替地沙米，可作为治疗的备选药物之一。其优于奎尼丁的方面是对内向电流抑制较弱。

在试验模型中，β 肾上腺能药物通过增加 I_{Ca}，可减少跨壁及心外膜的复极离散度。临床上，也证实其对治疗 Brugada 综合征电风暴有效。近来，磷酸二酯酶 III 抑制剂西洛他唑（cilostazol）通过增强钙离子内流和减少 I_{to} 外流来提高心率，使 ST 段正常化。西洛他唑可有效减少反复室颤患者的 ICD 放电。但最近也有其对另一多次 ICD 放电患者治疗失败的报道。

非常有意义的是，国外实验室报道了我国中草药丹参成分紫草酸二甲酯具有 I_{Na} 缓慢失活的特性，导致动作电位早期内向离子流的增加，在动物模型显示能有效地削弱 Brugada 综合征心律失常的发生基质。

对于 Brugada 综合征的治疗，需要适当的临床试验来评估所有这些药物的疗效以及起搏器在治疗中的可能应用。同时，还需进一步研究评估射频消融和或冷冻手术治疗方法的可行性。

第 4 节　婴儿猝死综合征

【概述】

婴儿猝死综合征（sudden infant death syndrome，SIDS）指貌似健康的 1 岁以内的婴儿或新生儿（常发生于出生后 3 周~8 个月）在睡眠中突然发生的，或通过病史、环境调查和尸检等仍不能明确原因的意外死亡。

最初，各家对 SIDS 的定义并非完全一致。直至 1969 年在美国西雅图召开的第二届国际婴儿猝死专题讨论会正式提出 SIDS 定义：任何婴幼儿包括新生儿突然意外死亡，但死后经全面检查仍无法确定确切死亡原因者。此定义也称西雅图定义。英美等国文献也将其称之为摇篮死亡，或"摇篮死""睡床死""摇床死"（cot death，crib death）。1989 年，美国国立儿童健康与发展研究中心（National Institute of Child Health and Human Development，NICHD）组织专家委员会上修改了 SIDS 的定义，即婴幼儿改为 1 岁以内的婴儿。从此 SIDS 的概念得到一致认可。随着 SIDS 认识的加深，相关专家于 2004 年再次修正了 SIDS 的定义，即在原有概念中增加时间状语"在睡眠中"，并对其进行了分型。

SIDS 发病率已经明确,超过年轻人或大于 1 岁小孩一个数量级。爱尔兰最近的一项全国性研究发现,年龄在 1~4 岁幼儿的猝死率为 1.4/100 000,而 1 岁以下婴儿猝死率为 59/100 000。美国一项以人群为基础的研究提示了相似的结果,1~4 岁幼儿心脏性猝死的年发病率为 3/100 000,1 岁以下婴儿为 80/100 000。应该注意的是,避免可控的危险因素(主要是避免俯卧睡姿),已经使全世界 SIDS 发病率明显下降。我国从 1990—2008 年新生儿、婴幼儿、儿童的死亡率分别下降了 70%(从 34.0/1 000 到 10.2/1 000 活产)、72%(从 53.5/1 000 到 14.9/1 000 活产)和 71%(从 64.6/1 000 到 18.5/1 000 活产)。其中历年 SIDS 占总死亡率的 5%,相当于 92.5/100 000,仍然明显高于美国 SIDS 的发病率。约 90% 的 SIDS 发生于 6 个月内,2~4 个月为发生高峰。1 个月以内和 6 个月以上的 SIDS 不常见。男婴稍高于女婴,美国黑种人婴儿高于白种人。

【临床表现】

　　SIDS 发病突然,毫无预兆,多在睡眠中。患儿生前无特异性临床表现,临床症状多被忽视。其主要特征有:①对环境反应差。②在喂养时易有呼吸暂停或衰竭。③有异常的哭啼声。患儿哭啼音调常突然改变,如音调增高或短促无力的呻吟。这或许意味着患儿喉及喉以上发音管道或脑干功能存在异常。④睡眠中发生呼吸停顿,早期症状轻可仅为呼吸不规则,偶发暂停,严重者呼吸长时间停止 >15s,并可有突发青紫,特别是轻度呼吸道感染时。⑤睡眠中脉搏不规则,缓慢或停搏,并出现青紫或苍白现象。患儿也可有四肢软瘫、肌张力减退等表现。

【诊断与鉴别诊断】

　　SIDS 的诊断应排除各种其他导致新生儿死亡的原因后进行诊断。病史询问,死亡调查和尸体解剖是诊断的关键。SIDS 死亡有内在和外在因素,内在因素包括男性、早产儿、父母抽烟酗酒;外在因素包括俯卧位、软床、摇晃和中重度感染等。在诊断前需要排除外伤、虐婴、中毒等死亡原因,并排外心、肺、肝、肾等重要脏器的器质性病变。

　　SIDS 主要和婴儿窒息、机械性损伤、中毒、感染等原因导致的新生儿死亡鉴别。保留适用于 DNA 提取的组织可以进行分子尸检,来核实基因诊断对 SIDS 的死亡有益,因为在死后的基因检测中,估计有 10% 的 SIDS 病例显示心脏离子通道病基因发生了突变。

【病因与发病机制】

　　迄今为止,有关 SIDS 的病因、病理及发病机制等尚不清楚。尽管各种发病机制的研究均存在一定局限性,但研究结果的重要性仍不容忽视。

　　1. 气候因素　有研究表明,SIDS 发病率的升高与气温低有关,并且认为相对温度或湿度的变化是 SIDS 的重要因素。

　　2. 孕妇吸烟和婴儿被动吸烟　美国一项流行病学调查显示,被动吸烟增加 SIDS 的发生率,并且呈剂量相关性。新西兰、英国、瑞典等多项研究表明,母亲吸烟可导致 SIDS 发生风险增加 4~6 倍。

　　3. 睡眠体位因素　早期曾有学者提出俯卧位睡眠是婴儿猝死的危险因素,但当时未引起足够的重视。随着研究进展,目前认为俯卧位睡眠是导致 SIDS 发生的重要机制之一。最新研究结果显示:婴儿仰卧位及自由位睡眠面临的风险最小。俯卧位睡眠导致 SIDS 的主要机制可能是由于俯卧位睡眠时,CO_2 弥散受限制,过多吸入呼出的 CO_2,导致体内 CO_2 潴留,引起低氧血症和高碳酸血症,交感神经的紧张性增高和 / 或副交感神经的紧张性下降。缺氧使婴儿对周围环境的反应性下降及外周血管舒张、血压下降,也与 SIDS 的发生有关。呼吸、循环和神经系统功能异常是 SIDS 的危险增高的主要机制。

　　4. 呼吸障碍　感染及胃食道反流所引起的呼吸暂停是导致婴儿猝死于睡眠过程中的重要因素。呼吸道感染引起 SIDS,可能是呼吸道病变触发了高危儿呼吸停止而导致死亡。如腺样体增生、鼻腔分泌物黏稠或其他因素堵塞时,可造成气道阻塞,呼吸暂停。当呼吸暂停时间过长,可致低氧血症造成婴儿发生猝死。新生儿食管下腔括约肌张力降低,易使胃内容物流入食管,其诱发的喉痉挛或通过迷走神经的刺激作用引起的支气管狭窄,气道阻塞,而产生呼吸暂停和心动过缓是导致 SIDS 发生的重要机制。

5. 心脏病变　心脏发育缺陷引起的血流动力学改变使脑干血流供应不足时,引起生命中枢功能障碍,或心脏离子通道功能障碍引起的传导系统异常而导致的恶性心律失常是患儿易于发生 SIDS 的重要机制。最近文献报道,部分 SIDS 猝死患者死于先天性心脏病。研究显示,部分患儿复苏前后及死前有 QT 间期延长现象,这说明遗传因素决定的 QT 间期延长可能是猝死的因素之一。如编码心脏钾离子通道基因突变后,可致钾离子通道功能异常,心肌复极变化过程中 K^+ 内流减少,复极速度减慢,QT 间期延长,心肌细胞稳定性下降,兴奋性增加,易发生折返,婴儿可发生恶性心律失常而致死。

6. 代谢障碍　研究发现,肉碱缺乏、脂肪酸氧化功能缺陷、维生素 B_1 及铁代谢紊乱均是 SIDS 的危险因素。肉碱可辅助脂肪酰辅酶 A 穿过线粒体内膜以进行氧化,当其转运功能障碍时,脂肪酸氧化受到影响。脂肪酸氧化失调时,脂肪将在肝脏、心脏广泛浸润,肝糖原代谢也有异常,导致患儿出现高血氨低血糖症,呼吸功能异常,易发生猝死。此种猝死婴儿疾病呈家族一定遗传性。维生素 B_1 及铁代谢紊乱都因影响呼吸功能障碍而致 SIDS。

7. 中枢神经系统病变　研究显示,SIDS 患者因中枢性呼吸功能障碍而导致猝死。原因未明的 SIDS 患者的中枢神经系统的中间外侧核存在不同程度的发育异常,而影响正常呼吸运动;尼古丁可通过收缩胎盘小血管,减少胎儿血供致胎儿缺血缺氧,影响其脑干的发育,自主神经中枢功能障碍。晚近研究发现,死于 SIDS 和死于其他疾病的婴儿的大脑内血清素水平比其他死亡婴儿的平均低 26%,从而影响睡眠、呼吸及心率的调节作用。

8. 遗传因素　已有研究发现,本病与常染色体显性遗传有关,约 10% SIDS 由基因变异或基因突变导致,包括编码心肌离子通道基因、脂肪酸代谢酶相关基因、糖代谢酶相关基因及与血栓形成的相关基因等(表 5-5)。

表 5-5　SIDS 遗传学特征

基因	基因座	基因变异	基因位点
SCN5A	3p21	突变	S1333Y,S216L,delA1586–587,R680H,T1304M,F1486L,V1951L,F2004L,P2006A
SCN3B	11q23.3	突变	V36M,V54G
SCN4B	11q23.3	突变	S206L
KCNQ1	11p15.5	突变	I274V,G460S,V141M
KCNH2	7q35–36	突变	R273Q,V279M,R885C,R954C,S1040G,K897T
SNTA1	11q23.3	突变	S206L
KCNE2	21q22.1	突变	Q9E,T8A
RyR2	1q42.1–q43	突变	S4565R
GPD1L	3p24	突变	A280V
MCAD	1p31	突变	A985G
CAV3	3p25	突变 / 多态性	F97C 和 S141R/C72W 和 T78M
凝血因子 V	1q23	突变	G1691A
KCNE1	21q22.1–q22.2	多态性	G38S,D85N,T20I

续表

基因	基因座	基因变异	基因位点
AQP4		多态性	rs2075575
HLA-DR	6p21.3	多态性	21OH-A 基因缺失
NOS1AP	1q23.3	多态性	rs10494366
补体 C4	6p21.3	多态性	C4B 基因缺失
Il-1	2q14	多态性	IL-1alpha VNTR A1A1/IL-1beta+ +4845TT
IL-8	4q13-q21	多态性	-251AA/AT, -781CT/TT
IL-10	1q31-q32	多态性	ATA 半倍体, -592A 等位基因
5-HT	17q11.1-q12	多态性	

（1）突变基因

1）离子通道及相关致病基因：LQTS 或 SQTS 某些致病基因突变与 SIDS 发生有关，这些基因包括 KCNQ1、KCNH2、SCN5A、SCN3B、SCN4B、KCNE2、CAV3 和 SNTA1 基因。这些编码钠、钾、钙等离子通道的基因突变，可导致相应的离子通道功能异常，改变心肌细胞的去极化及复极化过程，严重时可触发致死性心律失常，致使婴儿猝死。对 93 例 SIDS 的分子遗传学分析，发现 2% 患儿存在钠离子通道基因突变，提示心脏离子通道突变在 SIDS 发病中的作用值得重视和研究。

2）脂肪酸代谢酶相关基因：脂肪酸代谢障碍与 SIDS 存在相关性，脂肪酸代谢酶相关基因及调节糖代谢关键基因的突变可能参与 SIDS 的发生过程。如中链乙酰辅酶 A 脱氢酶（medium chain acyl CoA dehydrogenase, MCAD）基因突变引起 MCAD 缺乏，可导致脂肪酸代谢障碍，肌磷酸化酶基因突变可导致糖代谢异常，进而通过相应机制诱发婴儿猝死。

3）糖代谢酶相关基因：严重低血糖可导致婴儿死亡，推测调节糖代谢关键基因的变异可能参与 SIDS 的发生。有报道 1 例一直被认为是"健康"的 3 个月婴儿，在家中猝死时才发现患有糖原贮积病 V 型，尸体基因检测证实患儿带有肌磷酸化酶基因突变。

4）血栓形成相关基因：有研究显示，SIDS 患者凝血因子 V 基因突变的发生频率高于正常婴儿。但血栓形成相关基因突变是否为 SIDS 的致病基因，仍需进一步的研究加以证实。

（2）多态性

1）一氧化氮合成酶 -1 衔接蛋白基因（the nitric oxide synthase 1 adaptor protein gene, NOS1AP）：尸检研究结果显示，与 NOS1AP 基因 TG 及 GG 基因型相比，TT 基因型与 SIDS 发生有明显相关性。最近的全基因组连锁分析表明，GG 基因型携带者的 QT 间期延长，其机制可能为 NOS1AP 产物与 NOS1 相互作用，通过抑制 L 型钙通道而延长心肌细胞复极化过程。

2）HLA-DR 基因：有研究发现，SIDR 患者 HLA-DR2 出现频率显著低于正常婴儿，但也有两 SIDR 患者 HLA-DR2 与对照组之间无差异的报道。

3）补体 C4 基因：很多 SIDS 患者在猝死前存在轻微上呼吸道感染症状，检测到此类患者存在 C4A 或 C4B 基因缺失现象，这似乎提示应警惕 C4 基因缺失且伴上呼吸道感染得患者发生 SIDS。

4）IL 基因：IL 是一种炎症介质，在感染性疾病的发生发展中具有重要作用。某些 IL 是 SIDS 患者发生猝死的危险指标。有报道 SIDS 患者 IL-10 ATA 单倍体和 ATA/ATA 与感染造成的死亡之间存在关联。在死于感染患者中，患者死亡前发热症状与 IL-8-781CT/TT 存在某种关联。

5）5- 羟色胺（5-HT）转运基因：有文献报道，5-HT 基因内含子处等位基因变异可能与 SIDS 有关。研究表明 5-HT 等位基因与 SIDS 危险标志,这些等位基因被命名为 L 和 XL。最近又有文献报道,5-HT 多态性与 SIDS 无关。作者认为 5-HT 多态性在非洲裔婴儿中不具有致病危险性,似乎是一个正常现象。

6)离子通道相关基因:*KCNE1* 基因多态性影响动作电位的复极过程引起恶性心律失常而猝死。

7)水通道蛋白基因(*Aquaporin-4*)。

9. 其他　目前研究提示,免疫缺陷、糖皮质激素长期不足、母亲滥用药物、过敏因素、氧化应激反应均与 SIDS 有关。

【预防与治疗】

SIDS 发病突然,常是多种因素的共同结果,且抢救困难。SIDS 临床表现缺乏特异性,增加了早期识别的难度,为有效预防 SIDS 的发生,应重视对高危儿的监护,并给予早期干预,降低其发病率。对有晕厥史、家族性心律失常史、心肌病以及猝死家族史的婴幼儿,因目前尚无有效的预防措施,在加强婴儿生命体征监护的同时,应竭力避免其触发因素。

治疗的目的在于防止呼吸暂停的发作,主要针对 SIDS 的高危患儿及有呼吸停止病史或曾发生过 SIDS 而被及时抢救存活的婴儿。首先应解除呼吸道梗阻,必要情况下,进行手术治疗。出现呼吸、循环衰竭时,应立即建立人工肺功能。目前,茶碱为治疗呼吸暂停较为有效的药物。从小剂量开始逐渐增加到维持剂量。氨茶碱可改善呼吸中枢对高碳酸血症和低氧的敏感性及呼吸中枢觉醒功能,还可改善肌肉收缩力,且能增加肺泡表面活性物质的合成与释放,改善呼吸功能。

随着相关研究的进展,对 SIDS 的研究从特征的归纳到概念的明确,目前已进入分子 – 基因水平。迄今为止,对其病因和发病的机制尚未明确,对高危患者的早期诊断十分必要,尤其是对疑有心脏疾病的婴儿,应采取积极的监护及预防措施。

【基因筛查与评估】

对于 SIDS 患者,应收集所有患者的血液或合适的组织进行分子尸检,并对个人史、家族史以及猝死时的情景资料进行分析,由心脏病理专家评估以排除存在结构性心脏病的微观改变。当分子尸检发现了增加猝死风险的致病基因突变时,建议对 SIDS 患者的一级亲属进行基因筛查,同时结合静息心电图、运动负荷试验以及其他提示的检查,评估其心脏猝死风险,以便早期发现家族中心脏猝死高危患者,进行早期预防和管理。

5　第 5 节　J 波综合征

自心电图 J 波首次报道以来,人们对 J 波的认识经历了一个由浅至深的过程。随着心电图检测技术的普及和基础电生理研究的深入,发现 J 波可见于生理和病理状态。J 波综合征是新近提出的、与 J 波有关的一个临床症候群,包括早期复极综合征(early repolarization syndrome,ERS)、Brugada 综合征、特发性室颤等。J 波综合征与恶性心律失常和心脏性猝死的关系已越来越受到关注。尽管专家对 J 波综合征的概念和定义存在争议,但是了解 J 波的电生理机制及临床意义具有重要的意义。

J 点在心电图上表现为 QRS 波与 ST 段的交点,标志着心室除极结束,复极开始。若 J 点从基线上移 ≥ 0.1mV、时限 ≥ 20ms,在 QRS-ST 连接处出现的一个向上的圆顶状或驼峰状波称为 J 波,以往称为 Osborn 波。

J 波最早报道见于高钙血症和低温患者。1953 年,有研究报道低温时出现的 J 波与室颤发生有关,当时研究者推测 J 波是由损伤电流引起,预后不良。后来研究者发现左室与右室的心内、外膜细胞的动作电位明显不同,与心室内膜相比,右室外膜细胞动作电位 1 相与 2 相之间有一更显著的切迹,推测这种不同可能与心外膜细胞上存在较大的瞬时外向钾电流(transient outward potassium current,I_{to})有关。直至 20 世纪 90 年代,心电学者揭示了 J 波产生的电生理机制,即 J 波形成与 I_{to} 介导的 K^+ 外流密切相关。虽然有不同观点存在,但该理论机制已被广泛接受。

J 波在普通人群中有 1% ~2% 的发生率,常见于男性、年轻个体、黑种人及运动员。随着年龄增加,J 波的发生率降低。2007 年,我国报道了局部地区 J 波流行性状况。来自 2009 年 ESC 年会的最新报道,与早期复极化有关的 J 波在法国健康女性的流行率是 17.2%,在德国健康人群的流行率是 35%。虽然 J 波在黑种人中的发生率高,但这并不代表黑种人的心血管病死率高,J 波只是一种直接的电生理现象。

【临床表现】

J 波综合征的分型和异同见表 5-6。

表 5-6　J 波综合征的分型和异同

	遗传性 J 波综合征				获得性综合征	
	ERS Ⅰ型	ERS Ⅱ型	ERS Ⅲ型	Brs 型	缺血性	低温性
解剖部位	左前侧壁	左下后壁	左右心室	右心室	左右心室	左右心室
心外膜 I_{to} 密度	小	中	大	大	大	大
J 波幅度	小	中	大	大	大	大
ST 段抬高	V_4~V_6	Ⅱ,Ⅲ,aVF	全导联	V_1~V_3	任何导联	任何导联
ST 段抬高程度及激发	心动过缓↑ Na^+ 阻滞剂?	心动过缓↑ Na^+ 阻滞剂?	心动过缓↑ Na^+ 阻滞剂?	心动过缓↑ Na^+ 阻滞剂?	不清	不清
性别	男	男	男	男	男	男/女
室颤	罕见	有	有;电风暴	有	有	有
奎尼丁效应	?	ST 段正常化并抑制室颤	ST 段正常化并抑制室颤	ST 段正常化并抑制室颤	资料有限	ST 段正常化并抑制室颤
基因突变	KCNJ8?	SCN5A,KCNJ8	SCN5A,KCNJ8	SCN5A/SCN3B/ SCN1B/CACNA1C/ CACNB2b/KCNE/ 3GPD1L	SCN5A	无

(一) 特发性 J 波综合征

1. 早期复极综合征　ERS 的典型心电图表现之一为下壁或侧壁至少两个相邻导联 J 点抬高 >0.1mV,持续时间 ≥ 20ms(图 5-2),并伴有临床表现的症候群。ERS 是半个世纪前提出的概念,是一种常见的心电图表现,通常被认为是良性的。临床医生对 ERS 的临床兴趣源于其心电图特点及机制与致恶性心律失常疾病 Brugada 综合征相似。引人瞩目的是 2008 年英格兰杂志连续 3 篇报道了 ERS 与心脏性猝死的关联。其中一篇回顾了 22 个中心的 206 例特发性室颤导致心脏骤停复苏后的患者,发现 ERS 在特发性室颤的患者中发生率高于正常对照组,晕厥史和睡眠中发生心脏性猝死的发生率较无 ERS 组高,从而得出有特发性室颤的患者有较高的 ERS 发生率。实验室研究发现,ERS 左心室前侧壁外膜 I_{to} 密度较右室外膜小,但程度较 Brugada 综合征弱(图 5-2,Ⅱ,Ⅲ,aVF,V_4,V_5 导联箭头所示为 J 点抬高或 J 波)。

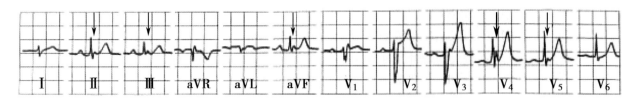

图 5-2 早期复极心电图改变

ERS 的危险分层:ERS 的危险分层一直是人们关注的焦点。对于心电图上发现 ERS 的患者,如何评价其发生恶性心律失常的风险,近几年来,心电学家和临床医生一直在探讨这一问题。研究发现,ST 段及 T 波形态及其稳定性,出现 ERS 的心电图导联位置和数目决定着 ERS 的危险分层。

良性 ERS,ST 段和 T 波形态具有相对暂时的稳定性。而恶性 ERS,ST 段和 T 波形具有动态的易变性,在形态学上具有明显的动态变化。在 $V_2 \sim V_4$ 导联,良性 ERS 表现为 T 波宽大、直立,与 ST 段抬高衔接一致;而恶性 ERS 表现为 T 波形态与 ST 段抬高明显的不一致性。在良性 ERS,特征性 ST 段改变通常仅发生在 aVR 导联。而恶性 ERS,ST 段改变出现在多个导联。如果在下壁导联、侧壁导联以及右胸导联均存在 ST 段抬高,其发生恶性心律失常的风险明显增加。良性 ERS 通常表现为 $V_4 \sim V_6$ 导联 J 波和 ST 段抬高。恶性 ERS 通常表现为下壁、下侧壁以及广泛胸前导联的 J 波和 ST 段抬高。

J 波抬高幅度与 ERS 危险分层相关。长期随访发现,无症状成人个体出现 J 波 >0.2mV,其发生恶性心律失常死亡的风险是普通人群的 3 倍。

ERS 患者伴有以下几种情况时,应高度重视心脏性猝死风险:

(1)既往存在心脏骤停、不能解释的晕厥或心脏性猝死家族史。

(2)J 点或 ST 段抬高 ≥ 0.2mV,出现在下壁导联或下侧壁或广泛导联。

(3)J 波一过性抬高。

(4)巨大 J 波。

(5)伴有 QT 间期缩短。

(6)水平型或下斜型 ST 段抬高。

(7)出现短联律间期室性期前收缩。

2. Brugada 综合征 Brugada 综合征以心电图上特征性的 Brugada 波,即右胸前 $V_1 \sim V_3$ 导联 ST 段穹窿型抬高并 T 波倒置为特征,伴致死性室性心律失常或心脏性猝死或家族史,并具有遗传异质性的心脏电紊乱疾病。Brugada 综合征的表现型有较大的年龄范围,最小者只有 2 天,最大的 84 岁。据估计,由 Brugada 综合征引起的猝死占所有猝死病例的 4% ~12%,至少占心脏解剖结构正常猝死病例的 20%。目前 Brugada 综合征右胸导联有 2 种复极图形(图 5-1),1 型的诊断标准为 ST 段穹窿样抬高 ≥ 0.2mV,伴 T 波倒置;2 型的诊断标准为 ST 段马鞍型抬高 ≥ 0.2mV 或下斜形 ST 段抬高 ≥ 1mV,T 波直立或双向;这两种类型可以在同一个患者中顺序出现或由特殊药物引发。Brugada 综合征是心脏性猝死的危险因素之一。因为其临床特征和心电图表现与 J 波的电生理机制相似,有作者提出将 Brugada 波归属于 J 波,从而把 Brugada 综合征归属于 J 波综合征。

Brugada 综合征呈常染色体显性遗传,但有 2/3 的患者呈散在发病。到目前为止已经发现 12 个 Brugada 综合征的致病基因以及 3 个调节基因。致病基因包括编码心脏钠离子通道 α、β 亚单位的 *SCN5a* 和 *SCN1b*、*SCN3b*、钠通道调节因子 *GPD1L*、编码钙通道亚单位的 *CACNA1C*、*CACNB2b* 和 *CACNA2D1*、编码 I_{to} 通道的 *KCNE3* 基因,编码 Ikr 通道的 *KCNH2* 基因,编码 ATP 敏感钾通道(I_{K-ATP})Kir6.1 亚单位的 *KCNJ8* 基因等(表 5-4)。

3. 特发性室颤　特发性室颤首次报道年月已久,是一种原因不明的、特征性表现为年轻患者的室颤,发生率低,部分具有家族遗传性。特发性室颤好发于无器质性心脏病的男性,许多不同的研究显示,特发性室颤为离子通道疾病。据报道,Brugada 综合征有误诊为特发性室颤事件,需进行鉴别诊断。研究发现,特发性室颤患者心电图多处导联均可见 J 点抬高,异常 J 波,以下壁导联Ⅱ、Ⅲ、aVF 导联最常见。特发性室颤患者心电图 J 点抬高的比例明显高于对照组。在特发性室颤,心电图可能存在动态改变,尤其在夜间迷走神经兴奋时,J 波幅度可 >2mm,ST/T 可发生动态的改变,这种改变可被异丙肾上腺素所逆转。心内膜描记结果显示,触发特发性室颤患者发作多形性室速或室颤的 R-on-T 期前收缩很可能起源于心室内的局灶性位点,可自发性终止。部分特发性室颤患者在诱因作用下有发作心律失常风暴的风险。具有家族遗传性的特发性室颤不常见。

（二）获得性 J 波综合征

1. 缺血性 J 波综合征　急性心肌梗死早期心肌细胞急性缺血缺氧,代谢异常,心肌离子的主动性跨膜转运可出现障碍,影响正常的心电活动。患者心电图可出现新 J 波或原有 J 波振幅增高或时限延长,即缺血性 J 波,此为心肌严重缺血时伴发的一种超急性期的心电图改变。研究显示,缺血梗死区的外膜心肌和 M 细胞动作电位 2 相外向电流增加,内向电流(Na^+、Ca^{2+})减少,外膜心肌 I_{to} 密度高于内膜导致的 K^+ 外流增加发挥着主要作用,造成梗死区外膜心肌细胞和 M 细胞平台期消失,动作电位时程缩短,与非缺血区之间形成较大的复极电压梯度差,引起 J 点抬高,J 波形成。此时心脏电活动处于不稳定状态,可通过局部再除极发生 2 相折返,易诱发多形性室速、室颤等恶性心律失常,甚至发生心脏性猝死,预后不良。

2. 低温性 J 波综合征　低温 J 波首次由 Tomashewski 于 1938 年描述。1943 年,一些低温动物实验也记录到 J 波。1953 年 Osborne 提出 J 波与室颤的可能关联,也称其为损伤电流。1958 年,Emsile-Smith 建立了心室内外膜对低温反应的差异,并发现外膜 J 波更明显。这些结果被后来的动物模型和动脉灌注楔型组织块模型所证实。

【J 波综合征的心电图标准】

不同的临床情况下,J 波的具体表现可有不同,其形态、幅度、持续时间等诸方面可存在差异,且有时呈动态改变。J 波综合征主要心电图主要特点包括:①J 点抬高,QRS 波后 J 波;②J 波和 ST 段、T 波上升支融为一体,ST 段可缩短和抬高,QT 间期及 T 波多正常;③不同个体 J 波出现在心电图的导联位置存在差异;④其他特点:J 波受多种因素的影响,如低温、心率变化、高钙、运动试验及自主神经调节等。

【致恶性心律失常机制】

人们对事物的认识总是在不断深化和进步。随着心电生理学研究的深入,有学者认为 J 波的产生是局部心室外膜除极时程缩短而过早复极所致。具体表现为心室外膜动作电位常表现为明显的"切迹",即有一个峰和穹窿,这主要源自于 I_{to} 电流。由于心室内膜的 I_{to} 电流较小,从而导致动作电位缺乏"切迹"。心室内外膜之间动作电位的差异可产生心室复极早期跨室壁电位差,心电图上表现为 J 波或 J 点抬高。心率缓慢或迷走神经增强时,J 波变大与 ST 段抬高;心率加快或交感神经增强时,J 波变小,ST 段回复正常;动作电位穹窿丢失使跨室壁复极离散度增加所致的 ST 段抬高,成为室速或室颤的基质;心外膜动作电位穹窿不均一性丢失,心脏电活动处于不稳定状态,可通过局部再除极发生 2 相折返,表现为联律间期极短的室性期前收缩(R on T 现象),心室内微折返现象,易诱发严重心律失常,如室速或室颤,严重者发生猝死。

Antzelevitch 研究组提出右心室心外膜有较大的、由 I_{to} 介导的动作电位峰和穹窿,而且男性比女性心外膜有更大的由 I_{to} 介导的动作电位峰和穹窿,从而解释了 Brugada 综合征的发病电生理基础和男性发病率高的原因。

【J 波综合征分型和异同】

2010 年,*Heart Rhythm* 将 J 波综合征分为遗传性和继发性两种。遗传性分为早复极综合征 Ⅰ 型、早复极综合征 Ⅱ 型、早复极综合征 Ⅲ 型和 Brugada 综合征四型;继发型分为缺血性和低钾性 J 波综合征(表 5-1)。

【分子遗传学基础】

J 波综合征的提出激发了研究者们试图从发病机制来解析这一综合征,目的是从根源上解析长期以来人们对之的争论焦点,即 Brugada 综合征和 ERS 是两种疾病,还是同一疾病的不同临床发展阶及 Brugada 综合征是否属于 J 波综合征。Haissaguerre 等报道了一例 14 岁的室颤女孩,其心脏各项检查均提示心脏结构正常,而心电图提示下壁和侧壁导联 J 波。他们对该患者的 DNA 进行了 21 个候选基因的筛查,结果发现 *KCNJ8* 基因的一个错义突变 *C1265T*,在 422 位点的 S 氨基酸变为 L。该患者母亲未发现突变,父亲拒绝接受遗传学筛查。同时他们在 156 个同类患者中筛查该致病基因,无一例发现 *KCNJ8* 基因突变,说明此致病基因的显性率只有 0.6%。遗憾的是,该研究小组当时未对 *KCNJ8* 基因突变 *S422L* 进行电生理功能分析,因而无法更透彻地剖析 *KCNJ8* 导致此类疾病现象的电生理致病机制。有幸的是,最新研究资料从功能分析证实 *KCNJ8* 是 J 波综合征的致病基因。梅奥临床中心的 Ackerman 研究组表明,针对 87 例 Brugada 综合征和 14 例 ERS 患者进行致病基因筛查,发现 *KCNJ8* 基因的 *S422L* 突变所致的 I_{KATP} 通道功能获得与 1 例 Brugada 综合征和 1 例 ERS 有关。L 型钙通道基因突变,包括 *CACNA1C*、*CACNB2B*、*CACNA2D1* 以及引起 *SCN5A* 基因的功能缺失的突变也与特发性室颤和早复极相关。我国学者研究发现,*SCN5A* 基因出现 c.4297G>C 杂合错义突变,导致钠通道功能缺失,临床上出现早复极心电图的表现和室颤发作。目前共报道 ESR 遗传致病基因 6 个,包括钾通道基因 *KCNJ8*,*ABCC9*,钙通道基因 *CACNA1C*,*CACNB2b*,*CACNA2D1* 以及钠通道基因 *SCN5A*(表 5-7)。

表 5-7 ERS 的分子遗传学基础

	位点	离子通道	基因编码及蛋白	先证者比例
ERS1	12p11.23	I_{K-ATP}	*KCNJ8*,*Kir6.1*	
ERS2	12p13.3	I_{Ca}	*CACNA1C*,$Ca_v1.2$	4.1%
ERS3	10p12.33	I_{Ca}	*CACNA2b*,$Ca_v\beta2b$	8.3%
ERS4	7q21.11	I_{Ca}	*CACNA2D1*,$Ca_v\alpha2d$	4.1%
ERS5	12p12.1	I_{K-ATP}	*ABCC9*,*SUR2A*	
ERS6	3p21	I_{Na}	*SCN5A*,$Na_v1.5$	

【J 波综合征是复极化还是去极化异常】

最近在美国大学院杂志发表的专家综述提出:Brugada 综合征是否属于 J 波综合征,无论从临床和基础实验均存在争议。Brugada 综合征以右胸导联 Ⅰ 型 Brugada 波为特征,临床报道 Brugada 综合征涉及去极和复极化异常问题,最新临床观察 91 例 Ⅰ 型 Brugada 心电图患者,通过三个非介入心电检查技术(心电图、向量心电图和体表电位标测)证实了 Brugada 综合征的去极化异常,显然与复极化 J 波的理论有矛盾。从 Antzelevitch 研究组的 Brugada 综合征动物研究模型证实,右室比左室具有较高 I_{to} 密度,而且 J 波的细胞电生理机制 Brugada 综合征相似,那么如何解释 J 波(复极化异常)和 Brugada 综合征(去极化和复极化异常)间的概念归属有待于进一步研究证实。最近 Brugada 兄弟在多篇文章中强调了 $V_1 \sim V_3$ 导联 Brugada 波与恶性心律失常发生的重要关联,Brugada 波出现于其他导联的致死率低。因此,仍有许多未解之迷有待心脏病学专家、心电学者和基础研究者继续深入研究来加以明确。如特发性 J 波中的 Brugada 综合征和 ERS 已证实有共同的遗传发病机制,但是否为同一疾病的不同临床表型有待进一步证实。

　　无论 J 波还是 J 波综合征,从临床观察结果表明,心电学指标 J 波预测恶性心律失常发生有重要警示作用。早期识别异常 J 波的高危患者将有助于提高医务人员的防范意识,进行早期预防和治疗,减少猝死的发生。至于 J 波是去极化还是复极化、Brugada 综合征是否属于 J 波综合征,需要多中心合作进一步加以阐明。

【J 波综合征的治疗】

　　对于具有症状的特发性室颤(IVF)患者,3 年随访其室颤的再发生率高达 30%,ICD 植入为 I 类适应证。尽管奎尼丁是一种古老的抗心律失常药物,但在治疗 J 波综合征所致恶性心律失常方面,却显示了其新的优势和有效性。有报道,特发性室颤患者用奎尼丁 15 年,未再发生室性心律失常。奎尼丁对于 IVF 和 Brugada 综合征是非常有效的。射频消融被认为是 ICD 植入之外的辅助治疗,对于短联律间期的室性期前收缩或浦肯野纤维电位所触发的室性心律失常,射频消融能够减少室颤的发生率。

【基因筛查】

　　不推荐对于无症状的 ERS 家族成员进行基因筛查。目前没有相关的诱发检查可以帮助确诊 ERS,虽然有些观察认为 Valsalva 动作有助于发现隐匿性早期复极。对于存在明确家族遗传史且合并有年轻猝死患者,推荐一级亲属进行基因筛查。

(杨新春　洪　葵)

第六章

晕　厥

晕厥（syncope）是由多种原因导致的突然、短暂的意识丧失，能自行恢复，是临床上常见的综合征。晕厥的发生是快速的，随后的恢复也是自发的、完全的，其基本机制是短暂的大脑低灌注。最早治疗晕厥的指南由欧洲心脏病协会（ESC）发表于 2001 年。迄今为止，该指南共进行了 2 次修订。最近一次修订为 2009 年，在 ESC《晕厥的诊断和处理指南（2009 版）》中将晕厥归类于引起一过性意识丧失（transient loss of consciousness，T-LOC）的众多原因之一，定义为因短暂的弥漫性大脑低灌注导致的一过性意识丧失，具有一过性、发作迅速、持续时间短和自行恢复的四大特点。晕厥发生前可以有预兆，如轻微头晕、恶心、出汗、乏力和视觉异常，但常常是无预兆的突然发生，因此经常引起摔伤，在老年人中尤其常见。

1 第 1 节　晕厥的病理生理机制及分类

很多疾病都可以引起晕厥，其病理生理基础是全身血压降低，脑血流灌注不足。如果大脑血流灌注突然中断 6~8s 或收缩压降低到 60mmHg 以下即可出现晕厥。血压由心排血量和周围血管阻力决定，两者之一降低即可导致晕厥，但实际晕厥过程中往往两者同时降低，只是所占比重不同。

周围血管阻力降低可以见于异常的反射活性，后者可以导致血管扩张和心动过缓，表现为心脏抑制型、血管抑制型和混合型反射性晕厥。周围血管阻力降低也可见于功能性或结构性自主神经系统疾病，原发和继发的自主神经障碍，使直立位时交感收缩血管途径不能正常增加外周血管阻力，在重力和血管收缩功能不全双重作用下，血液淤积于膈肌以下的静脉系统，静脉回流减少，最终发生晕厥。

一过性心排血量降低有 3 个原因：第一是异常的反射活性导致的心动过缓，即反射性晕厥中的心脏抑制型；第二是心血管疾病，如心律失常、结构性心血管疾病，包括肺栓塞、肺动脉高压；第三是静脉回流不足，包括容量不足和静脉淤血。

根据晕厥的病理生理机制不同，晕厥可进行如下分类（表 6-1）。

表 6-1 晕厥的分类

反射性晕厥 / 神经介导性晕厥
血管迷走性
情境性晕厥
颈动脉窦综合征
颈动脉窦晕厥
直立性低血压和直立不耐受综合征
经典直立性低血压
早期直立性低血压
延迟 / 进展性直立性低血压
姿势性直立性心动过速综合征
心源性晕厥
心律失常性
病态窦房结综合征
获得性房室传导阻滞
阵发性心动过速
药物相关缓慢性或快速性心律失常
结构性疾病

【反射性晕厥 / 神经介导性晕厥】

正常情况下,心血管反射有助于维持循环稳定。反射性晕厥 / 神经介导性晕厥(reflex syncope/neural mediated syncope)是指机体对应某个触发因子,出现不恰当的心血管反射,导致血管扩张和 / 或心动过缓,继而动脉血压降低,脑灌注不足,从而诱发晕厥的多种情形。

反射性晕厥通常根据主要的受累传出神经途径进行分类,即交感或副交感性。如果以血管收缩张力异常为主要表现,称为血管抑制型;如果以心动过缓或心脏停搏为主要表现,称为心脏抑制型;如果两种情形并存称为混合型。

反射性晕厥也可以根据其触发因子来分类,即传入神经途径。但这种分类过于简单,因为面对相同的触发因子,如排尿性晕厥或排便性晕厥时,可能存在多种不同的触发机制。在同一个人身上或不同人之间,这种触发机制可以多种多样。在大多数情形下,传出途径并不由触发因子决定,例如排尿性晕厥和血管迷走性晕厥(VVS)都可以同时表现为心脏抑制型或血管抑制型晕厥。但了解这些触发因子对临床诊疗非常重要,因为其有助于确定晕厥的诊断。

1. 血管迷走性晕厥(VVS) 由情绪或体位诱发,晕厥之前往往伴有自主神经激活的症状(出汗、面色苍白、恶心)。

2. 情境性晕厥(situational syncope) 传统上指的是与某些特殊场合相关的反射性晕厥。年轻运动员可能发生运动后晕厥,这是反射性晕厥的一种形式,中年和老年人也可能发生运动后晕厥,但这是自主神经障碍的早期表现,其后可能进一步出现典型的直立性低血压。情境性晕厥诱因包括咳嗽、打喷嚏、胃肠道刺激(吞咽、排便、腹痛)、排尿后、运动后、进食后、其他(如大笑、演奏铜管乐、举重等)。

3. 颈动脉窦晕厥(carotid sinus syncope) 需要特别注意,少数情况下可由机械刺激颈动脉窦触发,但大多数情况并无明确的机械刺激发生,必须通过颈动脉窦按摩来诊断。

4. "不典型反射性晕厥"(atypical form) 指那些触发因子不确定甚至表面看来没有触发因子的反射性晕厥。诊断主要依靠排除其他可能引起晕厥的病因(排除器质性心脏病),并且在倾斜试验时可以再次诱发出类似症状。患者可能同时有典型的反射性晕厥发作和不典型发作。

【直立性低血压和直立不耐受综合征】

直立性低血压(orthostatic hypotension,OH)定义为站立时收缩压异常降低。与反射性晕厥相比,自主神经障碍患者的交感传出神经受到慢性损害,所以缺乏适当的血管收缩功能,因此在站立时血压会下降,从而出现晕厥或先兆晕厥。虽然其病因应该是神经功能损害,但需要注意,药物常会触发或加重症状发生,这些药物包括利尿剂、血管扩张药物、β 受体阻滞剂等。从病理生理学的机制来讲,反射性晕厥和直立性低血压之间并不存在交叉,但是这二者的临床表现常常是相似的,难以鉴别。

直立不耐受综合征(orthostatic intolerance syndrome)指站立时由于循环异常导致的症状和体征。晕厥是其中一种症状,其他的症状和体征包括:①眩晕 / 头晕、先兆晕厥;②虚弱、乏力、昏睡;③心悸、出汗;④视力障碍(包括视物模糊、光亮增强和管状视野);⑤听力障碍(包括听力下降、耳鸣);⑥颈部疼痛(枕部 / 颈旁和肩部)、低背部痛或心前区痛。根据临床表现特征,直立性低血压可进行如下分类:

1. 经典直立性低血压(classical OH)　站立后 3min 内收缩压下降 >20mmHg、舒张压下降 ≥10mmHg。可见于单纯自主神经障碍、低血容量或其他形式的自主神经障碍。

2. 早期直立性低血压(initial OH)　是站立时血压降低超过 40mmHg,然后自发迅速恢复正常,整个低血压及发生相应症状的时间很短(<30s)。

3. 延迟 / 进展性直立性低血压(delayed/progressive OH)　特点是处于直立姿势时收缩压发生缓慢而逐渐加重的降低。与反射性晕厥的不同之处在于前者不同时发生心动过缓反射(迷走性)。然而,延迟性直立性低血压发生之后可以继发反射性心动过缓。多见于老年人,由于老年人代偿性反射功能不全,同时心脏顺应性较年轻人差,对前负荷降低较敏感,是发生此类低血压的主要原因。如果病人本身有其他自主神经系统功能障碍的表现或伴随可导致自主神经损害的疾病,如糖尿病、帕金森病等,更易发生此类直立性低血压。

4. 姿势性直立性心动过速综合征(postural orthostatic tachycardia syndrome,POTS)　多见于青年女性,主诉为明显的对直立体位的不能耐受,表现为显著的心率增加(>30 次 /min 或达到 120 次 /min 以上)和血压的不稳定,但无晕厥发生。POTS 常与慢性乏力综合征有关,其内在病理生理学机制尚不清楚。

【心源性晕厥】

根据发生晕厥的具体病理生理机制不同,可分为心律失常性、心脏结构性和其他。

1. 心律失常性　心律失常是引起晕厥的最常见的心脏病。心律失常可以导致血流动力学紊乱,心排血量和脑供血不足,然而,心律失常是否导致晕厥还受多个相关因素影响,包括心率、心律失常的类型、左室功能、体位、血管代偿能力,后者包括心律失常诱发的压力感受器反射,与直立性低血压时的血管反应相似。如果心律失常是晕厥的主要原因,必须对心律失常进行专门治疗。

(1)病态窦房结综合征:晕厥的机制是窦性停搏或窦房阻滞,同时未能出现逸搏心律,从而导致的长间歇,最常见于房性心律失常突然终止时,即慢快综合征。

(2)获得性房室传导阻滞(二度 Ⅱ 型、高度和完全性房室传导阻滞):也与晕厥密切相关,在这些患者中,心律决定于次要或逸搏起搏点(常常是不稳定的),如果逸搏出现之前的延迟太长,即会发生晕厥。另外,由于次要起搏点的频率相对较慢(25~40 次 /min),心动过缓可能导致复极延长,从而易发生多形性室速,特别是尖端扭转型室速,这也是晕厥的发生机制之一。

(3)阵发性心动过速:当阵发性心动过速开始发作而血管代偿又未能充分建立时可以发生晕厥或近似晕厥,一般来讲,在心动过速终止之前意识即能恢复。但如果心动过速导致持续血流动力学紊乱,意识丧失不能恢复。此时,不再称为晕厥,而属于心脏骤停。

(4)药物相关缓慢性或快速性心律失常:许多抗心律失常药能够影响窦房结功能或房室结传导,导致缓慢性心律失常。尖端扭转型室速引起晕厥也不少见,尤其多见于女性,多是由于药物延长 QT 间期引起,患有长 QT 综合征的患者中更为多见。能够使 QT 间期延长的药物很多,像抗心律失常药、血管扩张药、精神治疗药物、抗微生物药物、非镇静类抗组胺药等。

2. 结构性心脏病 当心排血量不能满足循环需要时,结构性心脏病即可导致晕厥,如果存在左室血流受阻,要特别注意晕厥的发生,其机制是机械性阻塞导致的血流不足。然而,在一些病例中,晕厥并不仅仅是因为心排血量受限,还部分与反射不当或直立性低血压有关。例如,在主动脉瓣狭窄患者中,晕厥的发生并非完全由于心排血量受限,也可能部分由于不恰当的反射性血管扩张和 / 或原发的心律失常。因此,结构性心脏病引起晕厥的机制也可能是多因素的。

② 第 2 节 晕厥的临床表现及诊断流程

对于晕厥患者,病史及体检非常重要,详细的病史询问及体格检查可以提供重要线索,有助于医生明确诊断。如根据病人和目击者所叙述的病史一般足以区分血管迷走性晕厥和癫痫,癫痫患者发作时面色发绀、口吐泡沫、舌咬伤、肢体强直阵挛,发作后嗜睡、肌肉疼痛、有定向障碍,神志丧失可持续 5min 以上;而血管迷走性晕厥患者发作前有头晕、恶心、出汗、乏力等预兆,发作时面色苍白、大汗,一般倒地即醒,发作后无定向障碍。另外,根据病史可初步判断是否为心脏性晕厥,心律失常性晕厥发病突然且终止也突然;左室流出道梗阻性晕厥常由活动或情绪刺激诱发;主动脉瓣狭窄导致的晕厥出现于运动当时,而肥厚型心肌病引起的晕厥多发生在运动后不久;心房黏液瘤所致晕厥常与体位有关。

详细的病史询问包括以下几个方面:

1. 关于晕厥前患者所处环境的询问

(1) 体位(平卧、坐位或站立)。

(2) 活动情况(休息、改变体位、运动中或后、排尿中或排尿后即刻、咳嗽或吞咽、颈部转动)。

(3) 易感因素(如拥挤或闷热的环境、持续站立等)和预知发生的事件(如恐惧、疼痛等)。

2. 关于有无晕厥前症状的询问

(1) 恶心、呕吐、腹部不适、发冷、出汗、颈部或肩部疼痛、视物模糊、眩晕。

(2) 心悸。

3. 关于发作情况的询问(目击者) 摔倒的方式、皮肤颜色(苍白、青紫)、意识丧失的持续时间、呼吸方式(鼾声)、肢体运动(强直、阵挛或轻度的肌阵挛)和其持续时间、有无摔伤和咬伤。

4. 关于发作结束后的询问 恶心、呕吐、出汗、发冷、意识模糊、肌肉疼痛、皮肤颜色、受伤情况、胸痛、心悸、大小便失禁。

5. 关于背景资料的询问

(1) 有无猝死、先天性致心律失常的心脏病或晕厥的家族史。

(2) 心脏病史。

(3) 神经系统病史(帕金森病、癫痫等)。

(4) 代谢失调(糖尿病等)。

(5) 治疗用药(抗高血压、抗心绞痛、抗抑郁、抗心律失常、利尿药和 QT 延长药物)或其他药物包括酒精。

(6) 对于晕厥复发的病人,需了解复发的次数以及距首次发作的时间。

通过详细询问病史,一部分患者可得出诊断,其余患者则可决定随后的检查步骤。例如,如果晕厥发作前有心悸或在平卧位或运动时发生的晕厥,则首先考虑心脏原因引起的。相反,如果患者晕厥发作时有易患因素和伴随症状,几年中有反复多次晕厥事件,则首先考虑神经介导性机制。体检一般用来诊断特殊的疾病和排除其他的可能,有助于诊断直立性低血压、心脏性晕厥。如心脏杂音和严重的呼吸困难提示器质性心脏病和心脏原因性晕厥。

晕厥患者心电图检查大多数是正常的,如果出现异常(不包括非特异性 ST-T 改变),提示晕厥可能与心律失常有关,心电图异常是心脏性晕厥和病死率增加的独立的预测指标,因此需要重视,进行相应的心脏检查以明确是否为心脏性晕厥。《晕厥的诊断和处理指南(2009 版)》中列出了以下可能与心律失常性晕厥有关的心电图异常表现:①双分支阻滞(左束支或右束支阻滞合并左前分支或右前分支阻滞);②其他的室内传导阻滞(QRS 时限 ≥ 120ms);③莫氏 I 型二度房室传导阻滞;④无症状的窦性心动过缓或窦房阻滞;⑤预激综合征;⑥QT 间期延长;⑦$V_1 \sim V_3$ 导联 ST 抬高伴右束支阻滞(Brugada);⑧右胸前导联 T 波倒置,epsilon 波和心室晚电位提示致心律失常性右室发育不全(ARVD);⑨ Q 波提示心肌梗死。

近几年来,早期复极化作为导致早期家族性猝死的原因引起重视。对于有晕厥史或恶性家族史的患者,若心电图表现为 2 个以上的下壁或侧壁导联的 J 点升高超过 0.1mV 者,存在心律失常导致的晕厥及发生室颤的风险。最新研究显示,早期复极化的典型心电图表现为 J 波出现切迹或顿挫伴 ST 段水平或下斜型抬高。

对于一过性意识丧失的患者的初始评估包括了详细的病史、仔细的体格检查(包括立 - 卧位血压测量)和心电图检查。然后再根据上述发现,进行进一步的检查,包括以下内容:① 40 岁以上的患者进行颈动脉窦按压试验;②当已知有心脏病、怀疑有结构性心脏病或怀疑心脏性晕厥时,需行超声心电图检查;③怀疑心律失常性晕厥时,行即刻心电监测;④当晕厥与站立有关或怀疑是反射机制的,行立 - 卧位血压测量或倾斜试验;⑤只有怀疑非一过性意识丧失不是晕厥时,才进行一些少见的特异性检查如神经性评估或抽血化验。

通过初始评估可以确立晕厥的诊断、晕厥的病因诊断以及晕厥病人的危险分层(晕厥病因不明者)。初始评估可以使 23% ~50% 患者明确晕厥的原因,还可以提供晕厥病因诊断的线索。图 6-1 显示了晕厥评估的流程图。

通过病史、体检以及心电图检查,部分患者可以据此作出明确诊断:如血管迷走性晕厥、直立性低血压等,不需要进一步的检查评估,可给予直接的相应治疗。而在大多数情况下,经过上述评估,提示某一诊断,但不能确诊的,此时需要进一步检查,包括基础疾病的检查以及晕厥的诊断试验以明确,并给予相应处理。有少数患者经过上述检查后,仍然不能明确诊断,称为不明原因的晕厥。这类患者如果有器质性心脏病或心电图异常,需高度重视,因为器质性心脏病或心电图异常,与 1 年内心律失常高发生率及高病死率有关。这些患者需进行心脏的评估,包括超声心动图、负荷试验、Holter、植入型循环心电监测仪(implantable loop recorder,ILR)和心内电生理检查(electrophysiological study,EPS)。近年来,ILR 的应用成为新的研究热点。REVISE 研究证实:ILR 可有效鉴别诊断出误诊为癫痫的心律失常性晕厥患者。对于不明原因的晕厥,ILR 的 1 年、2 年、3 年及 4 年的累积诊断率分别为 30%、43%、52%、80%。目前,由于患者的接受程度及部分医院的手术条件等因素,ILR 在临床上尚未得到足够应用。若心脏检查显示不是心律失常性晕厥,则需对那些严重的或复发的晕厥患者进行评价神经介导性晕厥的诊断试验,包括倾斜试验、颈动脉窦按压。大多数有过一次或很少几次的晕厥患者为神经介导性晕厥,对此类患者不主张治疗,因此可不予评估而给予严密随访。对于无器质性心脏病、心电图正常的患者还需考虑心动过缓或精神神经性疾病。

此外,一些临床研究提示反射性晕厥存在家族聚集性,而女性是晕厥的独立预测因子。但是,针对晕厥的基因易感性的研究结果存在争议。通过基因筛查诊断晕厥的方法尚不成熟。

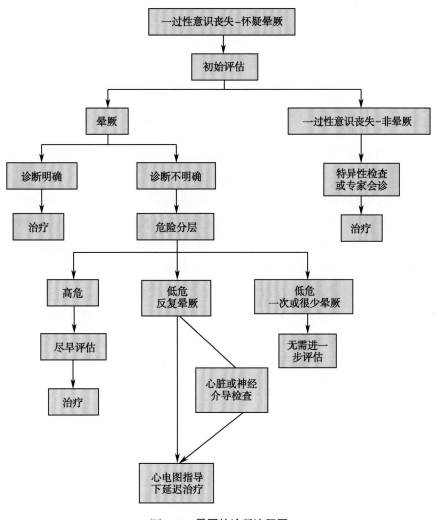

图 6-1　晕厥的诊断流程图

3　第3节　晕厥的检查方法

【颈动脉窦按摩】

在颈动脉分叉处施加压力可以使心率减慢、血压降低,这种摩颈动脉窦按(carotid sinus massage,CSM)引起的反射可能导致一些患者出现异常反应,如果心室停搏持续超过 3s 和 / 或收缩压降低超过 50mmHg,则定义为颈动脉窦过敏感(carotid sinus hypersensitivity)。如果颈动脉窦过敏感导致自发性晕厥,则称为颈动脉窦性晕厥。

方法:在持续心率、血压监护下,卧位和立位分别顺序按摩右侧和左侧颈动脉窦 10s,若能诱发出自发症状,则可以诊断颈动脉窦性晕厥。

需要注意,颈动脉窦按摩过程中,血压测量频率不能低于每分钟 1 次,最好是每搏监测。

有 30% 的患者只在直立位发生异常反射。需要注意,在老年男性当中,颈动脉窦过敏感是常见现象,但颈动脉窦性晕厥则相对少见,在 <40 岁的人群中更为罕见。

对颈动脉窦按摩的异常反应与晕厥之间的关系,人们通过两种不同方法进行了研究,结果提示晕厥患者若对颈动脉窦按摩有阳性反应,则高度提示有自发性心脏停搏的可能。

颈动脉窦按摩的主要并发症是神经系统方面的,三个研究的数据表明,在7 319例患者中,21例发生了神经系统并发症(0.29%),在之前3个月内发生过TIA、卒中或听诊有颈动脉杂音(除非多普勒超声排除颈动脉严重狭窄)的患者应避免颈动脉窦按摩。

【体位改变】

由卧位改为直立位可以导致血液由胸部向下肢重新分布,从而静脉回流减少,心排血量降低,如果没有适当的代偿机制,则可以引起血压下降,继而晕厥。

目前,有两种不同方法评估对体位改变(orthostatic challenge)(由卧位到直立位)的反应。一个是主动站立试验,患者自己由卧位改为直立,另一种是倾斜试验(被动体位改变,头在上倾斜60°或70°)。

1. 主动站立试验　这个测试用于诊断直立不耐受的不同类型,通常仅需普通血压计。一般在病人站立后需要连续测量血压3~5min,但如果怀疑延迟性直立性低血压,需要测量更久。每一例晕厥病人,尤其老年病人和服用降压药或抗抑郁药的病人,在初次就诊时都应该完成该项检查。

2. 倾斜试验(tilt testing)　1986年由Kenny等最早开始用于晕厥的鉴别诊断,在倾斜试验开始后,大约1L血液由身体上部转移到下肢及内脏,与倾斜试验相类似的临床情形是长时间站立引起的反射性晕厥。然而,其他形式的反射性晕厥和病态窦房结综合征的患者,这个检查也可以是阳性的。

(1)方法

1)试验环境:应安静、光线暗淡、温度适宜,尽量减少外来干扰或患者焦虑。试验前让患者安静平卧20~45min。必须配备急救药物及心肺复苏设备。

2)患者准备及试验记录:受试前禁食4h(或以上),开放静脉通路,停用心血管活性药物5个半衰期以上,检查时输注普通生理盐水。试验过程中,应连续同步监测心率与血压,并进行记录。

3)倾斜台:要求有支撑脚板,两侧有护栏,胸膝关节处有固定带,以免膝关节屈曲,并防止受试者跌倒。倾斜台变位应平稳迅速,它的变位角度应准确,能达到60°~90°,并要求在10~15s内到位。

4)倾斜角度:60°~80°,常用70°。倾斜角度小,阳性率低;倾斜角度大,特异性低。

5)倾斜持续时间:成人通常45min,儿科患者可适当缩短。

6)药物激发:可提高敏感性。静脉滴注异丙肾上腺素1μg/min,起效后(心率增快10%)再次倾斜70°、10min,如果仍未激发,增加异丙肾上腺素剂量至3μg/min(心率增加20%),重复上述步骤。

(2)倾斜试验结果判读

1)患者出现血压下降或(和)心率减慢伴晕厥或近似晕厥,则为阳性。血压下降标准为收缩压≤80mmHg和/或舒张压≤50mmHg,或平均动脉压下降≥25%。

2)患者血压下降未达到上述标准,但已经出现晕厥或近似晕厥,也应判为阳性。

3)仅有血压和/或心率下降,没有晕厥或近似晕厥,不能判为阳性。

心率减慢包括窦性心动过缓(<50次/min)、窦性停搏代以交界性逸搏心律、一过性二度及以上房室传导阻滞或长达3s以上的心脏停搏。心率减慢为突出表现者,为心脏抑制型;血压下降为突出表现者,为血管抑制型;二者均明显者,为混合型。

2009年ESC晕厥指南建议最常用的方案是:①经静脉小剂量应用异丙肾上腺素方案,在该方案中,逐渐增加异丙肾上腺素剂量使平均心率较基线升高20%~25%(通常不大于3μg/min)。②20min的无药物期后再给予300~400μg硝酸甘油舌下含服。

老年患者也可以直接给予硝酸甘油开始测试,且能提高患者依从性。两种方案的阳性率相近(61%~69%),特异性均较高(92%~94%)。

倾斜试验的终点是诱发出与晕厥或先兆晕厥相关的反射性低血压和 / 或心动过缓或延迟性直立性低血压。倾斜试验阴性并不能排除反射性晕厥的诊断。但近来有人质疑倾斜试验中对血压和心率的不同反应类型的临床意义,一些研究通过植入心电记录器比较了倾斜试验时和发生晕厥时的心电记录,当患者倾斜试验为心脏抑制型时,发生心脏停搏性晕厥的概率很高,但当患者倾斜试验为血管抑制型或混合型甚至阴性反应时,晕厥发作时也可以出现心脏停搏。

(3)适应证:在大多数研究中,倾斜试验主要用于那些怀疑反射性晕厥但未能证实的患者。

如果通过临床病史反射性晕厥已经可以诊断,或者如果该患者仅仅发生过 1 次或很少几次晕厥,并不常规需要倾斜试验。

以下情况需考虑行倾斜试验:

1)当高度怀疑有心血管事件或有资料提示心律失常性晕厥,但深入检查已排除心血管病因时。

2)一过性意识丧失伴抽搐时,倾斜试验可用于区分晕厥和癫痫发作。

3)频繁发作一过性意识丧失并疑诊有精神疾病时,倾斜试验可用于明确晕厥的反射性质。

4)还可用于老年患者,以鉴别晕厥和失足摔倒。

但是,即使通过病史已经可以诊断反射性晕厥,有时也可以行倾斜试验检查。通过该检查可以给病人或家属以"诊断明确"的心理安慰,同时有助于病人对晕厥前的先兆症状有所感知并尝试作出反应。有研究发现,倾斜试验阳性的病人,反射性晕厥再发的概率显著降低,其中部分原因应该就是病人自适应能力的提高。

因为倾斜试验阳性后,再次重复检查的阳性率相对降低,所以在评估疗效方面,倾斜试验并无助益。

(4)并发症和禁忌证:倾斜试验是安全的。到目前为止尚未见到试验过程中发生死亡的报道,然而,有报道少数冠心病患者在给予异丙肾上腺素时发生威胁生命的室性心律失常,还有少数患者在倾斜试验过程中发生病态窦房结综合征,与使用硝酸甘油相关的并发症尚未见到。轻度的副作用很常见,包括静滴异丙肾上腺素时发生心悸、含服硝酸甘油时发生头痛,在阳性的倾斜试验过程中或试验后,可能诱发房颤,但通常是自限性的。尽管这是一个低危的检查,在试验中仍应准备好抢救设备。

使用异丙肾上腺素的禁忌证包括缺血性心脏病、未控制的高血压、左室流出道梗阻和严重的主动脉狭窄,已知有心律失常的患者应密切注意。

【心电监护(非侵入性和侵入性)】

心电监护可以用于诊断间歇性心动过缓和心动过速。目前可用的心电监护系统包括:传统动态心电图、院内监护、事件记录器、外置或植入式心电记录器和远程(家中)遥测仪。

症状与心律失常相关性的记录是诊断晕厥的金标准。有些专家认为,若能记录到一些严重的无症状的心律失常,包括长时间心脏停搏(≥3s)、快速性室上性心动过速(心率≥160 次 /min,持续超过 32 搏)或室速,也有诊断意义。另一方面,若在晕厥发生时未能记录到心律失常发生,可以排除心律失常性晕厥。

一般来讲,只有高度怀疑心律失常性晕厥时才需要心电监护。然而,在大于 40 岁、反复发作晕厥又没有严重结构性心脏病、心电图也正常的患者中,晕厥时发生心律失常(通常是心脏停搏)的概率可以达到 50%。

1. 院内监护 只有当患者有发生恶性心律失常的风险时才需要院内心电监护(床边或遥测),如果该患者临床特征或心电图异常提示心律失常性晕厥,连续几天的心电监护有一定的价值,最好在晕厥发生后尽快开始监护。尽管在这种情形下,心电监护的诊断率可能只有 16%,但却可以减少患者短期风险。

2. 动态心电图　在实践当中,往往采用传统的 24~48h 甚至 7 天的动态心电图记录,然而,因为多数患者在监测期间并不发生症状,在未经筛选的晕厥患者当中,动态心电图发现异常的仅有 1% ~2%。如果晕厥症状发生频繁,动态心电图的价值更大,每日一次或多次意识丧失发作,可能增加症状和心电图相关性的发现概率。经验表明,非常频繁发作的晕厥,很多是精神性假晕厥,毫无疑问,这些患者的动态心电图检查结果是阴性的,有助于证实其实际病因。

3. 外置循环心电记录器　这类设备具有循环记忆功能,可以持续记录心电图并自动覆盖之前的心电图。当症状发作过后,患者激活机器,在激活之前 5~15min 的心电图将被储存,并且可以被导出以供分析。与动态心电图相比,外置循环心电记录器具有更高的诊断助益。然而,患者坚持数周之后往往依从性就下降,如果晕厥发作频率不高,就很难获得症状 – 心电图相关性的记录。

4. 植入式循环心电记录器(implantable loop recorders,ILRs)　植入式循环心电记录器可以通过局麻植入皮下,其电池寿命一般为 36 个月。与外置循环心电记录器一样,它也能持续记录心电图并自动覆盖之前的心电图。当晕厥发作过后,患者或陪护通过遥控器激活心电记录器,即能够储存之前的心电图记录。也可以预先设定某些心律失常如心动过速或心动过缓,当这些心律失常发生时即能够自动激活心电记录器并储存当时的心电图。某些设备还具有经电话传输数据的功能。

ILRs 的优点是能够连续可靠地记录心电图,缺点是需要一个小的外科手术、有些时候难以鉴别室上速和室速、可能存在感知不良或过度感知、相对高昂的费用。

越来越多的研究表明,ILRs 能够有效地帮助晕厥的诊断。ISSUE 研究中,通过植入 ILRs,那些心脏结构正常、所有传统检查也均阴性的晕厥病人,34% 记录到了晕厥与心律的关系,其中 46% 是心脏停搏,那些心电图存在束支阻滞、电生理检查阴性的晕厥病人,37% 记录到了晕厥与心律的关系,其中 89% 是窦性停搏或完全性房室传导阻滞。EaSyAS 研究也提示,对于那些原因不明的晕厥病人,与传统检查相比,ILRs 能够显著提高诊断率,并明显缩短其接受治疗的等待时间。REVISE 研究则通过 ILRs 发现,被疑诊癫痫的病人中 21% 实际上是心动过缓或停搏引起的晕厥。新的临床研究包括 RAST 研究、ISSUE 2 研究、EaSyAS 2 研究则提示原因不明的晕厥病人早期植入 ILRs 也能够有效提高诊断率和缩短诊断时间。

由于观念及物质条件所限,以前国内植入 ILRs 很少。近年在一些大的心脏中心,ILRs 的使用已经逐渐普遍,ILRs 的价值受到越来越多的重视,在今后的晕厥诊断中必然会发挥越来越大的作用。

以下情况需考虑植入 ILRs:

(1)晕厥病因不清且所有检查均为阴性。

(2)怀疑癫痫但治疗无效。

(3)怀疑反复发作的神经介导性晕厥,为了解晕厥机制而改变治疗方案时。

(4)束支传导阻滞的患者,尽管电生理检查阴性,但仍然怀疑存在阵发性房室传导阻滞。

(5)有明确的结构性心脏病和 / 或非持续性室速的患者,尽管电生理检查阴性,但仍然怀疑存在持续性室速。

(6)不明原因摔倒的患者。

5. 远程(家中)遥测仪　最近,已经发展出新的外置和植入式心电记录设备,它们能够持续记录心电图或 24h 循环记录,并实时无线传输到一个服务中心。服务中心会将每日报告和针对事先设定的事件的警报发送给医生。初步数据表明,晕厥或先兆晕厥患者,院外心脏遥测系统比需患者激活的循环事件记录器诊断效率更高,但还需要更多研究来评价这类设备对晕厥患者的诊断价值。

【电生理检查】

20 世纪 80 年代电生理检查曾广泛用于晕厥的评估。但大家很快发现,对于未经选择的晕厥病人,电生理检查的敏感性和特异性都不高。另外,近年来持续心电监护得到了很大发展,显示出更高的诊断价值,电生理检查作为诊断手段的重要性显著降低。国外文献统计,对于病因不明的晕厥病人,心脏专科医生认为需要行电生理检查的不足 2%。

要提高电生理检查的诊断价值,必须首先选择那些高度怀疑心律失常的病人,其次要有合理的检查方案(表 6-2)。

表 6-2 晕厥患者电生理检查的适应证和诊断标准

适应证	推荐	证据级别
缺血性心脏病患者,初步评估提示晕厥病因可能为心律失常,则应行电生理检查,除非该患者已有明确的 ICD 植入指征	I	B
束支阻滞的患者,如果非侵入性检查不能明确诊断,应予电生理检查	IIa	B
对于晕厥之前有突发短暂心悸的患者,如果非侵入性检查不能明确诊断,可能需要电生理检查	IIb	B
部分特殊 Brugada 综合征、致心律失常右室心肌病、肥厚型心肌病患者可能需要行电生理检查	IIb	C
高危职业患者,应采用各种手段除外心源性晕厥,部分特殊患者可能需要行电生理检查	IIb	C
对于心电图正常、无心脏病、无心悸的患者,不推荐行电生理检查	III	B
诊断标准		
* 窦性心动过缓合并 CSNRT 延长(>525ms)	I	B
* 束支传导阻滞,合并基础 HV 间期≥100ms,或递增性心房起搏或药物刺激诱发出二度或三度希氏束 – 浦肯野纤维阻滞	I	B
* 之前有过心肌梗死的患者诱发出持续性单形性室速	I	B
* 诱发出室上性心动过速,并且伴有低血压或自发症状	I	B
HV 间期 70~100ms 有诊断意义	IIa	B
Brugada 综合征、致心律失常右室心肌病和心脏骤停心肺复苏后患者诱发出多形性室速或室颤有诊断意义	IIb	B
缺血性心肌病或扩张型心肌病患者诱发出多形性室速或室颤无诊断意义	III	B

注:CSNRT= 纠正的窦房结恢复时间。

1. **怀疑间歇性心动过缓**　若已有心电图或心电监护发现无症状窦性心动过缓(<50 次 /min)或窦房传导阻滞,发生晕厥相关的心动过缓的可能性相对较高。

窦房结恢复时间(SNRT)延长的预后价值尚不确定,通常将异常定义为 SNRT≥1.6s 或 2s,或纠正的窦房结恢复时间(CSNRT)≥525ms。一个观察性研究表明,电生理检查中 SNRT 延长,则起搏治疗对改善症状有效。另一个小规模前瞻性研究则表明,CSNRT≥800ms 的患者发生晕厥的风险是 CSNRT<800ms 的患者的 8 倍。

2. **存在束支传导阻滞的晕厥患者(即将发生高度房室传导阻滞)**　存在束支传导阻滞的患者是发生高度房室传导阻滞的高危患者,有两个因素会增加房室传导阻滞的风险:一是有晕厥的病史,二是 HV 间期延长。

电生理检查的可能结果和意义：

（1）逐渐增加心房起搏频率，出现希氏束内或希氏束下阻滞高度提示将要进展为房室传导阻滞，但是敏感性较低。

（2）Ⅰ类抗心律失常药诱发希氏束内或希氏束下阻滞提示将要发展为自发房室传导阻滞，且敏感性更高。

（3）药物引起的 HV 间期延长至超过 120ms 但尚未引起房室传导阻滞时，其预后价值尚不确定。

（4）电生理检查阴性的患者中大约 1/3 通过植入心电记录器随访发现间歇性或永久性房室传导阻滞。因此电生理检查的敏感性和特异性都较低。

结论是，通过起搏或药物诱发出 HV 间期延长或房室传导阻滞可以发现一个将要发展成房室传导阻滞的高危群体，但没有异常发现并不能除外发展为房室传导阻滞的可能性。

3. 怀疑心动过速 如果晕厥之前有突发的短暂心悸，则提示室上性心动过速，为了明确病因，尤其是当可以行导管消融治疗时，可以行电生理检查。

如果患者之前有心肌梗死病史但左室射血分数不低，若能诱发出持续性单形性室速，则强烈提示为晕厥的病因，然而诱发出室颤则缺乏特异性。如果未能诱发出室性心律失常，则该类患者发生心律失常性晕厥的风险较低。

如果患者射血分数低于 35%，则电生理检查意义不大，因为此类病人本身即有 ICD 植入指征。但有时为了确定晕厥诊断也可行此检查，同时，诱发出的室性心律失常也有助于 ICD 的合理程控。

对于怀疑 Brugada 综合征的晕厥患者，电生理检查和使用Ⅰ类抗心律失常药进行药物诱发存在争议。在一个纳入 1 036 例患者的全球性荟萃分析中，54% 的患者在心室刺激时诱发出室速或室颤，但在 34 个月的随访中并未观察到预后差异。

【三磷酸腺苷试验】

这个试验需要在心电监护下快速（<2s）注射 20mg ATP（或腺苷），如果诱发出房室传导阻滞的同时伴有心室停搏持续 >6s，或房室传导阻滞持续 >10s，则认为异常。该试验的预测意义不大，不宜根据其结果决定是否给予患者心脏起搏治疗。内源性腺苷在触发阵发性房室传导阻滞性晕厥（即腺苷敏感性晕厥）中的作用尚在研究。

【超声心动图和其他影像学技术】

当存在结构性心脏病时，需要同时进行其他检查以明确晕厥是否源于心脏病，只有在极少数情况下不需其他检查，单凭心脏超声即可确定晕厥原因（如主动脉狭窄、心房黏液瘤、心脏压塞等）。在某些特殊患者（如主动脉夹层和血肿、肺栓塞、心脏占位、心包和心肌疾病、冠脉先天畸形），可能还需要经食管超声心动图、计算机断层扫描（CT）和磁共振（MRI）检查。

【运动负荷试验】

运动诱发的晕厥比较少见，如果患者在运动中或停止运动后短时间内发生晕厥，应进行运动试验检查。在试验期间和试验后的恢复阶段都需要密切监测心电图和血压，因为晕厥既可以发生于运动过程中，也可能发生于运动后即刻。但这两种情形是有区别的，实际上，运动中发生的晕厥可能是心源性的（虽然也有一些病例报道表明可能是过度的反射性血管扩张引起），然而运动后发生的晕厥则几乎全部都是反射性的。运动诱发的心动过速相关的二度和三度房室传导阻滞，病变定位于房室结远端，这样的患者进展为永久性房室传导阻滞的可能性很大，静息心电图常显示为室内传导异常。不建议所有晕厥患者都常规给予运动试验检查。

阳性判断标准：

1. 运动时或运动后出现晕厥，伴 ECG 异常或严重的低血压症状。

2. 运动时出现二度或三度房室传导阻滞,即使不伴有晕厥也有诊断价值。

【心导管检查】

当怀疑存在心肌缺血或心肌梗死以及需除外缺血引起的心律失常时,可行冠脉造影。

【精神评估】

晕厥和精神疾病的关联主要表现在以下几个方面:

其一,很多精神药物可能会引起直立性低血压和QT间期延长从而发生晕厥,但贸然停用精神药物可能会导致精神疾病严重恶化,所以只有具有相关经验时才能调整。

其二,精神疾病的"功能性发作"与晕厥相混淆。所谓功能性是指临床表现在表面上看起来很像已知的躯体疾病,但又找不到躯体疾病的证据,猜测这种发作是精神机制所致。"功能性发作"与晕厥患者都是表现为对外界反应消失、不能控制自主运动。需要与一过性意识丧失相鉴别的功能性发作见于以下两种情况:

1. 患者有大的动作,像癫痫发作,这种情形被称为"假性癫痫""非癫痫的癫痫发作""精神性非癫痫的癫痫发作"。

2. 患者没有大的动作,发作很像晕厥或较长时间的意识丧失。

上述这些发作被称为"精神性晕厥""假性晕厥"和"不能解释的晕厥"。功能性一过性意识丧失并不存在脑灌注不足,这是与晕厥的根本区别。

功能性一过性意识丧失和其类似疾病的主要区别是前者没有相应躯体疾病的特异机制:假性癫痫患者没有癫痫样脑活动,假性晕厥患者没有血压和心率的明显降低,发作时脑电图没有delta活动或扁平波。

通常假性晕厥持续时间比晕厥长:患者可以在地板上躺好多分钟,即使15min也不算少见。其他线索包括发作频繁,一天之内可以有多次发作,并且缺少明确的触发因素。功能性一过性意识丧失也可以发生损伤:超过50%的假性癫痫发作时可导致外伤。癫痫性癫痫发作和晕厥发作时往往眼睛是睁着的,而功能性一过性意识丧失时则往往是闭着的。发作时的记录能够帮助诊断:需要注意的参数包括体位和肌肉张力(通过视频记录或神经系统检查)、血压、心率和脑电图。在倾斜试验中,意识丧失、不能控制自主运动、血压、心率和脑电图正常可以排除晕厥和多数癫痫。

对于高度怀疑精神性晕厥的患者,建议其去精神专科就诊。

【神经评估】

这个部分讨论了导致晕厥或类似晕厥的神经系统疾病以及晕厥方面的神经系统检查。

1. 晕厥或类似晕厥的神经系统疾病的鉴别

(1)自主神经障碍:在自主神经障碍患者中,自主神经系统不能恰当处理生理需要,从而表现为直立性低血压。运动后低血压表现为体力活动停止后很快出现低血压,也与自主神经障碍相关。自主神经障碍包括三类。

1)原发性自主神经障碍包括退行性神经系统疾病:如单纯自主神经障碍、多系统萎缩、帕金森病和Lewy体痴呆。

2)继发性自主神经障碍包括其他疾病导致的自主神经受损:如糖尿病、淀粉样变性、各种多发性神经病。

3)药物诱发的直立性低血压:是直立性低血压中最常见的类型,容易诱发直立性低血压的药物有降压药、利尿剂、三环类抗抑郁药、吩噻嗪和酒精。

原发性自主神经障碍必须进行神经评估,早期性无能和排尿障碍、后期帕金森和共济失调都是信号。继发性自主神经障碍和药物诱发的直立性低血压的神经系统评估则可由治疗原发病的医生来决定。

（2）脑血管疾病

1）"锁骨下动脉窃血"：是指由于锁骨下动脉狭窄或阻塞，血流通过椎动脉进入上肢，在这个过程中，如果椎动脉血流不足以同时供应上肢和部分脑组织，则会发生 TIA。窃血最常见于左侧。在超声检查发现窃血的患者中，64% 是无症状的。只有在 TIA 与一侧肢体运动相关且属于椎基底动脉性时，才要怀疑是窃血引起。锁骨下动脉窃血引起的一过性意识丧失中一般都会合并局灶性神经系统症状和体征。

2）一支颈动脉相关的 TIA：一般不会导致一过性意识丧失。只有在非常罕见的情况下，当几乎所有脑血管都阻塞，剩下的通过侧支循环供应很大面积的血管发生一过性阻塞，而患者又处于立位时，可能影响意识。这种情况下，更应有局灶性神经体征。

3）椎基底动脉系统的 TIA：可以导致一过性意识丧失，但总会合并局灶性体征，如肢体无力、特殊步态、共济失调、动眼神经麻痹和口咽功能不全。出于临床实践方便，一般有局灶性症状或体征而不伴一过性意识丧失称为 TIA，反之则为晕厥。

（3）癫痫：癫痫引起意识丧失时一般不会完全性肌肉松弛。"弛缓性癫痫"是一个例外，但后者非常少见，而且只见于儿童，往往之前即有神经系统异常，发作时没有触发因素。癫痫和晕厥发作时都可以并发肢体运动，癫痫时运动一般持续 1min，而晕厥时则只有数秒钟。癫痫时的抽搐是粗大的、有节奏的、通常是同步的，而晕厥时则往往是不同步的、小的、无节奏的。然而，晕厥时也可以出现同步性抽搐，有时目击者也不能正确描述运动性质。晕厥时，运动只会发生于意识丧失并摔倒之后，这也与癫痫不同。

癫痫患者出汗和面色苍白比较少见。癫痫发作时患者往往会出现咬舌，而且多咬舌头的一侧，而在晕厥患者中咬舌相对少见，且所咬的一般是舌尖。癫痫和晕厥都可以发生尿失禁。癫痫发作后患者仍然可以在很长时间内意识不清，而晕厥发作后患者很快恢复清醒。头痛、肌肉痛、肌酸激酶和催乳素升高更多见于癫痫发作后。

（4）其他发作：猝倒一般是轻瘫或瘫痪，由情绪改变通常是大笑所诱发，患者是清醒的，所以没有记忆缺失。如合并白天嗜睡，可以诊断发作性睡眠。

摔倒可能由晕厥引起，老年患者不一定意识到自己发生了意识丧失，有些患者姿势、步态和平衡方面的异常可能类似晕厥时的摔倒。

"猝倒症"这个术语用于各种梅尼埃病、弛缓性癫痫发作和无法解释的摔倒。这个术语最明确的应用对象是突然发现自己摔倒的中年女性（极少情况下是男性），她们可以清楚地记得摔倒到地上的情形。

2. 神经系统检查

（1）脑电图：晕厥患者的发作间期脑电图是正常的。发作间期脑电图正常不能除外癫痫，还需要结合临床实际情况。

如果考虑一过性意识丧失最可能的原因是晕厥时，不推荐脑电图检查，但如果首先怀疑癫痫或临床判断无倾向性时，应行脑电图检查。

（2）CT 和 MRI：尚没有研究评价脑影像学检查在晕厥患者中应用的价值，简单的晕厥患者不需要行 CT 或 MRI 检查，根据神经系统评估决定是否进行影像学检查。

（3）脑血管检查：尚没有研究证实典型晕厥患者行颈动脉多普勒超声的价值。

第 4 节　反射性晕厥（神经介导性晕厥）

反射性晕厥（神经介导性晕厥）是引起晕厥的最常见原因，它是指多种因素触发不同类型的神经反射，引起周围血管扩张、低血压与心动过缓所致的晕厥发作，包括血管迷走性晕厥、情境性晕厥、颈动脉窦晕厥和不典型反射性晕厥。根据血压与心率的反应，又可以分为血管抑制型、心脏抑制型和混合型。

1. 血管迷走性晕厥（vasovagal syncope）　1932 年，Lewis 首先提出"血管迷走"这一概念，认为血管迷走性晕厥的产生是由于突发的迷走神经活性增强引起心率显著减慢、突然的交感活性降低或消失引起血管显著扩张，强调血管和心率两个因素共同参与晕厥的发生。患者以年轻人多见，常无器质性心脏病，往往有明显的诱因，如恐惧、紧张、疼痛以及预见可能发生的创伤或疼痛、站立时间过久以及拥挤闷热的环境等，在晕厥发生前常出现头晕、乏力、恶心、出汗、腹部不适、视物模糊等先兆症状，发作时面色苍白伴大汗，一般能马上恢复意识，有倒地即醒的特点，尽管 30%~40% 患者反复发作，但预后较好。血管迷走性晕厥发作时可表现血压下降及缓慢性心律失常，后者可为窦性心动过缓、窦性停搏、窦房阻滞、房室传导阻滞、交界性逸搏等，甚至心脏停搏。多数患者为血压下降和心率减慢同时出现（混合型，占 65%），但也有部分表现为血压下降为主（血管抑制型，占 25%）和心率减慢为主（心脏抑制型，占 10%）。典型发作通过病史询问即可诊断，不能确定的可以通过倾斜试验帮助明确诊断。

2. 颈动脉窦晕厥（carotid sinus syncope）　又叫颈动脉窦综合征（carotid sinus syndrome），指对颈动脉窦刺激的过度神经反射导致心动过缓和 / 或血压下降，从而引起晕厥。常见诱因为局部炎症、外伤、肿物、衣领压迫、颈部肌肉加压、其他刺激颈动脉窦的动作等。颈动脉窦晕厥多见于老年人，大多数伴有冠状动脉疾病和高血压。晕厥发作前常无预兆，以心脏停搏和心动过缓为特点，血管抑制型较少见，发作多与体位无关，直立或平卧均可发生。对疑诊患者可予颈动脉窦按摩试验。

3. 情境性晕厥

（1）咳嗽性晕厥：晕厥多发生于一阵剧咳之后，有短暂的意识丧失。多发生于中年男性，多数有饮酒、吸烟和慢性肺病病史。迷走传入神经将冲动传到中枢神经系统，迷走传出神经导致心动过缓和血压下降，另外，阵咳时胸腔内压力增高，使静脉回流减少，血压下降，胸腔内压力传导到蛛网膜下腔，也会加重脑灌注不足，从而导致晕厥。

（2）排尿性晕厥：晕厥多发生于晨起排尿时或排尿后即刻，无先兆症状。诱因包括进食减少、近期上呼吸道感染、疲劳、饮酒等。多见于青年男性，但也可见于部分伴有直立性低血压的老年患者。排尿时，膀胱突然减压，膀胱机械感受器被牵拉，同时，腹腔内压力下降，排尿时的屏气动作、睡眠时的温暖环境都使静脉回流减少，从而心排血量减低诱发晕厥。

（3）排便性晕厥：在排便时发生晕厥。多见于老年人，尤其是夜间起床排除嵌顿于直肠内的积粪时易发生。主要原因是直肠内突然减压和屏气动作诱发迷走兴奋和心排血量减少从而发生晕厥。

4. 吞咽性晕厥　吞咽时和吞咽后即刻发生晕厥。多数患者有食管或心脏结构异常。考虑吞咽时神经冲动经舌咽或迷走神经传到中枢神经系统,反射性引起缓慢性心律失常。

5. 其他晕厥 包括运动后晕厥等,情境性晕厥的发生除了神经反射起主要作用外,往往合并其他多重因素。

 ## 第5节 晕厥的预后

判断晕厥的预后时需考虑两个重要因素:①死亡和危及生命的恶性事件的风险;②晕厥反复发作和受伤的风险。

晕厥的预后与基础心脏病有关而不是晕厥本身。结构性心脏病和原发性心电疾病是晕厥患者发生心脏性猝死和全因死亡最主要的预测因子。20世纪80年代研究的资料表明,心脏性晕厥的1年病死率(18%~33%)高于非心源性晕厥(0~12%)或不明原因的晕厥(6%)。心脏性晕厥的1年猝死发生率为24%,其他两组为3%~4%。经心率和其他病变校正后,心脏性晕厥仍是死亡和猝死发生的独立预测因子。然而,最近的研究直接比较晕厥和无晕厥的相匹配人群发现,尽管心脏性晕厥的病死率高于非心脏性晕厥或不明原因性晕厥,但心脏性晕厥与患有相同心脏疾病而无晕厥的患者比较,病死率并不增加。该研究显示器质性心脏病是死亡的最重要的预测因子。在另一组进行性心力衰竭、平均EF为20%的患者中,有晕厥的1年猝死率为45%,明显高于无晕厥者(1年为12%)。因此,器质性心脏病是晕厥患者猝死和总病死率最主要的预测因子。

预后差的晕厥病人包括:

(1)主动脉狭窄伴晕厥的患者,若不换瓣,平均存活期为2年。

(2)肥厚梗阻性心肌病,年轻、晕厥史、严重呼吸困难及猝死家族史是猝死的最好预测指标。

(3)致心律失常性右室发育不良。

(4)室性快速心律失常的患者病死率和猝死率均高,但明显增高的病死率则与基础心脏病有关。

(5)严重心室功能不全预后最差。

预后好的病人包括:

(1)无器质性心脏病、心电图正常的年轻患者(45岁以下),其1年内的病死率和猝死率较低,与同样的非晕厥者比较,其病死率并不增加。这些患者多数为神经介导性晕厥或不明原因晕厥。

(2)反射性晕厥:大多数队列研究表明,经倾斜试验诊断的反射性晕厥患者随访的病死率接近0%。大多数患者无器质性心脏病,没有研究报告患者猝死。

(3)直立性低血压:直立性低血压的病死率取决于引起自主神经功能失调的原因,多数诱因(容量缺失、药物引起)是暂时的,经治疗后无长期后果。直立性低血压的老年患者的预后,很大程度上取决于伴随的疾病。

(4)不明原因晕厥:不明原因晕厥的患者在1年内的病死率大约为5%,在各文献报道中基本一致。其病死率取决于基础病变,但此类患者有外伤的危险,并且影响了生活质量。

(5)有些心脏原因引起的晕厥,病死率并不增加,如大多数室上性心动过速和病态窦房结综合征。

6 第6节 晕厥的治疗

晕厥患者的主要治疗目标是延长生存时间、减少身体损伤和预防复发。这些不同目标的重要性由晕厥的病因决定。例如,室速导致的晕厥应首先考虑猝死的风险,而反射性晕厥则主要考虑预防复发和 / 或减少身体损伤。

对晕厥病因的了解是选择治疗方案的关键。一旦病因确定,第二步就是评估晕厥的病理生理机制。对晕厥病因和机制的研究一般是同时进行的,其结果决定了不同的治疗方案。例如,下壁心肌梗死急性期的晕厥一般是反射性的,继发的严重心动过缓、低血压只是心梗的一部分表现,必须作为心梗的并发症进行治疗。另一方面,非急性起病,但引起反复反射性晕厥的严重心动过缓、低血压或二者并存需要治疗原发病。总的来说,针对晕厥的最佳治疗是治疗引起广泛脑灌注不足的病因。

【反射性晕厥和直立不耐受的治疗】

生活方式干预:反射性晕厥非药物治疗的基石是教育患者使其认识到其良性本质。起始治疗包括患者教育,使其对该疾病有所认识,同时避免触发因素(如拥挤的环境、容量不足、咳嗽、小心或避免使用降压药),早期发现先兆症状,采取行动避免发作(如平卧、身体抗压动作)。对以下情况可能需要给其他治疗:

(1)难以预测、发作频繁的晕厥,影响生活质量。

(2)反复发作、没有先兆或先兆非常短的晕厥,增加患者外伤的风险。

(3)在高危活动(包括驾驶、操作机器、飞行、竞技体育等)时发生的晕厥。

1. 反射性晕厥

(1)身体抗压动作(physical counterpressure manoeuvres,PCMs):身体抗压动作包括上肢、下肢提高张力,下肢交叉等。两个临床试验表明,在反射性晕厥即将发生时,PCMs 能够升高血压,在大多数情况下能使患者免于或推迟意识丧失。这个结果在一个多中心前瞻研究中得到证实。

(2)倾斜锻炼:对于反复发生血管迷走性症状的年轻患者,且其触发因素为直立应激的,如果患者主动性很高,可以强制患者处于直立姿势并逐渐延长直立时间(倾斜锻炼),从每天早晚各 5min 开始,每周增加5min 直到每天早晚各半小时,该方法可以减少晕厥复发。虽然多个临床试验的结果并不乐观,但可能与患者依从性较差、很难长期坚持有关。所以仍应建议患者尤其是年轻患者尽量坚持采用。

(3)药物治疗:曾有很多药物尝试用于反射性晕厥的治疗,但多数结果不能令人满意。包括 β 受体阻滞剂、丙吡胺、东莨菪碱、茶碱、麻黄碱、依替福林、甲氧胺福林、可乐定和 5- 羟色胺再摄取抑制剂。尽管一些非安慰剂对照试验或短期安慰剂对照试验结果令人满意,那些长期安慰剂对照的前瞻性研究却未能证实这些药物的疗效。

1)α 受体激动剂:因为反射性晕厥时往往周围血管不能恰当收缩,能收缩血管的 α 受体激动剂(依替福林和甲氧胺福林)被用于临床。许多临床研究资料表明,反射性晕厥患者长期单独 α 受体激动剂治疗可能效果不佳,如症状发作不频繁,不推荐长期应用。尽管没有得到证实,对某些特殊患者,除了改变生活方式和进行 PCMs,在长时间站立或进行往往触发晕厥的活动之前,自行提前服用单剂量("随身携药"策略)可能是有效的。

2)氟氢可的松:一个在儿童中进行的小规模、随机双盲试验已经表明,氟氢可的松是无效的。氟氢可的松曾广泛用于成人反射性晕厥,但没有得到临床试验证据支持。

3)β受体阻滞剂:由于其具有负性血管活性作用,可以减轻心室机械感受器激活而用于反射性晕厥的治疗。但这个理论未能得到临床试验的证实。其他形式的神经介导性晕厥也没有使用β受体阻滞剂的理由。β受体阻滞剂还会加剧颈动脉窦敏感性晕厥患者的心动过缓。在6个长期随访的研究中,5个都证明β受体阻滞剂是无效的。

4)帕罗西汀:在一个安慰剂对照的试验中,入选了同一个研究所的症状明显的患者,结果显示帕罗西汀能有效治疗反射性晕厥,但这个结果没有得到其他研究的证实。帕罗西汀是精神兴奋药,可以减少焦虑,在没有严重精神病的患者中应用需要非常谨慎。

5)伊伐布雷定:作为新型的选择性窦房结阻滞剂,已经有研究发现其对直立性心动过速综合征(POTS)有效,对其他反射性晕厥的效果尚待进一步评估。

(4)心脏起搏:在反射性晕厥的治疗中起搏作用有限,起搏治疗只对血管迷走反射中的心脏抑制部分有效,而对血管抑制部分无效。一般认为,显著的心脏抑制型颈动脉窦晕厥病人可以选择起搏治疗。如果病人年龄>40岁,晕厥反复发生,晕厥时记录到显著的自发心脏抑制反应,也可以考虑起搏治疗(Ⅱa)。

2012年发表的ISSUE-3研究中,选择了年龄>40岁、2年内晕厥发作超过3次、通过ILRs证实晕厥时心脏停搏超过3s或停搏超过6s但不伴随晕厥的病人,植入起搏器后,一半打开起搏功能,一半关闭起搏功能。随访2年后发现,关闭起搏组晕厥再发率为57%,而起搏组为25%($P<0.04$)。即使面对这样"理想"的起搏病人,起搏治疗也只是使其中1/4获益。所以,什么类型的反射性晕厥病人能从起搏治疗中获益最大,仍然需要进一步研究。

(5)外科手术:少数医生尝试颈动脉窦去神经手术治疗颈动脉窦晕厥(CSS),有小样本研究提示,通过剥除近段颈内动脉外膜达到去神经效果,能安全有效地减少CSS的发生,从而替代起搏器植入,尤其适合那些存在血管抑制反应的CSS患者。

2. 直立性低血压和直立不耐受综合征　治疗的基本策略同上,具体方法如下。

(1)关于该疾病本质的宣教和关于生活方式的建议可以显著改善直立性症状。

(2)避免使用扩血管药、降压药等。

(3)药物诱发的自主神经障碍的基本治疗策略是停用相关药物。

(4)增加细胞外液容量是治疗的重要目标。如果患者没有高血压,应当教育患者多摄入盐和水,最好达到每天2~3L液体和10g氯化钠。据报道,快速饮用凉水可以有效改善直立不耐受和餐后低血压。睡眠时抬高床头(10°)可以减少夜尿,使体内液体分布更佳,改善夜间高血压。

(5)老年人的重力性静脉液体潴留可以用腹带或弹力袜来治疗,如果患者情况许可,还应该鼓励出现先兆症状的患者行PCMs。

(6)对于慢性自主神经障碍的患者,在一线治疗的基础上加用α受体激动剂甲氧胺福林是有益的。它虽然不能治愈慢性自主神经障碍,也不是对所有患者均有效,但却确实对部分患者相当有效。甲氧胺福林能同时升高卧位和立位血压,能改善直立性低血压的症状。已有3个随机安慰剂对照研究证实甲氧胺福林(5~20mg,每天3次)有效。

(7)氟氢可的松(0.1~0.3mg,每天1次)促使肾脏发生水钠潴留。观察性研究证实用药后血流动力学获益和患者血压更高、症状更少。

其他较少应用的治疗,包括夜尿增多的患者使用去胺加压素、餐后低血压患者使用奥曲肽、贫血患者使用促红细胞生成素、吡啶斯的明、使用拐杖、少食多餐和小心锻炼腿和腹部肌肉,尤其是通过游泳。

【心律失常性晕厥】

治疗目标是预防症状再发,改善生活质量,延长生存时间。

1. 窦房结功能不全 证实心动过缓是自发晕厥的病因则心脏起搏治疗是非常有效的。永久起搏往往可以改善症状,但不一定能够延长生存时间。在长期随访中发现,即使给予充分的起搏治疗,仍然有20%的患者晕厥会复发。这是由于窦房结疾病往往合并血管抑制性反射机制。

2. 房室传导系统疾病 症状性房室传导阻滞引起的晕厥需要心脏起搏治疗。房室传导阻滞需要起搏的患者如果合并左室射血分数下降、心衰和 QRS 间期延长,应考虑双心室起搏。

3. 阵发性室上性和室性心动过速 与晕厥相关的阵发性房室结折返性心动过速、房室折返性心动过速或房扑应首选导管消融治疗。在这些患者中,药物治疗只是在导管消融之前或导管消融失败之后应用,房颤或不典型房扑引起的晕厥,处理措施必须个体化。

尖端扭转型室速导致的晕厥并不常见,多数是由于药物延长 QT 间期所致。应立即停用可疑药物。如果是室速引起的晕厥且患者心脏结构正常或轻度心功能不全,应考虑给予导管消融或药物治疗。晕厥且心功能不全的患者,如果室速或室颤病因无法纠正,需要行 ICD 植入。尽管这些患者植入 ICD 后通常仍然会有晕厥复发,但可以减少心脏性猝死的风险。

【结构性心血管病继发的晕厥】

部分晕厥患者中可以见到结构性心脏或心肺疾病,在老年患者中其发病率更高。仅仅是存在心脏病并不能说明晕厥与该心脏病相关。其中有些患者是很典型的反射性晕厥,但其他患者,如下壁心梗或主动脉狭窄,其原发病可能在晕厥的发病机制中起着重要作用。另外,这类患者中很多其原发病可以引起室上性或室性心律失常,从而继发晕厥。

与结构性心脏病相关的晕厥其治疗随着因诊断不同而有很大的区别。

1. 继发于严重主动脉狭窄或心房黏液瘤的晕厥患者,应行外科手术治疗原发病。

2. 继发于急性心血管疾病,如肺栓塞、心肌梗死或心脏压塞的晕厥患者,也应以治疗原发病为主。

3. 肥厚型心肌病(合并或不合并左室流出道梗阻),通常应专门给予针对心律失常的治疗,多数情况下应植入 ICD 以预防心脏性猝死。减少左室流出道压差对改善晕厥有无帮助,目前尚缺乏研究。

4. 对心肌缺血相关的晕厥,显然大多数患者应给予药物和/或再血管化治疗。

【心脏性猝死高危患者不明原因的晕厥】

经过充分检查,可能晕厥的具体机制仍不确定,但如果该患者为心脏性猝死的高危患者,则仍应给予原发病的治疗,以减少死亡或致死事件的风险。这类患者的治疗目标是减少死亡风险。

1. 缺血性和非缺血性心肌病 急性或慢性冠心病且心功能不全的患者死亡风险是明显增加的,需要对心肌缺血情况进行评估,如果有指征应给予再血管化治疗。有心衰并符合 ICD 植入指征的患者,应在评估晕厥发生机制之前即接受 ICD 治疗。这类患者包括缺血性或扩张型心肌病且左室射血分数降低(根据目前的指南,LVEF<30%~40%,心功能≥NYHA 分级Ⅱ级)。

2. 肥厚型心肌病 对肥厚型心肌病患者来讲,病因不明的晕厥是心脏性猝死的主要危险因素,尤其是当晕厥发生在近期(距今 <6 个月)时。肥厚型心肌病患者发生晕厥的机制包括室性心律失常、室上性心动过速、严重的流出道梗阻、心动过缓、运动引起的低血压和反射性晕厥等。在判断心脏性猝死的风险方面,危险因素还包括频发非持续性室速、运动时低血压、显著的心肌肥厚。肥厚性心肌病的高危患者应植入 ICD。

3. 致心律失常右室心肌病/发育不良 致心律失常右室心肌病(ARVC)患者 1/3 发生过晕厥。年轻患者、广泛右室功能不全、左室受累、多形性室速、晚电位、epsilon 波、有猝死家族史,应行 ICD 植入。

4. 原发性离子通道疾病　对遗传性心脏离子通道疾病的患者,病因不明的晕厥往往是最早出现的症状。在没有其他诊断或不能排除室性快速性心律失常时,可以谨慎考虑 ICD 植入。然而,晕厥的机制可能有多种,可能是恶性心律失常,也可能是相对良性的,如反射性晕厥。因此,这种情况下,晕厥并不一定意味着发生恶性心脏事件的风险高,其敏感性要低于有记录的心脏停搏。

然而,对于遗传性疾病,用传统检查方法来区分其良恶性往往非常困难。因此,在植入 ICD 之前,某些患者需要更精确的诊断(通过植入式事件记录器)以明确晕厥的机制。

（陈柯萍　郑良荣）

第七章

心脏性猝死

第1节　心脏性猝死的流行病学

心血管疾患作为首位死亡原因,占全部死因的 30%。2005 年 WHO 的全球死亡率研究计划显示该数字为 17 000 000 例。2015 年 WHO 报告全球死亡原因首位为心血管疾患,其中缺血性心脏病导致 876 万人死亡。

心脏性猝死(sudden cardiac death,SCD)是心血管疾病的主要死亡原因。是指由各种心脏原因引起的非暴力自然死亡,发病突然、进展迅速,死亡发生在症状出现后 1h 内。SCD 具有突发、迅速、不可预料和病死率高的特征,是直接危及人们生命的一大杀手。据估计,全球每年约有 3 000 000 例 SCD 事件发生,发生率远远高于艾滋病、乳腺癌、肺癌、脑卒中等。文献显示,美国 SCD 年发生率为 0.1% ~0.2%,每年有 20 万 ~45 万人死于 SCD,约占总死亡的 13%。欧洲和日本与之接近,亚太部分地区和国家的调查提示,SCD 发生率波动在 0.01% ~0.18%。

中国每年 SCD 的总人数超过 50 万人。一项国家十五攻关项目首次得出并公布了中国 SCD 的流行病学资料。该项目采用人群监测的方法,在北京市、广州市和新疆维吾尔族自治区分别选取 20.6 万、14.9 万、16.0 万的城市居民,在山西省选取 16.2 万农村居民进行 SCD 发病情况的监测。监测时间从 2005 年 7 月 1 日至 2006 年 6 月 30 日。监测总人群共 67.8 万,总死亡人数为 2 983 人,其中 SCD 人数 284 人,SCD 发生率为 41.84/10 万,约占总死亡的 9.5%(表 7-1、表 7-2)。若以 13 亿人口推算,中国猝死的总人数约为 54.4 万 / 年,总的 SCD 人数多于美国。此次调查还显示,在中国 SCD 发生率男性高于女性,发生率分别为 44.6/10 万和 39.0/10 万。

各种疾病都可导致 SCD,但 SCD 主要相关的疾患是冠心病和心力衰竭。不论合并心肌梗死与否,冠心病都是 SCD 最为常见的原因,约占全部 SCD 的 75%。心力衰竭的主要死因:一是血流动力学恶化,二是 SCD,后者约占全部心力衰竭死亡的 1/3。目前,随着人口老龄化速度的加快和生活水平的改善,中国冠心病和心力衰竭的发病率日益增高,相应的,SCD 即成为直接危及人民生命的一大杀手。临床实践中,患者发生猝死事件前可以有心脏疾病表现,但猝死的发生具有无法预测的特点,相当数量的心脏病患者以猝死为首发表现。而且,绝大多数 SCD 病例发生在医院外,猝死事件一旦发生,存活比例甚低,世界平均水平抢救成功率低于1%,在发达国家接近5%,往往难以进行及时有效地救治。因而,SCD是对人民的生命造成了巨大危害,给社会造成了巨大的损失。正是由于SCD对生命的巨大危害,SCD已成为当代医学高度关注的公共健康问题。因此,采取必要的措施进行有效地预防就具有特别重要的意义。

表 7-1　国家十五攻关 SCD 流行病调查的人口监测情况

监测人群	人口数		
	男性	女性	总数
北京市	103 850	102 196	206 046
广州市	74 529	74 693	149 222
山西省	85 052	77 938	162 990
新疆维吾尔族自治区	82 059	78 401	160 460
合计	345 490	333 228	678 718

表 7-2　国家十五攻关 SCD 流行病调查的 SCD 发生率

人口	SCD 发生率(1/100 000)		SCD 例数
	男性	女性	
北京市	52.0	47.9	103
广州市	47.0	46.9	70
山西省	42.3	35.9	64
新疆维吾尔族自治区	35.3	23.0	47
合计	44.6	39.0	284

2　第 2 节　心脏性猝死的病理生理机制

在大多数发生 SCD 的患者中,心脏结构性异常是猝死的基础。然而,结构异常基础上的功能变化也常可导致心电活动不稳定,以致发生致命性的快速性或缓慢性心律失常。心脏结构与功能是相互作用、相互影响的,当一个瞬间出现的心电学事件打破它们之间的平衡状态,就可能发生心律失常乃至猝死。

SCD 也可发生于心脏"看起来"正常的患者,其机制大部分是心律失常,如室性心动过速(室速)或心室颤动(室颤),而未显示出心脏结构方面的病变。未发现心脏结构的异常可能是当前临床检查的敏感性较低,从而使潜在的疾病或变化始终隐藏着。一些微小的心脏结构的改变可能是致命性心律失常乃至 SCD 的潜在危险因素,如冠状动脉非阻塞性斑块基础上的冠脉痉挛、局部心肌炎症、部分心肌病以及传导系统的异常。最终诊断的确立需要相应组织结构损伤的客观证据,因此需要进行组织学检查或心内膜活检,甚至尸检,而在此之前,这些病损一直不为医生所知。另一方面,SCD 也可能是结构正常的心脏电活动不稳定所致,有几个试验显示大约5%的 SCD 患者心脏结构未发现任何组织学或显微镜下检查的异常。

Strain 等对 18 例室速或室颤并且心脏大体正常的患者进行心内膜活检,大部分患者(其中 16 例)均存在以下一种或多种组织学异常:有意义的心肌疾病、心肌细胞肥厚等改变、间质或血管周围纤维化、血管硬化、右室心肌被脂肪组织替代。

除此之外,SCD 可能还存在遗传基础,基因异常可能导致个体心脏蛋白或离子通道的改变。长 QT 综合征、Brugada 综合征、扩张型或肥厚型心肌病都被认为是可以导致 SCD 的单基因疾病的范例。冠状动脉病变基础上的血栓形成和心肌梗死患者是发生致命性心律失常的主要人群,人们逐渐认识到基因多态性在急性斑块破裂中扮演一定的角色,可以降解斑块纤维帽的基质金属蛋白酶发生了遗传性改变。另外,血小板黏附、血栓形成和凝血瀑布通路中的分子多态性可能都与 SCD 易感性相关。大规模的流行病学调查显示,SCD 有家族易患性,这种易患性包括家族的环境,如饮食、精神、发育等因素。遗传机制不一定是DNA 的变异,而可能是一个或多个 DNA 多态性引起。

这些因素的相互作用是 SCD 病理生理机制的一个重要方面。自主神经系统的激活是关键性事件,导致交感性张力增加和副交感性影响减弱,其结果是血压、心率、血小板凝聚和血液黏稠度增加。这些改变使心室颤动阈值降低,趋使动脉粥样硬化斑块破裂、血小板凝聚,从而引起缺血性事件(心绞痛或心肌梗死)或心电性事件(心律失常),导致 SCD。其中主要机制是致命性心律失常,80% ~90% 为室速或室颤,其余少数为严重缓慢性心律失常、心脏停搏及电机械分离。极少数 SCD 机制属非心律失常性(心脏或主动脉破裂、心脏压塞、心内机械性梗死和主动脉夹层等)。

根据直接导致 SCD 的心律失常类型不同,简要将其病理生理机制介绍如下:

1. 室性快速性心律失常 SCD 的患者中 80% ~90% 为冠心病基础上出现的快速心律失常,多数为室颤。室颤患者较无脉性电活动或心室停搏的患者预后更好。室颤需要的抢救较为特定,如果在合适的时间窗内进行充分的除颤则效果良好。已经有研究显示,基础生命支持(如胸外心脏按压)起到心脏骤停到除颤器救护之间的桥梁作用。另外,目前认为心肺复苏对心室颤动波的特性产生影响,从而使除颤成功率更高,易于恢复循环。

80% SCD 病人的电生理机制为室颤,表现为持续性室速的很少。这两种致命性心律失常通常发生在心脏结构异常和心电结构缺陷病人,并由某种触发因素所诱发。急性心肌梗死后的 1h 内死亡的最重要原因是心室颤动,在这段时间内室颤发生率可能较入院后高 25 倍。室颤大多数由室速引起,自发性室颤少见。在一个由 157 例急救车上的患者参与试验中,心电监测显示患者发生心脏骤停时初发心律失常即为室颤的患者仅占 8%,由室速转变为室颤,从而导致心脏骤停的比例为 62%,另外,尖端扭转型室速占 13%。

致命快速性心律失常的发生是触发事件与易感心肌相互作用的结果,在无心肌易激性情况下,许多事件(如频发和复杂的室性期前收缩)可以是无害的。一旦心肌缺血,受影响的心肌细胞跨膜静息电位和动作电位振幅以及动作电位时限降低,加上其他许多因素,将引起心肌传导减慢和电生理不稳定,使之与邻近非缺血组织间易于发生折返性心律失常,此时如有提前冲动(室性期前收缩),则可进一步加剧缺血心肌或增加异常心肌与正常心肌间的复极离散性,最后导致室性快速性心律失常(室颤 /室速)。

2. 缓慢心律失常和心搏停止 在救护车上突发死亡的患者中,心电监测显示初始心律失常为缓慢性心律失常的占 17%。其他数据显示缓慢性心律失常导致 SCD 的患者约占 20%,其机制主要是由于窦房结和房室结失去正常功能,下级自律性组织不能起到发放正常逸搏的功能,多种结构性(器质性)和功能性异常均能导致上述情况的发生。严重器质性心脏病者多表现为显著心动过缓和心室停搏,提示长期严重缺血可引起浦肯野纤维弥漫性损害。

3. 无脉性电活动(电机械分离) 无脉性电活动是指心脏依然存在规律的电活动现象,但无有效的机械收缩功能。Frozzara 将其分为原发性和继发性两种类型,其特点是摸不到脉搏,听不到心音,心脏无泵血功能,但心电图仍可记录到心电活动。心电图表现为频率 30~40 次 /min、宽大畸形的 QRS 波。无脉性电活动患者预后很差,存活率很低,常为严重心脏病的终末期表现。

原发性无脉性电活动指无明显机械性因素存在,由于心肌本身不能有效收缩导致,即电机械耦联失效。心脏弥漫性病变、代谢异常或大面积缺血等疾病基础,导致细胞内钙代谢异常、细胞内酸中毒或三磷酸腺苷(ATP)耗竭等是导致电 – 机械偶联的机制。多见于严重器质性心脏病患者,特别是心肌缺血、长时间心脏骤停复苏后及重症充血性心力衰竭末期。继发性患者可见于心脏静脉回流突然中断,如大面积肺栓塞、人工瓣膜急性功能不全、大失血、心脏破裂和心脏压塞等。无脉性电活动和心脏电活动静止在 30% 的心脏骤停患者中出现,可能是心脏骤停的晚期表现。

由于 SCD 发病突然、致死率高,因此寻找可用于预测 SCD 的因素显得尤为重要。目前认为以下人群为 SCD 的高危人群:心脏骤停的幸存者、曾有过室性心动过速发作、心肌梗死、冠心病、有心脏骤停家族史、任何原因引起的左心室射血分数低下、慢性缺血性心脏病患者有室性期前收缩、心室肥厚、肥厚梗阻性心肌病、扩张型心肌病和心力衰竭、长 QT 综合征、致心律失常性右室心肌病及 Brugada 综合征。对上述患者,临床医生常联用动态心电图、左室射血分数测定、心室晚电位、心率变异性、QTd、T 波电交替等无创性检查指标结合临床综合判断,并进行危险度分层。有创的电生理检查更有助于发现高危患者,而且可进一步选择适当的预防措施,如进行导管消融术、抗心律失常的外科治疗或植入型心律转复除颤器,从而改善预后。

③　第 3 节　心脏性猝死的病因

除溺水、电击、药物中毒、手术和麻醉意外等非心脏原因之外,SCD 可见于任何一种心脏病和其他疾病的严重状态,其在全部死因中的比例正在增加,在冠心病高发国家中已达 25% ~30%。各种器质性心脏病患者都有发生 SCD 的可能,但根据流行病学调查,最常见的病因是冠心病,在西方国家可能占猝死原因的 80%,20% ~25% 的冠心病以猝死为首发表现。心肌梗死患者 75% 可发生 SCD。除冠心病外,SCD 的第二大病因是心肌病。此外,一些先天性或遗传性疾病如长 QT 综合征、Brugada 综合征、马方综合征等也是猝死的原因。根据目前现有的流行病学资料,现阶段我国冠心病发病率低于西方国家,SCD 发生例数也较西方国家为低,但随着冠心病及心肌梗死发生率的上升,猝死也呈上升趋势。易于发生 SCD 的心脏病和其他情况有以下几方面。

【冠状动脉异常】

在西方国家,80% 的 SCD 是由冠心病引起的,即使在冠心病发病率不高的地区和国家,仍然是猝死的主要病因,因此,充分理解冠心病与 SCD 的关系,在猝死发生前予以识别以及治疗干预,有助于减少猝死的发生。急性或陈旧性心肌梗死是 SCD 最常见的原因。急性冠状动脉综合征和缺血性心肌病患者发生的 SCD 约占 SCD 总数的 80%。约有半数急性冠状动脉综合征患者在到达医院之前死去,其中大部分是 SCD。非冠状动脉粥样硬化引起的冠状动脉异常包括先天性冠状动脉畸形、冠状动脉栓塞、冠状动脉硬化、冠状动脉机械损伤或梗阻、冠状动脉痉挛等。

先天性冠状动脉畸形,如左冠状动脉源于动脉并不少见,如果不进行外科手术纠正,婴儿发生猝死的危险性很高。其他先天性畸形,如左冠状动脉起源于主动脉的蝶窦也具有 SCD 的危险。此外,冠状动脉先天性狭窄、发育不良等较为少见,也具有较高的猝死危险性。

冠状动脉栓塞最常见于主动脉瓣以及二尖瓣病变产生血栓,栓子也可以来自于外科手术操作或心导管操作。发生冠状动脉栓塞主要症状和临床表现是心肌缺血或心肌梗死。发生猝死的原因大多为栓塞导致急性心肌缺血,也引起心肌电生理异常,而发生猝死。川崎病(Kawasaki 病)可导致冠状动脉瘤猝死,多发动脉炎累及冠状动脉也可引起猝死。

冠状动脉的机械损伤及梗死也是引起猝死的原因之一,马方综合征出现冠状动脉夹层(可伴有或不伴有动脉夹层)具有较高的猝死的危险。其他较少见的原因,包括主动脉瓣黏液瘤脱垂,撕裂或穿孔阻塞冠状动脉开口均可导致猝死。

冠状动脉痉挛可引起严重的心律失常及猝死。冠状动脉痉挛可发生于粥样硬化或正常冠状动脉,无痛性心肌梗死,与冠状动脉痉挛或狭窄病变有关,可能是一部分不能解释的猝死原因,不同类型的无痛性缺血(例如完全无症状的、心肌梗死后的以及无痛的及心绞痛混合型的)具有不同的临床预后及表现。

【心肌疾病和其他器质性心脏病】

包括原发性扩张型心肌病、肥厚型心肌病、致心律失常性右心室心肌病(ARVC)、心脏瓣膜病、左心室肥大、心肌炎、高血压、先天性心脏病、代谢性心肌病、限制型心肌病、二尖瓣脱垂综合征、美洲锥虫病(Chagas 病)和心肌炎以及原发性或转移性心脏肿瘤等。

1. 扩张型心肌病 扩张型心肌病心力衰竭的治疗进展改善了患者的长期预后,可使部分血流动力学稳定的心力衰竭患者突然病死率再增加。研究资料表明,多达 40% 的心力衰竭患者死亡是突然发生的,猝死发生的危险性随着左心功能恶化而增加。心律失常机制(VT/VF 及心动过缓、心脏停搏)与猝死相关。对于心肌病患者,心功能较好者(Ⅰ级或Ⅱ级)总病死率较心功能差者(Ⅲ级或Ⅳ级)低。可是,猝死的发生在心功能较好者发生率更高。

2. 肥厚型梗阻性心肌病 早期的临床及血流动力学研究证实肥厚型梗阻性心肌病发生 SCD 的比例可高达 2/3。最初认为肥厚型梗阻性心肌病发生猝死的机制是左心室流出道梗阻的结果,但最近研究表明,致命性心律失常是这些患者的主要猝死原因。

【心力衰竭】

心力衰竭是多种器质性心脏病发展至晚期的一个综合征。50% 以上心力衰竭患者的死亡方式为SCD,引起 SCD 的机制主要是室性快速心律失常(室颤 / 室速)。近年来,充血性心力衰竭的药物治疗取得了很大进展,长期预后得到改善,可是部分血流动力学稳定的心力衰竭患者突然死亡者再增加。研究资料表明,多达 40% 的心力衰竭患者死亡是突然发生的,猝死发生的危险将随着左心功能的恶化而增加。心功能较好者(Ⅰ级或Ⅱ级)总病死率较心功能差者(Ⅲ级或Ⅳ级)低,但猝死的发生在心功能较好者发生率更高,特别是中度心功能不全的患者。

【电生理异常】

获得性房室结及希氏束 - 浦肯野纤维系统传导障碍以及房室旁路传导与 SCD 有关。流行病调查显示,冠心病患者出现室内传导障碍是几个影响猝死因素之一。一个特异的临床例子是前壁心肌梗死伴有传导阻滞患者在梗死后 30d 内具有出现室颤的高危险性。希氏束 - 浦肯野纤维系统原发纤维化(Lengres病)或继发性机械损伤常出现室内传导阻滞,但较少发生 SCD。先天性房室传导阻滞或室内传导阻滞的患者发生猝死的危险性不高,但先天性室内传导阻滞进行性恶化时,则猝死的危险性增加。预激综合征及 Mahaim 束导致的旁路前传通常不是致命的,但若发生心房颤动,且旁路不应期短时,可导致快的心室率而产生心室颤动。遗传性心脏传导系统异常已被证明有发生猝死高度危险性,例如先天性长 QT 综合征 \ 短 QT 综合征、Brugada 综合征、特发性室颤以及家族性婴儿和青年人猝死等。

【药物等外界因素】

如抗心律失常药物的致心律失常作用、洋地黄过量、拟交感药物、抗抑郁药和锑剂中毒等。电解质和酸碱平衡失调等,如低钾血症、高钾血症、低镁血症和酸中毒等。其他还包括心脏外科手术、造影或心导管刺激等。

第4节 心脏性猝死的预测

SCD预测的关键是高危患者的识别。由于SCD具有发病突然、进展迅速、病死率高等特点,因此,临床上如能做到早期预测、加强预防、快速识别、及时救治,以期达到降低病死率的目的。

SCD的发生主要与心脏结构的变化、心电易损性增加及自主神经系统调节障碍有关。既往认为,心内科电生理检查是评估和预测恶性心律失常相对科学的检测方法。能否诱发出室性心律失常乃至室性心动过速、心室颤动可作为早期预测及危险分层的指标。但ICD的临床试验结果表明,心内电生理检查对恶性室性心律失常和SCD的预测价值有限,并且该方法为一种有创性检测方法,不能作为常规预测方法使用。近年来,在无创心电图领域,发展了一些新的预测方法和指标,这些指标对预测恶性室性心律失常有特殊意义。另一方面,对这些心电图指标发生机制的研究又推动了心律失常发病机制和治疗措施研究的进展。

1. 心脏骤停复苏病史 既往有过心脏骤停复苏史的患者被认为是SCD高危患者。在这些患者中,有50%的患者会在首次SCD事件后1年内再次发生心性脏猝死。一旦SCD发生在医院外,患者生存率将不及15%。

2. 心肌梗死 心肌梗死作为独立危险因素。心肌梗死患者SCD的发生率是正常人的4~6倍,使SCD的危险增加5%。若同时合并有左室功能低下或室性心律失常,SCD危险性增加10%~15%。心肌梗死后LVEF<40%,伴有非持续性或可诱发、药物不可抑制的室速的患者,SCD5年发生率为32%。

3. 心力衰竭 尽管对心力衰竭的病理生理机制、药物治疗及器械治疗方面都取得了重大进展。但心力衰竭患者SCD的发生率并无明显降低。缺血性心脏病出现心力衰竭的患者有发生SCD的高度风险性。左室功能不全的器质性心脏病患者是SCD的强预测因子。

4. 心室晚电位(ventricular late potential,VLP) VLP是位于QRS波终末部的高频低幅的碎裂电位,是心室肌内存在非同步性除极和延迟传导的电活动表现。其预测心肌梗死伴恶性心律失常的敏感性为58%~92%,特异性为72%~100%。阳性预测准确率偏低,假阳性率高。

5. 心率变异性(heart rate variability,HRV) HRV是指心率快慢随时间所发生的变化。HRV缩小提示心脏自主神经受损,恶性心律失常和SCD发生的概率大。HRV降低预测心肌梗死患者发生心律失常事件的敏感性为58%,阳性预测值为53%。目前认为HRV是SCD的独立预测指标,但主要用来预测与自主神经调节障碍有关的心律失常事件。

6. 压力反射敏感性(baroreflex sensitivity,BRS) BRS是通过计算弹丸注射苯肾上腺素后的收缩压和血压反应性升高后的RR间期关系的斜率测定。研究表明,低BRS与心脏性病死率的增加有显著相关,但仍需进一步研究证实。

7. QT离散度(QT dispersion,QTd) QTd是指标准12导联心电图最大QT间期与最小QT间期之差。QTd预测心肌梗死患者发生室速或室颤的敏感性为70%,特异性为78%。在不同的疾病中,QTd的预测价值差别很大,如对慢性心力衰竭患者,QTd 不能预测恶性心律失常的发生。目前尚无统一的 QTd 的测定方法,其实际应用价值有限。

8. QT 间期延长 QT 间期延长的病因可能与遗传、电解质紊乱、药物作用及自主神经张力失衡有关。病理检查可见心脏窦房结动脉中层明显增厚、窦房结和右心房处出血,窦房结纤维化和脂肪变性等。体表心电图 QT 间期延长多见于心力衰竭患者,迄今为止,研究已证实长 QT 综合征和 Brugada 综合征与致命性室性心律失常和 SCD 的发生密切相关。先天性长 QT 综合征,运动、激动、惊恐等交感神经张力增高是危险因素,可诱发尖端扭转型室性心动过速,若短期内自行终止,则仅表现为晕厥,若转变为室颤,则极易导致猝死。Brugada 综合征心电图 ST 段呈穹窿型或马鞍型改变,易反复发作多形性室性心动过速及心室颤动。

9. T 波电交替(T wave alternate,TWA) TWA 是指 T 波或 T、U 波的形态及幅度甚至极性发生交替性改变,而不伴 QRS 波形态和心动周期的明显改变。其发生的机制可能与心肌细胞复极不一致及心肌细胞离子通道功能障碍有关。T 波电交替对预测电生理检查中诱发的恶性心律失常,其敏感性为 81%、特异性为 84%、相对危险度为 5.2、阳性预测值为 76%、阴性预测值为 88%。近年来发展的微伏级 T 波电交替检测技术比传统 T 波电交替更为灵敏,在缺血性心脏病伴发心律失常的预测中有较高价值。

10. 心率振荡(heart rate turbulence,HRT) HRT 是指在室性期前收缩发生后,窦性心律出现短期的波动现象,是自主神经对单发室性期前收缩后出现的快速调节反应,它反映了窦房结的双向变时性功能。1999 年首次有研究发现 HRT 是心肌梗死后患者死亡的独立危险因素,可用于心肌梗死患者危险分层且效果优于目前临床应用的 HRV。振荡初始(turbulence onset,TO)和振荡斜率(turbulence slope,TS)两项指标对心肌梗死高危患者有一定预测价值,TO 和 TS 均异常时其阳性预测值分别是 33% 和 31%,阴性预测值可达到 90%。

11. 早期复极改变(early repolarization variant,ERV) ERV 为下壁或侧壁导联 J 点抬高至少 0.1mV,表现为 QRS-ST 处粗钝或切迹,即为 J 波。研究发现,ERV 在特发性室颤的患者中发生率高于对照组,而且有 ERV 的患者男性多见,晕厥史和睡眠中发生 SCD 的发生率较无 ERV 组要高。因此,目前认为 ERV 存在潜在的致心律失常性,与心脏骤停或 SCD 有关。

12. 动态心电图(Holter 监测) 可连续记录受检者在不同状态下的心电图,是临床常用的重要监测手段。频发和复杂的室性心律失常业已证明室性期前收缩(PVDs)是 OMI 患者总病死率升高的一个重要标志。在心肌梗死第 1~2 年,Holter 监测记录复杂的 PVDs 常有突发 SCD 的危险趋势,其形态学变化或 PVDs 多形态的反复出现亦可作为 SCD 的一个预测标志。室性期前收缩心电图中有以下特征者猝死风险性增加:① QRS 波不光滑,有明显的切迹或顿挫;② QRS 波振幅 <1.0mV;③室性期前收缩总宽度 >0.16s;④ ST 段有水平段,或 T 波与 QRS 主波同方向,且 T 波变尖并双肢对称;⑤多源性、多形性或 R on T 型室性期前收缩;⑥不同类型期前收缩同时存在和 / 或传导阻滞并存者;⑦室性期前收缩起源于左室或左束支,而呈完全性右束支传导阻滞型。

13. 左室舒张末内径(left ventricular end diastolic diameter,LVEDD)及左室射血分数(left ventricular ejection fraction,LVEF) LVEF 的敏感性和特异性不佳,阳性预测值约为 16%,LVEF 联合 VLP 可增加其对心律失常事件的预测价值。临床试验也发现 LVEF 联合 VLP 是多种心脏病患者发生室性心律失常的独立预测因子,其结果与心内电生理检查结果高度一致。心力衰竭患者 LVEF 越低,预后越差,其发生 SCD 的危险性也越大。

14. 脑钠肽或 N- 末端脑钠肽前体(BNP 或 NT-proBNP) BNP 水平预测 SCD 和室性心律失常的价值也较好。荟萃分析表明,BNP 上升预测 SCD 的相对危险度为 3.68,因此 BNP 也是 SCD 的独立预测因子。

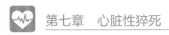

总而言之,决定 SCD 防治效果的关键是高危人群的认定,上述几项检查在预测 SCD 时均存在一定的价值,因此全面认识 SCD 的危险因素,进行 SCD 的危险评估或预测是有效防治 SCD 的关键因素,联合多项指标进行综合评估是非常必要的。

5 第 5 节　心脏性猝死的预防

针对猝死高危人群开展药物治疗(包括抗心律失常药物如 β 受体阻滞剂以及非抗心律失常药物如血管紧张素转换酶抑制剂、醛固酮拮抗剂等)、植入型心律转复除颤器(implantable cardioverter-defibrillator,ICD)、导管消融治疗、外科及血运重建等针对性的干预措施以降低发生 SCD 的危险。其中 ICD 是目前唯一被大规模临床试验证实能有效降低高危人群 SCD 发生率的治疗方法,因而对于有 ICD 应用指征的患者应推荐应用 ICD 治疗。

公众的心肺复苏教育与社会配置方面对于 SCD 的预防也是很重要的。研究表明,心脏骤停患者如果在 4~6min 内开始心肺复苏,存活率为 43%~53%;8min 内开始复苏,存活率为 10%;10min 后开始心肺复苏,则几无存活。提示心肺复苏开始的时间越早,存活率越高。随着中国公共卫生防御的日益健全,自动体外除颤器(AEDs)和装备有 AEDs 的应急医疗反应体系提供了一个可选择的 SCD 的治疗措施。ICD 治疗已被大量的研究证实是预防 SCD 最有效的方法,ICD 的发展对 SCD 的防治产生了深远影响。

SCD 的病理及病理生理过程极为复杂,现有的研究和可用的方法尚不能针对其机制进行有效控制,但最终的心脏骤停阶段则以心电活动紊乱或丧失作为主要表现。近年采用持续心电监测的研究结果显示:SCD 多数是由心室颤动引起的,大部分患者(>80%)先出现室性心动过速,随后恶化为室颤。基于上述对于 SCD 机制的认识,医学界试图从 SCD 发生、发展的各个阶段去预防其发生,但结果并不理想。

【院外急救】

由于绝大多数 SCD 发生于院外,所以对高危患者的预防及发病后早期干预至关重要。通过基于社区的基本生命支持系统,可以使患者得到及时心肺复苏——主要是人工胸外按压以及人工呼吸,强调应及时进行电除颤,但是实际情形中大部分患者不能得到及时有效的心肺复苏措施。据 2004 年美国 NCHS 数据,每年有 310 000 例冠心病死亡发生在院外和急诊室;北美院外 SCD 发生率为 0.55%,估计每年院外 SCD 166 000 例。其中,仅有约 60% 接受了紧急医疗服务。数据显示,心脏节律异常导致的院外 SCD 患者中,抢救出院生存率平均仅为 6.4%。而上述数据在中国甚或更低。

心肺复苏最重要的概念是"生存链"。生存链由四"早"组成:早进入急救系统、早初级心肺复苏、早除颤、早高级心肺复苏。其中早除颤最为关键,时间短暂、宝贵(6~8min)。上述任何一个环节出问题,生存的机会都会减少。其成败的关键是时间。

【心脏性猝死的预防——ICD 的应用】

针对导致 SCD 的罪魁祸首——恶性室性心律失常,ICD 的应用已经给 SCD 的治疗带来了革命性的影响(图 7-1)。20 世纪末关于 SCD 一级和二级预防临床试验的结果已充分证明 ICD 治疗能有效降低 SCD 高危患者的总病死率和 SCD 发生率。应用 ICD 进行 SCD 二级预防已经在中国应用,但一级预防亟待进一步加强。

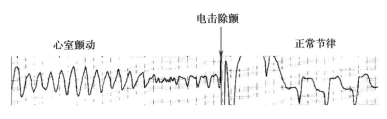

图 7-1 植入型心律转复除颤器通过发放电击终止危及生命的心室颤动

1. ICD 的结构和功能 ICD 系统主要包括两个基本部分:脉冲发生器和识别心律失常、释放电能的电极导线系统。脉冲发生器的能源由两个锂-银、钒五氧化物电池提供,其外壳由钛金属制成,连接头由环氧化物制成。连接头有 3~4 个电极插孔,可以与除颤以及感知电极连接。所有 ICD 系统均使用心内膜或心外膜电极来感知心律失常,新一代的 ICD 系统大多采用心内膜电极,不仅用这些电极感知心律失常,释放电能量进行除颤,而且用它进行抗心动过速起搏以及 VVI、DDD 或心脏再同步治疗(CRT)起搏治疗。心内膜电极集感知、起搏和除颤于一身,最远端为一对起搏和感知电极,其后为心内膜弹簧除颤电极,电极固定方式有主动固定和被动固定两种。选择何种类型的电极须根据植入手术时除颤阈值测定结果来定。

目前的 ICD 系统绝大多数采用心率作为心律失常的感知参数,也有些系统除了心率外,还应用其他参数。应用心率作为心律失常感知参数时,当心率超过 ICD 预先设定的心律失常心率标准,则心律失常被感知,并触发 ICD 系统充电及通过除颤电极释放电能除颤,如果第一次电击不成功,则 ICD 系统重新工作和释放另外的电击进行除颤,一般可连续释放 3~6 次电击,直至除颤成功。除了转复/除颤功能外,ICD 系统还具有抗心动过速起搏治疗以及抗心动过缓起搏治疗,这些系统可以对一种或多种心律失常以不同的反应。例如,对于持续性室性心动过速,ICD 系统识别后首先进行抗心动过速起搏治疗以终止心动过速。若无效或心动过速恶化,则进行低能量的心律转复电击治疗,若仍无效则进行较高能量的除颤治疗。除颤治疗后,若心率慢,还可进行心室起搏治疗。所有这些治疗方式可以通过体外程控加以选择以及设定参数。除颤能量大小可以通过体外程控设定,对于室颤,通常除颤能量为 15~30J,对于单形性室速的转复则选择更低的能量。下面介绍 ICD 的一些基本功能。

(1)室速和室颤的识别:抗心动过速起搏,心脏复律及除颤均依赖于 ICD 自动对室速和室颤的精确识别。已有多种判断指标被用来自动识别室速和室颤,但到目前为止,以单纯的心率(rate)作为判断心动过速的主要标准仍是最主要方法。预先在 ICD 设置室速和室颤的识别频率,当心动过速频率超过室速识别频率(例如 160 次/min),则被 ICD 判断为室速。当心动过速或室颤频率超过室颤的识别频率(例如 220 次/min),则被 ICD 判断为室颤而进行治疗。

除频率以外,可程控指标尚有发作的突发性(onset)、心率稳定性(stability)及心率持续性、腔内电图形态等用于鉴别室上性快速心律失常和室速。当然单一的识别参数不可能正确地识别所有的心律失常,而根据每一病人的具体情况选定组合参数将会更切合实际。另外,应用双腔 ICD 的 P-R 逻辑分析指标可明显减少不适当地误识别。

(2)心动过缓心脏起搏功能:部分植入 ICD 的患者在除颤后因心搏缓慢需要快速心脏起搏以尽快恢复正常的血流动力学。此外,一部分患者合并窦房结或房室传导功能障碍,同时需要心脏起搏治疗。目前的 ICD 均具有抗心动过缓心脏起搏功能,通过右心室的心内膜电极进行感知和起搏,起搏方式为 VVI、DDD 或 CRT,起搏频率及电压等参数可以根据需要通过程控仪来调整。

(3)抗心动过速起搏(antitachycardia pacing,ATP):是一种程序期外刺激或短阵快速刺激起搏心室以终止心动过速的一种方法。和高能电击一样，抗心动过速起搏可有效地终止室性心动过速，但抗心动过速起搏所致疼痛不适较弱，而且电能消耗少。因而和高能电击相比，病人能更好地耐受抗心动过速起搏并相应延长起搏器的使用寿命。另外还能缩短高能电击充电所需要时间。主要方式包括：①固定频率的短阵快速刺激（burst）；②自动递减扫描刺激（autodecremental 或 RAMP），此外，还有一些其他扫描刺激方式，较少应用。

（4）低能量复律（cardioversion）：低能量复律的电击能量一般在 5J 以下。1982 年 Zipes 首次证实了低能量转复室速的可行性。低能量复律起初用于重症监护病房（ICU）和电生理实验室，后来研制成功低能量复律的植入型装置，用以代替抗心动过速起搏器，期望该装置能最大限度地减少高能量电击带来的不适，而同时又能克服抗心动过速起搏所具有的使室速加速的危险性，然而植入型低能量复律器也同样被证明具有使室速加速恶化为室颤的危险性。由于没有支持性的高能量除颤，这种复律器因而不能安全地被使用。多数研究表明，虽然低能量复律和快速心室起搏一样能有效地终止室速，但如与支持性抗心动过缓起搏和高能量除颤一起应用时，将会更加安全，更加实用。

（5）高能量除颤（defibrillation）：目前，大多数除颤器最大释放能量为 3040J。ICD 在感知并确认发生室颤后，经过几秒钟的充电后释放高能量除颤脉冲，目前新一代 ICD 可连续释放 1~6 个高能量除颤脉冲。

（6）信息储存记忆功能：ICD 还具有信息储存记忆功能，可将心律失常发作以及治疗过程的信息（包括数据以及心内电图）储存起来，医生可根据临床需要，随时通过体外程控仪读取储存的信息，以帮助临床诊断，判断 ICD 治疗效果，及时地调整诊断和治疗参数。随着技术进步，ICD 的信息储存容量不断增加，目前新一代的 ICD 可储存长达 30min 的心内电图，为医生判断和分析 ICD 的工作情况提供了有价值的信息。

2. ICD 应用于 SCD 的二级和一级预防

（1）SCD 的二级预防循证医学证据：应用 ICD 进行 SCD 的二级预防临床研究主要有抗心律失常药物与 ICD 对比试验（AVID）、加拿大植入型心律转复除颤器研究（CIDS）、汉堡心脏骤停研究（CASH）等。这些临床试验是将 ICD 与抗心律失常药物治疗进行比较分析，研究结果均显示，对于心脏骤停幸存者和血流动力学不稳定的室速或心室颤动患者，ICD 比抗心律失常药物更有效。AVID 和 CASH 研究是在心室颤动幸存者中对比 ICD 与抗心律失常药（胺碘酮、索他洛尔、美托洛尔和普罗帕酮等）的疗效，随访 2~3 年，发现 ICD 在提高生存率方面优于抗心律失常药物，可以使 SCD 的相对风险下降约 30%，且患者射血分数越低，ICD 治疗获益越大。CIDS 研究将 659 例晕厥患者随机分为 ICD 组和胺碘酮组，随访 3 年，两组患者全因死亡和心律失常性死亡的相对危险度降低比较差异无统计学意义，但随访 11 年发现，ICD 组较胺碘酮组能明显降低 SCD 发生。AVID、CASH 和 CIDS 试验荟萃分析显示，植入 ICD 患者与抗心律失常药物治疗的患者比较，前者死亡风险下降 28%。结果表明，ICD 治疗可有效降低心律失常性猝死的发生。因此，对于致命性室性心律失常患者，SCD 二级预防中 ICD 明显优于抗心律失常药物，应作为治疗的首选。

（2）SCD 的一级预防循证医学证据：充血性心力衰竭心脏性死亡的原因主要是进行性心力衰竭和 / 或 SCD，而后者大多数是由恶性室性心律失常（室速、室颤）引起的。MERIT-HF 研究中不同 NYHA 分级患者的死因分析表明，近一半的心力衰竭患者死于心律失常，特别对于轻中度心力衰竭患者，猝死占总死亡 50% 以上（图 7-2）。因此 ICD 对心力衰竭患者而言非常重要。

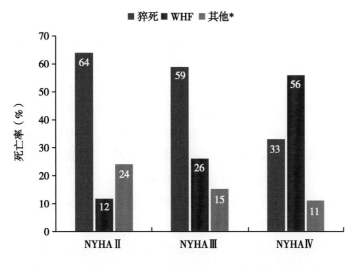

图7-2　MERIT-HF 研究中不同 NYHA 分级患者的死因分析

充血性心力衰竭的病因主要是缺血性心肌病和非缺血性心肌病。针对不同病因的充血性心力衰竭患者,一系列的临床试验已经证实了 ICD 在猝死一级预防中的作用。已发表的缺血性心肌病患者 ICD 一级预防临床试验主要有 MADIT-I、MUSTT、MADIT-Ⅱ、CABG-patch、DINAMIT 和 SCD-HeFT 等研究。MADIT-Ⅰ试验目的是比较心肌梗死后的高危患者预防性植入 ICD 和传统药物治疗对总病死率的影响。MADIT-Ⅰ试验在仅入选 196 例患者后就提前终止了研究,原因是 ICD 治疗使心肌梗死后高危患者的总病死率降低了 54%。MADIT-Ⅱ研究发现,心肌梗死后左心室功能减退的高危患者预防性植入 ICD 较常规药物治疗的死亡风险降低 31%。MUSTT 试验是为了评估冠心病伴无症状的非持续性室速患者,LVEF≤40%,ICD 和电生理指导下的抗心律失常药物治疗降低病死率的情况。研究结果显示,ICD 治疗较心内电生理指导下的抗心律失常药物治疗总病死率降低 31%。心力衰竭患者 SCD 试验(SCD-HeFT)是具有里程碑意义的 ICD 研究。研究结果显示,ICD 治疗可使中、重度心力衰竭患者的病死率降低 23%,其疗效不因心力衰竭病因(缺血性心肌病或非缺血性心肌病)不同而有差异。2006 年公布的 ACC/AHA/ESC 关于室性心律失常和 SCD 指南也支持 ICD 有选择地应用于这部分人群。

(3)ICD 一级预防的适应证:随着 ICD 的临床广泛应用和大规模随机对照研究的相继发布,ICD 适应证逐步扩大。ICD 最早植入的适应证是:患者患有顽固性室速/室颤,药物治疗无效,并且至少两次发生心脏停搏。后来这个严格的标准被放宽为患者只发生一次心脏停搏,或患者患有持续性室速伴有血流动力学改变,而药物治疗无效,并不适合外科手术治疗的患者。1999 年,ICD 适用范围扩展到有自发或可诱导出的持续性室性心动过速;到 2003 年,ICD 适用范围再次扩展,包括对缺血性心肌病 SCD 高危患者(有陈旧性心肌梗死病史,LVEF 低,QRS 时限增宽)的预防性应用;到 2005 年,ICD 适应证扩展到了对缺血性或非缺血性心肌病、LVEF≤30%~35% 的 SCD 高危患者的应用。

2006 年,ACC/AHA/ESC 共同制订了室性心律失常及 SCD 治疗指南。强调了 ICD 对于猝死一级预防的重要性,将其列为Ⅰ类适应证,规定如下:①符合以下条件的缺血性心肌病患者,推荐植入 ICD 作为一级预防减少 SCD,从而降低总病死率:心肌梗死后 40 天以上;LVEF≤30%~35%;长期最佳抗心力衰竭药物治疗基础上心功能Ⅱ或Ⅲ级(NYHA 分级);合理预期生存期超过 1 年且功能良好(证据水平:A);②符合以下条件的非缺血性心肌病患者,推荐植入 ICD 作为一级预防减少 SCD,从而降低总病死率:LVEF≤35%~40%;长期最佳抗心力衰竭药物治疗后心功能Ⅱ或Ⅲ级(NYHA 分级)症状;合理预期生存期超过 1 年且功能良好(证据水平:B)。

2008 年 5 月 ACC/AHA/HRS 公布了最新的《心脏节律异常器械治疗指南》,对 ICD 植入 I 类适应证进行了更新,规定如下:①非可逆性原因引起的室颤或血流动力学不稳定的持续室速导致的心脏骤停(证据水平:A);②器质性心脏病的自发持续性室速,无论血流动力学是否稳定(证据水平:B);③原因不明的晕厥,在心电生理检查时能诱发有显著血流动力学改变的持续室速或室颤(证据水平:B);④心肌梗死所致左心室射血分数(LVEF)<35%,且心肌梗死后 40 天以上,心功能(NYHA 分级)Ⅱ 或 Ⅲ 级(证据水平:A);⑤心功能(Ⅱ 或 Ⅲ 级,LVEF ≤ 35%的非缺血性心肌病患者(证据水平:B);⑥心肌梗死所致 LVEF<30%,且心肌梗死后 40 天以上,心功能(NYHA 分级)Ⅰ 级(证据水平:A);⑦心肌梗死后非持续室速,LVEF<40%,且心电生理检查能诱发出室颤或持续室速(证据水平:B)。

2012 年,ACCF/AHA/HRS 联合发布新的心脏节律异常器械治疗指南更新时,ICD 适应证部分无变化。因此,目前仍使用 2008 年 ACC/AHA/HRS《心脏节律异常器械治疗指南》指导临床工作。

SCD 是心血管疾病的主要死亡原因之一。目前用于筛选 SCD 高危患者的检测方法和指标还不尽完善,特别是对一般人群中 SCD 风险的筛查方法,因此联合多项指标,进行 SCD 风险综合评估似乎更为科学。然而,临床试验结果已充分证明了对于缺血性和非缺血性心肌病中度心功能不全的患者,预防性植入 ICD 可明显改善患者的生存率。因此,对于中度心功能不全的患者应用 ICD 进行 SCD 的一级预防是十分必要的。

在中国,早在 10 余年前 ICD 已经开始应用,然而由于价格昂贵及可开展医院的条件限制严重制约了它的临床应用。从下面的数据可以看出 ICD 应用在中国的严重不足:美国目前大约为 2 亿人口,2005 年 ICD 植入量 18 万台,中国猝死发生率为 41.84/10 万,猝死总人数约为 54.4 万/年,约占总死亡的 9.5%,但直到 2005 年,ICD 在中国植入总量都不过 1 000 例,每年新植入仅数百例。如果说目前 ICD 是预防 SCD 的唯一有效方法,那么中国 SCD 的预防则是一个十分严峻的问题。在美国,年植入 ICD 病例超过 100 000 例,2005 年达 180 000 万例。尽管中国每年死于 SCD 的人数多于美国,而中国每年植入 ICD 的人数仅有几百人。而且,国外大部分 ICD 都是一级预防,在中国绝大多数植入 ICD 的患者是猝死的二级预防,即已经发生过心脏骤停的患者(表 7-3,图 7-3)。

表 7-3　部分国家/地区的 ICD 植入例数

国家	人口(百万)	ICD 植入例数	
		2007 年	2017 年
澳大利亚	20.1	4 200	
印度	1 342	500	3 500
日本	127	5 800	6 691
新西兰	4.8	179	654
新加坡	5.6	150	378
韩国	49	170	
中国大陆	1 397	600	4 092
美国	300	120 000	180 000

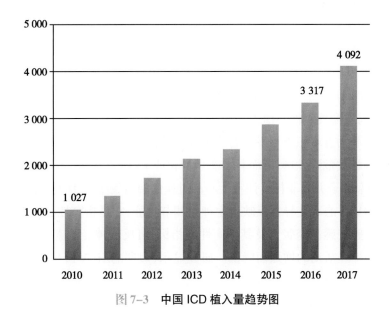

图 7-3　中国 ICD 植入量趋势图

<table>
<tr><td></td><td>6</td><td colspan="2">第 6 节　心力衰竭与心脏性猝死</td></tr>
</table>

【概述】

心力衰竭,尤其是终末期心力衰竭仍是引起心血管疾病死亡的重要原因。由于血管紧张素转换酶抑制剂、血管紧张素受体拮抗剂和 β 受体阻滞剂在心力衰竭的治疗取得较大进展,大大改善了心力衰竭的预后,但是心力衰竭患病率及病死率仍逐年升高,其中仍有相当一部分患者发生 SCD。心力衰竭时由于心肌细胞肥厚、炎症细胞浸润和间质纤维化等,均可形成灶性病变或折返通路,构成导致心律失常的病理基础。

【流行病学背景】

MERIT-HF 试验显示,30% ~50% 心力衰竭患者出现 SCD,其原因大都与心律失常相关,非心律失常原因所致的猝死仅占 2% 左右,主要为脑血管意外和肺栓塞。心力衰竭患者的 SCD 病死率为普通人群的 6~9 倍,占慢性心力衰竭患者死亡原因的 28% ~68%。

【心力衰竭 SCD 易患因素】

1. 纽约心功能分级(NYHA)　NYHA 是预测 SCD 的重要指标。SCD 的危险随临床心功能的恶化而增加。但 SCD 的相对比例与心功能分级呈反比,即 NYHA 心功能分级低的患者,总死亡原因中 SCD 所占比例更高。

2. LVEF　LVEF 是评价 SCD 的独立预测因子,LVEF 每下降 5%,SCD 或心脏骤停的危险增加 21%。左室收缩功能损伤与致命性心律失常的发生率密切相关,当 LVEF<40% 时,心律失常大量增加;当 LVEF<30% 时,SCD 的风险会随着 LVEF 的下降呈指数级增加。

3. 晕厥　晕厥是血流动力学不稳定的临床表现之一,是心力衰竭猝死的一个重要危险因素,常被忽略,有晕厥史的患者常伴有心律失常或传导阻滞,其 SCD 的风险性增加。

4. QRS 波增宽　QRS 波宽度是反映心室内及心室间传导障碍的稳定指标。广泛的心脏不同步进一步恶化心功能,而临床最简便的反映心室不同步的指标即 QRS 波显著增宽,其中大多数是左束支传导阻滞,而 QRS 波是心力衰竭患者 SCD 的独立危险因素。

5. QT 间期延长和 QT 离散度　QT 间期延长的病因可能与遗传、电解质紊乱、药物作用及自主神经张力失衡有关,病理检查可见心脏窦房结动脉中层明显增厚、窦房结和右心房处出血,窦房结纤维化和脂肪变性等。体表心电图 QT 间期延长及 QT 离散度增加,表明心脏复极异常,易导致室速和室颤。长 QT 综合征和 Brugada 综合征与致命性室性心律失常和 SCD 的发生密切相关。

6. 室性心律失常　心力衰竭患者可发生各式各样的心律失常,频发的、多形性、非持续性或持续性的室性心律失常与 SCD 的相关危险性增加,而其形态学变化或 PVDs 多形态的反复出现亦可作为 SCD 的一个预测标志。慢性心力衰竭合并有非持续性室性心动过速的患者发生 SCD 的风险性增加。

7. 心率变异性(HRV)　心率变异性反映自主神经调节功能,它是指窦性心律在单位时间内周期性变化的现象,是反映交感、副交感神经张力及其平衡性的指标,可反映神经激素与窦房结的交互作用,而且随着心力衰竭患者交感神经活动的增强而降低。研究显示,短期的 HRV 降低也是心力衰竭 SCD 的强有力的预测因子。

8. 压力感受器的敏感性(BRS)　BRS 是关于心率的另一种自主神经系统功能的测定,观察 RR 间期对血压变化的适应能力,了解压力反射机制在调解中的作用。BRS 减低与室性心律失常的发生密切相关,但仍需更多临床试验明确其临床应用价值。

9. T 波电交替(TWA)　TWA 是指体表心电图上 T 波形态、极性和振幅的逐搏交替变化,与恶性室性心律失常和 SCD 有极为密切的关系,单独应用或与 LVEF 等其他指标联合应用对 SCD 均有较好的预测价值,可作为心力衰竭 SCD 危险因素分层的方法之一。

10. 脑钠肽　脑钠肽(BNP)也是 SCD 的独立预测因子,它与左室功能不全的程度和死亡的危险因素密切相关。研究发现,BNP 是急性心肌梗死后出现心力衰竭和死亡的独立预测因子,BNP 水平升高,SCD 风险增加;若高 BNP 结合 QTc 间期延长(>440ms),可更准确地预测心力衰竭患者 SCD 危险。

【心力衰竭心脏性猝死的防治手段】

1. 药物治疗

(1)血管紧张素转换酶抑制剂(ACEI)和血管紧张素 Ⅱ 受体拮抗剂(ARB):2013 年的 ACC/AHA 关于心力衰竭指南指出,ACEI 是唯一被推荐适用于心力衰竭所有 4 个阶段(包括 A、B、C、D 期)的治疗药物。多项大型临床试验(SOLVD、SAVE、TRACE 等试验)证实 ACEI 可显著降低心力衰竭猝死率,降低再入院率,提高患者的生活质量,已作为一线药物用于心力衰竭的治疗。ACEI 通过抑制血管紧张素系统、抑制缓激肽的降解,从而扩张血管,抑制交感神经兴奋,从而降低心力衰竭患者病死率。

(2)双效血管紧张素受体 - 脑啡肽酶抑制剂(ARNI)是目前治疗慢性心力衰竭最具有前景的药物,代表药物为沙库巴曲 / 缬沙坦(LCZ696)。该药在体内分解为缬沙坦和脑啡肽酶抑制剂 sacubitril,缬沙坦通过阻断血管紧张素受体,抑制激活的肾素 - 血管紧张素 - 醛固酮系统(RAAS),从而减少心肌纤维化和重构。脑啡肽酶抑制剂 sacubitril 则降解为活性 LBQ657,通过抑制脑啡肽酶,减少脑钠肽等血管活性肽物质的降解,提高其血浆水平,达到扩张血管、排钠利尿的作用,还能在一定程度上保护肾功能。PARADIGM-HF 研究显示,LCZ696 治疗射血分数降低性心力衰竭(HFrEF)患者与 ACEI 相比,可降低心血管病死率或心力衰竭住院率,也可降低 SCD 发生率。《2016 年 ESC 急性与慢性心力衰竭诊断与治疗指南》及《2016 年 ACC/AHA/HFSA 心力衰竭指南药物治疗部分更新》均对 ARNI 在 HFrEF 患者中的应用做了强力推荐,后者更是将其提升到与 ACEI 并列的地位。

ARB 亦作用于 RAAS,但它阻滞的是血管紧张素 Ⅱ 受体,从而阻滞 RAAS 的主要活性物质血管紧张素 Ⅱ 的几乎所有神经内分泌效应,包括血管收缩,肾脏对水钠的潴留,醛固酮和 ADH 的释放,交感神经激活,内皮素分泌增加以及细胞增生,心室及血管中层肥厚,动脉粥样硬化的新生内膜形成及肾动脉硬化等。

ARB 治疗 HF 有效,但未能证实其疗效相当于或优于 ACEI,仍需更多的循证医学证据来验证。

(3)β 受体阻滞剂:β 受体阻滞剂则可通过抑制心力衰竭过程中过度兴奋的交感神经,改善心肌细胞肥厚、心室重构等,减少它对 HF 患者引起的不良作用。3 项大规模临床试验 CIBIS Ⅱ、MERIT-HF 及 COPERNICUS 研究业已证实,β 受体阻滞剂对心力衰竭患者可以改善临床症状,显著降低病死率 (34% ~35%) 及住院率(41% ~45%)。CAPRICORN 研究证实,在急性心肌梗死合并左室收缩功能不全 (LVEF<40%)患者,卡维地络可显著降低总病死率,进而减少 SCD 的发生。

(4)醛固酮受体抑制剂:过量的醛固酮对心力衰竭患者特别是对心脏的结构和功能可产生有害作用,除可引起钾和镁的丢失外,可激活交感神经,抑制副交感神经,减弱压力感受器效应,促进心肌和血管的纤维化以及心室重构。因此,应用醛固酮拮抗剂(常用者为螺内酯)除了可产生利尿作用外,还可以阻滞醛固酮诱导的心肌纤维化以及具有抗心律失常的作用。EPHESUS 试验证实应用醛固酮受体抑制剂可显著降低总病死率 15%,SCD 下降 21%。

2. 非药物治疗

(1)ICD:ICD 对猝死有一级和二级预防作用。大规模临床试验证实,ICD 通过终止快速室性心律失常而防止心力衰竭时的 SCD。SCD-HeFT 研究发现,ICD 可降低心功能Ⅱ/Ⅲ级(NYHA 分级)、LVEF ≤ 35% 及接受优化药物治疗心力衰竭患者的全因死亡率,并肯定了缺血或非缺血心力衰竭患者植入 ICD 对预防 SCD 的益处。

适应证:①心力衰竭伴低 LVEF 者,曾有心脏停搏、室颤或伴有血流动力学不稳定的室速,推荐植入 ICD 作为二级预防以延长生存(Ⅰ类,A 级)。②缺血性心脏病患者,心肌梗死后至少 40 天,LVEF ≤ 35%,长期(≥ 3 个月)优化药物治疗后心功能Ⅱ或Ⅲ级(NYHA 分级),合理预期生存期超过 1 年且功能良好,推荐植入 ICD 作为一级预防减少 SCD,从而降低总病死率(Ⅰ类,A 级)。③非缺血性心肌病患者,LVEF ≤ 35%,长期最佳药物治疗后心功能Ⅱ或Ⅲ级,合理预期生存期超过 1 年且功能良好,推荐植入 ICD 作为一级预防减少 SCD,从而降低总病死率(Ⅰ类,B 级)。

(2)心脏再同步治疗(CRT):心脏再同步治疗通过模拟生理的房室间期和室间间期激动顺序,使起搏器顺序发放电脉冲,以刺激心脏恢复正常传导及收缩顺序,保持心脏运动同步性,主要用于伴有室内传导障碍的心力衰竭患者。当心力衰竭患者合并有室内传导阻滞,尤其是左束支传导阻滞时,左心室的收缩期运动明显滞后于右心室,当左心室游离壁开始收缩时,室间隔已完成收缩而开始舒张,它与左心室游离壁在收缩期呈同向运动而形成心室内分流;同时二尖瓣也不再能与左心房、左心室的顺序舒缩协调启闭,加重了二尖瓣反流。这种心室同步性的功能丧失,使心力衰竭恶化。在一项充血性心力衰竭患者的药物、起搏和复律的比较研究中发现,与药物治疗比较,在 12 个月内 CRT 技术能使所有病因的病死率降低 24%,如采用复合双心室起搏加复律可使病死率降低 36%。

适应证:凡是符合以下条件的慢性心力衰竭患者,除非有禁忌证,均应该接受 CRT:LVEF ≤ 35%,窦性节律,QRS 时限 ≥ 130ms 且 QRS 呈完全性左束支传导阻滞形态,尽管使用了 3 个月以上优化药物治疗,NHYA 心功能仍为Ⅱ级 ~ Ⅳ级(Ⅰ类)。QRS 时限 <130ms 的患者,禁用 CRT(Echo-CRT 研究)。如果患者有植入 ICD 的指征、窦性心律、QRS 时限 ≥ 130ms,可以考虑植入心脏再同步治疗除颤器(CRT-D)。如果患者有安装 CRT 的指征,是选择 CRT-P 还是 CRT-D,则根据临床医师对患者的个体化判断。

【总结】

心力衰竭患者应常规选用 ACEI、ARNI、β 受体阻滞剂、醛固酮受体抑制剂,从而改善预后和降低发生 SCD 的危险性。防治心力衰竭患者发生 SCD 的关键是预防致命性心律失常的发生,结合危险因素分层将有助于确定 SCD 的危险性,必要时选用 ICD 及 CRT-D 对于降低猝死的发生有肯定的疗效。熟练地识别各种发生 SCD 的危险迹象,采取有效的治疗措施,从而使心力衰竭患者受益,更加简单有效的危险因素分层方法仍需更多临床试验的验证。

第7节　心脏性猝死的临床试验

　　20 世纪 90 年代的早期是确定 ICD 对高危病人有恰当治疗作用的关键时代。3 个临床试验——AVID、CIDS 和 CASH 几乎在同一时间进行。工程技术的进展和导线的经静脉植入使得 ICD 的应用更加容易和可行,经静脉导线植入和胸肌下器械(除颤器)的植入技术开始于 1993 年。植入技术的变化使得电生理学家逐渐代替胸外科医生成为植入器械手术的主要医生。正是由于上述技术的进步,才使得预防性应用 ICD 变得更加迫切和可行。从 20 世纪 80 年代末期到 20 世纪 90 年代末期的 ICD 临床试验明确地肯定了 ICD 在室性心律失常治疗中的地位。

　　【植入型心脏转复除颤器的临床试验】

　　ICD 的临床试验可分为二级预防和一级预防试验两类。前者主要研究 ICD 对已有晕厥病史或持续性室速病史患者的 SCD 预防作用,后者主要观察 ICD 对无严重心律失常患者 SCD 的预防效果。

　　【植入型心脏转复除颤器二级预防有关试验】

　　二级预防有关试验的主要研究对象是缺血性心肌病病人。主要有 3 个临床试验:抗心律失常药物与植入性心脏转复除颤器对比试验(antiarrhythmics versus implantable defibrillators investigation,AVID)(1997年)、加拿大植入型心脏转复除颤器研究(canadian implantable defibrillator study,CIDS)(1998 年)、汉堡心脏骤停研究(the cardiac arrest study of hamburg,CASH)(1994 年)。

　　AVID 试验得到美国国家心、肺和血液研究会的支持,入选对象为 1 016 例心脏停搏的存活者(非急性心肌梗死或其他可逆性原因引起)或伴有晕厥和严重血流动力学障碍的持续性室速并且射血分数小于 40% 患者,有可逆原因引起的心律失常患者除外。患者随机分为 ICD 组和药物治疗组(主要是胺碘酮,很少一部分为电生理指导下应用索他洛尔)。试验开始于 1993 年 6 月,1997 年 3 月结束。平均随访 18.2±12.2 个月,研究数据和安全监测委员会发现,ICD 组的病死率为 15.8%±3.2%,而药物治疗组为 24%±3.7%,与药物组比较,ICD 组降低所有原因病死率的相对危险性 29%,故提前终止试验。

　　CASH 试验入选对象与 AVID 相似,研究中将 ICD 与其他抗心律失常药(胺碘酮、索他洛尔、美托洛尔和普罗帕酮)进行比较,随访 2~3 年,发现 ICD 在提高生存率方面优于抗心律失常药物,可以使 SCD 的相对风险下降约 30%,射血分数 <26% 者 ICD 治疗获益最大,而对于射血分数超过 0.35 者,ICD 未显示更大益处。CIDS 研究将 659 例晕厥患者随机分为 ICD 组和胺碘酮组,随访 3 年,ICD 组病死率从每年 10.2%降至 8.3%,胺碘酮组病死率从每年 14.5%降至 13%,两组相对危险度降低(20%)比较差异无统计学意义,但随访 1 年发现,ICD 组较胺碘酮组能明显降低 SCD 发生。

　　上述三个试验的荟萃分析研究表明,对有血流动力学障碍的室速和心脏停搏,ICD 可以降低病死率的相对危险性达 28%(P = 0.000 6),亚组分析生存率的改善在 LVEF<35% 的患者似乎更为明显)。这些试验将 ICD 与抗心律失常药物治疗进行比较分析,研究结果均显示,对于心脏骤停生存患者和血流动力学不稳定的室速或心室颤动患者,ICD 比抗心律失常药物更有效。以上 1 963 例病人 3 个临床试验的荟萃分析表明,ICD 可以降低猝死的相对危险性 50%,总病死率的 24%。根据以上的结果,1998 年美国 ACC/AHA 将 ICD 作为此类病人的 I 类适应证。

【植入型心脏转复除颤器一级预防相关试验】

1. 以缺血性心肌病为研究对象的临床试验 包括有多中心自动除颤器植入试验(multicenter automatic defibrillator implantation trial,MADIT)、多中心非持续性心动过速试验(multicenter unsustained tachycardia trial,MUSTT)、随机多中心自动除颤器植入试验(the randomized multicenter automatic defibrillator implantation trial Ⅱ,MADIT Ⅱ)、冠状动脉旁路手术补片试验(coronary artery bypass graft patch,CABG - Patch)、急性心肌梗死自动除颤器试验(the defibrillation in acute myocardial infarction trial,DINAMIT)等。

关于 ICD 在 SCD 一级预防中应用最早的两项随机对照研究是 1996 年 MADIT 和 1999 年的 MUSTT。两项试验的患者入选标准相似,均为自发的非持续性室速伴有低 LVEF(分别为 ≤ 35% 和 ≤ 40%),电生理检查并可诱发持续性室速或室颤。2/3 的病人心功能 Ⅱ 或 Ⅲ 级(NYHA 分级)。

(1)MADIT 研究:将 196 例病人随机分为 ICD 与胺碘酮治疗组,随访 2 年发现,ICD 组较抗心律失常药物组的病死率下降 54%(ICD 组 15 例死亡,药物治疗组 39 例死亡)。然而由于样本量小,ICD 组美托洛尔的用量较大和药物治疗组抗心律失常药物对生存率的不良影响,许多人对 ICD 治疗在一级预防中的作用表示怀疑。亚组分析表明,ICD 组获得的更大生存益处仅见于射血分数 <0.26 的患者,并进一步在 MADIT-Ⅱ 研究中得到证实。根据此试验的结果,1998 年美国 ACC/AHA 将 ICD 作为此类病人的 Ⅰ 类适应证。

(2)MUSTT 研究:分为对照组(电生理检查不能诱发心律失常,不用药物或 ICD 治疗者)、抗心律失常药物治疗组(704 例电生理诱发持续性室速者用胺碘酮或电生理指导下的药物治疗)和 ICD 治疗组(161 例电生理检查诱发持续性室速但一种或以上的药物不能抑制心律失常的诱发)。随访 5 年的结果显示,所有原因的病死率对照组 48%,药物治疗组 55%,ICD 组 24%,死亡的相对危险性降低 49%。而且 ICD 可以显著降低 SCD 的发生率和总病死率。MUSTT 亚组分析评价电生理可诱发性心律失常对于预后的影响,可诱发组 5 年病死率为 48%,而不可诱发组为 44%,提示电生理可诱发性心律失常对于心肌梗死后伴左心室功能下降的患者预后的预测价值有限。

(3)MADIT-Ⅱ 试验:心肌梗死后左心室功能不全的患者具有充血性心力衰竭以及心律失常相关猝死的危险。1996 年报道了植入性除颤器可改善冠心病心功能不全,伴有非持续性室性心动过速,并可诱发持续性室速患者的生存率。这一发现在 1999 年被进一步证实。在这两项研究中,患者均进行了有创的电生理检查来决定心律失常的危险性。电生理检查对于确认冠心病患者发生室性心律失常的危险的预后价值是不明确的。研究者推论,既往发生心肌梗死及左室功能不全的患者,瘢痕组织可能是一个重要的恶性室性心律失常的触发因素。MADIT-Ⅱ 是设计评价既往心肌梗死伴有 LVEF<0.30 的患者预防性植入除颤器(不进行电生理检查诱发心律失常)潜在改善生存率的效果。

1)试验方法:试验于 1997 年 7 月 11 日开始,入选患者来自 76 个医学中心(其中 71 个在美国,5 个在欧洲)。

2)病人入选标准:患者年龄 >21 岁(无年龄上限)。进入研究之前 1 个月或更长时间发生过心肌梗死(通过发现心电图异常 Q 波,疑诊心肌梗死,住院期间实验室检查心肌酶水平升高,铊扫描有固定缺损,或心室造影有局限性运动障碍及血管造影术证实有阻塞性冠状动脉病变)。入选试验前 3 个月内 LVEF ≤ 30%(通过血管造影术\放射性核素扫描或超声心动图检查评价)。潜在合格的入选病人由当地的心血管专科医生、内科医生及家庭医师提供。入选患者不需要进行电生理检查诱发室性心律失常。

病人提供书面知情同意书后,在获得基本病史、12 导联心电图以及体格检查后,被随机按 3∶2 比例分配接受植入型除颤器治疗或常规药物治疗。

试验中应用的经静脉除颤器系统(美国 Guidant 公司)已获 FDA 批准。植入除颤器采用标准的技术,在植入除颤器过程中进行测试,并要求达到有效除颤能量标准以及 10J 安全界限。除颤器的程控以及患者药物的使用由病人的医生决定。在受试的两组患者中,强力推荐应用 β 受体阻滞剂、ACEI 以及降脂药物。

试验终点为:各种原因引起的死亡。

3)结果:入选患者共 1 232 例。平均随访 20 个月(6 天~53 个月)。在最后随访时间,两组患者的基础特点及心血管用药是相似的。试验中,共有 8 749 次按时间表随访,常规治疗组 94%,除颤器组 97%。

应用 Kaplan 和 Meier 评价两组间生存率,两条生存曲线在大约 9 个月时开始分开,此后持续分离($P=0.007$)。这些生存曲线提示除颤器治疗后病死率减少。第一年减少 12%,第二年减少 28%,第三年减少 28%。

此项研究提示植入除颤器可改善既往心肌梗死后 LVEF≤30% 患者的生存率。与常规药物治疗相比,除颤器治疗可减少 31% 的死亡危险性。电生理检查或诱发室性心律失常并不作为本试验入选标准。两组基本特点是平衡的,且均接受了标准的心血管药物治疗,两组中较高比率的患者接受了 ACEI、β 受体阻滞剂、利尿剂和降血脂制剂。

此次试验显示植入除颤器可以改善既往心肌梗死伴左心室功能不全患者的生存率。因此,预防性植入除颤器在这些病人中是值得推荐的。

2. COMPANION 临床试验　约 30% 的心力衰竭患者由于传导系统阻滞导致心脏功能失同步。对于合并 QRS 波增宽的 25%~30% 的严重心力衰竭患者,CRT 改善收缩功能并逆转左室重构,两者均为扩张型心肌病(DCM)临床表现的病理生理机制;对于缺血性心肌病伴或不伴心力衰竭患者,ICD 治疗降低了病死率(MADIT-Ⅱ)。从理论上讲,双心室同步起搏 + 植入型除颤器治疗可降低心力衰竭患者的病死率。

2003 年 3 月在美国 ACC 年会上,由 Bristow,Saxon,Boehmer 等领导的心力衰竭患者药物、起搏和除颤器治疗对比研究 COMPANION(COMParison of medical therapy,pacing,and defibrillation in heart failure)临床试验指导委员会正式公布了 COMPANION 试验的结果。CRT 降低慢性心力衰竭患者住院次数,CRT+ICD 可降低病死率。

(1)COMPANION 主要入选标准:心功能 Ⅲ 或 Ⅳ 级(NYHA 分级);NSR;QRS≥120ms,PR 间期 >150ms;LVEF≤35%,LVEDD≥60mm;适宜的药物治疗,包括 β 受体阻滞剂(至少 3 个月)、利尿剂、ACEI/ARB。

(2)主要终点:死亡或距再次入院时间(均包括所有原因)。再入院定义:除行 CRT 或 CRT-ICD 治疗外所有原因入院者;包括在急救室使用血管活性药物治疗失代偿性心力衰竭超过 4h。

(3)次要终点:所有原因的病死率,心脏疾患患病率,极量运动试验(亚组研究)。

首例患者于 2000/1/24 入选。共入选患者 1 520 例,随机分为药物治疗,双心室起搏治疗(CRT),双心室起搏 + 除颤器(CRT+ICD)治疗三组,进行前瞻性随访。2002 年 11 月 18 日研究管理委员会认为:研究已达到主要终点事件(<1 000)的靶目标数,中位随访时间 16 个月。对于主要终点事件(CRT 与 CRT-ICD 组)以及病死率(CRT-ICD 组)已接近或超出预定的有效性监测界限。建议终止病例入选,并于 2002 年 12 月 1 日停止有效性随访。

(4)COMPANION 初步研究结果:CRT 与 CRT-ICD 均可减低联合终点事件〔总病死率及(或)心力衰竭入院率〕;CRT 治疗使病死率呈下降趋势(12 个月率降低 24%);联用 ICD 与 CRT 治疗使病死率进一步下降,导致后者明显降低(12 个月率降低 43%);CRT-ICD 组中,缺血性与非缺血性心肌病患者病死率无明显差别。

3. SCD-HeFT 临床试验　2004 年 3 月 8 日在新奥尔良 53 届美国心脏病学院年会,具有里程碑意义的心力衰竭心脏性猝死试验(sudden cardiac death in heart failure trial,SCD-HeFT)的结果公布,显示 ICD 治疗能延长心功能不全患者的寿命。本研究共收入 2 521 例患者,是目前最大规模的 ICD 临床试验。其结果显示,中度心功能不全患者接受 ICD 治疗的病死率较未植入 ICD 下降 23%。NIH 研究显示,对于有 SCD 危险的患者应给予更积极的诊断和治疗。本试验也提示作为预防性用药,胺碘酮不能提高生存率。

SCD-HeFT 是一个安慰剂对照,分三个亚组的试验。1997 年开始收入患者,直至 2001 年。研究 ICD 和抗心律失常药物对中度心功能不全(NYHA 心功能分级 Ⅱ~Ⅲ级)伴有左心室泵功能损害患者的疗效。研究中 1/3 的患者接受了由美国美敦力公司提供的 ICD,1/3 的患者接受用于控制快速心律失常胺碘酮的治疗,1/3 患者接受安慰剂治疗。所有的患者都给予了合适、可耐受的心功能不全药物治疗,例如 ACEI、β受体阻滞剂、利尿剂、他汀和阿司匹林。

第 8 节 心肺复苏指南

【成人基本生命支持(adult basic life support,BLS)】

1. 现场复苏程序(图 7-4)

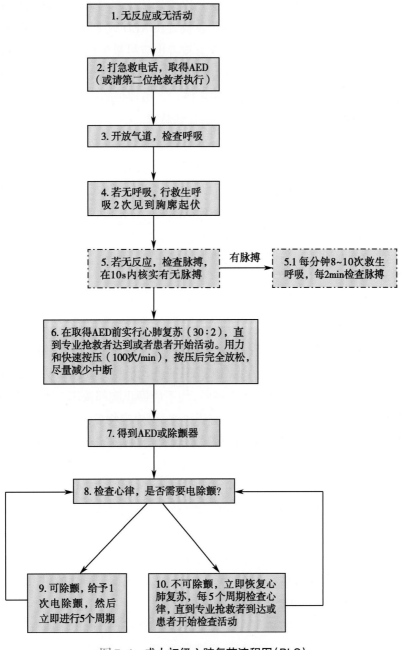

图 7-4 成人初级心肺复苏流程图(BLS)

框内为专业人员操作;虚框内为非专业人员操作

（1）确保现场对施救者和患者均是安全的。

（2）识别心脏骤停：目击者应迅速判断患者有无反应、呼吸。专业急救者检查脉搏的时间不应该超过 10s。

（3）启动应急反应系统（EMS）：若单一抢救者发现无反应患者，应该先启动 EMS，取得 AED，然后迅速对患者实施 CPR 和除颤。如果有多人在场，二者可同时进行。但对因严重创伤、溺水、中毒等导致呼吸心跳停止的患者，应先行 CPR 再行电话呼救。

（4）胸外按压

1）按压技术：患者仰卧于坚实的平面，抢救者跪在患者胸部一侧。按压部位是胸部正中胸骨下部，乳头之间。抢救者应将一只手的掌根部置于按压处，另一只手的掌根置于另一只手上，使 2 只手重叠并平行。下压胸骨 5~6cm，然后使胸部完全回弹。按压频率 100~120 次 /min。要尽量减少按压的中断来检查脉搏、分析心律或做其他事情，判断减少按压中断的标准是以胸外按压在整体心肺复苏中所占的比例确定的，所占比例越高越好，目标比例为至少 60%。非专业急救者在 AED 或 EMS 抢救人员到达之前应该持续进行 CPR，不应该停下来检查循环或反应情况。专业急救者也应尽量少地中断 CPR，中断时间不超过 10s。如果不是环境危险或一定要紧急手术，在 CPR 的进程中不要搬动患者。推荐按压 – 通气比值为 30:2。当有 2 位抢救者进行儿童和婴儿心肺复苏，可以使用 15:2。最理想的按压效果是可触及颈动脉或股动脉搏动。但按压力量以按压幅度为准，而不仅仅依靠触及到脉搏。

2）单纯按压心肺复苏：成人无通气的单纯按压心肺复苏比不复苏结果要好。非专业急救者如果不愿做或不会做通气，应鼓励其行单纯按压心肺复苏。但最好的办法还是二者都使用。

3）其他复苏措施：①"咳嗽"心肺复苏：当患者已经无反应时，咳嗽心肺复苏没有价值，不要对非专业急救者做此培训。其可用于清醒监护发生室颤或室速的患者。②俯卧位 CPR：患者无法被放置为仰卧位，尤其是对于已行气管插管的患者，可行俯卧位 CPR。

胸部按压的并发症有肋骨骨折、胸骨骨折，继发心血管损伤、气胸、血胸、肺挫伤、肝脾撕裂伤、胃内容物反流和脂肪栓塞等。

（5）开放气道

1）非专业急救者：无论是否为外伤患者均用仰头抬颏法。不推荐使用托颌法。

2）专业急救者：应该在无外伤患者中使用仰头抬颏法，若怀疑颈部受伤，可使用托颌法。

（6）人工呼吸：人工呼吸均应持续吹气 1s 以上，以保证进入足量的气体并明显抬高胸廓，但应避免过度通气，因为过度通气有害。无论是否进行人工呼吸，均不应停止胸部按压。因为在室颤的前几分钟内，救生呼吸不如胸部按压重要。人工呼吸的并发症有胃扩张、胃内容物反流。

1）检查呼吸：医务人员检查反应以发觉心脏骤停症状时会快速检测呼吸。在进行 30 次按压后，单人施救者开放患者的气道并进行 2 次人工呼吸。

2）口对口呼吸：首先开放气道，并捏住患者的鼻孔，急救者和患者形成口对口密封状，缓慢吹气，每次吹气应持续 1s 以上，确保观察到胸廓起伏，然后"正常"吸气（而不是深吸气），再进行第二次呼吸，通气频率应为 10 次 /min。

3）口对鼻呼吸：当患者无法进行口对口呼吸时，推荐采用口对鼻呼吸。

4）口对隔离设备：口对隔离设备并不能减少污染的可能，但增加了通气的阻力。有两种隔离设备：面罩隔离膜和面罩。这种情况下应尽快改用球囊 – 面罩通气。

5）球囊面罩装置：球囊面罩通气装置可在无人工气道的情况下进行正压通气，但同时可能会导致胃胀气。一般球囊充气容量约为 1 000ml，每次挤压的容量在 1L 的球囊为 1/2 或 2/3。专业的急救者应该使用氧气（40% 的氧浓度，最小流量 10~12L/min），理想的球囊应连接一个贮氧袋，可以提供 100% 的氧气。

6）气管插管：使用了气管插管后，要持续以 100~120 次 /min 的速率按压，同时每分钟 10 次通气。注意不要过度通气。2 个及以上抢救者可以每 2min 交换以防疲劳。

7）自动转运呼吸机：自动转运呼吸机可用于有气管插管且有脉搏的患者，院内院外均可用。

8）环状软骨压迫：不建议为心脏骤停患者常规性地采用环状软骨加压。

9）不按压的人工呼吸（仅适用于专业急救者）：如果有自主循环但需要支持通气，则按 10 次 /min 的频率通气，每次 2s，胸廓有起伏。每 2min 检查脉搏，但不要超过 10s。

2. 除颤与除颤方法

电除颤：早期除颤对于 SCA 患者的抢救至关重要。

1）除颤与 CPR：由于多数成人非外伤性的心脏骤停都是室颤，所以所有实行初级心肺复苏的人员都要接受除颤的训练。如果能够立即开始心肺复苏并在 3min 内除颤，将能获得较高的生存率。对院前非目击的心脏骤停或不能立刻取得除颤器时，应该在他人前往获取及准备除颤器的时候开始心肺复苏，而且视患者情况，应在设备可供使用后尽快尝试进行除颤。如果非专业急救者手头有除颤器，或者心脏骤停发生在医院内，或专业人员目击的心脏骤停，则应该立即除颤。

2）除颤方案：推荐 1 次（而非 3 次）除颤方案。

在实施 CPR 期间，当确认患者发生室速或无脉室速时，急救者应立即给予 1 次电除颤，电击时所有人员应脱离患者。

如患者带有自动电击功能的 ICD，则在实施人工电除颤前，允许 30~60s 的时间让 ICD 自行处理。如果 ICD 未自动除颤，应给予 1 次电击。

注意事项：电除颤前后中断胸部按压的时间要尽可能短，胸部按压和电击间隔时间越短，除颤成功的可能性越大。实施 5 个周期的 CPR 后再次检查脉搏或评估心律。

3）除颤波形和能量水平

除颤能量选择：目前推荐优先使用较低能量双相波除颤（<200J）以减少对心肌的损伤。室颤或无脉搏室速的双相波除颤的建议能量为 150~200J，此后再次电击采用相同的能量或增加能量。单向波除颤能量 360J。单形室速，不论有无脉搏，予单相波电击除颤 100J，如不成功可增加能量再次除颤。不稳定的多形室速处理与室颤相同。

4）除颤效果的评价：电击后 5 秒内室颤终止即为除颤（电击）成功。电击成功后室颤再发不应视为除颤失败。电击后 5s 心电显示心搏停止或非室颤无电活动均可视为电除颤成功。

【高级生命支持】

高级生命支持（advanced cardiovascular life support，ACLS）是指进一步生命支持，内容包括继续进行的初级心肺复苏、除颤、给氧、通气和气道支持的辅助装置、循环辅助装置、药物治疗。

1. 氧供与辅助呼吸

（1）吸氧：在 SCA 最初数分钟后，组织缺氧逐步进展。组织缺氧导致无氧代谢和代谢性酸中毒，酸碱失衡常会导致患者对化学治疗和电击反应迟钝。为了改善氧合功能，应在基础生命支持和循环支持过程中吸入 100% 浓度的氧。吸入高浓度氧可使动脉血氧饱和度达到最大值，从而达到最佳的动脉血氧含量，同时这种短期的氧疗方案不会造成氧中毒。

（2）辅助呼吸：通气的辅助设施包括面罩、气囊 – 活瓣装置、自动运送呼吸器、气道支持装置（口咽及鼻咽导气管和气管插管）。

CPR 期间的通气目的在于保持足够的氧合，并使二氧化碳得以充分排出体外。在施救过程中，急救者应避免引起过度通气，因为 CPR 时过度通气可能会影响静脉回流并减少心排血量。在室颤所致 SCA 最初数分钟内，胸部按压相对人工呼吸更为重要，因为 SCA 时氧气向心脏、大脑和其他组织的输送受到血流的限制,血流下降对脑组织的负面影响超过了动脉氧含量下降带来的影响。对于室颤导致的持续SCA以及窒息缺氧引起的呼吸骤停(包括淹溺、药物过量导致的原发性呼吸骤停),人工通气和胸部按压同等重要。当高级气道(如气管内插管、食道气管插管或者喉罩气道)建立后,急救者应每分钟给予10次通气,每次通气维持1s,同时给予100~120次/min的胸部按压。对于存在严重的阻塞性肺疾病以及呼气阻力增加的患者,应用低呼吸频率(6~8次/min)。

2. 循环支持　人工循环的辅助设施包括阻阈设备、间断腹部按压心肺复苏、高频心肺复苏术(100~120次/min的频率胸部按压)、主动按压-减压心肺复苏术、充气背心心肺复苏术、机械心肺复苏术、开胸心脏按压等。使用这些替代技术需要额外的人员、培训及设备。经过专业人员实施这些技术可能会改善一些患者的血流动力学和短期生存。目前这些技术仍限于医院内应用。不应在复苏的晚期应用或作为高级心肺复苏失败后最后的努力。目前尚无资料说明院前的初级心肺复苏中这些技术优于普通的CPR。

3. 心脏骤停的药物治疗　发生SCA时,基本CPR和早期电除颤是最重要的,然后才是药物治疗。药物治疗目前以血管加压药和抗心律失常药为主。

(1)给药途径

1)中心静脉与外周静脉给药:复苏时,大多数患者不需要植入中心静脉导管,只需植入一根较粗的外周静脉导管。外周静脉给药到达中心循环需要1~2min,药物峰浓度低、循环时间长,但建立外周静脉通道时无需中断CPR,操作简单,并发症少,也可满意地使用药物和液体,所以复苏时首选外周静脉给药。如果从外周静脉注射复苏药物,则应在用药后再静脉注射20ml液体并抬高肢体10~20s,促进药物更快到达中心循环。

2)骨内给药:骨内导管植入能提供一条不塌陷的静脉丛,能起到与中心静脉给药相似的作用。骨内给药对液体复苏、药物输送、血标本采集都是安全有效的,适用于各年龄组使用。如果静脉通道无法建立,可进行骨内注射(IO)。

如果除颤、外周静脉给药、骨内静脉丛给药均不能恢复自主循环,急救者应立即进行中心静脉穿刺给药。注意,卒中或急性冠脉综合征溶栓后是中心静脉置管的相对禁忌证。

3)气管内给药:如果静脉或骨内穿刺均无法完成,某些药物可经气管内给予。同样剂量的药物,气管内给药比静脉(IV)给药血浓度低。气管内给药产生的低浓度肾上腺素,可能产生β肾上腺素能作用,这种作用是有害的,能导致低血压和低冠脉灌注压。因此,复苏时最好还是采用静脉给药或骨内给药,以达到更高的药物浓度和更好的药理学效应。

(2)治疗药物与使用方法

1)心血管支持药物:到目前为止,在无脉室速、室颤、无脉性电活动(PEA)或心脏停搏患者的复苏中,尚无研究显示任何一种血管加压药能增加无神经功能障碍的存活出院率。但有证据表明,使用血管加压药有助于自主循环的恢复。

肾上腺素:由于肾上腺素可刺激α肾上腺素能受体,产生缩血管效应,增加CPR时冠状动脉和脑的灌注压,因此在抢救室颤和无脉性室速时能产生有益作用。因不可电击心律引发心脏骤停后,应尽早给予肾上腺素,可增加患者的自主循环恢复、存活出院率或神经功能完好存活率。在SCA的复苏中,每3~5min使用1mg肾上腺素IV/IO是恰当的。大剂量肾上腺素可用于某些特殊情况,如β受体阻滞剂或钙通道阻滞剂过量时。如果IV/IO通道延误或无法建立,可用肾上腺素2~2.5mg气管内给药。

血管加压素:为非肾上腺素能血管收缩药,也能引起冠脉和肾血管收缩。联合使用血管加压素和肾上腺素替代标准剂量的肾上腺素治疗心脏骤停时没有优势。

多巴胺:是儿茶酚胺类药物,兼有α、β及多巴胺受体刺激作用,其药理作用呈现剂量依赖性。当其剂量为 2~4μg/（kg·min）时，主要作用于多巴胺受体，扩张肾及肠系膜动脉，有利尿作用，但增加尿量并不表明改善肾小球滤过率。现在不推荐应用于急性无尿性肾衰竭。当剂量达到 5~10μg/（kg·min）时，主要为 β 受体激动作用，有正性肌力作用，心排血量增加。具有 5- 羟色胺及多巴胺介导的静脉血管收缩作用，而无明显的肺动脉压升高。当使用剂量达到 10~20μg/（kg·min）时，为 α 受体激动作用，增加系统和内脏血管收缩力，更大剂量则和其他肾上腺素能药物一样减少内脏器官血流量。在复苏中，多巴胺常用于治疗低血压，尤其是有症状的心动过缓或自主循环恢复之后的低血压。如在补足血容量后血压仍低，可联合变力和升压药如肾上腺素。

非洋地黄类正性肌力药物：有多巴酚丁胺、氨力农和米力农。

去甲肾上腺素：只适用于严重低血压及周围血管阻力低的患者。

硝酸甘油：可以舒张血管平滑肌，低剂量以扩张静脉为主，高剂量以扩张动脉为主，持续应用可以产生耐受性。主要用于急性冠脉综合征、高血压急症及与心肌梗死有关的心力衰竭，尤其是容量超负荷引起的。不良反应有低血压（可以补充液体纠正）、心动过速、低氧血症、头痛。

硝普钠：是一种作用于外周血管的强力、快速、直接的血管扩张剂，常用于心力衰竭、高血压危象。血流动力学监测有助于硝普钠的应用。硝普钠的并发症是低血压，病人可能会出现头痛、恶心、呕吐、腹绞痛。用法：以 12.5μg/min 始用，根据反应提高剂量，剂量范围 0.1~5μg/（kg·min）。最大剂量可用至 10μg/（kg·min）。有肝、肾衰竭或用量需持续时间长的，可能有氰化物及硫氰酸蓄积。当硫氰酸盐水平超过 12mg/dl，可能出现意识模糊、惊厥、抽搐。此时应立即停止输注，如有中毒症状和体征可用硫代硫酸钠或亚硝酸钠。

钙：对心脏骤停患者未发现钙离子应用的益处。且高钙可能有害，因此钙剂不常规应用于心脏骤停病人的循环支持。适应证为低钙血症、高钾血症、钙通道拮抗剂过量等。需监测病人的钙离子浓度。

洋地黄：其应用主要由于减慢房室结传导速度而减少房颤、房扑病人的心室率。当存在低钾时，容易引起严重的室性心律失常和心脏骤停。

碳酸氢钠：碱性药物趋于不用或晚用。应用指征：原有代谢性酸中毒、高钾血症、三环类抗抑郁药或苯巴比妥过量。应用首次剂量为 1mmol/kg，不必完全纠正，必须严密监测碳酸氢根浓度，防止发生碱中毒。碳酸氢钠最好不与肾上腺素类药物混合，以免后者失活。

2）抗心律失常用药

血流动力学稳定的宽 QRS 波心动过速：应尽量根据病史、12 导联心电图、食管心电图明确诊断，在无法明确诊断时可经验性使用胺碘酮、普鲁卡因胺、索他洛尔。

血流动力学稳定的室速：可首先应用静脉胺碘酮、普鲁卡因胺、索他洛尔。有心功能不好的患者首先考虑胺碘酮，也可以直接使用电转复。

多形性室速：可蜕变为室颤。血流动力学稳定者应进一步鉴别是否有 QT 间期延长。QT 间期延长所致尖端扭转型室速应停止使用可致 QT 间期延长的药物、纠正电解质紊乱。亦可采用静脉注射镁剂、临时起搏、β 受体阻滞剂（在应用临时起搏后可作为辅助措施）和利多卡因。不伴 QT 间期延长的室速先行病因治疗。其他情况的室速治疗可应用静脉胺碘酮、利多卡因、普鲁卡因胺、索他洛尔、β 受体阻滞剂。

室颤 / 无脉搏室速：首先进行除颤，不能转复或无法维持稳定灌注节律者，通过应用呼吸辅助设施如气管插管等改善通气，应用药物肾上腺素等措施后，再行除颤 1 次。如果仍未成功，可用抗心律失常药物改善电除颤效果，首选胺碘酮。已有证据表明，此时应用胺碘酮可以改善电除颤的效果。可考虑尽早开始或继续口服或静脉注射 β 受体阻滞剂。室颤 / 无脉搏室速导致心脏骤停，恢复自主循环后，可以考虑立即开始或继续给予利多卡因。

血流动力学不稳定的快速房颤、房扑：不论持续时间长短，应立即电转复血流动力学稳定的快速房颤、房扑,用药控制室率。心功能正常时可选择:β 受体阻滞剂、钙通道拮抗剂、地高辛。对常规控制室率措施无效或有禁忌时可考虑用静脉胺碘酮。心功能受损时(LVEF<40%)时可选择地高辛、地尔硫䓬、胺碘酮。

心动过缓:有症状的窦性心动过缓,房室传导阻滞可使用阿托品。对阿托品无效的患者建议静脉(IV)输注增强心率药物,如仍无效,应考虑起搏治疗。可应用的药物是肾上腺素 2~10μg/min。在阿托品和肾上腺素无效的心动过缓中,可应用多巴胺 2~10μg/(kg·min)静滴。β 受体阻滞剂或钙通道拮抗剂诱导的心动过缓可用胰高血糖素治疗(3mg,IV,必要时 3mg/h 维持)。

【复苏后生命支持】

已恢复自主循环的患者应在 ICU 实施监测与治疗。重点是维护患者的心肺功能及器官和组织的有效灌注,特别是脑灌注。努力寻找引起心脏骤停的原因,积极预防 SCA 再发。

1. 体温诱导　心肺复苏后,体温高于正常,使氧供/氧需失衡,不利于中枢神经系统功能的恢复。在缺血后期,应积极治疗发热。

目标温度管理:低温是抑制脑组织代谢活动的有效办法。轻度低温可增加神经组织的耐受性,有助于神经系统的恢复,而不增加严重并发症的危险。总而言之,心脏骤停后恢复自主循环的昏迷的成人患者,应采用目标温度管理,目标温度选定在 32~36℃,并至少维持 24h。在目标温度管理后积极预防昏迷患者发热。不建议把入院前在患者恢复自主循环后对其快速输注冷静脉注射液降温作为常规做法。降温治疗的副作用:凝血紊乱、心律失常、心功能受损、对感染敏感性增加。

2. 体温升温　所有 SCA 患者均应避免高热。

3. 血糖控制　自主循环恢复后 12h 内无须严格控制血糖于正常水平,但 12h 后应用胰岛素控制血糖浓度,注意防止发生低血糖。

4. 器官功能评价及支持治疗

(1)呼吸系统:恢复循环后,监测动脉氧合血红蛋白饱和度。将吸氧浓度(FiO2)调整到需要的最低浓度,维持动脉氧合血红蛋白饱和度 ≥94% 即可,饱和度为 100% 时通常可以取消给予 FiO2。部分患者仍需要机械通气,注意避免过度通气。胸部 X 线检查及时发现与处理复苏后心肺并发症(如气胸、气管导管移位等)。适当镇静,尽量少用肌肉松弛药。

(2)心血管系统:尽早进行心电图、生命体征、胸部 X 线、超声心动图、电解质和心肌标志物检查及有创血压监测(桡动脉、股动脉、肺动脉有创血压监测)。对复苏后伴有心肌顿抑者应进行容量复苏,同时使用血管活性药物。在心脏骤停后救治中,应该避免和立即校正低血压(收缩压 <90mmHg,平均动脉压 <65mmHg)。

(3)肾脏系统:监测尿量,检查尿常规、血尿素氮和肌酐。对非肾前性肾功能不全,若血压稳定,宜早期血液净化治疗。谨慎应用肾毒性药物和经肾脏排泄的药物。

(4)中枢神经系统:经 CPR 存活的患者中,80% 都经历过不同时间的昏迷,其中 40% 患者进入持续植物状态,80% 患者在 1 年内死亡,脑功能完全恢复的很少见。因此,复苏后的脑保护治疗显得尤为重要。目前常用的脑保护措施包括:对无意识患者维持正常或略高于正常的平均动脉压;控制高热,诱导低温(亚低温治疗),尤其注意保持头部低温;酌情应用脱水剂和神经营养药;积极进行高压氧治疗。不推荐预防性使用抗癫痫药,但一旦出现抽搐应立即采取抗惊厥治疗。

(华　伟　张　健)

第八章

心脏电生理概念及应用

1 **第1节 心脏电生理检查及应用**

【概述】

1903年,荷兰的生理学家Einthoven发明弦线式心电图机,成功记录出稳定而清晰的体表心电图,并应用于临床。自此,心脏电活动的记录及心律失常的诊断一直依靠体表心电图。20世纪70年代出现了两项重要的心电技术的进展,一项是1968年Scherlag开创了心内电极导管的记录方法,成功记录出希氏束电图,继而发展成心腔内电图的记录技术。另一项是20世纪70年代,Durrer及其学生Wellens确定并完善了心脏程序刺激的基本方法。这两项里程碑式的重大发明,标志着心脏电生理时代的开始。几十年来的事实及经验证明,体表心电图与心脏电生理有着不可分割的唇齿相依的关系,很多心电图的诊断、理论、假说都相继被心脏电生理技术所验证、丰富、修正及补充。

心脏电生理检查(cardiac electrophysiological study)是以整体心脏或心脏的一部分为对象,记录心内心电图、标测心电图和应用各种特定的电脉冲刺激,借以诊断和研究心律失常的一种方法。对于窦房结、房室结功能评价,预激综合征旁路定位、室上性心动过速(室上速)和室性心动过速(室速)的机制研究以及筛选抗心律失常药物和拟定最佳治疗方案,均有实际重要意义。近20多年来,射频消融术的出现和发展使越来越多的快速性心律失常得到根治,这也充分证实,心脏电生理技术在心律失常诊断与治疗中具有不可估量的巨大作用。

【用品准备】

1. 导管(catheter)

(1)心内电极导管:在盲端导管的远侧装有铂铱合金电极环,宽2mm,电极间距为2~10mm。记录希氏束图的通常用4极电极导管,每个电极在导管内有一导线从导管尾端通出连接记录导线。导管直径以6F较为合适。

(2)食管电极导管:为一特制的电极导管,经鼻腔送入食管,在距鼻孔35cm左右(32~37cm)即达左心房水平,如再向下送4~5cm,则电极达左室后壁水平。以上为可进行心房或心室调搏的位置。

2. 放大器（amplifier）　具有改变增益和调节高通、低通滤波的能力，以便对输入的信号进行合理衰减。

3. 示波器（oscilloscope）　多导程示波器（与记录仪的导程相同），其移动速度25~200mm/s。检查时连续监测。

4. 多导生理记录仪（EP recording system）　以16道以上较为合适，记录时走纸速度多用100~200mm/s。

5. 记录及回放装置（data recorder & playback）　现多用硬盘或光盘。将记录仪与放大器、示波器、记录仪连接。使检查全程的心内信号储存于硬盘内，可按需回放。

6. 程控刺激器（programmable stimulator）　如在记录希氏束图后，要检查窦房结功能，测定心肌不应期，诱发心动过速等，则需此项设备。此为一特殊的脉冲发生器。

【心腔内电图】

（一）定义

心腔内电图（intracardiac electrogram）是将有记录电极的导管放在心腔内某一部位后记录的心脏电活动。电极导管头部的位置决定了其记录的是哪个心腔内电图。

（二）心腔内电图参数设置

心腔内电图记录时需要设定记录的时间常数、滤波通带、记录的增益（即放大倍数）等参数。

1. 滤波（filter）与电极间距（space between electrodes）　用较宽的电极间距与较低频滤波可以记录到较大的心内电图，同时还可能记录到远场电位；希氏束心肌纤维少，所产生的电量也少，故适于采用较短的电极间距与较高频滤波，可以记录到较大的希氏束电位，且可排除远场电位。

2. 高通（high-pass）与低通（low-pass）　高通是高于此频率将被记录；低通是低于此频率将被记录。

3. 限幅（clipping）　比如希氏束电位很小，记录时需要提高增益才能看清楚，但增益大会使心房心室波也很大，与多导记录仪上显示的其他腔内电图或体表心电图重叠，不利于观察心电事件或测量，通过限幅可解决此问题。

4. 陷波（notch）　记录重要的生物电信号时，为避免外界电磁场的干扰，用此功能可免受交流电的干扰。

5. 记录走速（speeding）　记录体表心电图和心腔内电图时走纸速度，可设定为12.5、25、50、75、100、200mm/s等多种记录纸速。

（三）心腔内电图是心脏的局部电图

由于记录的电极靠近心腔内某一部位，因此只有该部位的心脏组织激动时产生的电位才被该电极清楚地记录到并且振幅高，其属于该电极的近场电位。而其周围部位的心脏组织激动时产生的电位对该记录电极则属于远场电位，远场电位振幅低或根本记录不到。记录的局部电图图形本身无特殊，都是双相或多相波。

（四）心腔内电图的描记方法和图形特点

1. 记录方法

（1）首先经静脉穿刺后通过鞘管将电极导管在X线的指引下经周围静脉放置到心腔内，根据不同的需要到达预定的部位。并使记录电极与该部位的心内膜良好接触。

（2）将电极导管的尾端通过联线与多导生理记录仪相接，这样，心腔内局部的电信号就经记录电极及导管直接传输到多导生理记录仪并被清晰地记录。

2. 图形特点

（1）锐利高尖：必须与同步记录的体表心电图结合进行分析，即与体表心电图P波同步的是A波（心内电图的心房波），与QRS波同步的是V波（心内电图的心室波），与PR段同步的是希氏束（H）波。

（2）最重要的是识别波形起始点：测量时，只测量波与波的间期，而振幅与形态相对次要；但在三维标测时，若采用电压标测，则振幅的重要性就凸显了，可提供瘢痕区、低电压区、正常心肌等重要的解剖参考。

（五）各心腔内电图

1. 右心房电图（right atrial electrogram） 将导线分别放置于高位、低位右心房游离壁，即可记录到高位、低位右心房电图。表现为高尖的心房波（A 波），其后的心室波（V 波）很小，甚至看不清。

2. 希氏束电图（His bundle electrogram）

（1）希氏束电图的导管放置：穿刺股静脉后，在 X 线透视下将 4 极电极导管经下腔静脉、右心房送入右心室，再缓慢将导管后撤，使其顶端位于三尖瓣开口处，指向右上方希氏束，当多导仪显示 A 波和 V 波大致相等时，微调导管（通常是顺时针旋转导管），可看到 A 波 V 波之间有双相或三相的高频波，即希氏束电图（H 波）。记录希氏束电图的走纸速度，通常选择 100mm/s，滤波范围在 40~500Hz。

（2）希氏束电图各间期命名、测量及意义：希氏束电图是临床电生理检查中最重要的记录方法，是心腔内电图记录的基石。可以明确房室传导阻滞的部位，帮助不应期的测定，判断室上速的机制。通过记录希氏束电图，可以测量以下间期：

1）PA 间期：从体表心电图 P 波开始到希氏束记录导联上 A 波开始，大致反映了右房内的传导时间，正常参考范围是 25~60ms。

2）AH 间期：从希氏束记录导联上 A 波开始到 H 波开始，反映了右房下间隔部位的激动通过房室结到达希氏束的时间，大致可代表房室结的传导时间，正常参考范围是 45~140ms。

3）H 波：希氏束记录导联上 A 波 V 波之间的双相或三相的高频波，时限很短，通常 15~25ms，反映了希氏束内的传导时间。若考虑患者有房室传导阻滞时，要注意调整希氏束电极，看有无希氏束电图增宽或分裂，并注意排除右束支电位。

4）HV 间期：从希氏束记录导联上 H 波开始到 V 波开始，反映了从希氏束近端到心室肌的传导，HV 间期的测量应从 H 波起点，即自基线开始的最早波折至心室激动最早点，可通过观察测量体表心电图各导联或希氏束电极的心室波来确定心室最早激动点。正常参考范围是 35~55ms，窦性心律时，如记录的 H 波明确，但 HV 间期 <30ms，要考虑是否为右束支电位或存在心室预激。另外，应从其起自基线的初始波折开始测量，否则有可能漏掉有临床意义的传导阻滞。

3. 冠状静脉窦电图（coronary sinus electrogram） 通常通过穿刺左、右锁骨下静脉或左、右颈内静脉的方法放置冠状静脉窦电极，亦可通过股静脉途径放置。记录图形通常表现为大 A 小 V 波，若呈小 A 大 V 波，需考虑是否进入冠状静脉窦分支。

4. 右心室电图（right ventricular electrogram） 将电极通过右房经三尖瓣放入右心室心尖或流出道，可记录到大 V 波，近瓣环处可有小 A 波。希氏束部位的 V 波最早出现，与体表心电图 QRS 波起始点一致。

（六）如何阅读心腔内电图

阅读心腔内电图，第一步是确定图中的各个波，且必须与同步记录的体表心电图对照。由于 A 波与 V 波仅凭其图形特点不能进行区分，因此此区分时需依靠体表心电图，A 波与 V 波分别与 P 波和 QRS 波对应，只是希氏束电图中比别的通道多了 1 个 H 波。其次，确定波与波之间的关系。要求在同一心动周期中对比，单一通道的 A 波 V 波之间的间期以及不同通道的各 A 波或 V 波之间出现的先后顺序，并确定 A 波与 V 波之间的关系，是 A 波下传产生 V 波，还是 V 波逆传产生 A 波等。第三，阅读心腔内电图时还要注意整体与局部。阅读心腔内电图时，还要注意记录的走纸速度。总之，掌握心腔内电图不是可望而不可及的问题，其对心电图的正确分析将起到十分有益的作用。

171

【心脏程序刺激】

（一）定义

心脏程序刺激（cardiac programmable stimulation）是在患者自主心律或起搏节律的基础上，应用心脏程序刺激器发放 1 个或多个脉冲，形成频率递增性起搏或期前刺激心房或心室，观察患者对这些联律间期不同的期前收缩刺激的反应，这种技术即称为心脏程序刺激法。

一般刺激强度通常选择舒张期阈值的 2 倍，选用 1~2ms 的刺激脉宽，并采用导管远端电极作为刺激的负极。

（二）刺激种类

1. 期前收缩刺激（extra-stimulus）　发放不同联律间期的人工刺激。发放的第 1 个期前收缩刺激用 S2 代表，第 2 个期前收缩刺激为 S3，依次类推。

2. 连续刺激（continuous stimulus）　以固定或变化的刺激频率不间断地进行起搏。

3. Ramp 刺激　为一组合连续刺激，后一组刺激与前一组刺激间期不同，通常采用频率递增或间期递减刺激，直到设定的心率达到为止。

（三）刺激部位

1. 心内刺激　电极导线经静脉放于高位右房、冠状静脉窦、右室心尖部或流出道，刺激右房或右室。

2. 经食管心房起搏　电极导线经鼻腔或口腔放置在食管中段，发放的刺激脉冲经食管肌传到左房，间接刺激左房。

（四）心脏程序刺激的方案

目前尚无统一的完整的电生理刺激方案，不同的电生理实验室有不同的电生理刺激方案，不同的刺激方案、不同的刺激强度和脉宽可能对检查结果的敏感性和特异性产生不同的影响。

1. 非程控刺激法（non-programmed stimulation）　即 S_1S_1 刺激，采用恒定的频率或变频刺激脉冲。可分为：

（1）分级递增刺激（grading incremental stimulation）：为最常用的程控刺激法。采用比自身窦性心律快 10~20 次 /min 的频率作连续刺激（S_1S_1），持续 10~60s，再以比前一次周长较短（频率较快）的周期继续作连续刺激，直至房室传导阻滞、心房或心室出现不应期或出现其他的电生理现象。

（2）连续递增刺激法（continuous incremental stimulation）：开始采用接近自身心率的频率进行刺激，随后逐渐增加刺激频率，直至出现相关电生理现象。

（3）超速抑制法（overdrive suppression）：常用于终止心动过速。采用比自身心率快 30~50 次 /min 的频率，持续 3~5s 即可。

（4）猝发刺激法（burst stimulation）：采用比心动过速快约 40% 的频率发放 5~20 次电脉冲，用于心室刺激有诱发恶性室性心律失常的风险。

（5）亚速刺激法（underdrive stimulation）：低于心动过速的频率进行连续刺激，电脉冲随机进入折返环后可终止频率较慢的心动过速。

2. 程控期前刺激法（programmed extra-stimulation）　是在患者自身窦性心率或起搏心律基础上，利用程控刺激仪，输入一个或多个程序化的期外刺激，以观察心脏电活动的变化。有以下几种。

（1）S_1 同步 S_2 程控扫描法（S_1S_2 法）：S_1S_1 为基础刺激，刺激周长一般比窦性周长短 100~200ms，每 4~8 个 S_1 刺激后加 1 个期前刺激 S_2，随后逐步缩短联律间期至不能夺获。

（2）$S_1S_2S_3$ 法，$S_1S_2S_3S_4$ 刺激法：即在 S_1S_2 刺激至不应期后，S_2 增加 30~50ms，再增加 S_3，即为 $S_1S_2S_3$。同样方法可引入 S_4。

（3）P 波或 R 波同步 S_2 程控扫描法（P-S_2 法或 R-S_2 法）：在感知自身心律 4~8 次后发放一个期前刺激

S_2，并逐步减低 S_2 的联律间期。

（五）临床应用

心脏电生理检查主要应用于以下 10 个方面。

1. 测定窦房结功能

（1）窦房结恢复时间（sinus node recovery time，SNRT）：采用心房调搏，以高于窦房结节律 10 次 /min 开始，以后每次递增 10 次至 130 次 /min 或 150 次 /min。每次刺激 30~60s，刺激停止时计算最后一个起搏脉冲到第一个窦性 P 波的时间，此即窦房结恢复时间（SNRT）。取最长一次计算。因静息状态的窦性心律周期对 SNRT 影响较大，故引入校正窦房结恢复时间（CSNRT）来评价窦房结功能 CSNRT ＝（SNRT － 窦性周期）。

（2）窦房传导时间（sinus atrial conduction time，SACT）：有两种方法。

1）Strauss 法：用患者窦性节律以程序期前刺激来刺激心房。根据房性期前收缩后的窦性回归周期与窦性周期作比较，可以计算出窦房传导时间。房性期前收缩的偶联间期由长到短，当偶联间期较长时，窦性回归周期呈完全性代偿间歇，此时期前刺激并未进入窦房结，后者没有重新安排周期（Ⅰ区反应）。逐渐缩短期前刺激的偶联间期，窦性回归周期呈不完全性代偿间歇，说明期前刺激已侵入窦房结而使后者重新安排周期（Ⅱ区反应）。此时的窦性回归周期包括原来的窦性周期加上期前刺激传入及传出窦房结的时间，所以窦房传导时间（房 – 窦及窦 – 房传导时间的总和）＝ Ⅱ区反应窦性回归周期 – 窦性周期。

2）Narula 法：即以高于原来窦性心率 5~10 次 /min 的频率刺激心房 8 次后，测量窦性回归周期，减去窦性周期时间，所得结果与 Strauss 大致相同。

3）正常的窦房传导时间 <250ms（传入、传出时间的总和）。

（3）窦房结功能恢复时间（SNRT）的异常判断标准

1）目前采用较为广泛的标准是 SNRTmax>1 500ms 为异常，>2 000ms 考虑诊断为病态窦房结综合征，如 >4 000ms，结合患者临床症状，则具有植入永久起搏器的指征。

2）校正窦房结功能恢复时间（SNRTC）>550ms，老年人 >600ms 为阳性。CSNRT=SNRTmax−SCL（窦性周期长度）。

3）SNRT 指数（SNRTI）>1.8 为阳性。SNRTI=SNRTmax/SCL。

4）总恢复时间（TRT）>5s 或多于 6 个心搏为阳性。

5）出现继发性停搏为阳性。

6）出现交界性逸搏为阳性。

（4）窦房传导时间（SACT）的阳性标准：总的窦房传导时间（SACTT）>300ms 即为阳性。

（5）为免除自主神经系统对窦房结功能的影响，进行有关窦房结功能检查之前，最好静注阿托品及普萘洛尔（心得安）。电生理检查对窦房结功能是客观的评价，但仍应结合临床症状及心电图表现考虑其意义。一般来说，窦房结恢复时间的敏感性较好，窦房传导时间的假阴性率较高。

2. 心脏特殊传导系统不应期的检测　包括窦房结、心房、房室结及心室内希氏束 – 浦肯野纤维系统。

（1）绝对不应期（absolute refractory period）：是用足够强度的刺激，心脏仍不起反应，必须超过了不应期才能起反应。

（2）相对不应期（relative refractory period，RRP）：期前刺激引起传导时间延长的最长配对间期。

（3）有效不应期（effective refractory period，ERP）：期前刺激引起传导阻滞的最长配对间期。

（4）功能不应期（functional refractory period，FRP）：期前刺激引起的最短配对间期。

3. 评价房室交接区传导功能及起搏功能　房室传导功能检测包括房室传导文氏阻滞点，2∶1 点。

（1）用 S_1S_1 刺激测定，随着 S_1S_1 心房起搏频率递增，当首次出现 S–R 间期逐渐延长，以致 QRS 波脱落，

该 S_1S_1 起搏频率即为文氏阻滞点,正常值 >130 次 /min。文氏点提前可见于迷走神经张力增加、药物影响等。如阿托品 1mg 静脉注射后,文氏点仍低于 130 次 /min,则提示房室传导功能低下。

（2）随着 S_1S_1 心房起搏频率递增,首次出现 2∶1 房室传导阻滞称 2∶1 阻滞点。正常值大于 180 次 /min。

4. 房室结双径路的检出,房室结折返性心动过速的诱发及分型。

5. 了解预激旁路的性质、测定旁路不应期、检出预激综合征的高危患者、诱发房室折返性心动过速并确定折返路径。

6. 超速刺激转复房扑、终止室上速。

7. 特殊心电现象的诱发与诊断　例如折返现象、蝉联现象、拖带现象等。

（1）折返现象（reentry phenomenon）:从某处发出的激动遇一条径路的单向阻滞区,改循另一条传导缓慢的径路折回原处,其时已脱离不应期的单向阻滞区再次被激动形成反复或回波,连续发出折返搏动,即形成折返性心动过速。

（2）裂隙现象（gap phenomenon）:是伪超常传导。激动方向上,两个水平面传导时间不应期不均衡。远端有效不应期长,随之近端相对不应期长。此现象称为裂隙现象。传导受阻的时域即为裂隙带。

（3）蝉联现象（linking phenomenon）:在激动的传导方向上出现两条径路时,激动传导时,一条路由于不应期长,先进入功能性阻滞,激动则沿另一条路径传导,下传时,同时向两条发出隐匿性传导,使其不应期继续延长。结果,再来一次激动时,原先阻滞的继续阻滞,此现象称蝉联现象。形成蝉联现象的条件:①两条传导径路的传导时间相差 40~60ms;②一条径路下传时向另一条发生隐匿性传导;③一条径路不应期长,一条不应期短。

（4）拖带现象（entrainment phenomenon）:心动过速时,给予超速起搏刺激,使原有的心动过速频率加速到刺激频率,当刺激停止时,又恢复到原来的心动过速的电生理现象,称拖带现象。

（5）电交替（electrical alternant）:指同一起搏点的激动在心电图上的波形和振幅发生每搏交替性改变的现象,任何导联上波形振幅互差 ≥ 1mm,即可诊断为电交替。可发生在窦性心律、异位心律;还可发生在快速心房起搏时,以阵发性室上速最常见。

8. 用心室程序刺激测定心室及室房逆传不应期,诱发各种室性心律失常。

9. 运动困难的患者可替代平板或踏车等运动试验,进行心脏负荷试验。

10. 研究药物对心脏传导系统的作用。

2　第 2 节　食管电生理的应用

【概述】

经食管心电生理检查（transesophageal electrophysiological examination）是一种无创性的临床电生理诊断和治疗技术,利用食管和心脏特殊解剖关系,经放置在食管的导管间接刺激心房或心室,同时记录体表心电图。这样便可以对人体心脏各个部位的电生理参数进行测量,揭示心律失常的发生机制,诱发某些不易观察到的心律失常,为体表心电图某些图形的分析、诊断提供确切的依据,并可终止某些类型的快速心律失常。

自从 1906 年 Cremer 等首创食管导联心电图以来,至今已有近百年历史。食管心电图以高大 P 波的优势成为心律失常学中重要的辅助诊断工具之一。1936 年 Brown 采用食管导联心电图研究了 142 例心脏传导障碍和心律失常的患者。1952 年 Zoll 利用脉冲刺激经食管电极对心脏进行电刺激,首创了经食管起搏心脏。1969 年 Burack 将经食管心室调搏术应用于临床。1972 年 Stopesyk 经食管心房调搏测定了心脏不应期。1973 年 Monotoyo 应用经食管心房起搏进行了较全面的心脏电生理检查,并治疗了多种快速性心律失常,如室上速、心房扑动(房扑)等。1978 年国内开始开展经食管心房调搏术。由于它无创、对设备条件要求简单,操作方便灵活、应用安全可靠而又能解决较多的临床诊疗问题,故 40 年来较多医院开展了此项技术。

【仪器与设备】

1. 食管电极导管 多选择 6~7F(成人)或 5F(儿童)的 2 极或 4 极导管,2 极导管的极间距 30mm,4 极导管的极间距在 1~2 极为 30mm,2、3、4 极间的极间距为 10mm。

2. 心脏刺激仪 心脏刺激仪是用于发放电生理诊疗所需的各种电脉冲的电子仪器。要求频率和程控计数准确,起搏电压能在 0~40mV 连续调节,输出脉宽为 0~10ms,感知灵敏度 0.2~10mV 连续可调,独立电源供电。发放非程控基础脉冲刺激(S_1S_1),发放程控期前收缩脉冲刺激(S_1S_2),及由 P 或 R 波触发的程控期前收缩脉冲刺激(P/RS$_2$)。目前,还具备以下重要功能:①显示窗口有多参数显示功能;②S_1S_1 连续递增、递减刺激功能;③快速终止心动过速功能键;④高频率刺激输出限制功能(通过组合键),能防止误操作发放极快频率刺激,以避免发生意外。

3. 记录仪 多选用普通心电图机,同时有示波屏更好,也可用多导电生理记录仪。

【检查方法】

(一)患者准备

1. 病史、体检及相关检查。

2. 停用抗心律失常药物 5 个半衰期以上。

3. 知情同意。

4. 无须禁食。

(二)仪器设备

1. 各设备间连接正常,无短路、断路。

2. 电极导管消毒 75% 乙醇溶液浸泡 30min,乙肝表面抗原阳性患者所用导管用 0.2% 的"891 消毒液"浸泡 30min,生理盐水冲洗后,导管前端涂无菌液体石蜡。

(三)食管电极定位

1. 经验法 经鼻腔送入食管,在距鼻孔 35cm 左右(32~37cm),即达左心房水平,如再向下送 4~5cm,则电极达左室后壁水平。以上为可进行心房或心室调搏的位置。

2. 食管心电图定位法 将电极导管送入食管后,不同的水平可记录到不同的食管导联心电图,可分为心房上区、心房区、过渡区和心室区。各区有相应的心电图特点(表 8-1)。

表 8-1 食管导联心电图各区心电图特点

记录电极部位	P 波形态
心房上区	倒置
心房区	正负双向,振幅高
过渡区	正负双向,振幅低
心室区	直立,振幅低

3. 起搏定位法 用高于自身心率 10~20 次 /min 的频率进行起搏,稳定而有效地夺获心房后,边起搏

边降低起搏电压或小范围移动导管位置,寻找稳定夺获心房的最低起搏电压的部位为最佳起搏位置。

（四）程序刺激方法

1. 固频起搏 指频率固定的起搏方式,按频率高低又可分为亚速起搏（起搏频率低于自身心率）、超速起搏（起搏频率高于自身心率）、猝发脉冲起搏（比心动过速快约 40％的频率发放 5~20 次电脉冲）,多用于终止室上速。

2. 按需起搏 当人体自身心率高于所给定的起搏频率时,起搏器停止发放起搏脉冲;当人体自身心率低于所给定的起搏频率时,起搏器发放起搏脉冲,用于保护性临时起搏。

3. 分级增频起搏 逐次增加起搏频率的间断起搏,用于窦房结功能测定、心脏有效不应期测定、房室传导功能测定,还用于诱发和终止室上速。

4. 连续增频起搏 一边起搏一边增加频率,用途同分级增频起搏。

5. 程控起搏 指能在窦性或起搏心律的基础上发放配对间期自动逐次缩短（负扫）或延长（正扫）的单个或多个人工期前收缩的起搏方式,用于测定 ERP、诱发和终止室上速并可测定其诱发和终止窗口。

（五）心脏电刺激的基本参数

1. 阈值电压（threshold） 指能 1：1 夺获心脏的最低起搏电压。

2. 起搏电压（pace voltage） 经食管心电生理诊疗中实际使用的电压,一般比阈值电压高 2~3V。

3. 起搏脉宽（pace width） 单个电脉冲所占时限,食管心房调搏时多采用 8~10ms。

4. 起搏频率（pace frequency） 每分钟发放的电脉冲次数。

5. 感知（sensitivity） 指仪器识别心电信号的能力,只有感知良好,才能实施程控刺激,其延迟发放的人工期前收缩才能按照编排的参数形成需要的配对间期。

6. 同步（synchronous） 指人工期前收缩以自身心律(P/R 同步)或人工起搏心律(S_1 同步)为基础心律,并在感知基础心律后,按照编排的分频、步长和配对间期发放期前收缩脉冲。

7. 步长（step） 指每次人工期前收缩的配对间期比上一次缩短（负扫）或延长（正扫）的时限。

(1) S_1S_1：指固频起搏的每两个脉冲之间距,其与起搏频率的关系是 S_1S_1(ms)=60 000/ 起搏频率。

(2) S_2、S_3、S_4：分别指每次人工期前收缩的个数为 1、2、3 个。

(3) S_1S_2、RS_2：指单个人工期前收缩的配对间期。

(4) S_2S_3、S_3S_4：分别指每次人工期前收缩中第 1 个与第 2 个、第 2 个与第 3 个人工期前收缩脉冲的配对间期。

（六）监视记录装置

作经食管心电生理诊疗时,需使用心电示波器,以监测患者的心电信号及其变化。常选用 I 导联或 aVR 导联,电脉冲的后电位小,图形稳定;II 导联 P 波清楚,但后电位较大,心电图干扰较大;V_1 导联后电位小,P 波也清楚,但需使用纽扣电极,以免吸头吸引过久造成皮肤瘀斑。

（七）注意事项

1. 心脏刺激仪需提前充电,不能边充电边检查。

2. 心电生理检查前,应停用抗心律失常药物至少 5 个半衰期。

3. 作经食管心电生理诊疗,宜备好除颤器、人工呼吸设备、抢救药品等,以便在万一出现预激伴快速房颤、室速、室颤时能作迅速而有效的抢救。

4. 病态窦房结综合征患者包括快慢综合征患者诊疗中可能出现长时心脏停跳,当停搏时间 >4s 时,应立即起搏。

5. 对旁路前传 ERP<250ms 者,特别是刚用过洋地黄或异搏定者禁用 >240 次 /min 的起搏频率,以免

1:1下传心室发生危险。

6. 旁路电生理检查时,有时可检出多条旁路。偶诱发旁路与旁路之间的房室折返性心动过速,其血流动力学影响类似室速。旁路有时与快径形成房室折返性心动过速,心室率极快,需及时采取措施,立即终止。

7. 少部分患者在室上速终止时可出现短阵房颤、室性期前收缩甚至短阵多型性室速等意外心律失常,但一般多呈良性经过,无需特殊处理。

【适应证与禁忌证】

(一)适应证

1. 疑有病态窦房结综合征。

2. 显著的窦性心动过缓,疑有传导功能障碍(窦房、房室)。

3. 预激综合征或隐匿性旁路。

4. 室上速的终止及机制判定。

5. 房扑的终止。

(二)禁忌证

1. 食管溃疡、静脉曲张及其他病变。

2. 持续性房颤。

【临床应用】

1. 利用P波高尖不易被其他波形掩盖的特点来了解心房激动顺序以及分析诊断某些复杂心律失常。

2. 测定心脏各部位的前向不应期以及传导性。

3. 如能稳定起搏心室,还可测定不应期以及室房逆向传导不应期等。

4. 测定窦房结功能,辅助确定有无病态窦房结综合征。

5. 评价房室交接区传导功能及起搏功能。

6. 揭示房室结双径路,多径路以及引起的多种心律失常。

(1)房室结双经路的判断:

1)房室传导曲线中断,出现SR跳跃式延长,其延长值>50ms。

2)快慢径交替下传。

3)假文氏现象。

4)室上速发作时,VA间期<70ms或VA融合。

(2)隐匿性旁路的判断:诱出PSVT,VA间期>70ms,体表心电图RP间期<PR间期,心房激动顺序偏心。

1)了解预激综合征旁路电生理特性及检测多发性旁路。

2)诱发阵发性室上速,阐明形成机制,区分类型。

3)终止折返性室上速或触发性心律失常。

4)复制研究一些常见和少见的心电生理现象,如裂隙现象、蝉联现象及拖带现象等。

5)研究某些心律失常的发生机制和了解抗心律失常药物的作用机制。

6)经食管心房起搏治疗某些缓慢性心律失常及治疗尖端扭转型室速。

7)经食管心房起搏进行心脏负荷试验。

8)导管射频消融术治疗快速性心律失常前筛选患者以及术后评估疗效。

9)预防及抢救心脏骤停。

10)配合外科手术,对于心搏缓慢的患者在外科手术中进行保护,使患者顺利渡过手术期。

11)临时心电监护作用。

第3节　常用的电生理标测方法

【概述】

传统电生理标测方法（electrophysiological mapping methods）包括体表心电图标测、心内电图标测、激动标测、起搏标测、拖带标测等，通过这些标测方法确定消融靶点。

【体表心电图标测】

根据体表心电图上 P 波、QRS 波等形态对房室旁路、房性心动过速（房速）和室速的定位已有较多的经验，而且也证实这一简单的定位对于旁路消融、房速和室速消融的疗效评价和手术途径选择具有重要的指导意义。体表心电图标测是初步定位重要方法。

（一）显性旁路者，体表心电图粗定旁路的部位

1. V_1 导联的 δ 波正向，R 波为主　左侧旁路；V_1 导联的 δ 波负向，S 波为主：右侧旁路。

2. Ⅱ、Ⅲ、aVF 导联的 δ 波正向：前侧旁路；Ⅱ、Ⅲ、aVF 导联的 δ 波负向：后侧旁路。

3. Ⅰ、aVL 导联对右侧旁路的定位意义较小；aVL 导联的 δ 波负向提示左前及左侧旁路，正向提示左后间隔旁路。

4. 胸前导联移行主要用于判断右侧旁路。R 波移行越早，旁路越靠后；移行越晚，旁路越靠前；移行位于 V_1、V_2 导联之间时，位于右后间隔，但也有位于左后间隔可能。

（二）房速：根据 P 波形态确定房速起源

从理论上讲，不同起源部位的房速有其特异的心房激动顺序，体表心电图 P 波应有相应的形态特征。

1. aVL 和 V_1 导联 P 波形态有助于鉴别起源于左、右房的房速。

（1）V_1 导联 P 波正向：左房起源可能性大。

（2）aVL 导联 P 波正向：右房起源可能性大。

2. Ⅱ、Ⅲ、aVF 导联的 P 波形态有助于识别心房上部（左心耳、右心耳、右房高侧壁、左上肺静脉口部）和心房下部（冠状静脉窦口、右房后间隔、左房下侧壁）的房速。

（1）P 波正向：心房上部。

（2）P 波负向：心房下部。

3. 起源于右房的房速可根据 P 波形态进一步定位。

（1）aVR 导联 P 波负向：界嵴部房速，仅此表现可鉴别界嵴部房速与三尖瓣环部和间隔部房速。

（2）Ⅲ、aVF 导联的 P 波形态可鉴别右房上部和下部房速。就界嵴部房速而言，Ⅱ、Ⅲ、aVF 导联的 P 波直立提示房速位于上侧壁。右房下部任一特殊部位的房速其 P 波在 Ⅱ、Ⅲ、aVF 导联中甚少有一个导联为负向波。

（3）V_5、V_6 导联的 P 波形态对鉴别间隔部和游离壁房速有重要价值，P 波负向提示房速位于右房下部间隔侧；P 波正向提示房速位于游离壁。

（4）右房前间隔部（Koch 三角尖端）房速，Ⅱ、Ⅲ、aVF 导联的 P 波时相较窦性心律窄。

4. 值得注意的是界嵴上部和右肺上静脉口部较为毗邻，起源于这两个部位的房速有时难以鉴别，有时在 aVL 导联上均显示正向波。如果 V_1 导联亦为正向波，则多为右上肺静脉起源。此外，窦性心律 V_1 导联为双向波，而房速为正向波也多提示右上肺静脉房速。房速时 V_1 导联 P 波形态与窦性心律时相似，

高度提示右上肺静脉房速。

（三）室早、室速

根据 R 波形态可确定室速起源，特发性室速的定位准确率高于器质性。最简单的如 Ⅱ、Ⅲ、aVF 导联呈高幅 R 波形态，即可确诊流出道室速（VOT-VT）。

1. 若 V_1 导联呈右束支阻滞（RBBB），为左室流出道室速（LVOT-VT）；V_1 导联呈左束支阻滞（LBBB），胸前导联移行多在 V_3 导联及其后，为右室流出道室速（RVOT-VT）。

2. 对 RVOT-VT　Ⅰ 导联呈低幅多相，aVL 导联 QS 振幅多 >aVR 导联 QS 振幅，多位于间隔部；而 Ⅰ 导联呈 R 型（振幅多 >0.5mV），aVL 导联 QS 振幅 <aVR 导联，多位于游离壁。

3. 对 LVOT-VT　所有胸前导联呈单向高振幅 R 波，消融靶点多在左冠窦下方的 LVOT（主动脉瓣与二尖瓣环的交界处），V_1 导联几乎无 S 波。如果呈不典型 RBBB，V_1、V_2 导联有明确 S 波，其靶点多位于左冠窦内。

4. 右室流入道（希氏束周围或三尖瓣环）室速　QRS 波表现为 LBBB，电轴向左偏，下壁导联 QRS 呈 QS 型。胸前导联移行快，多在 V_2 导联，V_2 导联 QRS 呈 Rs 型。aVR 导联 QRS 波呈 R 型。

5. 右室前壁室速　QRS 波表现为 LBBB，电轴左偏或正常，下壁导联 QRS 波多呈双相。胸前导联移行慢，多在 V_3 导联以后，aVR 导联 QRS 波呈双相。

6. 右室心尖部室速　QRS 波表现为 LBBB，电轴向左偏，下壁导联 QRS 呈 QS 型。aVR 导联 QRS 呈 R 型。胸前导联移行慢，多在 V_4 导联以后。

7. 维拉帕米敏感型左室特发性室速　起源部位最常见于左后分支（90%~95%），亦见于左前分支、下壁心尖。QRS 波图形特点为 RS 间期在 60~80ms，QRS 时限 <140ms。

（1）左后分支起源的室速 QRS 波图形表现为 RBBB，电轴左上偏。

（2）左前分支起源的室速 QRS 波图形表现为 RBBB，电轴右下偏。

8. 其他　Ⅱ、Ⅲ 和 aVF 导联 F 波倒置，V_1 直立，典型房扑，且提示逆钟向激动；如波形相反，则提示顺钟向激动的房扑。与窦性心律的心电图相比，房室结折返性心动过速时 V_1 导联呈假 r 波，或 Ⅱ、Ⅲ 和 aVF 导联出现假 q 或 s 波。

（四）体表心电图三维标测

体表心电图除了判断心律失常类型外，对房室旁路、局灶性心律失常的起源、室速的出口定位也有重要价值，但 12 导联心电图的空间分辨率有限。尽管腔内三维标测对心律失常的诊治有其不可替代的作用，但有创性一定程度限制了其临床应用。近年来，体表三维心电图标测（noninvasive electrocardiographic mapping）技术的出现和完善为心律失常的诊治增添新的技术方法。

进行体表三维标测时，患者穿戴多电极背心（电极数通常 250 个左右）进行高密度采样，记录所有电极的单极导联电图，每个电极片均有单独编号和 CT 标记。患者穿戴背心进行胸部 CT 扫描，确定每个电极导联与 CT 扫描获得的心外膜几何形态的相对位置及对应关系，进而整合、构建 1 500 个心外膜心电信号的三维电解剖模型；患者可穿戴电极背心活动，体表电极阵将以 1~2kHz 的采样率连续记录每次心搏的电位变化，并通过无创体表三维标测系统进行各种图形处理，最终合成各种参数特征不同的三维标测图（图 8-1）。

通过与腔内三维标测进行头对头对比研究，结果显示，三维体表标测对房室旁路、室性期前收缩起源部位以及局灶性室速的定位与腔内三维标测结果高度吻合。

体表心电图三维标测技术可用于：①诊断心律失常起源部位；②确定激动传导的方向、顺序和特征；③诊断源于心外膜的心律失常；④因体表三维标测多电极同时记录心脏整体电位变化，尤其对偶发的心律失常机制的研究更有优势。

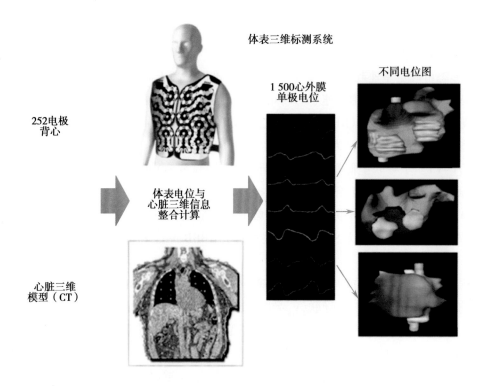

图 8-1 体表三维标测系统

体表心电图三维标测的不足:①对部分心动过速机制的判断(如鉴别局灶性和折返性心动过速)仍有困难。②标测精度及准确度有待进一步提高。

【心内电图标测】

1. 单极电图和双极电图　根据记录方式不同,心内电图可分为单极电图和双极电图。

(1) 单极电图(unipolar electrogram):是消融导管电极和远距离的参考电极(如放置于下腔静脉或Wilson中心电端的电极)的记录图。没有滤波的单极电图是不可靠的。采用高通滤波可减少远场电位的干扰。单极电图呈"QS"形,常提示该点为心动过速起源点。

(2) 双极电图(bipolar electrogram):是两个近距离的电极的记录图。一般用消融导管电极和相邻近端电极的记录图。亦可减少远场电位的干扰。但双极电图是由两个单极电图组成的,双极电图可产生于双极中的任何一个。由于消融导管接触不良等原因,双极电图可能只反映近端电极的记录图,而消融产生于导管电极,因此消融可无效。这种情况下,如果同时记录单极电图可有利于识别这一情况。

2. 窦性心律时的心内电图标测　窦性心律时可在心内某些部位记录到发生在QRS波之后的碎裂电位,和体表心电图上记录到的晚电位相对应。碎裂电位通常出现在慢传导区中心、出口和入口周围以及无关通道的部位。诱发室速后,碎裂电位可以消失,也可以在室速的舒张期出现,称为舒张期电位(diastolic potential)。舒张期电位是室速标测和消融定位的重要参考指标。

3. 心动过速时心内电图标测　心动过速时心内电图标测有较大的应用价值。对室速时心内电图标测研究较多。室速时舒张期电位还可表现为连续性高频低幅电位及舒张中期孤立电位(isolated diastolic potential,IDP)。前者是双极记录到的连续性的电活动,其单独存在对判断消融成功的意义并不大;后者是舒张中期出现的低幅单波,或一组高频低幅的波群。此电位是由标测导管局部除极产生的,与心室收缩期电位相分离,可位于舒张早期、中期或晚期,统称舒张中期孤立电位。舒张中期孤立电位是一比较敏感的定位指标。如果在记录到舒张中期孤立电位的部位证实隐匿性拖带,可提高消融成功率。

【激动标测】

激动标测(activation map)是通过心脏多电极、多部位记录局部电活动,相互比较以确定心脏各部位的激动时间顺序,最早激动部位往往代表其激动的起源点。但对于折返机制的心动过速,激动标测可确定折返环的激动环路顺序。激动顺序标测是确定房速、室早和室速起源最传统方法之一。

1. 导管放置

(1)常规放置高位右房(HRA)、希氏束(HBE)、冠状窦(CS)和右室尖(RVA)电极导管。

(2)还可根据需要放置各种特制导管,如沿界嵴长轴放置 10~20 极的界嵴导管(CT 导管)用于记录界嵴部位的心房激动顺序,或沿右心房上、中、后下放置 20 极 Hallo 导管以记录右房游离壁和后间隔的激动顺序,或经房间隔穿刺放置静脉多极导管或环状电极导管以记录这些部位的电活动。

2. 最早激动部位

(1)根据心腔不同部位和不同电极导管记录的心腔局部电活动可确定心动过速起源的大致部位,即感兴趣区,然后在感兴趣区域渐渐移动标测导管以确定最早心肌激动点。标测过程中多以 P/R 波起点或最清楚的导联作为参照点,反复标测确定的最大 P-P/R(maximal interval between potential and P/R wave,局部电位至 P/R 波最大间期)或相对参照点最早心腔激动的部位即是心动过速的起源点。

(2)同步记录消融/标测电极顶端 1、2 极双极电图和 1 极单极电图,当标测中双极电图显示最早心房激动,而单极电图显示"QS"形,常提示该点为心动过速起源或有效消融靶点。

(3)在激动顺序标测中所谓"最早激动点"或"最大 P-P/R 间期",只是多部位标测比较后得出的阶段性结果,可能为真正的最早激动部位,也可能是多个标测点中相对早的激动点。所以每一例患者最早激动部位的 P-P/R 间期并不一致,结合局部单极电图的形态特点对判断心动过速激动起源具有实际意义。

(4)激动顺序标测确定的最早心腔激动点可作为消融治疗的靶点,这一方法也是局灶性心动过速消融中最主要的标测方法。

(5)瘢痕相关的折返性心动过速的发生机制复杂,激动顺序标测对确定心动过速出口有一定意义,但作为消融靶点的价值比在瘢痕相关心动过速小,对指导消融治疗的意义小。

【起搏标测】

起搏标测(pace mapping)是指在窦性心律下,用标测电极,以心动过速相似或较慢的频率刺激心腔,比较刺激产生的心电图和心动过速心电图 P/QRS 波形态。二者相同或相似,说明起搏点为心动过速的出口所在部位。

1. 分类　起搏标测可分为单极起搏标测和双极起搏标测。

(1)单极起搏标测:与单极电图相似,单极起搏标测是消融导管大头电极做起搏阴极,远距离的参考电极做起搏阳极的起搏标测方法。

(2)双极起搏标测:消融导管两个近距离的电极的起搏标测方法。一般大头电极做起搏阴极,另一电极做起搏阳极。根据大头电极和心肌组织的接触情况,起搏 QRS 波形可为两个电极或二者之一的起搏图形。使起搏图形的解释复杂化。单极起搏标测可避免这种情况发生。但是,高大的单极起搏信号可影响对心电图的分析。

2. 应用

(1)由于受到 P 波振幅矮小且常与 T 波融合等因素影响,在体表心电图上有时难以完全显示各导联 P 波形态,单凭心房起搏标测定位房速起源其精确性有一定限度。

(2)起搏标测主要用于非器质性心脏病室早、室速的定位,且右室精度高于左室。

(3)起搏标测在器质性心脏病室速中远较在非器质性心脏病室速标测的可靠性低。原因是非器质性心脏病室速的发生机制多为触发或自律性增高,而器质性心脏病室速的发生机制多为折返。

(4)器质性心脏病室速中起搏标测的应用价值在于确定心肌异常传导区(刺激信号到 QRS 波的间期 >40ms)和瘢痕组织区(用刺激强度 10mV,脉宽 2ms 起搏无夺获)。

【拖带标测】

1. 概念

(1)拖带现象(entrainment phenomenon):拖带现象是指折返性心动过速时用比心动过速稍快的频率起搏,激动进入折返环的可激动间隙,不断重整折返周期,使之与起搏频率一致,一旦停止起搏或起搏频率小于心动过速频率时,心动过速即恢复其固有频率。

(2)可激动间隙(excitable gap):凡能被拖带的心动过速均为折返机制引起,并存在着可激动间隙。在经典的折返环路中,可激动间隙较宽而固定,多为兴奋期;而在功能性折返环路中(主导环折返),可激动间隙较窄,多为相对不应期。可激动间隙等于折返环路减去折返波长。折返环路相当于心动过速周期长度,而折返波长相当于该处组织的有效不应期。因此可激动间隙也就等于折返周期减去有效不应期。因为各部位(心房或心室)不应期长度并不一致,故其宽窄程度在不同心肌组织中也不相同。多数情况时,心房不应期比心室不应期短,因此对周期相同的心动过速,心房肌部位可激动间隙更宽,外来心房激动相对容易打入折返环终止心动过速。相反,在心室肌部位可激动间隙较窄。

(3)显性拖带(manifested entrainment)与隐匿性拖带(concealed entrainment):常用高于心动过速频率 5~10 次 /min 的频率起搏 5~60s,然后停止,并观察与分析心电图或心内电图。拖带伴有融合波群称为显性拖带,不伴融合波群则称为隐匿性拖带。

(4)起搏后间期(post pacing interval,PPI)是指刺激部位发放的最后一个刺激到恢复心动过速时第一个波起点的间期。通过 PPI 间期及是否存在显性 / 隐匿性拖带可以判断起搏位点是位于折返环上或位于其他部位。

2. 拖带的判断标准

(1)心动过速时用固定频率起搏,体表心电图表现为固定不变的融合波。停止起搏后第一次心搏仍为拖带波,但不表现为融合波。

(2)心动过速时用不同频率起搏,心电图可出现程度不同的融合波,起搏频率越快,融合波中起搏所占的成分就越大,即拖带的进行性融合。

(3)用更快频率起搏并使心动过速终止时一个或几个部位对起搏刺激存在局部传入阻滞,这些部位远端的组织能被其他方向来的刺激激动。

(4)拖带的融合波程度较轻时,体表心电图可能不表现出融合波(如 AVRT、AVNRT),因此,凭体表心电图判断融合波有时存在困难。在非起搏部位记录心内电图时,随起搏频率的变化,可出现刺激的传导时间和心内电图图形的变化。

凡符合上述 4 条标准中任何一条即可诊断。

3. 拖带的意义　用于折返性心动过速的诊断最有特异诊断价值。在没有三维电解剖标测方法以前,拖带甚至可以说是确定心动过速机制为折返性的最重要的方法。在确定心动过速机制为折返以后,结合隐匿性拖带时测量起搏后间期(PPI)等心内电图特点,可以为射频消融的有效靶点提供重要依据。

综上所述,不同的标测技术各有不同的优势,也均有不足之处,结合应用有互补之处,对于房室结双径路折返性心动过速、房室折返性心动过速、特发性室速和三尖瓣峡部依赖性房扑等心律失常,首选常规标测技术;对于常规标测方法失效的上述心律失常以及房扑、房颤和器质性心脏病性室速等,目前可采用三维标测技术指导导管消融,以提高消融成功率。

4 第4节　射频消融的原理及应用

【概述】

在过去的数十年间,临床和科研工作者对心律失常发生机制的认识有了长足的进步,并能通过有效的电生理检查确定这些心律失常的形成机制和起源部位,为治疗这些心律失常提供了先决条件。经导管消融治疗最早使用的能源为直流电。由于直流电消融可能导致严重并发症,这项技术的临床应用受到极大限制。外科手术治疗心律失常首先应用于预激综合征,后来扩展到多种室上性和室性心律失常。但是由于外科手术创伤大、并发症多,因此不能在临床广泛应用。20世纪80年代,电生理专家尝试了应用射频能量损伤心律失常发生的关键区域并获得了成功,从此,射频消融术逐渐应用于快速性心律失常的治疗,对绝大数患者能起到根治的效果。

【定义】

射频消融术(catheter radiofrequency ablation)是利用电极导管在心腔内某一部位释放射频电流而导致局部心内膜及心内膜下心肌的凝固性坏死,从而破坏某些快速心律失常起源点的介入性技术。

【原理】

射频能量是一种频率为300~750kHz(范围100~2 000kHz)的交流电流在消融导管顶端和皮肤电极板之间产生的。射频电流是一种正弦波,导管顶端和皮肤电极板之间会产生潜在的差异。与皮肤电极板相比,消融导管顶端的面积较小,因而在电流密度较高。心脏组织具有导电性能,电流通过时产生三种效应,分别为电解效应、神经肌肉激惹效应和热效应。在热效应中,消融导管本身并不产热,当射频电流流经作用部位的组织时,因组织的阻抗作用而产生热量。这种热量主要通过传导和辐射作用传递到贴靠的心肌组织而产生损伤效果。同时,这种热量也通过对流作用弥散到血液池中。能否有效地加热心肌组织关键取决于导管与心肌组织的接触情况和稳定性以及导管顶端的表面积。如果接触或稳定性不好,即使应用很高的电压/功率,也不能产生足够的损伤,因为大部分热量弥散到血液中。虽然较大的表面积易于产生较大的损伤灶,但较大的表面积也易于产生较大的对流,使热量损失到血液池中。因此,采用4~5mm消融导管应用50W的功率可以产生最大的损伤灶。如果射频消融组织受热超过50℃和10s以上,就会导致因凝固性坏死和干燥所致的热损伤,这种损伤常是不可逆的。试验研究发现,8mm消融导管能产生比4mm消融导管更广的损伤,但需要的功率也更大。在实际的临床应用中,4~5mm导管释放射频能量产生的损伤灶是最易控制和最合理的,能够满足大多数阵发性室上性心律失常的导管消融要求。

在射频消融过程中,了解温度信息对于评价消融的效果和安全性至关重要。组织中温度的动态变化是组织结构、血流灌注、组织温度传导性、代谢过程中产热和射频能量的吸收等综合因素作用的结果。温度检测和温度控制不仅能提供有关组织受热情况的重要信息,也能使消融导管顶端形成结痂和组织穿透性损伤的可能性降至最低。早期使用的是非温控射频消融导管,缺点是固定的能量放电,局部组织的损伤严重,随着放电的时间延长,其顶端局部温度可迅速升高,产生炭化现象,或造成局部过度损伤,产生严重不可挽回的并发症。也正由于此,温度控制性射频消融导管应运而生,它的特点是温度达到目标温度时保持恒定,在此基础上,发放的功率可以变化以维持温度的不变。目前临床应用的消融导管绝大多数为温控导管,但是导管所检测的温度只是导管顶端的温度,而不是电极-组织界面和组织中的温度。对于多数温控导管来说,目标温度或理想温度是60~70℃。在这个温度范围内,心肌组织可以平稳地产生凝固性坏死。如果温度过低，没有或只有极少的心肌坏死。如果温度过高，会因邻近的组织或血液温度过度产生气化，使穿孔的风险大大增加。

通过主动冷却或降低电极 – 组织界面温度的机械方法能预防组织温度过高。冷盐水灌注导管的出现增加了对特殊类型心动过速（室速、房扑和心房颤动）的治疗成功率并降低并发症。其特点是能有效地传导能量，破坏深层病灶，其开放式的冷盐水灌注维持电极及创面的低温，增大输出功率，进而扩大和加深损伤灶。与其他导管相比具有①有效性：连续大功率的射频消融，可以在短时间内通过其良好的传导性达到组织深层，破坏病灶；②安全性：冷盐水保持消融电极的低温，可以防止电极过热，减少血液凝结成痂的结果，大大地降低了手术的风险。

以导管为基础的新的消融系统，传统的导管射频消融术是需要借助 X 线引导消融导管定位靶区组织以实施消融，而心腔内三维导航系统（LocaLisa 系统）是一种不借助 X 线引导定位的实时三维导航系统，其原理是利用多对皮肤电极发出正交电流，利用电流通过胸部产生电压梯度，以达到精确定位消融导管位置的目的，其精确度可达 1~2mm。利用该导管消融系统可以在实现靶向消融靶区组织的同时大大减少患者及术者 X 线曝光时间。

磁导航系统（magnetic navigation system）是一种以磁性消融导管为基础的新型消融系统。该系统通过在患者身体两侧安置大型永磁体建立磁场并采用计算机远程控制调整磁场的方向，从而改变心腔内磁性导管的弯曲角度、进退以及旋转的方向，从而引导消融导管精确到达靶点。磁导航系统的优势在于磁性消融导管的空间操作性、稳定性好，利用计算机发放指令可完成自动化操作。更为重要的是利用磁导航系统进行消融在保证与传统消融方法疗效相当的同时还能明显减少 X 线曝光时间。

【应用】

射频导管消融术主要适应证：①阵发性室上速，包括房室折返性心动过速和房室结折返性心动过速；②预激综合征合并阵发性房颤及快速心室率；③典型房扑，发作频繁，心室率不易控制者；④频繁发作并且药物治疗无效的房速；⑤有明显症状且药物治疗无效的心房颤动；⑥外科手术后并发的非典型房扑，发作频繁，心室率不易控制者；⑦不适当窦性心动过速；⑧左室特发性室速；⑨心肌梗死后室速或右室发育不良性室速，发作频繁或症状重、药物预防发作效果不好；⑩频发、症状明显或具有潜在危险的室性期前收缩；⑪房颤患者拟行房室结改良加起搏器治疗。

---

5 第 5 节　电解剖标测系统的原理和临床应用

【概述】

心脏标测技术是对心律失常进行识别、判断及定位的过程，标测技术是指导介入治疗的基础。标测的原理和使用技术因心律失常的病理基础不同而大相径庭。目前应用最普遍的还是常规的心内膜接触式电解剖标测系统。通过该标测系统可以将导管放置在心脏相应的位置，如高位右房、房室结、三尖瓣环或二尖瓣环（冠状窦）、右心室、左心房或左心室，术者根据这些导管所提供的信息综合判断出在窦性心率、起搏以及心动过速时的心脏激动方式是否正常。此外，还可通过测量心内电图的间期、观察其形态，或用可移动的导管在其他标测方法适用于发生在正常心脏的心律失常或者是心律失常病理基础相对简单的情况，而三维标测系统和其他更先进的标测技术和系统则更适于器质性心脏病或是更复杂的心律失常。

传统的导管标测技术往往都是由术者根据心内固定和可移动导管记录到的电位图，以及 X 线影像上所见的导管的二维影像在脑中重建出它们的三维空间位置。对于简单心律失常这种方法具有简单、实用和快速的优点,但对复杂的心律失常则常常勉为其难。尽管传统的导管标测技术对于许多常见的心律失常而言已经足够,但是先进的技术使得标测更方便准确,尤其是复杂心律失常,而减少不必要的射线曝光。近年来,三维电磁导管定位系统(Carto)广泛应用于临床。Carto 与传统标测技术比较有以下特点:①不需 X 线透视而用电磁技术来探测标测导管尖端的位置;②计算机辅助实时重建标测心腔的三维电解剖图像,并可任意旋转,便于从不同角度观察;③可将电生理信息与解剖结构联系起来;④可清楚地显示窦性心律和心动过速时心电激动的传导方向和心腔各部位心肌的激动顺序;⑤有指导消融导管重新复位的定位记忆功能。

【电解剖标测系统原理】

部分组成:①尖端带有微型电磁传感器的漂浮标测导管;②一个作为参照点的固定传感器;③三个环形磁场发生器;④中间连接器;⑤数据收集和处理系统,即磁电处理器和计算机工作站。Carto 的标测导管尖端带有一个微型线圈作为传感器,磁场发生器置于检查床下,当线圈在磁场中移动时,就会产生电流。将电流的大小和方向变化经计算机分析,就可得知导管尖端相对于参照电极的三维空间位置。标测导管连续标测多个位点,当收集的数据达到一定数量时,计算机就可实时重建心内膜电解剖三维立体图像,并将心内膜位点的空间位置与其心内膜心电图结合起来。

导管一旦进入心腔后,置于大头导管顶端的磁场传感器就可将接收到的磁场信号的振幅、频率以及周期的变化传入 Carto 磁电处理器,从而将导管顶端在磁场内的三维位置(X,Y,Z轴)以及导管顶端所指的方向、导管顶端弯曲的前后径由计算机工作站处理后显示出来。由于心脏在不停地搏动,通过同时记录到的心电信号触发,可以记录到心动周期某一特定时间,如舒张末期消融导管顶端所处的位置。在具体操作时,当导管和室壁接触良好、心动周期稳定时,可以自动或手动将此点的电磁定位和局部心电信号的变化记录下来。导管同时记录到整个心动周期局部的电位变化。局部动作电位时间(local activation time,LAT)是 Carto 系统标测时的重要参数,定义为触发电位到局部除极电位的间期。一般系统本身自动将局部单极电图的最早激动波作为局部电激动的初始,但也可由操纵者任意确定,或标测后重新确定。LAT 决定标测点除极的时间顺序,对标测后重建心腔内电激动传导方向、速度和顺序起决定作用。

放置一些固定位置,如冠状窦、右室心尖部或高位右心房的标测导管作为操作者自行定义参考电极,为"感兴趣的窗口"内的标测导管所记录电图的测量提供相对的电学时相参考。无论在图像采集过程中或结束后,都要对在内膜所标测到的每一个点的导管位置、局部激动时间以心动过速周长进行评估。那些不稳定的点就将被拒绝接受或删除。这样检测采集很多点,每个点都包含着很多的信息,例如其相对于参考点的局部激动时间、导管在心内膜的位置等,系统可以构建这些三维重建的激动顺序图、等电位图以及所标测心腔的激动传导图。

在选定好参照电图和解剖参照的位置,设定好相关窗口和三角填充阈值后,就可在 X 线透视下将标测导管插入待标测的心腔。开始可标测 3~6 个点以确定待测心腔的边界。如标测右房,可先取样定位冠状静脉窦口、希氏束及上下腔静脉。然后将导管沿心内膜移动,当导管与心壁牢固接触后就可测定其尖端的位置,同时记录局部心电图。选取标测位点既可用预定好的方法,也可随意选取,通过在大量位点测定导管尖端位置并同时记录局部心电图就可实时重建心腔的三维解剖图像。各点的局部激动时间在解剖图上用不同的颜色表示,红色代表激动早的点,蓝色和紫色代表激动迟的点,黄色和绿色点的局部激动时间介于上二者之间。

标测所得的电解剖图可用二维或三维的方式表示为激动图、等色图、传导图或电压图等:①激动图展示了在重建的三维立体图像上用颜色标记的局部激动时间;②传导图展示了激动波阵面在重建心腔中传播的动态颜色变化;③电压图展示了各点心电图中的峰电位,并用不同的颜色表示不同的峰电位大小。

然后再根据这几幅图找出最早激动的异位兴奋灶或折返环关键峡部进行消融。

目前国内使用较广泛的新一代三维电生理标测系统 Carto3 系统还具有以下 3 个特性：① ACL 磁电双定位：磁场定位加电场定位，磁场定位基于磁场感受器的导航，作为标测的金标准，精确性在 1mm 以内且不受患者生理环境变化的影响。电场定位可以显示任何导管，因此 Carto3 系统以磁场定位为定位基础，用磁场来实时校正电场，得到既精确又可视的导管。磁电双定位（ACL）可以提供每个与系统相连的电极片的位置数据。该位置可根据从 6 个与患者相连的电极片接收到的信号计算得出。可使用不受人体电导率影响的磁定位技术校准组织电导率的波动。② FAM 影像化建模：建模速度快，与导管移动速度同步；精确度高，可建立媲美 CT 的高精度解剖模型；信息同步，解剖结构和心电信息同步获得。通过 FAM 技术可以得到媲美 CT 的心脏模型，更好的解剖细节，提高手术成功率、减少并发症。③ COC 全流程优化：实现导管的快速连接，高质量的心电信号，具有病人移位补偿功能以及人性化的操作界面，可全程提高手术质量和效率。

【临床应用】

目前，Carto 系统已广泛地应用于多种心律失常的射频消融标测定位中，并在某些特殊病例中已获得极大的成功。

1. 典型房扑 房扑是 Carto 系统应用最早、也是最多的心律失常。应用 Carto 可以大大地缩短房扑消融的手术时间，特别是 X 线曝光时间。与标测其他心律失常不同的是，消融房扑只需在下腔静脉－三尖瓣环峡部标测 8~10 个点即可，加上对希氏束和冠状窦口定位，标测时间仅需数分钟。由于可以三维显示消融线径与希氏束及冠状静脉窦口的关系，应用 Carto 可以明显降低房室传导阻滞的并发症，减少放电次数。此外，Carto 还可以以二维和三维的形式显示激动波传导的走向，使确定峡部的双向阻滞更加明确，从而可提高成功率，大大降低复发率。

2. 局灶性房速 Carto 系统使导管消融局灶性房速变得非常简单有效。利用 CARTO 系统的定位和位移排除定点功能，可以非常迅速地找到局灶性房速抛激动传出点。

3. 先天性心脏病手术后切口性房速或房扑 先天性心脏病术后切口处形成传导阻滞带，其两端若不与生理性传导阻滞区如房室环或腔静脉口相连，则可形成房速或房扑的折返基础。应用 Carto 系统可以三维形式清楚地显示心动过速与瘢痕组织及其周边组织的关系，直观地显示关键峡部、缓慢传导区及其出口。在此基础上指导消融放电成功率高、复发率低。

4. 房颤 近年来，射频消融治疗房颤取得了较为满意的临床效果。临床研究证明，触发房颤的异位兴奋点多数起源于肺静脉口。常规标测的方法是在频发房性期前收缩或短阵房速下用多根多极导管定位，并辅以肺静脉造影协助肺静脉口定位。Carto 系统可以在较短时间内立体显示肺静脉的走向以及肺静脉出口的解剖部位。利用 Carto 系统的定位记忆功能，尽可能多部位标测，将消融导管重新置于标测的最佳位置，这样可以避免过多地损伤心房和肺静脉口，从而降低肺静脉狭窄的发生率。此外，局灶性房颤复发率较高，如在术后复发，再次手术时也可助确认是否为同一病灶，指导放置消融导管。上述均有助于提高成功率，降低并发症的发生率。

由于左心房和肺静脉解剖上的复杂性，在 X 线透视下要达到消融线的完全阻滞有一定困难。尽管应用一些三维标测系统在术中对患者的左心房进行三维重建，可以让术者对心房结构和导管位置具有立体性的认识，其仍有一定的局限性。因为构建的心房模型是一种模拟图，精确性欠佳，与患者的心房形态可能存在着差别。另外，心房的解剖结构较复杂，存在着多根静脉入口、瓣口、心耳等特殊结构，这些特殊结构的位置相互关系有时无论在 X 线下或模拟解剖图形上都无法清晰显示，极大地影响了后续的消融治疗。CT 和磁共振成像技术很早就用于房颤消融术前心房解剖评价和术后有无肺静脉狭窄的判断。所以应用计算机技术将放射成像与书中构建的三维模拟图像进行融合，可以清楚显示左心房和肺静脉的解剖结构,在患者解剖图像的指导下进行消融,可缩短手术时间和 X 线曝光时间,增加消融位点的精确性,减少手术相关并发症。

5. 室速 与常规标测方法相比,Carto 系统应用于正常心脏的灶性室速更加迅速准确。有报道,应用 Carto 系统标测,以三维形式显示了冠心病室速的"8"字折返环和电兴奋在心室内的传导。在共同通道上放电成功地终止室速,取得了满意的疗效。研究显示,心肌梗死后室速的基质存在解剖上的复杂性并且伴有血流动力学障碍,通过 Carto 标测可清楚地呈现整个或部分折返环以及梗死心肌区内的关键性峡部,于两个瘢痕或一个瘢痕与二尖瓣之间行线性消融可消除室速并预防复发。在室速标测时,常发生关键性峡部的机械损伤,这高度提示关键性峡部位于心内膜下浅层,此利于导管消融。这样,为导管消融血流动力学不稳定的快速冠心病室速提供了新的方法。

缺血性心脏病室速绝大多数与心肌梗死后瘢痕组织有关。瘢痕组织内存活心肌的延迟电活动及缓慢传导是构成心动过速的电学基础。应用 Carto 系统标测,以三维形式显示了冠心病室速的"8"字折返环和电兴奋在心室内的传导。在共同通道上放电可成功地终止室速。Carto 系统的电压标测较为可靠,可清楚显示瘢痕区、病变区及健康区。在瘢痕区内或其周边寻找碎裂电位并结合起搏标测,也可以发现心动过速在瘢痕内的关键径路及其出口,以此指导消融也可成功根治心动过速。此过程在窦性心律下即可完成,特别适合于血流动力学不能耐受的冠心病室速。

6. 旁路 Carto 系统应用于临床最早的疾病之一是对旁路定位与消融。对房室结折返性心动过速,Carto 系统细标柯氏三角区,自下而上,标测到稳定的小 A 大 V 波,作为慢径路消融靶点。通过标识房室结和希氏束等重要传导区及不成功靶点,有助减少并发症,避免无效部位多次放电。房室旁路病例,在瓣环的心房面或心室面标识旁路的心房或心室插入点进行消融。若靶点试放电成功加以标志,旁路恢复传导或导管移位时可返回原位放电。若标测中机械损伤旁路后导管移位,亦可作标识,补充消融,减少复发机会。也可避免在不成功靶点重复消融。虽然 Carto 对旁路消融有很大帮助,但在临床上目前应用较少。但最近有报道将 Carto 应用于常规导管消融非常困难的右前游离壁心耳处的肌束性旁路,取得了成功。

此外,国内使用较多的新一代电生理标测系统 Carto3 可以提供灵活临床标测解决方案,一次标测可同时得到:电激动图,激动图直观显示心动过速机制;电传导图,通过热点追踪,精确找到靶点;电传导图,再现激动传导顺序;等时图,等时图揭示缓慢传导区;电压图,电压图精确标测瘢痕组织;电解剖图,电解剖图可清晰显示解剖结构;网格图,清晰透视心腔结构;CFAE 图,CFAE 图辅助消融碎裂电位;阻抗图,有助于判断肺静脉开口;压力图,有助于寻找消融 GAP。

总之,Carto 系统以三维形式直接显示心内解剖结构,电兴奋传导、传播方向,作为一种有效工具,可安全地应用于各种心律失常的电解剖标测和消融中,对指导房性心律失常、室性心律失常,尤其是有器质性心脏病的房性心律失常、室性心律失常的靶点消融,有助于减少 X 线曝光时间、提高成功率。

6 第 6 节 非接触式标测系统的原理和临床应用

【概述】

心腔的激动产生心腔内电压,而该电压势必产生电压场。该电压场被非接触的腔内电极所探测,计算出 3 000 以上个位点的电图及电压。根据这一原理,建立标测心腔的三维几何构型后,只要记录一个心动过速周期的激动,系统便可以计算出 3 000 多个位点的腔内电图、电压及激动时间,从而确定心律失常的关键区域并制定消融策略和部位,虽然是非接触式标测,但研究证实它具有相当高的标测精度(<1mm)。目前非接触式标测系统已广泛应用于指导临床房颤和室性心律失常等射频消融治疗。它的优点有以下几个方面:①单个心动周期;②整体等势线标测而不受激动时间的限制;③无需 X 线显影;④不受血流动力学限制;⑤单极标测灵敏度高等。因此,非接触式标测系统非常适用于不稳定、快速性心律失常。

【工作原理】

非接触标测系统(Ensite NavX 系统)是当前世界上先进的电生理标测系统之一,其组成包括非接触多极导管(MEA)、参考电极、信号放大器、过滤器和 Silicon Graphics 特殊系统软件影像工作站。对于右房心律失常,我们通常将导丝放置在上腔静脉(SVC)处,对于起源于上腔静脉的心律失常球囊放置于右心房(RA)的上 1/3 处,异位房性心律失常球囊则放置于右心房中 1/3 处,通常房扑时将球囊放置于下 1/3 处。对于左房心律失常,导丝则放置于在左上肺静脉,球囊置于左心房中部。对右室心律失常,导丝放置于肺动脉,将球囊置于靠近右室流出道处或右室中部。安置球囊导管后,给予抗凝处理并检测活化凝血时间。

信号采集后进行过滤和分析。高传导速度组织(例如浦肯野系统)的单极电图斜率更大(–dV/dT),因此,它们的特点是高频频谱分量(>32Hz);正常心房或心室心肌传导的电描记图记录为中频频谱分量(4~16Hz);而在慢传导区域电描记图是低频频谱分量(1~4Hz)。因此,高通滤波器频谱必须调整范围 1~32Hz,以保证低频信号在三维显像上可见。真正的识别局部激动并与远场信号区分开来是成功运用非接触式标测系统的关键。在三维显像上,如跟踪整个电描记图,真正的局部激动常表现为等势线的推进,而远场信号则表现为等势线收缩。综上所述,在一个心动周期中,Ensite NavX 系统采用非接触标测方法(即不接触心内膜),重建立体三维等电势图,呈现全心脏的电活动情况或关键位置的单极虚拟波形图,从中可了解心律失常的发生机制、电传导情况及最早激动情况,以指导消融相应激动区域,从而达到阻断心律失常路径的目的。

【临床应用】

Ensite NavX 系统近年来已经广泛应用于人和动物模型的心律失常的标测。主要有房速、房扑、房颤及室速等。

(一)房速

1. 自律性增高及微折返性房速　这类房速呈局灶性,非接触标测可快速追踪到心动过速的起源,同时结合局部虚拟单极电图的形态,标测结果更具准确性。一般局灶性心动过速的心腔激动时间不超过整个心动周期的 1/3。经系统导航到局部消融可成功根治心动过速。

2. 大折返性房速　这类心动过速的心腔激动时间占整个心动周期。非接触标测可直观显示整个折返环路、关键峡部、缓慢传导区及其出口。其窦性节律下的动态基质标测可发现低电压区(或瘢痕区),在标测心动过速后可发现该区域与心动过速折返环路的关系。标测后在心动过速的关键峡部或缓慢传导区的出口处行线性消融可成功阻断心动过速。

(二)房扑

1. 典型房扑(typical atrial flutter, typical AFL)　典型房扑是位于右心房,围绕三尖瓣环的逆钟向或顺钟向大折返,既往的研究示典型房扑的右房激动一般形式是折返,上至房间隔,下至右房前壁,三尖瓣环(TA)是心房激动前传的阻滞区,界嵴和 Eustachian 嵴(ER)是心房激动后传的阻滞区。消融线在 TA 和下腔静脉(IVC)之间的射频消融成功率达 70%,TA 与冠状静脉窦(CS)口之间为 40%,ER 是解剖及功能性的传导障碍区域,Huang 等在 24 例典型房扑患者中发现,45% 的患者房扑折返通过 ER 传导,因此推测

TA 与 CS 口之间的峡消融失败的例子中有 45% 基于 ER 的因素,关于 ER 的重要性的推测仍需大量临床实践鉴证。目前对于如何保证消融线完整性的问题,Shah 等提出了双电位标测法,已成为判断狭部双向阻滞的金标准。

2. 非典型房扑(atypical atrial flutter,atypical AFL)　非典型房扑是指非峡部依赖性的房扑,房扑的机制是房内折返,围绕解剖或功能性传导障碍区域,如手术瘢痕、右房游离壁阻滞线、界嵴(CT)、房间隔膜部、冠状静脉窦等部位的折返。高位折返环围绕着中心传导障碍,包括 CT 和上腔静脉(SVC),CT 构成功能性传导障碍,折返的最低点在界嵴的可传导通道上,用 Ensite3000 对 CT 可传导通道进行线性消融可成功地消除房扑。另一种情况可见于"8"字形折返环,高位折返与低位折返同时经过同一个传导通道——CT 的可传导通道,或者高位折返环与游离壁共用一个通道,位于 CT 与低电压区域(瘢痕区域)之间,针对 CT 或 CT 与瘢痕区域之间通路进行消融,也可成功消除房扑;线性消融完成后分别从消融线两侧起搏,检验消融线的完整性。

(三)房颤

在阵发性房颤(PAF)的患者,用 Ensite NavX 系统标测位于左房或肺静脉的异位兴奋灶,可根据不同病例的房颤主导折返途径设计相应的消融线行左房线性消融,与常规方法相比损伤小、部位精确、消融的成功率高。研究发现,持续性房颤(PeAF)比 PAF 在左房 – 肺静脉接合处有更多的房性期前收缩触发点,这与房颤的维持有关系;另一些研究则认为复杂碎裂电位在持续性房颤中起到重要作用,波碎裂及融合所引起的缓慢传导和游走激动导致房颤的维持,近年有学者提出消融卵圆窝、冠状窦路径,改变心房间的传导,可能对治疗房颤有效,Ensite NavX 系统可对心房间的传导途径可进行精确地定位。

(四)室速

1. 室速　利用多位点同步记录技术,尤其对于血流动力学不稳定的室速消融,Esnite NavX 系统更体现出其较传统接触性标测方法的优越性,Wu 等在合并室性期前收缩复合波(PVCs)的患者,用非接触激动标记到室速的出口及舒张期折返环,对 18 例血流动力学不稳定的 VT 患者消融成功率为 88%。自发性左心室室壁瘤具有致室性心律失常性,鉴于其不稳定性和非持续性,常规标测手段难以对其标测,Ensite NavX 系统采用其独特的三维非接触心内膜标测及导航功能,可在单个心动周期,非透视下构建左室主腔与室壁瘤之间的空间关系,安全有效地完成消融。对于深层病灶,Ensite NavX 系统确定的病灶起源点并非完全精确,它们与实际起源点平均误差为 6~7mm,Schneider 等提出通过调节高通滤波器的设置,就可以精确地对微小病灶的不同起源进行精确地消融,这仅限于心内膜和中膜心肌细胞。

2. 瘢痕相关性室速　心梗后瘢痕相关性室速具有室速多形态、血流动力学不稳定等特点,常规方法仅能对 10% ~20% 瘢痕相关性室速进行消融,且成功率低,复发率高。Ensite NavX 系统能标测到常规方法无法标测的室速相关性的低电压区和瘢痕区域,且无需诱发室速,仅在窦性心律进行线性消融,可提高心梗后室速消融的成功率,减少 ICD 患者室速的发作,显著减少了放电次数。目前有学者提出壁内传导的概念,通过确定从真实起源点至心内膜出口点之间传导时间,计算出真实起源点的深度,从而更有利于室速的精确消融。提出通过描绘的单极电描记图的形态可辨别出心内膜和心外膜激动起源的差异,R 波是最明显的辨别特征,亦可通过参数辨别,但心外膜是否存在室速起源,也有待更进一步研究。

(五)器质性心脏病室速

1. 心肌病室速　不明原因的心肌病变可造成多处心肌细胞的变性与坏死,使心肌组织纤维化、瘢痕化,形成异常自律性与折返激动的基础。动态基质标测可标测出导致心律失常的电学基质。心动过速标测时可发现心动过速的起源和折返激动环路,并发现它们与电学基质的关系。在此基础上制定相应的消融策略,再经导航消融可治疗此类复杂的心律失常。

2. 缺血性心脏病室速　这一类心动过速的标测与 Carto 相似,首先标测低电压区(瘢痕组织区域),然后标测心动过速,观察其折返激动的环路、缓慢传导区及其出口。最后导航消融导管至瘢痕组织内激动通道或瘢痕组织周边的传导出口消融,对此类心动过速的消融成功率可达 70％ 左右。

总之,心内非接触式导管标测技术可以提供心腔内直观的三维等电位标测,为各种房性和室性,尤其是复杂的、非持续性或伴有血流动力学异常的心律失常提供了直观而可靠的标测手段。

(李毅刚　杨　波)

第九章

导管消融治疗心律失常

1 第1节 房室结折返性心动过速的导管消融

【概述】

房室结折返性心动过速(AVNRT)是一种临床上较常见的阵发性室上速。由于药物治疗副作用、长期服药不便以及导管消融安全有效,使得导管消融逐渐成为 AVNRT 的首选治疗方法。在过去的 20 余年里,AVNRT 导管消融治疗经历了从消融阻断房室结转向房室结改良、从直流电消融转向射频消融、从快径改良转向慢径改良的三次飞跃。慢径改良由于具有成功率高、并发症低、复发率低、安全性好等优点,目前在临床上已广为采用。1998 年北美心脏起搏和电生理学会及 2000 年中国心脏起搏和电生理学会的注册资料表明:AVNRT 导管消融的成功率分别为 96.1% 和 98.8%,高度房室传导阻滞的发生率分别为 1.0% 和 0.6%。术后复发率分别为 3.0% 和 2.3%。2015 年美国心律学会发布的室上性心动过速管理指南中指出,AVNRT 导管消融的成功率 >95%,而发生高度房室传导阻滞的风险低于 1%。

【分类】

根据心动过速时 AH 间期和 HA 间期的长短以及最早逆向心房激动部位的不同,可将 AVNRT 分为三型:慢快型、快慢型和慢慢型。慢快型为慢径前向传导,快径逆向传导(希氏束 A 波领先),AH 间期明显大于 HA 间期;快慢型为快径前向传导,慢径逆向传导(冠状静脉窦口 A 波领先),AH 间期通常小于 HA 间期,且 AH 间期 <200ms;慢慢型为经由一条慢径前向传导,另一条慢径逆向传导(冠状静脉窦口 A 波领先),AH 间期通常大于 HA 间期,AH 间期通常 >200ms。

【导管消融的适应证】

AVNRT 导管消融的明确适应证:①心动过速反复发作,症状明显,药物治疗不能完全控制者;②因药物不良反应不能耐受,或不愿长期药物治疗者。

【慢径消融】

慢径消融主要通过影像解剖标志来选择消融靶点(即影像解剖法),靶点处的 A:V 比例 <0.5~1.0。①下位法:右前斜位 30° 透视下将消融导管放置在希氏束区域,记录到最大希氏束电位后缓慢下弯,并轻度顺

钟向旋转,直至希氏束电位消失,且 A∶V 比例 <1.0。②中位法:右前斜 30° 透视下弯曲消融导管直接送至冠状窦口与希氏束连线的中下 1/3 处。③移动消融法:左前斜位或右前斜位下,通过连续性放电的方法在 Koch 三角的下、中部行弧线性消融。

在移动放电的过程中,出现交界性心律的部位应持续放电直至交界性心律消失。其他的方法包括:①电解剖法,窦性心律下操作消融导管在冠状静脉窦口水平沿三尖瓣环仔细标测。靶点图的标准为 A∶V<1.0,尽可能有慢电位出现。②联合法,即将电解剖法和影像解剖法结合来指导慢径消融。希氏束和冠状静脉窦口之间紧靠三尖瓣环的心房组织的后、中、前位标测到慢电位处,同时 A∶V<0.5 即为理想靶点。

慢径有效放电消融的标志是交界性心律,该现象是由于具有内源性起搏特性的房室结细胞受热所致。在成功消融部位 90% ~95% 以上可出现加速性交界性心律,且在成功消融部位交界性心律持续的时间明显延长。消融成功也可不发生交界性心律。快速的交界性心律与暂时或永久的二度或三度房室传导阻滞明显相关,而较慢的交界性心律与暂时或永久性的高度房室传导阻滞无关。放电过程中房室传导阻滞和结内阻滞同样预示着房室传导阻滞。因此出现交界性心律过快、房室传导阻滞、PR 或 AH 间期延长时均应停止放电。此外,放电过程中还应保持消融导管位置稳定,当导管明显移位时应停止放电并重新标测。

慢径消融多于窦性心律下进行。可采用温度控制消融,预设温度为 55~60℃,最高放电功率 40~50W;亦可选择非温度控制消融,放电时应根据消融电极贴靠程度选择功率 20~35W(多为 25~30W)。放电过程中严密监测阻抗和心律。放电 15~30s 后无交界性心律出现者应重新标测。有效放电时间一般在 60s 以上,但如果有停止放电指征时,应随时停止。

消融的目的是慢径改良,而不是消除,因此,消融成功终点为慢径不能 1∶1 前向传导且心动过速不能诱发。消融前不需异丙肾上腺素诱发者术后不必静点异丙肾上腺素验证。远期高成功率的标志包括:三尖瓣环中部和前部消融、无房室结回波和慢径完全消除。然而有文献报道房室结前传双径和单一回波亦可以作为消融终点。

【不典型 AVNRT 的导管消融】

1. 快慢型 AVNRT 消融　该类 AVNRT 以慢径作为心动过速逆传支,其逆传心房激动部位在右房后下间隔冠状静脉窦口附近。通常在心动过速或心室起搏下标测逆传慢径最早心房激动部位,窦性心律下放电消融。慢径逆传消失和不能诱发 AVNRT 即消融成功。

2. 慢慢型 AVNRT 消融　该类 AVNRT 以一条慢径作为前传支,另一条慢径作为逆传支,也可以房室结左侧后延伸和右侧后延伸作为折返环的逆传和前传支。消融方法为心室起搏或心动过速时标测逆传慢径最早心房激动部位,窦性心律下放电消融。逆传慢径消融成功后,如果 1∶1 前传慢径仍然存在,则和慢快型 AVNRT 的消融方法一样消融前传慢径。慢径逆传消失和房室结前传跳跃现象消失且不能诱发心动过速即消融成功。

【特殊情况下的消融】

1. 心动过速不能诱发　临床证实,有阵发性室上速的症状和心电图表现,而电生理检查有房室结双径传导或心房回波,但不能诱发 AVNRT(静滴异丙肾上腺素均未能诱发)的患者,改良慢径仍然有效。消融终点是消融中出现交界心律,消融后房室结双径传导消失。若无慢径 1∶1 前传和 / 或房室结前传跳跃现象则不宜消融。

2. 老年人 AVNRT 的消融　房室结慢径消融治疗老年 AVNRT 同样安全有效。但具有其特殊性:术前应详细询问病史和认真查体;对同时存在的循环系统或全身性疾病积极进行治疗,待控制后方可手术;手术方法应根据患者具体情况进行调整;尽量缩短手术时间,避免长时间的快速刺激和心动过速,以免诱发心绞痛或心力衰竭(包括静滴异丙肾上腺素时速度的控制)。

3. 儿童 AVNRT 的消融　儿童心脏较小,慢径消融部位与房室结和希氏束部位距离较近,导管操作和消融时房室传导阻滞更易发生。故放置和操作导管应动作轻柔；消融时应密切观察消融导管的位置、体表和心内电图的变化。同时消融功率不宜过大。

4. 快径逆传功能不良　心室起搏时激动始终经由慢径逆传，提示快径逆传功能不良。此类患者在慢径消融出现交界性心律时可无快径逆传。为避免消融时损伤房室结，可以较短的周长起搏心房并保持经快径 1:1 前传下放电。交界性心律超过起搏频率伴房室传导阻滞或心房起搏下 AH 间期延长时应停止放电。

5. 合并一度房室传导阻滞　文献报道，窦性心律下存在一度房室传导阻滞的患者，慢径消融仍安全有效。成功消融慢径后，窦性心律下 PR 间期和 AH 间期保持不变。

【快径消融】

慢快型 AVNRT 以快径作为逆传支。在射频能量应用于 AVNRT 导管消融的早期，首先采取的是快径消融的方法。消融导管在希氏束区域记录到最大希氏束电位后将消融导管回撤，直到记录到希氏束电位消失或希氏束电位几乎看不到，同时消融导管记录到大的心房波（通常 A/V 比例 >1~2）。心室起搏或 AVNRT 时，消融靶点处的逆传 A 波激动时间应略早于或等于希氏束部位所记录的心房激动。快径消融的成功率为 80% ~90%，但房室传导阻滞的发生率高达 21%，并且 13% 的患者在逆传快径消除后可出现不典型 AVNRT 而需再次消融。除慢径消融失败病例，快径消融目前已通常不被采用。

② 第 2 节　房室折返性心动过速的导管消融

房室折返性心动过速（AVRT）是房室旁路直接参与的折返性心动过速。房室旁路是心脏房室环先天性发育异常，房室结外连接心房和心室肌，表现为"全或无"的传导，即传导时间不随期前刺激的提前而延长。旁路具有前向或逆向传导性能或兼而有之，具有前向传导功能旁路称为显性旁路，心电图上表现为心室预激图形，如仅有逆向传导功能则称为隐匿性旁路。根据冲动在房室结 - 希浦系统呈前向或逆向传导，AVRT 又分为顺向型和逆向型。阻断旁路，AVRT 则不再发生，这是导管消融治疗 AVRT 的理论基础。由于导管消融治疗 AVRT 的平均成功率达 97% 以上，因此已成为根治旁路的首选方案。

AVRT 的导管消融是一项综合技术，包括血管穿刺和心腔内导管操作、电生理检查、旁路标测定位和消融。

【心内电生理检查】

电生理检查的目的是为了证实旁路的存在和确定其传导特点以及在心律失常中的作用，指导消融位置和评价消融效果。建议常规经静脉放置高位右心房、希氏束、冠状静脉窦和右心室心尖部导管，并记录这些部位的腔内电图，然后分别进行心室和心房的刺激，观察激动传导的特点。X 线的投照体位一般选择左前斜 45° 和右前斜 30°。

1. 心室刺激与室房传导　心室 S_1S_2 程序刺激时，V_2A_2 不随 S_1S_2 的缩短而延长，VA 间期保持恒定。心动过速时 A 波滞后于 V 波，以略短于心动过速周长的心室起搏拖带夺获心房后呈 A–V 激动顺序，且在希氏束不应期内发放心室刺激使 A 波提前或滞后，或无逆传 A 波而终止心动过速，提示房室旁路参与逆向传导。经旁路逆传的心房激动顺序通常有以下几种情况：①冠状静脉窦中端或远端激动最早，提示左侧游离壁旁路；②高位右心房激动最早，提示右侧游离壁旁路；③希氏束激动最早，提示右侧靠前旁路或间隔旁路；④冠状静脉窦口激动最早，提示后间隔旁路。

2. 心房刺激与房室传导　心房刺激有助于判断旁路或房室结的前传功能和特点，同时邻近旁路部位刺激可使有前传功能旁路的预激波更为明显,但须注意避免诱发心房颤动。

【旁路的标测和定位】

房室旁路的标测即是在房室环上寻找经旁路传导的心房或心室的最早激动部位,一般有 3 种方法。

1. 窦性心律或心房起搏下标测　适用于显性旁路的标测。双极和单极标测相结合,在房室环上寻找最早心室激动部位。窦性心律下心室预激图形明显者,直接标测即可;如预激图形较小或不明显,可采用不同的频率或不同的部位来起搏心房使预激明朗化,然后再进行标测。一般要求 V 波较体表预激波提前20ms 以上。

2. 心室起搏下标测　适用于有逆传功能旁路的标测。在房室环上寻找最早心房激动部位。心室起搏时逆传 A 波可能埋在 V 波的终末部而不易辨认,也可能因房室结逆传功能较好而经房室结逆传,需仔细甄别。

3. 心动过速下标测　该方法最为可靠,适用于所有 AVRT 的旁路标测。顺向型 AVRT 在房室环上寻找最早心房激动部位,逆向型寻找最早心室激动部位。确定了旁路在房室环的横向位置后,再操纵消融导管稳定贴靠在房室环上。消融导管记录的心内电图 A 波和 V 波的波幅高大、稳定,表示导管与心脏组织接触紧密。当消融导管同时记录到 A 波和 V 波,则表示在房室环上,但两者的最佳比例在不同部位有不同的要求。心室侧好的靶点图为小 A 大 V,强调要有比较明显的 A 波,一般 A 波大于 1/5V 波,但在前后侧壁及后间隔旁路的标测中,该部位记录的 A 波极小。心房侧好的靶点图为 A 波和 V 波等大或接近。

左前斜 X 线投照下,三尖瓣环呈圆形,以时钟表盘表示其分区。希氏束导管顶端为 12~1 点,冠状静脉窦口的位置为 5 点。

右侧旁路分区:①右前间隔旁路,12~1 点处;②右中间隔旁路,3 点处;③右后间隔旁路,4~6 点处;④右后侧壁旁路,6~8 点处;⑤右侧壁旁路,8~10 点处;⑥右前侧壁旁路,10~12 点处。

左侧旁路以时钟分区已较少用到,后前位 X 线投照下,分为 4 个位置:①左后间隔旁路,位于冠状静脉窦口向左 1.5cm 以内;②左后侧壁旁路,距冠状静脉窦口 1.5~3cm;③左侧壁旁路,距冠状静脉窦口 3~5cm;④左前侧壁旁路,距冠状静脉窦口 5cm 以上。

【旁路消融】

1. 消融导管及其配件的选择　右侧旁路消融选用加硬大弯,左心室扩大的左侧旁路消融选择大弯,左后间隔或左心室较小的左侧旁路消融选用小弯,其余选择中弯。为了提高消融导管的稳定性,消融右侧旁路时可加用 SR0 的 Swartz 鞘。

2. 消融途径

(1)左侧旁路消融途径:①经股动脉逆行法:经股动脉逆行推送消融导管跨过主动脉瓣至左心室,以冠状静脉窦为标识,钩挂至二尖瓣环下心室侧。或消融导管跨过二尖瓣环,顶端贴靠至二尖瓣环心房侧。②经房间隔二尖瓣环途径:经股静脉穿刺房间隔置入 Swartz 鞘,循此推送消融导管至左心房,顶端贴靠在二尖瓣环心房侧。该方法尤其适合小儿或高龄患者。

(2)右侧旁路消融途径:经腔静脉至右心房三尖瓣环途径。

3. 射频输出方式、能量大小及消融时间　输出方式有两种:功率控制和温度控制。前者每次放电的输出功率一般依据术者的经验来选择,心室侧一般为 25W,心房侧 30~50W。温度控制一般预设温度60~70℃,功率 30~100W。确定靶点图后试放电,如 10s 内阻断旁路,则继续巩固放电至 60~90s。如试放电 10s 不能阻断旁路,则重新精确标测消融。

4. 消融终点

(1)显性旁路:体表心电图 δ 波消失、QRS 波恢复正常,心腔内标测部位 AV 间期恢复正常。

(2)隐匿性旁路:心室起搏 VA 向心性逆传伴递减,或 VA 分离。

【各种旁路的导管消融】

1. 左侧游离壁旁路　一般选择主动脉逆行法。在充分肝素化后,推送消融导管至主动脉弓,弯曲导管顶端并推送至主动脉瓣上,顺时针旋转导管,右前斜 30° 使导管的弯曲与透视显像平面平行,推送导管跨过主动脉瓣进入左心室。轻轻伸直导管,逆时针旋转并稍后撤导管使之靠近脊柱并指向二尖瓣环,弯曲导管顶端钩住瓣环,旋转导管至感兴趣部位。或导管进入左心室后,保持弯曲,逆时针旋转使顶端指向后方,回钩进入左心房,顺时针旋转、略伸直并缓慢后撤导管至消融部位。如主动脉逆行途径操作困难,可改用经房间隔二尖瓣环途径。穿刺房间隔成功后,置入 Swartz 鞘,并充分肝素化,经鞘推送导管至拟消融部位。对于上述两种方法消融失败病例,并考虑心外膜旁路时,可试行冠状静脉窦内消融。

2. 右侧游离壁旁路　消融导管于三尖瓣环心房侧逐点标测,可借助钩挂经上腔静脉放置的冠状静脉窦导管或 Swartz 鞘支撑来增加导管的稳定性。对于定位困难的病例,亦可借助沿三尖瓣环放置的 20 极 Halo 导管来标测。由于三尖瓣环独特的解剖学特点,使得导管不容易固定、导管顶端冷却过快,加之存在多旁路及罕见旁路的可能,消融右侧游离壁旁路较左侧游离壁更具挑战性。

3. 后间隔旁路　后间隔区域解剖结构和房室旁路的分布较为复杂。外科手术发现,大部分后间隔房室旁路是由右心房—左心室纤维组成,因此该部位的旁路多数可通过右心房途径消融成功,但部分仍必须通过左心途径才能成功消融。右后间隔采用左前斜 45°X 线投照体位,左后间隔右前斜 30°。该位置旁路邻近房室结慢径区域,消融时需提高警惕。

4. 前间隔和中间隔旁路　该部位邻近希氏束和房室结,标测消融时应格外小心。显性旁路可在窦性心律或心动过速下标测,隐匿性旁路必须在心动过速下标测,消融时最好在窦性心律下消融,从低功率开始,视具体情况逐渐增加功率,直至消融成功。消融时出现交界性心律、房室传导延缓或导管移位,应立即停止放电。

5. 慢旁路　具有传导缓慢、递减性传导特点的旁路。Mahaim 纤维是单向前传的慢旁路,可参与逆向型房室折返性心动过速。PJRT 慢旁路仅能单向逆传,参与顺向型房室折返性心动过速。慢旁路的导管消融的关键在于标测,由于旁路传导缓慢,靶点图上并不一定表现为 AV 融合,这时主要依靠提前激动的 V 波或 A 波来判断。

6. 多旁路　多旁路的定义是以外科手术中或导管标测时确定的旁路与旁路之间的距离为依据,目前以旁路之间相隔 1~3cm 作为定义多旁路的标准。以下现象可为诊断多旁路提供线索:①对于显性旁路,窦性心律、房性期前收缩、心房起搏或预激性心动过速时心电图 QRS 波呈多种形态;②顺向型或逆向型 AVRT 发作时心室起搏,逆传心房激动顺序不同;③射频消融术后或注射腺苷后出现新的心电图预激图形或逆传心房激动顺序发生变化。多旁路的常见组合是右侧游离壁与后间隔,其次是左侧和右侧游离壁以及左侧游离壁双旁路或多旁路。多旁路的消融并无特殊性,重点在于避免漏诊,因此强调每次消融后应进行仔细的电生理检查来排查。

3　第 3 节　房性心动过速的导管消融

目前,经射频导管消融已成为根治房性心动过速(房速)的首选方法。房速的导管消融包括心内电生理检查、标测和消融。

【心内电生理检查】

一般情况下,在同次手术中完成对局灶性房速的心内电生理检查和射频消融治疗。术前的各项准备工作,请参阅本书有关其他心律失常的射频消融治疗章节。

局部麻醉下(对儿童或术中不合作者可用全麻),穿刺右侧颈内静脉或左锁骨下静脉以及双侧股静脉,将 2~5mm 间距的多极导管分别送至高位右心房(HRA)、希氏束部位、冠状静脉窦(CS)和右心室心尖部(RVA)。有时可沿界嵴长轴放置一根 10 极或 20 极的可控导管,以简化对界嵴房速的诊疗。

心内电生理检查应详细和全面,包括各种心房和心室刺激以及必要的药物试验。电生理检查的主要目的是:①诱发局灶性房速。由于大多数阵发性房速患者在射频消融术时为窦性心律,而目前普遍采用在房速心律下进行消融靶点的标测和消融治疗,因此在消融前的电生理检查中,找到一个或多个重复性好的诱发条件是确保准确标测靶点、判定消融成功和降低术后复发率的重要前提。少数患者因术中不能诱发房速,而无法进行消融治疗。常用的诱发方法有:心房电刺激和药物诱发。心房程序期前和分级递增刺激可诱发折返性和部分触发活动性房速,其中部分患者需要静脉滴注异丙肾上腺素后,房速才能被心房刺激所诱发。心室起搏刺激也可以诱发个别患者的房速。自律性房速的诱发则主要依靠静脉滴注异丙肾上腺素(1~4μg/min)。②鉴别诊断。排除 AVNRT 或 AVRT 的可能。③区别局灶性与大折返性房速。这是十分重要的,涉及消融靶点的标测方法和消融策略(点状或线性消融)。心动过速的心房频率或周长对判别大折返性或局灶性房速并无实际意义,因为两者的心房频率或周长存在较大的重叠。诊断局灶性房速的依据有:心内标测记录的心房激动时间 <50% 的心动过速周长;静脉注射腺苷能够终止微折返和触发活动为机制的局灶性房速,对异常自律性增高的局灶性房速起一过性抑制作用。诊断大折返性房速的依据有:心内标测记录的心房激动时间占据大部分心动过速的周长;产生隐匿性拖带的两个起搏部位的间距 >2cm;静脉注射腺苷不能终止或抑制心动过速。④初步判定右心房或左心房房速。冠状静脉窦导管记录自远端向近端的心房激动顺序,提示为左心房房速;自近端向远端的冠状静脉窦心房激动顺序则提示可能为右心房房速、冠状静脉窦口房速,也可能是左心房的右肺静脉房速或二尖瓣环房速。高位右心房激动领先的房速除起源于右心房外,还需排除左心房右上肺静脉口部房速的可能性。

【标测】

标测方法有常规标测和三维标测两种。

1. 常规标测方法　最常用的有最早心房激动标测和单极标测,可适用于各种发病机制的局灶性房速。其他的标测手段还有起搏激动顺序标测、隐匿性拖带标测、导管机械压迫标测。

(1)最早心房激动标测:是在房速时标测心房内的最早激动部位,以该部位 A 波较体表心电图 P 波的提前程度(AP 间期)来表示。在标测过程中,可采用两根消融导管交替标测最早心房激动点。当第一根消融导管在初定房速起源区域内标测到提前的 A 波后固定不动,作为参照点;第二根消融导管在此参照点的附近移动标测,如能标测到更加提前的心房激动,此导管改作参照点。如此两根消融导管互为参照,交替标测,类似"蛙跳(leap-frog)",直至有一根消融导管记录到最提前的 A 波,即为消融靶点。笔者通常使用一根消融导管进行标测,同时记录消融导管远端和近端两对电极的双极电图,通过对比消融导管远端和近端双极电图 A 波的早晚顺序,可以明确消融导管的进一步标测和移动方向,起到类似两根消融导管交替标测的作用。最早激动标测法的优点是操作简单和相对直观。但也存在着不足之处:① AP 间期的测定是以体表心电图 P 波的起点作为参照。有时体表心电图 P 波的振幅较小或与 T 波重叠,无法确定P 波的起始点,给测量带来一定的困难。解决的方法有,采用心室刺激,使心室刺激后的心动过速 P 波与T 波分离开,或选定某个相对稳定的导管(如希氏束或冠状静脉窦导管)所记录的 A 波作为参照点。②成功消融靶点的 AP 间期差异较大。尽管许多学者所建议的消融靶点的 AP 间期应 >30ms,但各文献报道的成功靶点 AP 间期范围却在 20~50ms,并且患者之间的个体差异也十分明显。对具体患者来讲,AP 间期为 40ms 的标测点并不一定代表是该例房速的最早激动部位和有效消融靶点,需要在此标测点的周围进行反复标测和比较,排除其他部位的 AP 间期 >40ms 的可能,或通过试消融放电,观察能否终止房速。这样无疑会延长标测时间和 X 线透视时间,增加无效放电次数和消融损伤部位。

(2)单极标测:单极电图记录方式:消融导管的远端 4mm 电极的体外延长线与体表心电图 V_6 导联相连(正极),以心电图的 Wilson 中心作为无关电极(负极),滤波频带为 0.05~40Hz,此时电生理记录仪 V_6 导联所显示的是消融电极的单极电图。成功消融靶点的单极电图特征:心房波呈完全负向的"QS"样图形,本位曲折位于心房波的起始处,心房波降支的斜率大。不成功消融靶点单极电图的特征:心房波为"rS"样图形,本位曲折在心房波起始之后的降支上,并且距房速病灶越远,单极电图心房波的"r"波振幅越大。笔者认为,对判定局灶性房速有效消融靶点具有极高的特异性和敏感性外,单极电图的另一特点是直观和便捷,术者只需根据单极电图的心房波图形,便能直接判断此标测部位是否是有效的消融靶点。这种单极标测的原理十分简单,通过将 4mm 消融电极与体表心电图 V_6 导联连结,相当于消融电极充当了 V_6 导联电极,并直接放置在心房的心内膜面。虽然单极电图所记录的心房波代表整个心房的除极过程,但本位曲折只表示消融电极所在局部心房肌的除极。当消融电极位于局灶性房速起源点时,此处为房速最早激动和除极的部位,所以单极电图的心房波是以本位曲折为起始,随着房速的冲动向四周心房肌传导,心房的除极向量背离消融电极,形成完全负向的"QS"样心房波。当消融电极位于房速起源点以外的部位,房速的冲动传来时,除极向量指向消融电极,单极电图心房波的第一部位为一个正向"r 波";其后的本位曲折和"S 波"分别代表消融电极处心房肌的除极和离消融电极而去的心房除极向量。

(3)起搏顺序激动标测:是将房速时心房多个部位的激动顺序和激动时间作为参照值,当消融电极标测到较体表心电图 P 波明显提前的心房激动部位时,以快于房速的刺激频率进行起搏。如果起搏的心房激动顺序和心房各部位的激动时间与房速时完全一致,表明消融电极位于房速的起源点或折返环的缓慢传导区,在此部位的消融成功率高。如果存有差异,消融电极应移向起搏时心房激动延迟发生的部位,再次进行起搏和比较心房激动顺序。此标测方法的两个主要特点:①对消融靶点的选择起到了"是"或"否"的直观判定作用,可减少无效放电的次数;②通过比较房速与起搏时心房激动顺序的差异,有利于术者掌握消融电极的移动和标测方向。起搏标测过程中,起搏刺激可能会终止心动过速,需要再次诱发房速;另外,反复仔细比对每次起搏和房速的心房激动顺序,必然耗时过多,延长整个消融手术的时间。目前仅用于房速极不易被诱发或发作时间极短的患者,或作为最早心房激动标测的一种辅助和补充手段。

(4)机械压迫标测:在最早心房激动标测和起搏标测的基础上,通过消融电极对预定的消融靶点进行机械性压迫,旨在评价这种终止房速的机械性压迫能否成为判定成功靶点的可靠指标。但这种机械压迫标测可能会导致消融终点的不确定性,增加术后复发的可能。

(5)隐匿性拖带标测:只用于折返性房速,但现在已很少采用。

成功消融靶点的 A 波常伴有低振幅碎裂电位。

2. 三维电解剖(Carto)标测　这是一种将心脏电激动与心脏解剖结构相结合的新型标测技术,其空间分辨率 <1mm。能够立体地显示心脏电激动的起源点、心腔各部位的激动顺序、冲动传导方向、病灶部位和折返环途径,标识出特殊的解剖结构和瘢痕区,帮助术者设计消融方案和实施消融治疗。临床应用结果证实,采用三维电解剖标测系统有助于心律失常电生理机制诊断,显著减少消融术中 X 线曝光时间和曝光量,提高对多种快速心律失常的消融成功率。具体标测过程如下,首先测量房速周长(TCL),取 TCL 数值的 90%,设定为电激动标测的兴趣窗口(window of interest,WOI)。选择冠状静脉窦导管近端双极电图的 A 波作为心房激动时间的参考信号(时间零点)。标测和消融导管(4mm 温控或 3.5mm 盐水灌注)经右股静脉途径标测右心房,或经房间隔穿刺途径标测左心房,逐点采样建立心房的解剖结构图,同时标测系统自动计算出每个采样点双极电图的局部激动时间(local activation time,LAT)与时间零点的差值,进

行颜色编码(color-coded,红色为最早激动部位,其次为黄色、绿色和蓝色,紫色为最晚激动部位),并附加在相应的心房解剖结构图上,形成房速的电激动图。对特殊解剖部位(上腔静脉、下腔静脉、冠状静脉窦口、三尖瓣环、二尖瓣环、希氏束和肺静脉)进行标记。对显示为最早激动部位的区域(红色区),进行更密集的重点标测采样,对比分析其中最早的激动点,使较大范围的红色区缩至更小的红色点(热点,hot spot),确定为房速的病灶。房速电激动图的最早与最晚激动时间之差值为心房激动时间。局灶性房速表现为冲动从单个点状的最早激动部位向四周的心房组织放射性传导,并且房速所在心房的激动时间明显短于心动过速的周长。然后针对电激动图的最早激动点(红色点)进行点状消融。

对于局灶性房速,三维电解剖标测也存在不足之处,例如,不能用于非持续性或周长不恒定的反复短阵房速、标测采点时不能自动识别房性期前收缩、标测房室瓣环部位可能误将心室激动当成心房激动。另外,学习掌握三维电解剖标测的初期,标测过程所需的时间较长。

【消融】

消融方法:不论是采用何种标测方法,在确定消融靶点后,都应尽可能地在房速心律下进行试放电消融。输出功率一般选择为20~50W或预设温度60~70℃。使用温控消融导管,这样可提高消融的成功率和减少术后房速的复发率;对于左心房房速、冠状静脉窦内房速和心房耳内的房速,采用盐水灌注消融导管,能够有效地减少血栓栓塞的发生率,确保有效消融功率的输出和防止阻抗增高。如果放电10s内终止房速,为有效消融,应继续巩固消融60~100s。必须注意消融过程中房速终止的过程,有时房速是被消融引起的房性期前收缩所终止,则不应认为是有效消融,尤其是折返机制的房速。试消融10s房速仍不终止,应停止放电,重新标测靶点,不要盲目延长放电时间和加大输出功率。消融过程中,要严密监测消融阻抗和患者的病状,一旦阻抗骤增或患者诉明显胸痛,应立即停止放电。有效消融终止房速的方式有3种:①消融开始后3~5s内房速突然终止。多见于折返性房速,但需要排除是房速的终止是房性期前收缩所致。②终止前,房速的频率呈一过性加快。这是自律性房速的特点,因为消融电量所产生的温度使病灶的自律性增加。③房速的频率逐渐减慢,然后终止。成功消融终点:有效消融后30min,按消融前房速的诱发条件反复刺激心房和/或静脉点滴异丙肾上腺素1~4μg/min后再行心房刺激,不能被诱发。

总的来讲,射频消融是治疗房速的安全和有效方法,即刻成功率为86%~100%,术后复发率在5%~20%。影响成功率的主要因素是与房速的起源部位有关,左心房房速的消融成功率明显低于右心房房速;而伴有器质性心脏病、多源性房速患者的术后复发率较高。与其他室上性心动过速的射频消融治疗一样,极少数患者可能会发生房室传导阻滞(如邻近希氏束旁的房速)、心脏压塞、血栓栓塞、膈肌麻痹和外周血管损伤等并发症。尽管心房壁薄,并且消融产生的心房损伤常是透壁性,但迄今尚无一例因射频消融导致心房穿孔的报道。

第4节　心房扑动导管消融

【概述】

从1992年Feld首次报道射频消融治疗右房峡部依赖性房扑(简称峡部依赖性房扑、典型房扑)以来,该方法即被证明是安全、有效的。典型房扑围绕三尖瓣环折返,其缓慢传导区位于三尖瓣环与下腔静脉口之间的峡部,线性消融达完全性双向阻滞即可阻止房扑的发生,成功率达95%以上,复发率低于5%。非典型房扑是指不依赖于三尖瓣环与下腔静脉口之间峡部缓慢传导的房扑,导管消融成功率相对较低。

此类房扑必须在心动过速下行电生理标测,明确其关键峡部并行线性消融以阻止心动过速的发生。随着三维标测系统的发展,此类房扑的导管消融成功率明显提高,在有经验的中心可达90%以上。

【峡部依赖性房扑的导管消融】

1. 导管的放置和电生理检查　常规放置冠状静脉窦(CS)导管。在没有三维标测系统的情况下,为了明确诊断,有时需要沿三尖瓣环放置20极Halo导管和希氏束导管;在有经验的中心,峡部依赖性房扑诊断明确后,可不常规放置这些导管。Halo导管沿右房游离壁放置,因界嵴后方的心房肌不参与折返环,所以整个Halo导管都应放在界嵴前方(图9-1)。

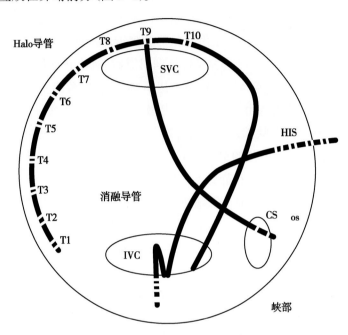

图9-1　峡部依赖性房扑的导管消融

术中为窦性心律者,于冠状静脉窦口行600ms周长起搏,记录起搏心律的右房激动顺序和最晚激动部位,测量 H_{1-2} 电极处起搏信号到A波的间期(SAH_{1-2} 间期);于右房下侧壁(H_{1-2})行600ms周长起搏,记录起搏心律的右房激动顺序,测量 CS_{9-10} 电极处起搏信号到A波的间期(SAH_{1-2} 间期)。此时不需心房刺激诱发房扑。房扑心律者,观察分析右房激动方向和顺序,以判断是逆时针或顺时针房扑。

2. 消融方法　主要采用解剖影像指导下的右房峡部线性消融。取右前斜45°体位,经股静脉送消融导管入右心室后向下弯曲至三尖瓣环底部。再取左前斜45°体位,回撤消融导管至冠状静脉窦口下方的三尖瓣环处,可以记录到小A大V波,以此处作为消融径线的起点。放电消融时,局部心房波逐渐变小直至变成双电位。在放电过程中逐点回撤消融导管至下腔静脉,每次回撤3~4mm。消融导管顶端撤到下腔静脉的标志是心房电位消失。在消融导管回撤过程中,如果在某一部位导管远端跳动较明显,多提示局部心内膜不平整,应调整消融导管远端的弯度使其与心内膜贴靠紧密,以免消融损伤不连续。

右房峡部实际包括"后位峡部"和"间隔峡部"。目前普遍采用的消融径线是三尖瓣环-下腔静脉之间的后位峡部。如果该处消融失败,可以选择三尖瓣环-欧氏嵴之间的间隔峡部消融。

3. 消融成功终点　房扑心律下消融,有效放电过程中可见房扑终止。采用消融终止房扑和不再诱发作为消融终点或成功标准,术中成功率较高,复发率却高达10%~40%。目前普遍采用的消融成功终点为右房峡部完全性双向阻滞。具体检测方法为:消融后分别起搏刺激消融线径两侧的右房(冠状静脉窦口和右房下侧壁),通过Halo导管、希氏束和冠状静脉窦导管标测起搏时右房激动顺序和传导时间。①冠状静脉窦口起搏右房激动顺序呈现逆时针单一方向;与消融前相比,右房最晚激动部位在 H_{1-2} 电极处,并且 SAH$_{1-2}$ 间期明显延长,表明峡部存在逆向性传导阻滞;②右房下侧壁起搏,右房激动顺序呈顺时针单一方向,冠状静脉窦口处的右房为最晚激动部位,其心房波应晚于希氏束的心房波;与消融前相比,右房内的传导时间(SAcs 间期)明显延长表明峡部存在前向性传导阻滞。有时峡部不完全性阻滞的右房激动顺序可类似于峡部完全性阻滞者,尤其是在冠状静脉窦口起搏刺激时,因此术中需要仔细标测右房下侧壁的激动才能予以区别。此外,起搏频率亦不宜过快,以免产生频率依赖性峡部传导阻滞。

心电图 Ⅱ 导联 P 波形态改变和消融部位宽间期双电位亦是判定峡部完全性阻滞的可靠标志。峡部阻断之前冠状静脉窦口起搏,几乎整个右房激动呈自下而上的顺序,即右房间隔部位的激动方向为冠状静脉窦口→希氏束部位→右房前侧壁,同时激动经峡部传至右房下侧壁,右房游离壁的激动方向为右房下侧壁→右房侧壁→右房前侧壁;而左房则是由冠状静脉窦近端向远端的方向激动,故心电图 Ⅱ 导联上的 P 波表现为完全负向波形。消融导致峡部完全性逆向阻滞后,冠状静脉窦口起搏时左房和右房间隔部位的激动过程保持不变;但因激动不能经峡部传至右房下侧壁,右房游离壁的激动方向为右房前侧壁→右房侧壁→右房下侧壁。右房游离壁由上而下的延迟激动导致心电图 Ⅱ 导联 P 波后半部形成正向波。消融后进行消融部位的双电位标测,峡部达双向阻滞时放置于消融线径上的消融电极可全程记录到明显的双电位:冠状静脉窦口起搏时,双电位的第二个心房波(A2 波)晚于 Halo 导管远端电极处的心房激动(AH$_{1-2}$);右房下侧壁起搏时,A2 波晚于冠状静脉窦口处的心房激动。

4.射频消融导管的选择和能量的设定　常规使用冷盐水灌注导管,心脏较大患者可选用 F 弯的消融导管。必要时可选用长鞘管以增加消融导管稳定性、缩短曝光和手术时间。消融时,盐水灌注速度一般设置为 17~21ml/min,温度设置为 43℃,输出能量为 30~45W,每点消融约 30s。

【非峡部依赖性房扑的导管消融】

非峡部依赖性房扑较峡部依赖性房扑少见,其消融难度较大。多数右房非峡部依赖性房扑患者既往行先天性心脏病(先心病)修补术。心房激动电位和拖带技术可以确定低电压区和折返环路解剖障碍部位-缓慢传导区。消融成功与否,关键在于消融径线的选择及其与心内重要组织结构(如房室结)的位置。大多数病例以线性消融关键峡部或折返环的最狭窄部位为目标。应用三维标测系统(如 Carto、EnSite)可以更好地确定折返路径并协助完成消融径线。

【先天性心脏病修补术后房扑的导管消融】

先心病修补术后非峡部依赖性房扑的射频消融更具挑战性。如房扑患者既往曾有先心病手术史,则应怀疑为非峡部依赖性房扑,建议到有经验的中心诊治。手术报告可以提供一些重要的信息,如手术切口位置及确定折返环路的线索。一个患者可以存在多个折返环路,包括典型房扑和非右房峡部依赖性房扑。此外,折返环路之间可以相互转换,使得消融"正确"径线更为困难。甚至在试消融后如非峡部依赖性房扑在消融右房峡部失败后才明确非峡部依赖性房扑的诊断。

研究表明,房缺修补术所致的右心房手术切口是成人损伤相关折返性房扑的最常见原因。该类房扑多围绕右房低位侧壁瘢痕折返,沿瘢痕下缘至下腔静脉口或瘢痕上缘至上腔静脉口之间线性消融常可阻断折返环。

【左房房扑的导管消融】

大折返性房扑也可发生在左房,但较右房房扑要少见的多。其折返环包括二尖瓣、肺静脉瘢痕、左房后壁、冠状静脉窦和左房间隔。明确和消融关键峡部对于阻断折返环是必须的。然而成功左房房扑相对较困难。

随着房颤肺静脉电隔离治疗的发展,医源性左房房扑逐渐增多。此类房扑多围绕环肺静脉的瘢痕折返。选择性阻断其传导径路即可消融成功。但常规方法很难找到折返环的确切位置,或不能明确其关键峡部。应用三维标测系统可以清楚地显示心动过速的折返径路和关键峡部,增加此类房扑的消融成功率。

【伴有典型房扑的房颤的导管消融】

据报道,房颤患者中约 30% 合并有典型房扑。对于伴有典型房扑的房颤患者,在肺静脉电隔离的基础上行右房峡部消融仍未达成共识。目前多数中心对于此类患者采取肺静脉电隔离 + 右房峡部线性消融策略。对所有行肺静脉电隔离的房颤常规行右房峡部消融是不提倡的。

【房扑导管消融的并发症】

房扑导管消融的并发症较少见。主要包括股静脉穿刺相关并发症以及心包穿孔、心脏压塞和血栓栓塞。发生三度房室传导阻滞的风险很低,主要发生于间隔峡部消融。此外,也有发生冠状动脉闭塞、严重三尖瓣反流的报道。

【新型导管消融方法】

房扑射频消融时可以引起部分患者的不适。随着冷冻技术的发展,冷冻消融逐渐用于心律失常的临床治疗。有文献报道,常规方法消融失败的房扑患者冷冻消融有效。峡部依赖性房扑冷冻消融的近期和远期效果甚至与射频消融相当。然而,由于目前研究的病例数较少,冷冻消融治疗房扑仍需大样本量临床试验来进一步评价。

⑤ 第 5 节　特发性室性心动过速和期前收缩的导管消融

【定义】

特发性室性心动过速(室速)最早由 Gallavardin 于 1922 年报道,是指经过详细的病史、体格检查,并经过心电图、X 线、心脏超声等检查排除了持续存在的明显器质性心脏病的患者所发生的室速。虽然此种分类标准较为粗略,但在当前缺乏更好分类手段的情况下依然被沿用。大多数特发性室速都有相应的室性期前收缩(室早),二者在机制、诊断和治疗方面均高度一致。值得指出的是,尽管绝大多数室性期前收缩预后是良好的,但在联律间期过短(R on T)、QT 间期延长、Brugada 综合征、低钾血症或起源于希氏束 – 浦肯野纤维系统末梢等情况下,单个的特发性室性期前收缩可能引发特发性心室颤动(室颤)导致猝死。

【分类】

特发性室速和室性期前收缩主要包括:①流出道室速(因对腺苷敏感亦被称为腺苷敏感性室速)。它又可进一步分为右室和左室流出道室速,约占临床室速的 2/3 ;②与左前或左后分支相关的左心室室速(亦被称为维拉帕米敏感性室速,或根据起源部位被称为分支性室速);③右室或左室其他部位起源的室速,包括右室间隔上部、左室二尖瓣环周围、游离壁起源以及乳头肌起源的室速。

(一)流出道室速(ventricular outflow tract ventricular tachycardia,VOT–VT)、室早

无论是左室还是右室流出道起源,此类室速(包括室早)的机制绝大多数为触发机制。一般为儿茶酚胺敏感性,即多在激动、运动、劳累、饮酒等情况下易发作或加重。这一点可以通过动态心电图或者运动试验来证实。也有少数患者以夜间静息时多发。

根据阜外医院的资料统计,此型室速 / 室早多见于中、青年患者,平均就诊年龄约 37 岁,女性稍多于男性。该型室速约占全部特发性室速 / 室早的 2/3,其中多数主要表现为“频发的单形室性期前收缩、部分成对成串”,即反复发作的单形性室速(repetitive monomorphic ventricular tachycardia,RMVT),此型室速通常被许多临床大夫诊断为“心肌炎后遗症”伴发的频发室性期前收缩和短阵室速,大多会被给予抗心律失常药物治疗而未被建议接受介入治疗,甚至部分患者因有黑矇晕厥而被错误地植入了 ICD。

虽然被归类于特发性室速,但近年研究发现,在右室流出道起源的患者相当比例的伴有右心室流出道的局部心肌变薄、瘤样扩张等异常,需要与致心律失常性右室心肌病鉴别。相当多的患者既往有较明确的非特异性感染史。

1. 诊断和治疗　起源于右室流出道的室速/室早的诊断要点为体表 12 导联心电图表现为左束支阻滞图形且Ⅱ、Ⅲ、aVF 导联均为 R 型。

而左室流出道室速/室早包括主动脉瓣上左冠窦或右冠窦以及起源于主动脉瓣和二尖瓣结合部(AMC)两大常见起源。前者以 V_1 导联相对较宽大的 R 波和提早的移行(V_3 导联)为特征,后者则以 RBBB、电轴右偏以及胸导联均为 R 波但 V_2 导联有小 s 波为特征。近年来还发现一组起源于左室顶部(summit)的特殊室早、室速,虽然机制仍然多为触发性机制,但因特殊的冠脉血管分布和往往偏外膜的起源,导致其导管消融难度和风险较高。

一般而言,此类室速和室早属于良性,对于无器质性心脏病的患者绝大多数情况下不具有致命性。另一方面,根据国外报道,右室流出道室速发作时导致黑矇或晕厥的比例可以高达 1/3,阜外医院观察的数据约达 20%。晕厥、黑矇是否出现取决于室速频率和起源部位,起源于右室流出道后壁的室速相对较快,也更易产生血流动力学影响。尽管有晕厥,但其预后良好,不应该植入 ICD,而应寻求导管消融根治。

频发的室早和室速会引起心脏的器质性改变,发生心动过速性心肌病。其机制尚无深入的研究,有研究表明,导致肺毛细血管楔压升高超过 15mmHg 的室早,其远期导致心脏扩大的可能性较高。此种原因所致的心脏扩大在导管消融根除之后辅以常规的抗心衰治疗 3~4 个月后复查,绝大多数可以恢复正常或基本正常。偶尔也有期前收缩二联律导致低血压的病例。

临床证据表明,几乎所有抗心律失常药物对流出道室早、室速均有一定效果。我们的临床经验表明,Ⅰc 类、钙通道拮抗剂均有较好的效果。临床上紧急终止此类室速可以首选静脉快速注射腺苷或三磷酸腺苷(ATP),也可以选择普罗帕酮。长期口服药物可以根据患者的反应和副作用选用任一抗心律失常药物,但因疗效差而副作用大而不主张使用胺碘酮。

此外,由于大多数此类室速的发生与儿茶酚胺有关,β 受体阻滞剂一般都是有效的,当然这可以根据患者室速的发作特点判断,夜间好发者则不适用。

2. 导管消融　导管消融是根除此类室速和期前收缩的唯一措施。射频消融治疗此类室速的成功率 70%~95%,这主要取决于室速病灶的部位与数目、标测的技术和医生的经验。根据我们的经验,其消融的根治率可以达到 95%,但这需要建立在大量的病例和经验积累基础之上。偶尔可见到外膜起源的病例,其消融效果相对较差。

对于仅仅只有室早的患者,哪些需要导管消融,目前缺乏统一的认识。2015—2017 年先后发表的欧洲、美国及我国的多个专家共识认为一般无需消融。部分国外学者以室早占每日心搏总数 5% 以上为标准。我们一般以超过心搏总数 10% 为界限,但也需要根据患者的主观症状、起源部位和发作特点综合考虑。

消融成功与否的首要条件是精确的定位。绝大多数情况下,根据体表 12 导联心电图即可对流出道室速进行准确的定位。如果采用常规标测,同时观察对比消融导管的远端和近端两对电极记录的电图对于指导靶点定位会很有帮助。由于绝大多数流出道室速为局灶性病灶,起搏标测对于此类室速的定位非常有用,不过对于主动脉窦内起源者,起搏往往不能夺获。一般理想靶点的局部电位领先体表 QRS 时限多在 30ms 以上。绝大多数的右室流出道室速、室早起源于间隔侧,Ⅰ 导联形态对于定位有较大帮助。一般而言,起源于间隔侧前带的,Ⅰ 导联可见 s 或 S 波,起源于中带的则往往表现为 M 型,而起源于偏后壁的则为 R 波。偶见起源于肺动脉瓣上、游离壁或外膜侧。

由于解剖的关系,主动脉窦中左冠窦和右冠窦的肌束链接到心室,因此这两处起源的异位期前收缩和心动过速一般表现为室早或室速,并且往往因为 V_1 导联的变异而使人难以区分左、右起源。传统上以 R 波移行在 V_3 导联作为一个判断指标,但特异性不高。无论是左冠窦还是右冠窦起源,主动脉根部窦内的理想靶点电位在窦性心律时应当呈现小 A 大 V 的特点。对于主动脉窦起源的室速在消融前应当做造影以免伤及冠状动脉。也可以采用三维标测对局部冠状动脉口进行标注来代替造影,但操作时必须轻柔,以避免导管对冠脉机械性的损伤。此外,局部阻抗也是很有帮助的指标。在标测定位准确的情况下,主动脉窦部起源的室速由于病灶往往较表浅或细小,往往以相对低的功率和较短的时间消融即可奏效,我们一般以 30W,55℃ 作为上限,消融 10s 不见效则提示标测不准确。

而左室顶部起源的室速和室早,由于解剖的特点,部分可能需要在心大静脉内消融,但往往需要极高的盐水冲洗速率,因毗邻冠状动脉,某些患者难以安全地消除,只能寻求改善。我们的经验表明,在内膜侧最早激动部位消融如果可见室早、室速在消融半分钟内消失,停止消融后再发,则可以重复放电 3~4 次,然后停止消融,观察远期迟发效应,亦可在避免消融损伤冠脉等并发症的前提下达到较满意的疗效。

对于较难诱发、多形或持续时间较短的室速,如果是右室流出道起源,除了依靠起搏标测之外,非接触式标测可提供很大帮助。

(二)特发性左室室速(idiopathic left ventricular tachycardia,ILVT)

目前 ILVT 一般特指与左前分支和左后分支有关的室速,也被称为维拉帕米敏感性室速或分支性室速。其发病机制为折返性机制,被认为与左后分支的浦肯野纤维网及周围心肌有关,也有少数起源于左前分支附近。曾经有学者报道它的发生与左心室假腱索有关,后来被大量证据所推翻。此类室速多见于东亚人群,根据阜外医院的统计,此型室速绝大多数于青少年时期发病,且男性所占比例超过 80%。

1. 诊断与治疗 绝大多数的 ILVT 心电图仅表现为右束支阻滞及电轴左偏,偶见右束支阻滞伴电轴右偏。

由于其起源点位于正常的窦性心律左心室激动部位,因此所造成的心室激动的不同步(QRS 增宽)的程度明显较流出道起源的室速轻,因此,大多数 ILVT 的 QRS 时限并不太长(平均 110ms),加上其对维拉帕米反应良好,很容易被误诊为室上性心动过速。另外,有器质性心脏病(例如扩张型心肌病)的患者偶尔也可以发生 ILVT,其诊断主要取决于心电图特点,而不应因为有心肌病的存在而诊为器质性室速。

由于其起源部位基本与窦性心律的心肌除极顺序接近,对血流动力学的影响相对而言是所有室速中最小的。我们曾经遇到数例罕见的永久性室速患者,其 150~200 次 /min 的顽固性 ILVT 持续达 1~3 个月,药物均无效,虽然后期可能造成肺和体循环淤血以及心动过速性心肌病,但其室速可以持续如此之久,也说明其恶性程度极低。

治疗方面,发作时维拉帕米静脉推注是首选,成人一般每次 5mg,注射时间应当不少于 1min。少数发作时间较长的患者,如维拉帕米无效,可以给予普罗帕酮每次 70mg 静脉推注。鉴于其阵发性的发作特点,一般不主张通过平时口服药物预防发作。

2. 导管消融 分支性室速的病灶多位于室间隔左侧表面,相对为一平面结构,因此,其标测定位相对容易,一般也只需分别经股静脉和股动脉送入希氏束和消融导管。并且,由于绝大多数的 ILVT 的发生均与左后分支的浦肯野纤维网及局部心肌有关,可以依靠浦肯野电位辅助定位,所以,其消融成功率达到 90% 以上并不困难。但相应发生房室传导阻滞的风险在室速的消融中也最高。

在消融时比较令人困扰的是靶点的确定。尽管非接触式标测具有特别的价值,但考虑到经济承受力和操作的风险等因素,目前普遍采用的定位标准是根据 X 线影像进行解剖加上浦肯野电位以及结合激动顺序标测,但三维高密度标测的价值越来越突出。对于占临床绝大多数的左后分支区域起源者,绝大多数情况下,满意的消融靶点位于室间隔中段后下部,而左前分支起源者则位于室间隔中断的前上部,偶尔有个别患者的病灶位于室间隔上段紧邻希氏束,其心电图特点是 QRS 波窄且各导联形态与窦性心律相似,此种类型消融容易导致完全性房室传导阻滞。

对于既往没有接受过导管消融的分支性室速,其理想消融靶点的浦肯野电位在室速时一般应该领先体表 25ms 左右。有时导管机械压迫刺激可能造成室速难以诱发,此种情况下有学者提出针对左后或者左前分支进行消融可奏效,但此种策略不仅复发率高且可能造成另一分支起源室速新发的假象。在诱发重复性差的情况下,由于其折返环路较小,起搏标测也可有帮助。另外,也可能因为定位不够准确和 / 或消融未形成不可逆的损伤灶而导致患者发生无休止甚至是永久性 ILVT。好在其血流动力学较稳定,可以择期再行射频消融。部分学者推崇对术中记录到的舒张中期电位进行消融,认为其是大折返环路的一纸条,但此种电位仅见于部分患者。近年国内外学者对此类室速的机制和消融策略又有新的认识,但还未形成共识。必须指出的是,虽然早期发表的文章均宣称一次消融成功率超过 95%,甚至几乎 100%,但根据阜外医院数百例统计,一次消融成功率均在 80% 左右,临床上多次多家医院消融失败的病例屡屡可见,相信其主要原因在于定位、贴靠的困难以及对希氏束损伤的担心,鉴于患者往往是青少年,这样的担心是正确的。因此,在消融前应该充分交待复发的可能性。

(三) 特发性游离壁和乳头肌起源的室速和室早

临床上确实有些患者,经过超声、MRI 以及冠状动脉造影排除了明显的器质性心脏病,却有非分支性起源的特发性室速或期前收缩存在,并且标测证实其起源在左心室游离壁,其范围自靠近二尖瓣环的基底部到左心室游离壁或下壁均有。一般起源点越靠近二尖瓣环(左心室基底部),其室速的频率越慢,相对不容易发生持续性室速而往往以频发的室性期前收缩多见。当然,局部心肌必然存在的病变才会导致室速的产生,但因其符合现行的特发性室速诊断条件,所以仍然将其归为特发性室速。值得注意的是,右室非流出道室速大多是致心律失常性心肌病的早期表现,除非有先天性心脏病史,心内高密度单极电压标测结合体表心电图除极和复极异常征象,有可能提供鉴别依据。

从发作年龄来看,此型室速可发生于任何年龄层,亦无明显性别差异。其机制以触发甚至自律性机制为主。

其中,由于影像学,尤其是心内超声的使用,乳头肌起源的室速和室早越来越多地被甄别出来。术前心电图的判断以左前乳头肌相对较容易。

1. 诊断和治疗　左室游离壁室速心电图主要特点:右束支阻滞,Ⅰ、aVL 导联呈 QS 型;下壁导联 RS;胸前 R 移行在 V_3 导联之前。

从目前有限的经验来看,此类室速自律性机制、触发机制及折返机制均有,因此缺少单一的特效药物;口服药物可尝试普罗帕酮、美西律、维拉帕米、胺碘酮等。

2. 导管消融　从我们的经验来看,对于非乳头肌相关的游离壁起源,尤其是二尖瓣环周围起源的室早、室速,其射频消融效果较好,成功率 >90%,但对标测定位的技术和医生的操作技能要求较高。对于二尖瓣环起源者,可依靠冠状静脉窦导管辅助定位。对于游离壁其他部位起源的室速,除非室速稳定持续并可重复诱发,否则常规标测很难实施。此种情况下心内非接触式标测显示出其优越性。在消融时,鉴于心内膜的结构,应当使用盐水冲洗消融导管进行消融,否则可能虽然温度足够但因功率过低而失败。

另外一个值得注意的问题就是消融的力度和终点。游离壁室速,尤其是靠近心尖部,由于室速难以诱发或缺乏明确的解剖标志,导致消融时可能靶点不够精准,甚至过大过深,其潜在的副作用是导致左室室壁瘤,最终必须外科切除。

对于乳头肌起源的室早和室速的标测消融,往往需要影像学辅助。一种较廉价便捷的策略是术前行左室 CT 三维重建并在术中与三维系统整合,但对整合精度要求较高,而左室缺乏比较明确的解剖标志,可以考虑在左冠和右冠开口处整合以提高吻合度;另外一种方法则是心内超声,但目前因为费用原因制约了其应用。由于乳头肌的结构特点,即使确定了起源部位,消融成功率仍然不够理想,尤其是复发率较高,而过分追求成功率则需要警惕消融对乳头肌的损伤导致瓣膜关闭不全的并发症。

6 第6节 器质性室性心动过速的导管消融

【概述】

器质性心脏病有多种病因和不同的病理表现,所伴发的室速就机制而言,自律性、触发以及折返性机制均可见。不过,大量临床资料证实折返性机制在器质性的单形持续性室速的发生机制当中占大多数。折返性室速的发生必须要有缓慢传导通路的存在,该慢传导通路可以是功能性的,其周围应当存在病变心肌作为永久性或功能性的屏障。另一方面,自律性机制和触发机制在器质性心脏病患者也不罕见。

在决定是否要对器质性心脏病患者的室速进行标测和导管消融之前,必须对患者的整体状况进行评价,以最大限度地保证安全及成功率,减少并发症的发生。在影响标测和消融安全性的各项因素当中,年龄和左心室舒张末期内径(或心功能)最重要。出于安全考虑,建议以年龄在 70 岁以下,左心室舒张末期内径 <65mm 作为器质性室速消融适应证的上限。当然,还需视患者及术者的情况而定。

为保证诱发和消融后检验效果,原则上所有的抗心律失常药物都应该停用 5 个半衰期以上。如何在围术期防止因停药导致室速发作而猝死和满足电生理检查诱发需要之间取得平衡尚需视情况而定。对于像胺碘酮这样排空时间较长的药物,若在服药期间仍有室速发作,则不必拘泥于停药 >3 周的规定。

术前应尽可能收集患者所有室速的 12 导联心电图(包括 ICD 电图),对于择期进行电生理检查和消融的患者,则应要求其尽可能地在每次室速发作时描记 12 导联心电图,同时还应该注意在描记心电图期间所服用的药物及剂量。对于多种单形室速而言,这些资料有助于在电生理检查诱发出多种形态室速时判定哪种为临床发作的形态。

影响器质性室速消融成功率的因素主要有:

1. 标测技术 常规的标测技术一般主要适用于稳定持续的单形性室速。非接触式标测则适用于难诱发、不持续或血流动力学不稳定的室速。Carto 和 NavX 等逐点标测主要用于有明确病灶的器质性心脏病,但需与常规标测技术(尤其是拖带标测)结合使用。

2. 解剖因素 室速的起源部位、大小以及病灶的数目对消融会有相当程度的影响。

3. 病理因素 不同病种的器质性心脏病伴发的室速具有不同的特点。例如:扩张性心肌病的单形性室速中,束支折返性室速的发生率可高达 40%。对于此类患者应注重希氏束 – 浦肯野纤维系统(希浦系)电位的标测,否则会造成误判。而肥厚型心肌病室速的消融由于病理因素的制约,要形成透壁的损伤显然有较高难度。

4. 血流动力学状况 诱发出室速后,血流动力学是否稳定对标测和消融的策略有很大的影响。

5. 消融的能量和途径 迄今为止,临床上用于消融的能量当中,射频仍然占据了绝对主流的位置。为保证消融的安全性,防止心脏破裂或血栓形成,必须使用温度控制型射频消融电极。鉴于心室内部结构中肌小梁等对局部散热的影响,原则上应该选用盐水冲洗的射频消融导管。当然,对于心功能不全的患者,必须考虑其对大量液体的耐受性。冷凝在理论上具有较好的安全性,但遗憾的是迄今尚未见到其用于器质性心脏病室速的报道。而高能聚焦超声在理论上对于缺血性室速的消融有一定的价值,但能否用于临床,尚取决于工艺学的进步。

另一方面则为消融途径。除了传统的经皮跨三尖瓣内膜标测右室和经主动脉瓣逆行进入左室标测消融之外,对于有主动脉瘤样扩张、主动脉瓣病变或瓣膜置换术后等患者,可以通过穿刺房间隔跨二尖瓣途径(需要特制的鞘管)。对于三尖瓣置换术后的右室室速以及主动脉瓣与二尖瓣均被置换的左室室速,我们均成功地通过经胸直接穿刺进入右室或外科第5肋间小切口下直视穿刺左室途径进行了标测和消融。而外膜起源的室速直接穿刺心包腔后进行心外膜标测消融已经广泛普及。个别患者可能需要切开心包直视下标测消融。近期也有经室间隔穿刺消融左室室速的个案报道。

6. 术者的经验。

在以上各种因素当中,具有决定性的影响因素是标测的技术手段和消融的能量方式。

准确的标测是消融成功的基础,这在器质性室速的消融中尤其重要。现有的标测手段从标测途径而言,可分为体表、心内膜和心外膜三类,前两者占统治地位。在心内膜途径当中,主要包括传统的多电极接触式标测、三维电解剖学标测(Carto)、心内非接触式标测(EnSite Array/NavX)以及网篮标测(Arrhythmia系统)

【标测】

1. 常规标测

(1) 激动顺序标测:激动顺序标测是一切标测的基础,但它要求欲标测的室速能够持续存在,或是反复频繁发作且血流动力学稳定。显然,相当多的器质性室速不能同时满足这些条件。而且,如果单纯着眼于标测室波(V波)的最早起始点,对于局灶起源的室速(包括异常自律性、触发活动或理论上的微折返)一般足以满足消融要求,但对于大环折返性室速则很可能只是标测到其室速的出口(当然也不能排除一片较大的病灶存在多个较小的折返环)。

近年来,窦性心律下记录到的延迟电位对器质性室速的消融价值逐渐得到推崇。从我们的经验来看,如果器质性室速患者在窦性心律下可见延迟电位,那么最终的成功消融靶点几乎总是位于延迟电位区内。当然,延迟电位的范围可能较大,并非都是折返关键通路,这需要结合拖带或起搏标测来确认。

(2) 起搏标测:起搏标测的理论基础是以心动过速相同的频率来起搏,如果能够复制出心动过速相同的形态(最好是12个导联均相同,特别注意那些具有特殊挫折和图形的导联),那么起搏的位点就很可能是室速的起源点。但如果室速起自病变组织时就可能出现差异。即使采用单极起搏,由于导管尖端通常长4~5mm,并且病变的心肌往往需要高电流起搏,可能夺获毗邻的心肌,使其准确性大打折扣。在某一个部位进行起搏得到了一个看似室速形态的波群,最多仅能确定其传向正常心肌的出口,但却可能离折返环消融的关键点相差甚远。因此,即使依靠最精确的起搏标测可能也无法准确地找到靶点。但对于诱发困难、室速不持续或血流动力学不稳定的患者,起搏标测仍然可以作为一种次级标测手段辅助定位。

(3) 拖带标测:由于折返性室速有一个可兴奋性间隙和不确定的范围,因此需使用程序刺激的激动标测来对折返环的关键部位进行定位,并确定消融靶点。既然是大折返,对于领先 QRS 时限 >50ms 的舒张期电位,必须证实其是折返环路上提早的激动(亦即心室舒张期发生在被保护的慢传导通路上的延迟除极),并且引发了其后的 QRS 波。对于这种大折返性心律失常,须用拖带标测来确定折返环的关键部位,即中央共同通路。

进行拖带标测的原则是在记录到舒张中期电位(middle diastolic potential, MDP)处,以短于室速周长 20~30ms 的周长发放刺激,这可能产生以下 3 种情况:①夺获的 12 导联 QRS 波形态均与室速时相同;

②从刺激信号到 QRS(S-QRS)的时限大致与 MDP-QRS 时限相等(误差 ±10ms);③最后一个拖带起搏停止后首个室性心律的回复周长与室速周长相等(误差 ±10ms)。

如拖带的位置正好位于折返的中央共同通路,则以上三个条件均会得到满足,此即为"完美拖带";如拖带起搏的位置在外环,则可能产生融合波及最后一个拖带起搏停止后首个室性心律的回复周长与室速周长相等(误差 ±10ms);如拖带刺激的部位在折返环外,那么所得到的心室波的形态及回复周长均不同;如刺激部位在共同通路的旁观区,则可以看到夺获的 12 导联 QRS 形态均与室速时相同,同时 S-QRS 会比 MDP-QRS 延长而回复周长也比室速周长延长。

如果追求在一个位点消融即可终止和消除室速,那拖带标测时找到"完美拖带"的位点是最佳的定位方法。但这要求室速持续性好而且血流动力学稳定。对于不稳定性室速则无法实行。

(4)心外膜标测:某些情况下,由于室速起源于心外膜侧(一般以 QRS 波起始宽钝为主要特征),以上所述的心内膜标测难以奏效,需要在心外膜进行标测和消融。少部分左室外膜起源的患者可以通过冠状静脉进行标测消融。

近年,采用心包穿刺在心外膜进行标测的技术得到较普遍的应用。其操作要领基本是常规心包穿刺术与常规接触式标测(包括激动顺序、起搏和拖带标测)的结合。从已经发表的最大系列研究报告来看,以拉丁美洲的地方性寄生虫流行病——美洲锥虫病引发的室速和非缺血性心肌病室速(尤其 ARVC)消融为主,而缺血性心脏病在该研究中所占比例并不高,并且以下壁起源者为主。这既有心脏病室速病理特点的因素,也应当看到在外膜进行标测和消融,在相当大程度上受到冠状血管、周围脂肪组织的影响和制肘。心外膜消融与传统心内膜消融只是途径的不同,标测和消融的策略仍然一样。存在的主要风险是穿刺导致肝、结肠、冠状动脉、肋间血管和神经以及肺损伤,消融前必须行冠状动脉造影确保靶点远离冠状动脉至少 10mm。这也导致有时虽然找到理想的靶点但最终因太靠近冠状动脉而放弃消融,或者只能尝试冷冻。总体而言,经外膜途径标测消融的并发症发生率在 8%~10%。

2. 三维标测　三维标测目前主要包括 Carto 和 EnSite NavX/Array 两大系统,国内外其他厂家也开发了其他类似系统。除了都提供三维定位和导航之外,在标测思路方面,Carto 和 EnSite NavX 类似,主要着眼于对心室低电压或瘢痕区的高密度标测(可资选择的导管有 10~20 极可调弯导管或 Pentaray 导管),然后结合激动顺序和 / 或拖带标测进行精确定位。二者共同的弊端是耗时相对较长,并且要求室速可重复诱发、持续性好并且血流动力学稳定。

ESI Array 的优势表现在,既可像 Carto 那样进行逐点接触式低电压或基质标测,还可进行更快捷的非接触式动态基质标测(DSM),另外,由于可以进行全心腔等电位标测,对于 Carto 和 NavX 应用受限的血流动力学不稳定以及难诱发、不持续的室速,Array 具有突出的优越性。

【消融】

虽然器质性心脏病的心肌病变为消融带来一定障碍,也因此催生了超声、激光和微波等新能量形式的出现,但受制于工艺水平、安全性和实用性等因素的限制,迄今射频仍然在临床占据了绝对的主流地位,相信在未来相当长时间亦不会改变。

不过,由于心室内膜侧结构的特点,常规温控导管往往因为局部散热不良而导致温度达标但消融功率过低以致消融失败或复发。大量临床经验表明,盐水冲洗消融导管可以显著提高消融能量,产生更深的组织损伤,因此成为器质性室速消融的标准导管。

消融的策略方面,包括点灶消融、线性消融和片状消融三种策略。由于绝大多数的器质性室速均为折返机制,因此,找到室速的关键折返通路并对其进行线性消融阻断折返是合理的对策,也有学者环绕低电压区域进行线性消融。如果室速无法诱发或者无法进行拖带标测,有学者在标测出瘢痕灶后在瘢痕之间线性消融。也有人提出在瘢痕和二尖瓣或三尖瓣环之间线性消融,以阻断潜在的折返通路。近年越来越多的研究推崇基质标测（尤其是延迟电位标测）指导下的片状基质消融策略。有研究表明，传统的诱发标测只是徒增了操作时间、放射剂量，对消融成功率并无益处，因而主张对器质性室速直接进行基质标测和消融。新的基质标测手段包括磁共振延迟增强显像和碎裂电位指数等手段也有利于基质的精准标测。由于消融策略的改变，其即刻成功的终点也不再局限于诱发终点，而以基质改良，尤其是延迟电位的消除为主要目标，当然，这样的策略和终点还需要更多临床证据。

【常见器质性室速的标测和消融】

（一）致心律失常源性右心室心肌病（ARVC）室速

多发于中青年，病变主要累及右心室，以右室部分心肌被纤维－脂肪组织替代、右心室扩大、室壁变薄、单个或多个室壁瘤为主要表现，随着病程的进展，可导致右心室广泛累及并因左心室受累而可能出现双心室心力衰竭。ARVC 患者在临床上往往以折返性机制的非流出道起源的室速或室颤为主要表现。其室速往往≥2 种，以右室非流出道室速为主，也可能伴有右室流出道室速或室早，部分患者晚期还可能出现左室室速。典型的 ARVC 室速表现为 LBBB，Ⅱ、Ⅲ、aVF 导联为 QS、rS 或 RS 波。有报道显示由伴发于 ARVC 的室速所导致的猝死约占年轻人猝死总数的 50%。

该型室速的诱发、定位、消融和验证均较困难，且因心肌变薄或缺失，消融时发生严重并发症的风险较高，被大多数电生理医生视为畏途。抛开经济负担问题而仅就治疗原则而言，对于室速 >220 次 /min 且有黑矇 / 晕厥或家族猝死病史的患者，都应常规建议其植入 ICD，而导管消融只能是第二选择。需要指出的是，植入 ICD 除了经济方面的负担之外，也存在其他的困扰，有报道表明，植入约 6 年之后，可能有 >20% 的患者会发生 ICD 导线断裂、绝缘层破损等问题。

在室速标测方面，传统的接触式拖带标测对于频率过快室速的消融不适宜。有学者着眼于寻找窦性心律时右室延迟电位并对其进行消融，获得一定效果。采用三维电解剖进行基质标测有一定价值，但如要准确定位，仍需要结合拖带标测。这两种标测均要求室速容易诱发、重复性良好且血流动力学稳定，这显然制约了其可行性和精确性。

心内非接触式标测可以快速、准确地判定室速的起源，这对于频率较快、血流动力学不稳定或难以诱发的病例更有意义。结合虚拟电图对室速起源进行确认，可大大提高标测的效率和精确度。在消融策略方面，以往的观点认为应当是线性消融有效，如果结合了拖带标测，则一次放电即可以奏效，我们的经验表明，最终往往需要使用盐水消融导管进行片状消融方可奏效。考虑到右室内膜结构的特点，近年来穿刺心包进行心外膜消融逐渐受到重视。

总体而言，目前此类室速的导管消融成功率为 40% ~80%，其失败率和再发率均较高。尽管如此，根据我们的经验，即使无法完全根除或预防室速，大多数的患者仍然能够从消融当中获益。我们一组 28 例患者中，其中 11 例有晕厥 / 黑矇史，超过一半曾经被建议植入 ICD，2 例已植入了 ICD。但在接受了消融之后，无一植入 ICD，平均随访 3 年亦无室速所致的猝死，即使是那些有室速再发的患者，其频率也明显低于消融前（消融前平均 >200 次 /min，消融后平均 <160 次 /min），并且术前室速发作时静脉给予胺碘酮无效者，术后小剂量普罗帕酮均能奏效。

我们对近 200 例的随访结果证实，对于因各种原因无法接受 ICD 或已经植入 ICD 但频发室速的 ARVC 患者，导管消融作为一线或辅助治疗是可行的。近年来，由于心外膜标测技术的普及，越来越多证据表明，内膜＋外膜标测和消融可以显著提高 ARVC 室速的消融成功率，使得导管消融成为 ARVC 室速的一线治疗策略变得越来越乐观。

（二）心肌梗死后室性心动过速（post myocardial infarction ventricular tachycardia）

此型室速绝大多数为折返性机制所致，其发生与缺血－坏死－存活心肌细胞交错的慢传导区密切相关。

标准的策略是三维标测进行基质标测,然后寻找舒张中期电位之后进行拖带标测,在获得隐匿性拖带的位点进行线性消融阻断传导通路。不过,即使已经找到了关键的折返通路,消融是否成功取决于能否在心梗之后的瘢痕与心肌交织的区域形成足够深的有效损伤灶。遗憾的是,迄今这两个要求依然难以解决,外膜消融可能会有帮助,但应该是在内膜标测无效或效果欠佳,有足够的证据考虑外膜起源时才进行心包穿刺标测。此外,某些患者可能会因为出口通路较长而出现左室心梗但室速为左束支型,此种情况一般见于紧邻间隔的左室前壁或下壁心梗患者。

对于消融靶点的判断,理想的模式是三维电压标测 + 完美拖带。对于三维电压标测,近来发现及时调整电压亦往往欠可靠,但窦性心律下记录到延迟电位却更加有帮助,此处往往是实现完美拖带的位点。尽管如此,鉴于此类患者缺血性心肌病和心功能障碍,迄今,导管消融治疗心梗后室速的成功率难以令人满意,总体而言,目前限于单形性室速,即时成功率 57% ~90%,复发率 17% ~50%。也正因为如此,ICD 依然是治疗的首选。

(三)束支折返性室速(bundle branch reentry ventricular tachycardia,BBR-VT)

束支折返性室速是迄今唯一的折返环路明确了的室速。希氏束(至少其远端)、双束支、浦肯野系统以及心室肌是折返环路不可或缺的组成部分。最常见的基础心脏病为扩张性心肌病,患者往往伴有左心室功能障碍和充血性心力衰竭症状。此型室速可能占特发性心肌病的患者中所能诱发出的持续性室速的 40% 左右。

希浦系的传导异常是导致此类心律失常的关键因素,其典型的表现为心室内传导延迟或束支阻滞,窦性心率时 HV 间期一般 >60ms,室速时可能会延长,但这取决于导管所处的位置。因此,临床上有以上表现的室速患者,即使没有明显的心脏扩大,也应当考虑 BBR-VT 的可能性。如果缺乏对此类室速的了解,很容易导致不恰当的药物和器械(ICD)治疗。

电生理检查时所诱发的 BBR-VT 以 LBBB 型最常见,可能是由于室性期前收缩的逆传更倾向于经由 LBB 进行。LBBB 型 BBR-VT 是以 RBB 前传而 LBB 逆传,其 HPS 的激动顺序依次为希氏束电位(H)-RBB 电位 -V 波 -LBB 电位。显然,阻断 LBB 或 RBB 中的任一支均可以消除室速。而较为少见的 RBBB 型室速则可能有两种类型,一种是与 LBBB 型相反,依次为 H-LBB 电位 -V 波 -RBB 电位,提示室速经 LBB 前传而 RBB 逆传,阻断 RBB 或 LBB 均可消除室速;另一类型则是折返分别经由左前或左后分支前传和逆传(此时逆传的 H 出现于体表 QRS 波之后和 V 波之前,RBB 则作为旁观者),对于此类室速,必须阻断左前或左后分支方可消除室速,同时需要与发生于左后或左前分支的 ILVT 进行鉴别,后者一般无器质性心脏病,可由心房或心室刺激诱发,多为电轴左偏且对维拉帕米敏感。值得指出的是,窦性心律时所见的 LBBB 或 RBBB,往往只是反映出某一束支传导的延迟而非真正阻滞。

虽然多数 BBR-VT 患者 LBB 传导异常远甚于 RBB,绝大多数患者在消融 RBB 之后仍然足以在窦性心律下维持 1:1 的房室传导(即使术前表现为 LBBB)。对于此类有 PR 延长(HV 明显延长)的扩张型心肌病患者,在消融造成不可逆的 RBBB 之后,远期发生完全性房室传导阻滞的风险 10% ~15%。值得警惕的还有患者远期因其他类型室速和心力衰竭而死亡的风险。

(四)其他器质性心脏病伴发的室速

除了上述较为常见的情况,临床上还有扩张性心肌病引发的多形性室速以及肥厚型心肌病室速等,一些地方性的疾病,如美洲锥虫病亦可导致恶性的室速。多形性室速以往都不做消融,ICD 加药物似乎是唯一选择。但我们认为如果部分形态的室速如果发作频繁,也应该考虑有选择地进行消融以期改善症状,减少药物的用量。部分有晕厥时的患者平时主要表现为频发的多形性室性期前收缩,我们的策略是酌情对频发的室性期前收缩和室速进行消融,这些室速既可以是起源于右心室、也可以是左心室起源的。需要注意的是,在消融左心室起源的室性心律失常时应当尽量缩小消融面积,以减少消融带来的负面血流动力学效应。

第7节　不适当窦性心动过速的导管消融

【概述】

不适当窦性心动过速的导管消融(inappropriate sinus tachycardia,IST)亦称窦性心率异常加速,为临床上少见的一种出现于健康人的慢性非阵发性窦性心动过速,表现为休息时心率持续性增快或窦性心率增快与体力、情感、病理或药物的作用程度不相关或不成比例,通常没有器质性心脏病和例如甲状腺功能亢进等其他导致窦性心动过速的继发原因。

此病多见于年轻女性(15~50岁)。患者多于静息时心率 >100 次 /min,稍事活动甚至只是在清醒后心率即迅速增至 100 次 /min 以上。常见症状包括心悸、头晕、胸闷、头痛、乏力、焦虑等,严重时可伴有黑矇、晕厥。心动过速时 P 波电轴及形态与窦性心律的相同。

1. 诊断标准

(1)P 波形态和心内电图的激动顺序与窦性心律相同。

(2)心率在静息或轻微活动情况下过度增快,出现持续性窦性心动过速(心率 >100 次 /min),心动过速(和症状)是非阵发性的。

(3)心悸、近乎晕厥等症状明确与该心动过速有关。

(4)排除继发性原因(如甲状腺功能亢进、嗜铬细胞瘤、身体调节功能减退)。

2. 病理生理机制　该病发生机制尚不明确,大致可分为心内和心外两类因素。心内因素方面主要包括窦房结自律性增加、交感神经张力及敏感度增强、迷走神经张力下降、压力反射受损等。心外因素则包括焦虑症、自主神经病变、过度静脉淤血、交感迷走神经失平衡、脑干调节功能失调以及乙酰胆碱敏感性钾通道和腺苷敏感的钾通道的功能缺陷等。

3. 电生理诊断　电生理检查的诊断标准为:

(1)排除能被心房程序刺激诱发的心动过速,特别是起源于界嵴头端附近或右上肺静脉的房速。

(2)标测示心内膜最早激动点位于窦房结附近,沿界嵴自上而下逐渐激动心房。

(3)当心动过速的频率出现变化时(如静脉应用阿托品或异丙肾上腺素),伴有界嵴处最早激动部位的向上或向下移动。

(4)心动过速的开始和终止呈频率逐渐加快或逐渐减慢的特点。

【药物治疗】

IST 首选药物治疗,如 β 受体阻滞剂依伐布雷定、钙通道拮抗剂(如维拉帕米和地尔硫䓬)及 Ⅰ c 类抗心律失常药物或这几种药物的组合。其中 β 受体阻滞剂已成为大多数交感神经兴奋引起的 IST 的一线药物。上述药物虽可以适度降低窦房结的发放频率,但其长期疗效均不佳,或患者因难以耐受而停药。

【消融治疗】

尝试对不适当窦速患者的窦房结头端进行消融以减慢心率的做法已经有 20 年历史了。消融方法主要包括:

1. 窦房结毁损消融　于界嵴上端开始消融,沿界嵴下移至中下 1/3 处,心率下降 >50% 伴交界性逸搏心律为消融终点。此种策略复发率低,但异位房速和起搏器植入比例高,消融次数多且 X 线曝光时间长。

2. 窦房结改良消融　标测发作中或异丙肾上腺素诱发的窦性心动过速的最早激动点并进行消融,标测点局部领先体表心电图 P 波起始点领先 25~45ms。基础心率下降至 90 次 /min 以下,以及在异丙肾上腺素作用下窦性心率下降 20% 以上为消融终点。该方法使起搏器置入的比例下降,并可降低最大心率和 24h 平均心率,但对最低心率无影响。

3. 房室结消融加起搏器植入 在 IST 早期治疗中曾采用过,但部分患者术后仍可能有症状,目前仅适用于其他治疗无效并有严重症状的患者。

4. 外科消融 经心外膜途径消融窦房结周约 2cm 区,以出现房性或交界性逸搏心律为终点。该手术风险高,仅于其他治疗无效时采用。

目前大多数患者采用窦房结改良法。应用心腔内超声和三维电标测系统、非接触性标测等可提高准确率和成功率,降低 X 线曝光时间并尽量避免损伤窦房结过多导致窦性心动过缓。不适当窦性心动过速消融的复发率高,反复消融可以因合并窦房结损伤、窦性心动过缓而使得需置入永久起搏器的概率显著增加。

消融的短期成功率可达 70% ~100%,但长期成功率因评价方法不同其结果不一,0~66%。长期效果不佳的原因可能包括:①难区分邻近界嵴窦房结区域的异位房速和局部的窦房结异常;②窦房结起源点与冲动传出点不一致;③多个传出点的心内激动时间相似;④自主神经张力相关的起源点变化等。

需要指出的是,许多 IST 患者同时存在精神异常,尤其是焦虑症,有报道认为其中 66% 可以随消融缓解。对于症状轻且早期的患者,消融可能使症状完全缓解,而病史长、症状重者消融术后复发率高。

8 第 8 节 导管消融常见并发症识别和处理

作为微创治疗的介入性操作对患者创伤较之传统手术虽然不可同日而语,但毕竟因为在心血管系统进行操作,存在各种并发症,其中一些甚至具有致命性,临床必须高度重视。事实上,目前我国导管消融治疗直报系统显示的数据,房颤导管消融的并发症发生率居然只有发达国家的 1/6,甚至 1/10,这绝非是真实情况,而说明大家对并发症讳莫如深,而不能正确地认识和面对并发症,只会导致恶性循环。

【房室传导阻滞】

对靠近心脏传导系统的快速性心律失常进行消融时,均有导致不同程度房室传导阻滞的风险。临床上以房室结折返性心动过速、靠近房室结附近的房性心动过速、希浦系或毗邻起源的室速消融时发生房室传导阻滞的风险较大。尤其是在左心室室间隔上部消融时,因此处希浦系最表浅也最细,受损后发生不可逆阻滞的概率相当高,需要特别警惕。

房室传导阻滞的诊断和识别没有难度,但后续的处理往往比较棘手。最主要在于预防。避免房室传导阻滞的几个要领:①应该总是放置希氏束电极或者在三维导航系统上对其进行标记定位;②在消融前必须确认消融靶点的准确性,并尽量保持其与房室结 – 希氏束的距离;③尽量使用低功率尝试消融,根据反应再决定是否增强消融,以低功率、低温度但延长消融时间来达到疗效与安全性之间的平衡;④对于消融导致房室传导阻滞风险高的心动过速,不应该追求消融终点的完美,以免导致终身遗憾。

临床一旦有房室传导阻滞的征象就应当即刻终止消融。发生房室传导阻滞后可以酌情静脉注射地塞米松等 3~7d,以减轻局部组织水肿和炎性反应,但要注意勿给过大剂量,也勿长期用药,以免因药物副作用导致新的并发症,尤其是股骨头坏死的并发症。其他类似细胞活化剂或心肌营养剂的疗效并未有临床证据支持。

消融术中发生的一过性房室传导阻滞,有相当多的病例可以恢复,一般多发生在术后 2 周内,因此建议观察 2 周。不过,这取决于消融部位和能量的大小。相对而言,在房室交界区消融时出现房室传导阻滞后期恢复的可能性要高一些,但左室间隔高位希浦系消融时发生过房室传导阻滞后更典型的表现是术后一过性地恢复正常,随后转为永久性的房室传导阻滞。

【心包积液 / 心脏压塞】

在房颤消融并发症中最常见,其发生率 1.2% ~5%。也可见于心室内消融时,这种情况往往更危急。患者可因心房组织受损疏松致血液渗出或心房穿孔导致出血而出现心包积液,严重的导致急性心脏压塞,处理不当或不及时可导致死亡。

导致急性心脏穿孔的常见原因包括:房间隔穿刺点过于偏后(穿透右房后壁)或偏前(误伤三尖瓣环或主动脉)、导管直接机械损伤、左房(尤其是心耳和顶部)消融过度出现破裂等。此并发症的发生很大程度上与患者心房的解剖结构异常(尤其是心房局部有薄弱者)、术者操作手法和消融强度相关。除了消融的功率和温度之外,消融时导管与心肌接触的张力过大也是导致心包积液的主要原因,此种情况更多见于初学者。新近出现的带压力感知的导管可以在一定程度上减少发生的概率。

心包积液时患者多表现为突发呼吸困难、烦躁、淡漠、血压下降(脉压减小)、心率减慢,症状的轻重与出血速度有关。特征性 X 线表现为心影增大、心脏搏动减弱或消失,这也是在导管室里未接受心脏超声确认之前最值得警惕的心包积液信号;有时可见积液影,表现为心影内距边缘 0.5~1cm、随心脏搏动的半环状透亮带。对于渗出性积液,从发生到患者出现明显血压降低或休克症状,往往可以有大约 20min 的滞后,定时观察心影波动很有帮助。而心脏破例则可以迅速出现严重的压塞症状。

及时发现是处理的关键。术前应记录包括整个心脏在内的心影搏动情况;术中必须监测血压,若为无创性监测,其测量间隔不应长于 5min。如患者血压减低,应即刻观察心影搏动情况并与术前相比较,尤其当导管出了心影之外或患者有不适表现时,应首先明确有无心脏穿孔,并给阿托品 0.5~1mg 静脉注射以除外迷走反射。心脏超声检查是最可靠的诊断方法,但若症状严重已出现心脏压塞时,应立即在 X 线下穿刺引流,而不应等待超声,以免延误病情。同时,由于术中应用了大剂量的肝素,部分学者建议出血量大时应立即给予鱼精蛋白中和肝素,鱼精蛋白与肝素的用量比一般为 1mg:100U。我们建议在出血没有基本得到控制之前,不建议过早给予鱼精蛋白,以免其进入心包后使得血液凝固无法抽吸引流。为了减少迟发性心包渗出,国外多数中心在常规结束消融术前经超声确认无心包积液时测定 ACT,如果偏高,则给鱼精蛋白使 ACT 下降到正常水平再推出导管室。

心包穿刺后应留置引流管 24~36h,超声复查无积液至少 12h 以上再拔除。若穿孔较大或出血不止,应该立即行外科开胸修补术。一般每小时出血量达 300~400ml 且经过 2~3h 观察仍然无明显减少的趋势则应该考虑请外科帮助处理。

为了避免心脏穿孔的发生,术中应避免多次穿刺房间隔;因经房间隔鞘管送导管时力量易传导至头端,尤其是送入左心耳时,因此经鞘送入电生理导管时应尽早透视;操作导管应该轻柔,遇到阻力不可用力;密切注意放电的功率和温度,若发生焦痂粘连电极,适当旋转电极后方可撤出。近年组织接触压力导管的出现很大程度上提高了消融的安全性,减少了此类并发症的发生率。

【栓塞】

与消融有关的栓塞可分为血栓栓塞和气体 / 焦痂栓塞。栓塞的部位包括肺、脑、心脏、各个脏器或四肢,其中以肺、脑的栓塞最危险。脑梗死是非常严重的并发症。

血栓形成主要见于术中消融导管和鞘管上的附壁血栓形成或原有的心房血栓脱落,如果在左心系统则导致脑梗死,也可能因为股静脉血栓脱落而发生肺栓塞,后者是所有导管消融操作最可能发生的并发症。术中肝素用量不足可能导致血栓形成。消融局部温度过高可使消融导管电极表面形成血痂、碳化。

临床症状因栓塞部位不同而异。

使用开放式盐水灌注消融导管可以防止头端碳化焦痂形成,更换鞘管时注意抽吸和冲洗房间隔鞘管可有效防止其他栓子形成。

围术期和术中的合理抗凝至关重要。术前 72h 内患者应进行经食管超声心动图检查。若心房内有血栓形成或有血栓高危因素(糖尿病、脑卒中或一过性脑缺血发作史等),应至少华法林有效(INR 2~3)抗凝 3 周,并且重复超声检查。若超声除外了血栓,均给予低分子肝素皮下注射 3 天,至术前 12h 停用;既往曾经主张术前服用华法林的患者于术前 3 天停用华法林,近年大量临床观察表明,对于服用华法林 INR 达标的患者,无需停药,在术中往往监测 ACT 亦达标而无需给予肝素,其安全性是有保证的,我们已经如此安全地完成数百例患者的消融。也可使用达比加群酯、利伐沙班等新型抗凝血药物至术前 12h。

术中左心内放入多根鞘管易于形成血栓,且房间隔穿刺后很快在鞘管上附着血栓,因此 HRS/EHRA/ECAS 关于房颤消融的共识建议在房间隔穿刺时首先充分肝素化,一般以 70U/kg 体重负荷剂量后,之后每小时追加 1 000U。每次给予肝素后测定凝血酶原时间(ACT)并使其维持于 300~350s。术后 4~6h 开始低分子肝素皮下注射 3 天,同时口服华法林,使得 INR 维持于 2.0~3.0 至少使用 2 个月,并进一步根据 CHA_2DS_K-Vasc 评分决定之后是否继续抗凝。

【肺栓塞】

脑梗死的诊断和识别相对较容易。但肺栓塞的识别相对困难。典型的肺栓塞发生在患者术后首次下地如厕后,轻者为突发胸痛、胸闷或呼吸困难,严重者可导致意识丧失。肺栓塞时患者往往面色苍白、窦性心动过速、低血压或测不到、脉搏弱或消失、氧分压和饱和度明显降低。超声可显示右心扩大、心电图则在早期则可以有 I 导联 S 波,Ⅲ 导联 Q 波和 T 倒置。

防止肺栓塞的主要措施除了术中足量肝素之外,术后局部压迫时应该对穿刺侧下肢进行按摩。另外,应该让患者在医护人员监视下尽早下床活动。如果判断或怀疑肺栓塞,应该即刻大流量吸氧,意识丧失者应尽快心肺复苏,以期通过机械按压促使肺动脉内的新鲜血栓破碎流到远端小的血管分支。可能的话,应该尽快进行肺动脉造影并行血栓机械捣碎术。我们对 2 例患者采用此种措施获得了良好的效果。对有肺栓塞的患者应该建议长期抗凝治疗并定期复查。

【消融术后的心律失常】

主要见于房颤消融术后,2.9% ~31% 的患者发生房性心律失常,通常为不典型房扑或房速。多见于术后数日至数月内,心室率通常 120~150 次 /min 且往往顽固性持续,致使患者耐受性更差。

其机制多与消融的术式有关,主要包括:

1. 消融线上的传导恢复或不彻底(传导"缝隙")相关的心律失常,是目前多数电生理中心报道的环肺静脉消融后最主要的机制。

2. 环绕解剖屏障或某一消融环或心房内瘢痕的折返。

3. 心房内局灶异位兴奋灶发放冲动,多见于肺静脉节段隔离术后。

实验研究证实,即使消融线上存在仅 1mm 的缝隙亦足以导致房颤消融失败或引发房扑 / 房速。虽然不少学者将此视为消融所致的并发症,但根据我们采用非接触式激动标测的结果,房颤的机制实质上是随机传导到大折返性心律失常,而非典型性房扑实质上是房颤基质被大大改善而仅残存少许缝隙的标志,不应当笼统地被视为并发症。

研究表明,部分患者的房性心律失常可于术后 2~6 个月自行消失。而对于那些反复发作、不能耐受且药物治疗效果不佳的持续房速,可考虑进行二次消融,采用拖带标测及三维标测方法明确心律失常的电生理机制,并进行相应的消融。由于缝隙相关的房性心律失常为主要机制,寻找关键的传导缝隙至关重要,理论上传导缝隙可出现于消融线上的任何部位,但是我们采用非接触标测的研究发现,在左心耳 –

左上肺静脉间的嵴部、左房顶部及二尖瓣环峡部是最易出现缝隙的,可能与局部心房解剖组织较厚或纤维化严重、不易贴靠导致很难形成透壁损伤有关。因此,在导管消融术中,应该尽可能形成透壁连续的消融线,对防止术后新发的房性心律失常至关重要。然而,这样做的结果则可能导致心包积液或甚至心脏穿孔的风险增高。

在等待再次手术之前,根据我们的经验,钙通道拮抗剂(维拉帕米)加β受体阻滞剂对此类心律失常的效果较为突出。

【心房－食管瘘】

心房－食管瘘是房颤消融术中不常见但是最为严重的并发症,国际国内均有相关报道。事实上,此种并发症仅见于在后壁进行消融的术式,不幸的是,目前居于绝对主流地位的大环形隔离术正强调对后壁的消融。由于食管紧贴左房后壁,与消融径线重叠,而且解剖变异较大,因此在左房后壁消融时的热量可直接损伤食管,其损伤的程度与消融电极的构型和放电功率有关。

患者表现为术后数日至1周内出现高热、惊厥、胸痛、白细胞计数明显增加等症状。对疑似心房－食管瘘的患者,禁行食管超声或胃镜检查,以防气栓形成导致死亡。胸部CT是最佳的确诊手段。

一旦确诊,应立即行开胸修补术,试图使用食管带膜支架被证明绝大多数都以悲剧收场。预防的措施包括降低左房后壁的放电功率、将后壁消融线移至左房顶部以避开食管、实时监测食管温度等,对于后者的可靠程度目前有争议。也有采用三维标测系统与CT/MRI影像融合标记食管腔、心腔内超声(ICE)监测、术中食管钡餐造影等以降低食管损伤的风险。

【假性动脉瘤和动－静脉瘘】

局部穿刺部位的血肿和假性动脉瘤是介入操作常见的并发症。临床表现为局部的肿胀、疼痛,假性动脉瘤则明显局部张力高且局部听诊可闻及收缩期喷射性杂音。而动－静脉瘘者因为血液经静脉回流,局部肿胀可不明显,但听诊可闻及杂音。超声是确诊的金标准。

对于假性动脉瘤,我们的做法是在局部包扎撤出时常规局部听诊,一旦发现局部假性动脉瘤形成,则尽早在压迫股动脉近端的同时穿刺抽吸积血,若成功,则局部血肿消失,张力明显减小,此时再重复标准的压迫和加压包扎程序均可消除。

对于动－静脉瘘,成年人如瘘口在2mm以下,建议观察2个月,多数可以闭合。但部分接受抗凝的患者或青春发育期患者不容易闭合。必要时可行外科手术。

另一种值得警惕的血管并发症是通过高位(腹股沟韧带以上)血管穿刺破口导致腹膜后出血,因其发展相对慢且症状隐蔽,有较高的风险。血压、心率和血红蛋白监测是尽早发现的关键。当然,最重要的是穿刺要领的正确掌握。

【膈神经损伤】

发生率约为1%,且多为可逆性。由于膈神经毗邻右上肺静脉及上腔静脉,在此处消融导致的热损伤是膈神经损伤的主要机制。主要发生于房颤、右房瘢痕性房速和室速的心外膜消融中。

患者可无症状,也可表现为呼吸困难、呃逆、咳嗽、胸痛,主要诊断依据是:术中X线发现一侧膈肌运动减弱或消失;术后X线发现一侧膈肌上抬或一侧肺容积减少。

对膈神经损伤的治疗仅为对症,呼吸困难者可能需机械辅助呼吸。为了预防膈神经损伤,术中在右上肺静脉或上腔静脉消融时应非常注意,观察X线下膈肌的运动度,一旦患者出现上述症状或膈肌运动减弱应立即停止放电,必要时缩小放电的功率和时间。此外,采用术前高频膈神经刺激或三维标测系统预先确定膈神经走行,对预防膈神经损伤具有一定的作用。

【肺静脉狭窄】

此种并发症曾经是房颤消融最常见的并发症。其发生主要是由于20世纪90年代后期最早出现的围绕肺静脉口的节段性隔离术所致的瘢痕性挛缩所致,其发生率甚至可达40%。Kato等根据螺旋CT扫描的结果将肺静脉狭窄分成3度:轻度(≤50%)、中度(50%~70%)和重度(≥70%)。

肺静脉狭窄的发生与在肺静脉内放电或口部放电的功率温度过高有关。患者可出现呼吸困难、胸痛、咳嗽、咯血及反复的肺部感染;部分患者可无明显的症状,胸部CT检查是诊断肺静脉狭窄程度和位置最有效的手段。多数患者出现于术后的2~3个月,部分患者可延迟至术后6~12个月才出现。目前尚无治疗肺静脉狭窄的药物,因此单纯肺静脉球囊扩张及植入肺静脉支架成为主要的治疗方法,但是这些介入治疗仍具有很大的风险。不过,随着时间的推移,临床随访发现,单支肺静脉闭塞或狭窄的临床意义并非如以往认为的那样严重。绝大多数患者可以不产生明显的临床症状,因此,无需特殊处理。但在早期应该给予消炎和镇咳、促进痰液排除等措施。

避免在肺静脉内消融、提高术者的经验及降低肺静脉口部消融的能量输出对预防肺静脉狭窄具有重要意义。事实上,在肺静脉口进行节段性隔离术仅仅着眼于起源于肺静脉的触发子的消除,其成功率仅30%左右,随着能够同时破坏房颤部分基质的左房内大环形隔离术的出现,既大大提高了消融成功率,也淘汰了肺静脉口节段性隔离术,因此,肺静脉狭窄的发生率也大大降低。

(马　坚　姚　焰)

第十章

心脏起搏治疗

心脏起搏器是心血管植入型电子器械（cardiovascular implantable electronic devices，CIED）中最常用的一种。它能发放电脉冲，通过导线的传导，刺激电极所接触的心肌，使心脏激动和收缩，从而达到治疗缓慢心律失常的目的。心脏起搏疗法问世已近 60 年的历史，经历了从非生理起搏到逐渐生理起搏的发展过程。

1　第 1 节　起搏治疗的适应证

人工心脏起搏分为体外（临时性）和植入型（"永久"）两种起搏方式，它们分别有不同的适应证。

【体外临时心脏起搏适应证】

任何急性症状性或引起血流动力学变化的心动过缓都可进行临时心脏起搏。由于如异丙肾上腺素等正性变时作用药物的应用使部分临时起搏变得没有必要，然而如证实药物无效或不能使用且情况紧急，则应采用临时心脏起搏治疗。通常临时心脏起搏的适应证包括：

1. 阿斯综合征发作、房室传导阻滞（AVB）、窦房结功能障碍（SSS）等各种原因引起的心脏停搏并出现阿-斯综合征发作。

2. 急性心肌梗死、急性心肌炎、药物中毒（如洋地黄、抗心律失常药物等）、电解质紊乱（如高钾血症）等所引起的严重缓慢心律失常。

3. 心率不稳定的患者在植入永久心脏起搏器之前，可先作临时心脏起搏以保证安全（如在短时间内能迅速植入永久心脏起搏器者，可不必先植入临时心脏起搏）。

4. 心脏直视手术引起的三度 AVB。

5. 药物治疗无效的由心动过缓诱发的尖端扭转型室性心动过速、持续性室性心动过速等。

6. 预期将可能出现明显心动过缓的患者拟施行大手术及心脏介入性手术。

7. 疑有窦房结功能障碍的快速性心律失常患者进行心律转复治疗时。

8. 预先存在左束支阻滞的患者进行右心导管检查时。

9. 起搏器依赖患者在更换新的起搏器手术时作为临时性支持起搏。一般通常在术中静滴异丙肾上腺素和 / 或降低原起搏输出频率 / 或程控为 VVI,多能使自主心律出现而避免行临时性心脏起搏。

【植入型心脏起搏适应证】

相对于心脏介入其他领域的治疗,心脏起搏是一个“古老”的技术。起搏几乎是唯一可以达到“根治”疾病的心脏介入疗法(彻底消除缓慢心律失常),技术成熟、疗效确切。针对适应证患者,尤其是晕厥患者,起搏器挽救生命的价值是显而易见的。与其他心律失常的治疗相比,对心动过缓的起搏治疗不需要在试用药物治疗后再采用,因此为首选治疗。针对适应证的患者伦理不允许再做现代医学流行的随机双盲对照研究,因此,并无新的有关疗效的大规模临床研究(虽然起搏技术一直在发展),起搏的有效性来自于以往的非随机研究资料,因此起搏适应证的证据级别多为 C(无 A)。

除了对明确的 SSS 和 AVB 等心动过缓有肯定的治疗效果外,一些非心电性疾病,如充血性心力衰竭、肥厚梗阻性心肌病(HOCM)等也列入心脏起搏治疗的适应证范围。

(一)心动过缓起搏

不可逆性、症状性心动过缓(symptomatic bradycardia)仍然是心脏起搏的最主要适应证。后者是指直接由于心率过缓导致的心排血量下降、重要脏器及组织尤其大脑供血不足而产生的一系列症状,如一过性晕厥、近似晕厥、头晕和黑矇等;长期的心动过缓也可引起全身性症状,如疲乏、运动耐量下降以及加重充血性心力衰竭等。心动过缓证据 + 相关症状是患者植入起搏器金标准。2010 年中华医学会心脏起搏与电生理学会和 2013 年 ESC 都针对起搏器的适应证做了修订。为突出临床实用性,本节主要述及其中的 I 类和 III 类起搏适应证。

1. I 类适应证

(1)SSS [持续窦性心动过缓和 / 或频发 / 偶发窦性停搏]或窦房结变时性不良引起症状者。

(2)由于某些疾病必须使用某些类型和剂量的药物治疗,而后者又可引起或加重症状性窦性心动过缓者。

(3)任何阻滞部位的症状性二度及以上 AVB。

(4)无症状的高度或三度 AVB,但业已证实心室停搏 ≥ 3s 或清醒状态时逸搏心率 ≤ 40 次 /min,或逸搏心律起搏点在房室结以下者。

(5)射频消融房室交界区、心脏外科手术后和经导管主动脉瓣置换术(TAVI)后导致的三度和高度 AVB。临床观察期可至 7d,以评估节律异常是否为一过性并能消失。然而,在一些完全性 AVB、低逸搏心律患者,由于消失不太可能,可缩短观察期。

(6)神经肌源性疾病(肌发育不良、克兰费尔特综合征等)伴发高度或三度 AVB,无论是否有症状,因为传导阻滞随时会加重。

(7)心房颤动(房颤)伴高度或三度 AVB,有一次或更多至少 5s 的长间歇。如果快心室率的房颤偶发的长 RR 间期并非适应证;然而,如果房颤慢心室率导致患者不适(心功能不全、室性心律失常等),或虽然 <5s 的长 RR 间期,但后者导致了症状(如头晕、黑矇等),仍然为起搏的 I 类适应证。

(8)无心肌缺血下运动时出现的二度或三度 AVB。

(9)双分支或三分支阻滞伴二度以上 AVB。

(10)交替性束支阻滞。

(11)对于心脏抑制为主、反复发作的无预兆晕厥的颈动脉窦综合征患者。

(12)先天性症状性高度和三度 AVB 患者,或无症状但存在下列危险因素:心功能不全、QTc 间期延长、室性期前收缩、宽 QRS 的逸搏心律、室率 <50 次 /min、心室停搏 >3 倍基础节律周长。

(13)长间歇依赖性持续性室速,可合并或无长 QT 间期,起搏治疗证明有效。

未治疗的 AVB 患者的死亡源于因心排血量下降的心衰、心脏停搏以及由后者触发的恶性室性心律失常。起搏疗法可避免这些患者的晕厥,延长寿命,虽然这些研究并非来自于 RCT。相对于 SSS,AVB 患者植入起搏器的获益更加明确,能改善预后。AVB 患者并非都强调症状相关(如三分支或间歇高度 AVB),可用于无症状的 AVB 患者。

2. Ⅲ类适应证

(1)无症状的 SSS 或症状并非由窦性心动过缓引起或非必须应用的药物引起。

(2)无症状的一度 AVB 和二度Ⅰ型 AVB 或预期可以恢复且不再复发的房室传导阻滞。

(3)束支/分支阻滞或伴有一度 AVB,但无症状。

3. Ⅱ类适应证　包括Ⅱa(应该选择)和Ⅱb(可以选择),是介于Ⅰ类(必须选择)和Ⅲ类(非适应证)之间的所有临床情况。

(二)非心动过缓起搏

以往心脏起搏仅用于治疗 SSS、AVB 等缓慢性心律失常(心力衰竭),目前起搏的适应证得到了很大的拓宽。已从治疗心电衰竭发展到纠正心电紊乱(如预防阵发性房性快速心律失常),从治疗心电性疾病发展到治疗非心电性疾病(如治疗充血性心力衰竭)。

1. 预防阵发性房性快速心律失常(PAT)　起搏治疗可通过起搏模式(AAI、DDD)、起搏部位(左右心房同步、右心房双部位及房间隔)及起搏器的特殊程序(包括持续动态的超速心房起搏和触发的超速心房起搏)来预防(非终止)PAT 的发生。

起搏对预防 PAT 有一定作用,但尚缺乏大规模临床试验的结果,起搏治疗仍然是药物治疗的辅助手段。目前尚不主张对无缓慢心律失常患者单纯为了预防 PAT 而应用起搏疗法。指南中将药物难治的阵发性房颤,伴有窦房结功能减低者列为心脏起搏预防心动过速的Ⅱb 类适应证(证据级别:B)。此处所说的Ⅱb 类适应证是指从预防心动过速的角度而言。另外,对器质性心脏病合并持续性房颤,当药物不能满意控制心室率或病人不能耐受抗心律失常药物时,可消融房室结后植入 VVI 起搏器(目前指南推荐植入 CRT,Ⅱa 类适应证)。多数临床结果显示可改善血流动力学异常及相应的临床症状,但对预防血栓/栓塞并发症及生存率无影响。

2. 肥厚梗阻性心肌病(HOCM)　植入 DDD 起搏器后应用短 AV 间期使右心室心尖部(RVA)起搏可改变心室激动顺序,产生局部失同步(右室间隔下部先激动,室间隔基底部延后收缩),从而增加收缩期左心室流出道(LVOT)直径,减少二尖瓣前向运动(SAM),减轻 LVOT 梗阻。起搏治疗的关键在于导线需放置在右心室心尖部(RVA)并保证持续的起搏以及尽可能多地左心室充盈,后者对左室舒张功能已受损的 HOCM 尤其重要。最佳的 AVD 定义为能保证持续 RVA 起搏的最长 AVD。

早期非随机研究表明,起搏可降低 LVOT 压差,减轻或缓解 LVOT 梗阻的症状,甚至能够逆转心室重构。但也有资料表明起搏并不能改善主观症状和运动耐量或存在安慰剂效应。目前尚缺乏前瞻性、大规模、多中心、随机临床试验证据,亦无外科、化学消融及起搏治疗的大规模随机对照的临床研究结果。无证据表明起搏可改变疾病的进程和降低患者病死率(也未进行过这方面的研究)。但相对于外科和化学消融,起搏手术明显简单、风险小。对年龄较大(不宜外科及消融),尤其合并存在传导系统功能低下使应用钙离子拮抗剂和 β 受体阻滞剂发生困难时,起搏治疗可能是最好的选择。起搏后可耐受更大剂量的药物治疗,可作为外科及化学消融手段的补充或补救措施(如出现房室或束支阻滞并发症时),也不影响今后其他创伤性治疗的实施。

药物治疗无效的症状性肥厚型心肌病患者,若静息或激发状态下存在显著的 LVOT 梗阻作为起搏治疗的Ⅱb 类适应证。对高危的 HCM 患者,应考虑植入 ICD(Ⅱa 类适应证,针对 HOCM 者,建议植入双腔 ICD)。

3. 某些晚期心力衰竭　起搏疗法开启了心力衰竭新的里程碑式的治疗方法。它主要是针对存在心室活动不同步的晚期心力衰竭患者。

4. 长 QT 综合征　长 QT 综合征病人的危险是易发生室性快速心律失常,主要是尖端扭转型室速(TdP)。心动过缓情况下早期后除极(EAD)的幅度增大,因此常具有心动过缓依赖性。起搏治疗不仅能提高心率,减少心动过缓依赖性心律失常,同时也使病人能耐受较大剂量的 β 受体阻滞剂。应该指出的是,起搏治疗不能完全预防心脏性猝死,唯一肯定能预防心脏性猝死的方法是植入 ICD。

长间歇依赖性持续性室速,可有或无长 QT 间期,起搏治疗证明有效者可作为起搏预防心动过速的 I 类适应证。但实际上在没有起搏器植入的情况下很难完全、长期地证实起搏治疗的有效性。对有心脏骤停或反复晕厥发作的长 QT 综合征患者,应植入 ICD 而非心脏起搏器。目前起搏联合应用 β 受体阻滞剂仅适应于拒绝应用 ICD,且心律失常呈明显停搏依赖性的患者。

5. 颈动脉窦过敏综合征及神经介导性晕厥　在表现为心脏抑制型及混合型的颈动脉窦过敏综合征及神经介导性晕厥患者可考虑起搏治疗。

对反复发作的由颈动脉窦刺激或压迫导致的心室停搏 >3s 所致的晕厥可作为起搏的 I 类适应证(证据水平:C)。将存在明显症状的神经 – 心源性晕厥,合并自发或倾斜试验诱发的心动过缓作为起搏治疗的 Ⅱb 类适应证(证据水平:B)。最近的研究还表明,植入具有频率骤降反应(rate-drop response)功能的双腔起搏器或具有能评估心肌阻抗、利用闭环刺激原理的起搏器对血管迷走性晕厥可能有更好的疗效。

虽然指南比较繁琐,但实际上也并未涵盖所有的临床情况。不似 ICD 或 CRT 适应证,起搏器的适应证看似明确,但实际上有时是模糊的,如症状相关、变时功能不全等缺乏客观或可操作指标。窦性心动过缓与症状的相关性有时难以明确,尤其是这些需要植入起搏器的人群(老年人、合并其他心肺疾患等)。就某一个具体病人而言,植入型心脏起搏的适应证并非总是明确的(尤其是 Ⅱ 类适应证)。不同医院和 / 或医生对同样的传导系统病变在不同的临床状态下是否需要植入起搏器的观点也不尽相同,某些病变有时的确难以界定是否为心脏起搏治疗的绝对适应证。在具体应用适应证建议时,应掌握以下几个原则:

(1)心动过缓若产生症状即应实施起搏器治疗。心动过缓证据 + 相关症状(即症状性心动过缓)= 植入起搏器金标准。

(2)以往起搏器是为了避免心跳停搏的"救命"措施。但随着植入型器械的进步、生活质量的提高,改善生活质量(如同其他多数治疗一样)是植入起搏器的最重要目的之一,而并非一定只是"救命"、预防"晕倒"的武器。与心律失常的其他治疗措施不同,对心动过缓的起搏治疗不需要在试用药物治疗后再采用,因此为首选治疗。

(3)心动过缓即便未引起症状但有猝死可能的也应该列入起搏器治疗适应证。例如出现较长的心脏停搏,在患者睡眠时并不会产生症状,但因心脏停跳或由此产生的快速室性心律失常可导致猝死。

(4)因患者服用某些影响心率的药物导致症状性心动过缓或心跳长间歇,而患者又因病情需要不能停用这些药物时,也是起搏治疗的适应证。

(5)SSS 中心动过缓 – 过速综合征类型,患者症状可能多由反复发作的房性心动过速而非心动过缓引起,但治疗心动过速的药物会加重心动过缓而存在治疗矛盾。因此即使患者无明显的症状性心动过缓,也应植入双腔起搏器,并可采用非右心耳起搏及带有预防房颤功能的起搏器。

(6)同样的心动过缓导致的症状变异很大,应努力明确两者的相关性,要个体化。有时患者心率并不慢(如交替性束支阻滞或三分支传导阻滞),为预防高概率的心源性晕厥,也必须植入心脏起搏器(I 类)。

(7)通常并无心率降低水平与治疗选择之间的对应措施,也无"心跳停几秒"就是植入起搏器指征的绝对"金标准"。平均室率 <40 次 /min 多需植入(AVB 患者为 Ⅰ 类,而 SSS 患者需判断是否存在相关症状)。AVB 在窦性心律时心室停搏 >3s,或房颤时心室停搏 >5s 为 Ⅰ 类适应证。

(8)SSS 患者指南并无相关停搏多长时间的具体标准,只强调症状相关,具体由医师自行判断。

(9)缓慢心律失常在决定治疗措施前必须首先明确其是否原因可逆或不再发生(药物、缺血、电解质紊乱等)。一旦排除可逆原因,就应根据缓慢心律失常的严重性决定是否心脏起搏,此时的病因并不重要。

(10)短暂的长停搏间歇引起的晕厥,虽然诱发因素可能可逆(如迷走兴奋、电解质紊乱等)、平素传导系统功能正常,但因不能完全避免再次发生,也应植入起搏器。

(11)晕厥、LVEF ≤ 35% 伴或不伴束支阻滞者,应考虑植入 ICD、CRT-P、CRT-D 而非起搏器。

(12)束支阻滞的老年患者,无前驱症状、仰卧位、活动时发生的不明原因晕厥、始于老年阶段的晕厥史和因晕厥受伤者可从经验性植入起搏器中获益。

(13)晕厥患者如不能确定与业已存在的缓慢心律失常的关系,植入时应向患者解释晕厥原因的复杂性,尤其是目前国内医疗大背景下。

(14)除上述指南外,医生应将患者作为一个整体来考虑,同时应考虑植入心脏起搏器后所面临诸如更换等一系列问题。除心律失常外,患者的一般情况、年龄(年长者加之退行性传导系统病变进展的不可预测性,可能更倾向选择起搏器植入。共存的疾病、心理状况和经济情况等均需要综合考虑。有时需要参考患者平均心率、最长心室停搏时间、患者症状、有无长间歇依赖性室性心律失常、患者的心功能和患者意愿等进行综合判断,最终做出是否植入心脏起搏器的决定。

我国目前植入起搏器约 7 万 / 年,与欧美国家和亚太发达国家相比仍然数量很小,尤其是中国大陆地区。有些适应证患者应用明显不足,如症状性窦性心动过缓者;而有些可能有些过度,如平均室率不慢的偶发长 RR 间期的持续房颤患者。

❷ 第 2 节 起搏系统的植入技术

起搏器植入手术包括植入型心脏起搏和临时性心脏起搏,植入手术由心脏内科医生在放射科或导管室完成。必需的设备包括 C 臂 X 线机、起搏分析仪、心电监护仪、除颤器及必要的抢救药品等。

【植入型心脏起搏】

包括术前准备、手术操作和术后注意事项。

(一)术前准备

主要的注意事项包括:

1. 全面掌握临床资料 常规进行胸片及相关血液检查等。要注意可能影响起搏器植入途径和位置的事项,如病人的优势手(通常应将起搏器放置在优势手的对侧)、先天性畸形(如异常的静脉引流、永存左上腔静脉)、是否做过三尖瓣的手术及右心疾病(如三尖瓣机械瓣术后患者不能通过三尖瓣进行右室心内膜起搏)及是否进行过胸部手术(如乳腺手术等)。

2. 签署知情同意书(风险、益处和起搏模式选择等)。

3. 术前通常不必禁食,手术区域备皮,建立静脉通道。

4. 导管室及放射科的无菌条件不如手术室,且在体内植入金属异物,因此,通常建议术前 1h 左右开始应用抗生素并在手术中持续应用以预防可能的感染。

5. 依据各植入中心的习惯,术前可停用或不停用抗凝或抗血小板药物。

(二) 手术操作

技术要点包括静脉选择、放置导线和埋置脉冲发生器。

1. 静脉选择 通常可供导线插入的静脉左右各有 4 条,浅静脉有头静脉、颈外静脉,深静脉有锁骨下静脉/腋静脉和颈内静脉。通常多首选利手对侧的头静脉或锁骨下静脉/腋静脉(何者为首选依植入医师的习惯而定)。如不成功,选择另一侧的深静脉。尽量避免使用颈内或颈外静脉(导线自锁骨上的隧道易致导线损伤)。

(1)切开头静脉:头静脉在胸三角沟内的脂肪组织中找到。它通常伴有一条神经,分离时应避免将其损伤以免日后留下局部神经痛。暴露头静脉后,在近端和远端各放置一粗结扎线,结扎远心端,用眼科剪剪开静脉近心端后送入导线。

优点:安全,是所有静脉途径中术中(避免肺和动脉的损伤)及术后并发症(可能的导线磨损)最少者。

缺点:有时太细或走向畸形(多在进入腋静脉处)而不能插入导线或使其顺利进入腋静脉,失败率为10%~20%;另外,同时送入双根导线的成功率不高。

(2)锁骨下静脉/腋静脉穿刺:穿刺时应注意:①不宜太靠内侧(实际上此时已多为腋静脉)以免肋间隙太窄引起日后导线"锁骨下挤压现象"导致导线断裂等。如穿刺针进入时有阻力,应果断重新选择新的穿刺点,否则即使穿刺成功,也会导致进鞘困难并出现后续的导线被卡以及术后的导线断裂等诸多问题。②如穿刺时患者有同侧上肢的放射性疼痛是损伤臂丛的表现,必需重新寻找穿刺点。③如常规穿刺点不成功或肋间隙太窄,可将穿刺点向内或向外移动。④插入扩张管和鞘管前一定要确定指引钢丝在静脉系统而非动脉系统,强烈推荐将指引钢丝送入下腔静脉以确定其在静脉系统内。⑤锁骨下动脉在锁骨下静脉的后上方,如穿刺到动脉后可适当将进针方向下移。

优点:方法简便、快速、可靠,并可同时送入多根导线。

缺点:有一定的近期、远期并发症。近期并发症有锁骨下动脉损伤、气胸、血胸、空气栓塞、损伤臂丛神经等。远期并发症主要为导线可能在锁骨下入口处发生磨损甚至断裂。

如需通过锁骨下静脉/腋静脉插入两条导线,可采用下述方法:①自一根套管(通常需要11F)送入两根导线。优点是耗材减少、费用降低,同时避免了第二次静脉穿刺的风险;缺点是穿刺部位易出血,且双导线在放置时常互相牵扯增加操作难度。②保留钢丝技术:即放置第一根导线时只拔除扩张管而保留指引钢丝,撕弃鞘管后沿保留的原指引钢丝送入第二套可撕开鞘系统。其优点是避免了第二次静脉穿刺的风险。③分别两次穿刺送入两套可撕开鞘系统。其优点是双导线在放置时不会互相影响,穿刺部位出血发生概率减少;缺点是增加了第二次静脉穿刺所带来的风险。

(3)颈内静脉穿刺:常用的穿刺定位方法有两个。①中位进针:自胸锁乳突肌胸骨头、锁骨头和锁骨构成的三角的顶端入路,进针方向与额面呈 30°,方向指向胸锁乳突肌锁骨端下方。②后位进针:在胸锁乳突肌外侧与颈外静脉交汇点的后方经胸锁乳突肌下方指向胸骨上窝进行穿刺。另外,亦有人习惯取病人正常头前位,先在颈部下 1/3 扪及颈总动脉搏动,颈内静脉在颈总动脉的外侧并与之并行,如医生站在病人右侧判断右颈静脉途径,将中指放在右颈总动脉的走行上,则颈内静脉就在示指下。如穿刺到颈总动脉,则需再偏向外侧进针。穿刺成功后按上述锁骨下静脉穿刺方法一样分别送入指引钢丝、扩张管及可撕性鞘管和导线。

优点:方法简便、快速、可靠,可同时送入多根导线。

缺点:有颈内动脉损伤、空气栓塞等风险。皮下隧道长且要通过锁骨表面,后者与导线长期磨损容易产生导线故障,尤其是消瘦的患者。

(4)颈外静脉切开:颈外静脉位于颈部浅筋膜,在胸锁乳突肌表面向下后斜行,至该肌后缘锁骨上处进入深筋膜并汇入锁骨下静脉。通常在取头低位时就能看到颈外静脉的轮廓。于锁骨中点上 2~3cm 在相对应静脉的皮肤上作一 1~2cm 横切口,钝性分离浅筋膜后就可在颈阔肌下找到颈外静脉。静脉壁薄,须小心分离。后续操作步骤同经头静脉切开送入导线的方法同。

优点:粗大,可同时送入双导线。

缺点:要用皮下隧道并由此产生可能的并发症(同颈内静脉)。通常为其他静脉途径失败后的最后选择。

建议:①单腔起搏器尽量选择头静脉以节省手术成本,减少并发症;双腔多首选锁骨下静脉或腋静脉,毕竟同时经头静脉植入双导线的机会不多,而一根导线植入头静脉、一根导线植入锁骨下静脉的方法并不可取;②如经头静脉及锁骨下静脉植入不成功,建议改为对侧寻找头静脉或锁骨下静脉,不提倡在同侧直接采用颈内或颈外静脉入路的方法,毕竟后者术后的并发症较多。

2. 放置导线　可采用被动(翼状电极)和主动(螺旋电极)固定方式,本节主要介绍被动导线放置。主要分为右心室、右心房和经冠状静脉及永存左上腔静脉的导线植入。

(1)右心室导线:将导线与导引钢丝同时操作可将心室导线植入到右心室的合适位置。与其他右心导管或临时起搏导线的操作不同,因永久导线本身很软,不能靠旋转来操纵,只能靠回撤和前送不同弯度的导引钢丝或通过导引钢丝与导线的相对运动使导线顶端发生运动方向的改变。采用弯钢丝(根据心脏大小和位置决定指引钢丝前段弯度的大小)或回撤指引钢丝等方法通常都能将导线顺利通过三尖瓣口进入右室。导线进入右室后可先送入右室流出道以确定未误入冠状静脉窦。另外,室性期前收缩也是判断电极进入右室的简单、可靠的方法。导线送入流出道后回撤导线使其顶端下落,此时直接前送导线(可换成或不换成直钢丝)即可将导线固定在右室肌小梁中。

估测导线是否固定良好是右心室导线植入过程中非常重要、不可或缺的操作步骤,可通过轻轻回拉导线感觉是否遇到阻力来判断,这是翼状被动固定导线成功固定的可靠标志。如轻轻回撤导线就能使导线移位的话,建议重新更换导线位置以免术后发生脱位。当然,也可在透视下通过病人深呼吸、咳嗽等动作来判断导线顶端的固定情况。

通常肥胖 / 横位心(膈肌上抬)的患者要求导线的弧度应适当大些,以免患者术后直立时导线被拉直。

随着右室心尖部起搏弊端的认识,越来越多的中心将导线植入右室流出道间隔部或直接进行希氏束起搏,尤其是在心功能不全且植入后预测心室起搏依赖的患者。

一旦判断导线到位且固定良好后,可描记心腔内心电图。正常右心室室壁(电极顶在心壁的心内膜上)腔内心电图呈 rS 形,ST 段抬高呈损伤电流表现。如出现典型的腔内心电图表现,通常提示导线位置和起搏参数良好。

要用起搏系统分析仪(pace system analyser,PSA)测试下列起搏参数。①起搏阈值:以比自主心率高出 10~20 次 /min 的刺激频率进行测试,将输出电压逐渐降低或逐渐增高的方法来判断夺获心室的最小电压。现在通用的激素导线的起搏阈值多在 0.3~0.5V,要求起搏阈值 <1V。② R 波振幅 >5mV。③斜率 >0.75V/s。④系统阻抗在 500~1 000Ω,高压阻抗导线多在 1 000~2 000Ω。

(2)右心房导线:当“J”形翼状被动固定导线进入右心房近三尖瓣水平时,部分回撤指引钢丝,使导线顶端靠自然张力向上弯成 J 形,旋转导线使 J 形头部向左向前朝向胸骨方向,继而向上轻轻回拉或抖动导线,多能比较容易地进入右心耳梳状肌中。后前位 X 线透视可见导线顶端指向左前上(2~3 点钟),电极头随心房收缩左右移动,随呼吸上下移动,深吸气时由 J 形变成 L 形,深呼气时由 L 形变成 J 形,则提示导线在右心耳固定牢固。也可顺时针或逆时针旋转导线使其产生自然力矩,用以观察导线顶端固定情况。另外,也可进一步采用各种呼吸动作和咳嗽来判断导线固定的程度。

当患者心房太大或太小时,有时需要重塑指引钢丝的弯度,否则不容易固定到右心耳。另外,有时当传统的部位参数不满意时,可将心房电极放置在右房的外侧或下外侧(7~8 点钟)。

如固定困难、反复脱位、能固定的位置起搏参数不满意以及右心耳已被切除的患者可使用主动螺旋固定导线,术中在塑形弯钢丝的协助下将导线固定在适当的位置。考虑到今后导线拔出的方便,目前心房主动导线的使用在国内也越来越普及。

对合并存在房间传导阻滞的慢 – 快综合征的患者可选择用主动固定导线进行右房间隔起搏,可明显减少右房激动到达左房的时间。有研究显示可减少由房间传导阻滞参与的阵发性房性心律失常的发生(具体方法参见本章第 10 节)。

使用 PSA 检测起搏参数要求 P 波振幅 >2mV,起搏阈值 <1.5mV,斜率 >0.5V/s,系统阻抗在 500~1 000Ω。由于双极导线的广泛应用及目前脉冲发生器具有较高的可调感知灵敏度,P 波振幅的要求标准也可适当放宽。右心房腔内心电图 P 波高大,R 波很小,PR 段抬高。

双腔起搏时,通常先安置好心室导线后再安置心房导线。操作心房导线时避免钩住已植入的心室导线。

一旦导线测试完毕,应当在导线进入静脉口或穿刺点处用非可吸收线在固定保护套上或用周围组织包裹导线结扎固定。不要用缝线直接结扎导线以免对其绝缘层造成永久性损伤。

另外,曾进行过三尖瓣机械瓣置换术、重度三尖瓣反流致导线送入右室困难或不能牢靠固定等临床情况时,亦可选择经冠状静脉窦送入分支进行左室起搏。

(3)心外膜导线:少用。可用于以下情况:①心脏外科术后的临时心脏起搏或术前已确定需要植入永久心脏起搏器者,尤其是小儿;②经静脉途径导线植入失败者,包括反复脱位;③三尖瓣机械瓣换瓣术后;④ CRT 时因各种原因不能经静脉植入左室导线。通常由胸心外科医生在手术室全麻下开胸完成。近年来可经胸腔镜植入心外膜导线(创伤小)。以往心外膜导线存在易断裂、远期阈值升高等问题。现在临床上使用的 Capsure Epi4965 是激素导线,已有研究表明其远期表现良好。

(4)经心脏静脉系统植入导线:此时并非通过常规的心腔内心内膜起搏,而是插入心脏的静脉内起搏心房或心室。前者主要用于双房同步起搏或右房静止而左房存在电活动时的 DDD 起搏,后者主要用于三尖瓣机械瓣换瓣术后 / 三尖瓣重度反流导致右室电极植入失败时及 CRT 时的左室起搏。由于血管内膜光滑无供固定的结构,且导线多没有固定装置,因此存在起搏阈值偏高、易脱位、膈肌刺激及血管本身的并发症(如穿孔、血管血栓形成)等。

3. 埋置起搏器 ①囊袋的制作。起搏器均埋于导线同侧的胸部筋膜下。分离皮下组织至深筋膜下,在肌膜表面钝性分离一皮下囊袋,并放入纱布填塞压迫止血。推荐囊袋与静脉插管为同一切口,如为另外一个切口,要注意皮下隧道的深度,避免太浅,以免日后导线磨损皮肤。囊袋的制作通常建议在导线放置到位前进行,这有利于观察囊袋内的确切止血情况(在放置导线的同时加压并观察),且避免制作囊袋的过程中牵拉已放置好的导线致其脱位。②将导线的尾端连接器与起搏器的终端插孔相连接,拧紧附有密封盖的固定螺丝。回拉导线判断其已确切旋紧。③把多余的导线盘绕并压于起搏器下放入囊袋内(这样可避免多余导线因张力压迫表面皮肤及将来更换起搏器时损伤原导线),应避免导线盘绕过程中产生过大的张力而致使日后导线被拽出脱位。④观察监护导联上起搏心电图是否正常,并需再次透视观察导线的位置以确保在上述操作过程中未使导线移位。⑤用缝线通过起搏器上的缝合孔固定起搏器,尤其在老年人和肥胖女性,以免日后发生起搏器下坠。⑥如伤口或囊袋渗血多,可放置引流条。逐层缝合皮下组织和皮肤。术毕术者即可按压囊袋 10min 并加压包扎,有利于防止囊袋血肿的发生。

附:儿童的起搏治疗

手术注意事项:①低体重儿尽量选择使用心外膜导线,避免锁骨下静脉血栓(小儿机会更多,造成后续更换新导线困难)及今后心腔内导线过多等弊端,尤其是心脏外科手术前就估计需植入起搏器者可在术中一并完成。②要在心腔内留置较长的导线,以便将来生长发育之需。③不固定或用可吸收线固定导线,以使导线能随生长而被拉长,虽然尚无可靠资料证实其确切有效性。④如选用 VVI 起搏器,尽量具有频率应答功能。⑤术后经常随访胸片评价导线因快速生长发生移位的可能性。

（三）术后处理及注意事项

随着起搏器、导线和植入技术的不断发展，手术创伤越来越小，并发症发生率已很低，因此，植入术后并不需要严格的心电监护。通常的术后的处理及注意事项包括：

1. 观察心律、血压、局部及全身反应。术后多会出现局部疼痛、低热等，通常不需特殊处理或只需对症治疗。

2. 常规术后记录12导联心电图。这对判断起搏系统的感知、起搏功能非常重要，并能作为资料保存，以协助今后可能出现的诸如导线移位等并发症的判断。

3. 囊袋处沙袋加压6~8h，以利止血和加速囊袋组织的粘连。

4. 拍摄后前位和侧位胸片获得起搏器、导线位置和两者连接情况的资料，也可提供有无气胸或胸腔积液的证据。

5. 通常并不主张长时间平卧，无证据说明平卧可减少导线脱位。而长时间制动会造成患者的明显不适、肠梗阻或肺栓塞等严重并发症，但应避免植入侧上肢的突然过分外展或上举。

6. 出院前作好宣教工作，包括如何识别起搏器囊袋的并发症，如感染、出血和血肿的征象以及如何定期随访。

【临时性心脏起搏】

有经皮、经食管、经胸壁穿刺、开胸心外膜和经静脉起搏等5种方法。

经皮心脏起搏是所有紧急临时起搏方法中速度最快的一种。通过安置在胸部的电极片使电流通过心脏起搏心肌。通常脉宽20~40ms，输出电流为40~70mA。经皮起搏并发症发生率低，主要为胸部疼痛和咳嗽。最大的弊端是不能保证稳定、持续有效的可靠心脏起搏，尤其是当起搏病人为循环衰竭终末期、心肌严重缺血缺氧或存在严重电解质紊乱时起搏更加困难。通常生命体征稳定后应立即改用经静脉起搏。

经食管起搏心室效果差。由于经皮起搏技术的出现和发展，经胸壁穿刺起搏由于其可能的严重并发症，现已基本废弃不用。经心外膜起搏通常是已开胸作心脏按压或行心脏外科手术时。

最常用的仍然是经静脉心内膜起搏。可在床旁或放射科进行。

1. 床旁 如情况紧急或不便搬动病人时也可在床旁进行。床旁进行的紧急临时心脏起搏注意事项：①静脉选择：多选用右侧颈内静脉或左右两侧锁骨下静脉穿刺，因其路径短且不宜进入静脉分支。②通常导线前送过程中（据体外实测长度尚未到达心室部位时）不应遇到明显阻力，否则可能是导线未进入上腔静脉而误入颈部血管，此时应回撤导线并旋转后再送入。③在推送导线时应进行连续心电监测，如观察到室性期前收缩则提示进入右心室，或在持续保持起搏脉冲输出的情况下推送导线，观察夺获心肌心电图的图形来判断导线的位置。④可直接用带球囊的漂浮起搏导线沿血流漂送到右心室，这是目前床旁进行临时心脏起搏最常用的导线。

2. 在导管室或放射科 通常选择股静脉或锁骨下/腋静脉或颈静脉。在选择静脉入路前应排除或纠正病人的出血倾向或凝血功能障碍，在不能确定时应首选股静脉入路，因该部位发生出血时容易压迫。另外，要考虑是否日后需要安置永久性心脏起搏器，如是，尽量不用锁骨下静脉/腋静脉或颈内静脉，以免发生静脉血栓或局部感染，影响日后永久心脏起搏导线的放置。穿刺成功后通过seldinger技术送入临时起搏双极导线至右室心尖部。

为临时心脏起搏设计的起搏器的输出电刺激强度通常用电流来表示，要求起搏阈值应<2mA，理想情况下<1mA。当存在心肌梗死、心肌缺血、使用抗心律失常药物、高钾血症等代谢紊乱情况时起搏阈值会升高。通常要求感知灵敏度>5mV。

经静脉临时起搏导线电极头端呈柱状，没有主动或被动固定装置，故固定的稳定性不如永久起搏导线。应加强术后心电监护,包括早期的起搏阈值升高、感知灵敏度改变及导线脱位等,尤其是起搏依赖者。另外,由于导线通过穿刺点与外界相通,因此要注意局部清洁,避免感染,尤其是放置时间较长者。经股静脉临时起搏后病人应保持平卧位,静脉穿刺侧下肢制动。通常建议起搏导线不宜放置时间过长(一般 <2 周)以避免感染等并发症。

3 第3节　起搏器的计时周期

　　起搏器除了其基本功能发出脉冲刺激心脏外,它的复杂和灵巧还表现在能感知心腔的电活动并作出相应反应的能力。为了解各种起搏方式及是否存在起搏故障,必须对起搏器的计时周期有彻底的了解。

　　起搏器能够保持某种工作方式是由控时电路控制脉冲的释放时机来实现的。控时电路犹如一个"计时器(timer)",使脉冲之间有一定的时间间隔。单腔起搏器有一个计时器,控制心房或心室脉冲的释放时机。而双腔起搏器具有两个计时器,分别控制心房和心室脉冲的释放时机,两者既相互独立,又相互制约。这种时间间隔的组合称为起搏器的计时周期(timing cycle),后者以 ms 为计算单位。它与每分钟起搏脉冲发放次数(ppm)的换算关系为:ppm = 60 000/ms,例如 60ppm 对应 1 000ms 的间期。

　　各厂家起搏器计时周期的设计原理基本上相同。

【单腔起搏器的计时周期】

　　以临床上常用的 VVI 起搏器为例,具有两个基本的时间间期(图 10-1)。

　　1. 低限频率间期(low rate limit,LRL)　为连续两个刺激信号之间的时间距离,亦称基础起搏频率。如基础起搏频率为 60ppm,则 LRL 为 1 000ms。刺激信号与其前自身心室搏动之间的距离称为逸搏间期(escape interval)。理论上,起搏间期 = 逸搏间期,但实际上,起搏间期多 < 逸搏间期,这是因为:①自身心室除极的兴奋波到达感知电极所在部位的心肌需要时间。尤其是存在右束支阻滞或左室起源的异位室早时。通常自 QRS 开始约 20ms 处。②感知并非发生在 QRS 波起始处,而是感知心腔内心室除极电位的快速本位曲折或快速上升速率(斜率,dV/dt)。如果自身电活动是起源于导线顶端处的室性期前收缩或逸搏,则逸搏间期就近似等于起搏间期。因此,当一个刺激信号落在 QRS 任何部分(起始、中间或终末),尤其是存在 RBBB 或左室起源室早时,并不必然表示起搏系统感知功能不良。

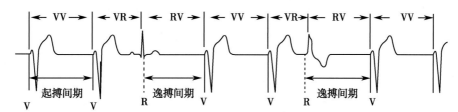

图 10-1　VVI 模式时间周期

在下限频率间期内如无自主心室活动(R),则在间期末发放心室刺激脉冲(V),否则,抑制心室脉冲的发放。VVI 模式时,心房信号不被感知。在定时周期中有 VV、RR、VR 和 RV 四个间期

　　2. 心室不应期(ventricular refractory period,VRP)　发放起搏脉冲或感知自身心室激动后,心室感知放大器对外来信号不感知的一段时间。外来信号包括心室脉冲的后电位、T 波、期前收缩等信号。设置 VRP 的主要目的是防止对上述非 QRS 波信号的过感知。心室不应期分为绝对不应期(空白期)和相对不应期(噪声采样期,noise sampling period),前者对任何信号均不感知,即"看不见"任何活动,而在相对不应

期内,起搏器可感知心电信号外的干扰信号,并自动转换为干扰频率,一直持续到干扰消失为止。心室不应期可定义为任何信号都不能重整下限频率的一段时限,不管该信号是否被起搏器感知。

【双腔起搏器的计时周期】

以具有代表性的 DDD 起搏模式为例介绍。

1. 房室延迟(atrio-ventricular delay,AVD)　起搏器的房室延迟相当于心脏的 PR 间期。是在一次感知或起搏心房事件后起搏器在起搏心室前等待自身心室波出现("心室逸搏")的时间,因此也被称为"心室逸搏间期"(与感知或起搏心室后的心房逸搏间期相对应)。又可分为:①感知 AV 间期(SAV):自感知心房激动到发放心室脉冲之间的间期。②起搏 AV 间期(PAV):自发放心房脉冲到发放心室脉冲之间的间期。由于感知 P 波的位置是在 P 波起始后而非起始处(由于激动自窦房结传导至右心耳心房电极处心肌需要时间,且需达到一定的幅度),故如设置 SAV=PAV,则体表心电图上的 PAV(心房起搏,心室起搏)间期 <SAV(心房感知,心室起搏)间期。而如设置 SAV<PAV,则体表心电图上的 SAV=PAV(PAV 延迟部分补偿了感知心房激动的时间滞后),因此无论在感知或起搏心房时总能保持在心电图上房室延迟时间的一致。新起搏器具有随起搏频率快慢而自动调节 AV 间期的功能(动态 AV 延迟功能)。

划分 PAV>SAV 的意义:一方面保持了 AV 间期在体表心电图上的一致,另一方面是出于血流动力学方面的考虑,因右心耳起搏产生的 P 波传导至房室交界的时间比窦房结冲动沿房间束下传至房室交界的时间要长,因此应设置 PAV 长于 SAV。

就房室传导功能而言,DDD 起搏器相当于给病人植入了一个人工房室结,窦性或其他室上性激动可通过自体房室结或起搏系统使心室激动,究竟沿何者下传取决于 PR 间期和起搏器所设置的 AV 间期孰长孰短。就血流动力学而言,无疑前者更好,因为后者引起的心室激动顺序无论室内还是左右心室间均不符合生理。

2. 下限(低限)频率间期(low rate limit,LRL)　又称基础起搏频率。为两个心室或心房事件之间的最长间期。其目的是维持心搏速率不低于规定的频率(LRL)。起搏器可以设计为以心室激动为基准(ventricular-based,V-V)或以心房激动为基准(atrial-based,A-A)来安排起搏器的下限频率间期。V-V 时间间期的特点是 VA 间期固定,房率随房室传导时间而变化,因此,当有一个心房激动自身下传时,由于 SAV<PAV,故实际心率可能快于程控的频率。A-A 时间间期则不管房室传导如何,保证固定一致的 AA 间期,即房率固定。

3. 心房逸搏间期(atrial escape interval,AEI)　即 VA 间期,为心室起搏或感知心室自主电活动后到发放下一次心房脉冲(A 脉冲)之间的间期。若在 VA 间期内感知到自身 P 波,则本次 AEI 终止并重新开始 SAV 间期。VA 间期由下限频率间期和房室延迟时间共同决定,即 VA 间期 = 下限频率间期 - 房室延迟间期。

在下限频率间期内通常可发生 3 种情况:①如果没有达到 AEI 而发生了 P 波(不在心房电路的不应期内),则起搏器触发 SAV,如在 SAV 内感知到自身下传的 QRS 波,则抑制心室脉冲发放,并以感知到的 QRS 波重整 VA 间期,否则在 SAV 末释放 V 脉冲,并以此 V 脉冲重启下一个 VA 间期。②如果没有达到 AEI 而发生了 QRS 波(不在心室电路的不应期内),则起搏器被抑制,并以此 QRS 波重整 VA 间期。③如果在 VA 间期内没有 P 波或 QRS 波发生,则起搏器于 VA 间期末释放 A 脉冲并以此 A 脉冲触发 PAV。

4. 心室空白期(ventricular blanking period,VBP)　是指紧跟一个心房刺激脉冲后,心室感知电路发生的短暂不应期,约 20ms,可程控。在此间期内,其他信号(包括心脏自身及外源信号)均不会被心室电路感知。感知心房激动后不触发该间期。

设置心室空白期的目的是避免心室电路感知 A 脉冲后抑制发放心室脉冲,是避免交叉感知(cross talk)的重要时间间期。若 A 脉冲被心室电路感知,则起搏器不但不启动房室延迟,反而以此 A 脉冲为基准重整 VA 间期,如果在启动的 VA 间期内没有自身心脏激动出现,则在 VA 间期终末释放 A 脉冲,后者又被心室电路交叉感知并重复前面的过程,导致心室电路连续处于抑制状态(起搏器的自我抑制,self inhibition)。若心脏在这段时间内没有自身逸搏出现，又得不到心室起搏的支持，将发生严重后果。

5. 心室反拗期　是指发放心室脉冲后或感知自身心电信号后心室感知放大器对外来信号不感知的一段时间。外来信号包括心室脉冲的后电位、QRS波、T波等信号。双腔起搏和单腔心室起搏系统的VRP有相同的功能和数值范围。

6. 心室安全起搏（ventricular safety pacing，VSP）　是指在心房脉冲发放后110ms间期内（位于心室空白期后与生理性房室延迟结束前的一段交叉感知窗口内，又称非生理性房室延迟，non-physiological AV delay，NPAVD），如心室电路感知到任何信号（如室早、肌电信号等）后，不抑制心室脉冲的发放，而是将在110ms处触发起搏器释放心室脉冲。显然，感知心房自身激动后不启动该间期。

设置VSP的目的是为了保证患者的安全，防止"噪音"干扰导致心室脉冲被抑制。表现在下面两个方面：①如果感知到的是心室自身QRS波，则V脉冲正好落在QRS波之中，此为心室绝对不应期而非心室电活动的易损期，故是安全的。②如果感知到的是心脏外干扰信号，则可避免心室被抑制而不发放心室脉冲（漏搏）的风险。因安全起搏的脉冲是在生理性房室延迟前发放的，AV间期缩短为110ms，故称其为非生理性的。其弊端是有时容易被误认为起搏器故障。易引起VSP的常见原因包括室性期前收缩和心房感知不良。

从上述时间周期可见，发放心房脉冲后可能发生4种情况：①在心室空白期之内起搏器对外界任何信号均不起反应。②在心室空白期之后和非生理性房室延迟之前感知到心室信号，触发心室安全起搏（在110ms处）。③在非生理性房室延迟之后和程控的生理性房室延迟之前感知到心室信号，抑制心室信号输出。④在程控的生理性房室延迟之内未感知到心室信号，则在房室延迟末发放心室脉冲（图10-2）。

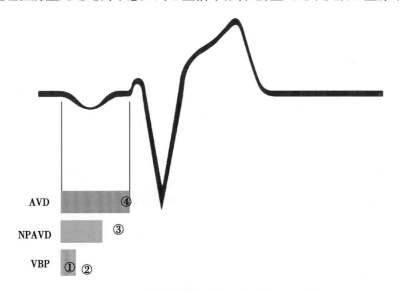

图10-2　**心房起搏脉冲发放后启动的时间周期**
包括生理性房室延迟（AVD）、非生理性房室延迟（NPAVD）及心室空白期（VBP）。
①. VBP内起搏器对外界任何信号均不起反应。
②. 在VBP之后和NPAVD之前感知到心室信号，触发心室安全起搏（在110ms处）。
③. 在NPAVD之后和程控的AVD之前感知到心室信号，抑制心室信号输出。
④. 在程控的AVD之内未感知到心室信号，则在AVD末发放心室脉冲

7. 心室后心房不应期（postventricular atrial refractory period，PVRAP）　感知心室信号或发出心室脉冲后心房感知电路暂时关闭的一段间期，可程控。其意义是防止心房感知电路对心室起搏脉冲、QRS波、室早及逆行"P"的感知。如果不设置PVARP，一旦心房电路感知到上述信号，则在SAV末发放心室脉冲而使心室连续激动。特别是感知到QRS波逆传的P波后会引发起搏器介导的心动过速（PMT）。因此通常设置

PVARP 长于逆行 P 波的传导时间(V–A 传导)而使之不被感知。因室性期前收缩后更容易发生逆传 P 波, 故有些起搏器在感知到室性期前收缩后将自动延长 PVARP,以防止心房电极感知逆行 P 波而启动下一个房室延迟,以便更好地预防 PMT。另外,PVRAP 可改变 TARP(TARP=SAV+PVARP),从而影响上限跟踪频率。

8. 总心房反拗期(total atrial refractory period,TARP)　指心房通道感知事件不引起心室跟踪起搏的一段时间。此窗口内心房感知电路不能感知外界信号或即使感知(不应期内感知)到心房事件也均被视为噪声而不会被心室跟踪。包括 PVARP 和房室延迟两部分,即 TARP=PVARP+AVD。因此,AVD 心房感知电路总是在不应期内。

9. 上限频率间期(upper rate limit,URL maximum tracking rate interval,MTRI)　跟踪正常窦律是 DDD 起搏的优势所在。但如跟踪快速房率则会引起患者不适。URL 为限制心室跟踪过快的心房频率而设置。MTRI 反映了与一个感知或起搏心室波之间的最短起搏间期,它决定了最大心室跟踪频率,为心房活动被 1:1 跟踪的最大心室跟踪频率。当房率间期逐渐缩短接近及小于 MTRI 后,跟踪比率会产生渐进变化。

目前起搏器均可独立程控上限跟踪频率,即 URL 不是由 TARP 计算所得,而是上限跟踪频率间期 >TARP(即上限跟踪频率 < 由 TARP 决定的上限频率),两者之差即为起搏器文氏周期,这样可避免心室起搏频率的突然改变而引起患者不适。

仍如上例,设置 URL=100 次 /min(600ms)(而此时由 TARP 决定的上限频率为 133 次 /min),则起搏器对快心房率反应表现为文氏现象,文氏周期为 600ms–450ms=150ms。

综上所述,发放心房脉冲及感知心房信号后启动的时间周期不同。①心房起搏:发放心房脉冲后将启动 4 个时间间期:生理性房室延迟、心房不应期、心室空白期和非生理性房室延迟。②心房感知:感知自身心房激动后将启动 2 个时间间期:生理性房室延迟和心房不应期。发放心室脉冲或感知心室信号后启动同样的 4 个时间间期:PVARP、VA 间期、心室不应期和上限频率间期(图 10–3)。

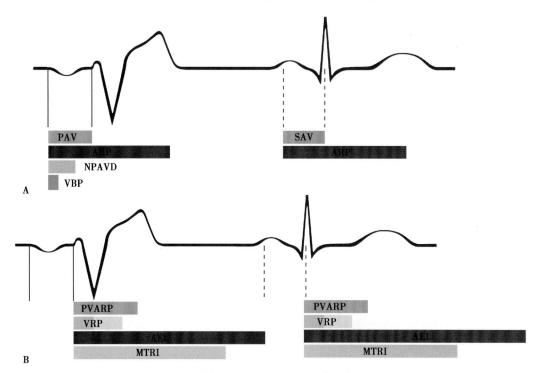

图 10–3　发放及感知心房和心室脉冲后启动的计时周期

A:发放心房脉冲后将启动四个时间间期:生理性房室延迟(PAV)、心房反拗期(ARP)、非生理性房室延迟 (NPAVD)和心室空白期(VBP)。感知自身心房激动后将启动二个时间间期:SAV 和 ARP

B:发放室脉冲或感知室信号后启动同样的计时周期:心室后心房不应期(PVARP)、心室反拗期(VRP)、VA 间期和上限频率间期(MTRI)

在双腔起搏时间周期中,不论心房或心室在何处发生感知或发放脉冲,都将启动下一个计时周期。

DDD 双腔起搏的 4 种工作方式:①心房起搏,心室起搏:VA 间期内未感知到 P 波,PAV 内未感知到 QRS 波。②心房起搏,心室感知:VA 间期内未感知到 P 波,PAV 内感知到 QRS 波。③心房感知,心室起搏:VA 间期内感知到 P 波,SAV 内未感知到 QRS 波。④心房感知,心室感知:VA 间期内感知到 P 波,SAV 内感知到 QRS 波。

第4节　起搏方式的选择

【常用的起搏模式】

心脏起搏的模式包括单腔、双腔和三腔起搏(双房右室及右房双室)。

(一) 单腔起搏

将一根导线放置在心房或心室,连接单腔脉冲发生器 SSI(R) 后形成 AAI(R) 或 VVI(R) 起搏模式。

1. AAI(R) 模式　此模式的工作方式为心房起搏、心房感知,感知自身心房活动后抑制心房脉冲的发放。在 AAI 模式下,心室信号不被感知。

适应证:SSS 而房室传导功能正常者。

禁忌证:存在 AVB(起搏后不能下传)和心房静止、房颤者(心房不能被起搏)。

优点:①能保持房室同步,符合生理。②只用单根导线,植入简单。③价格便宜,使用寿命长。④不影响三尖瓣启闭。

缺点:一旦今后出现房颤或 AVB 则起搏失效。

注:房颤时 AAI 起搏器不再发放起搏脉冲(因自身心房率 > 设置的起搏频率,即使因感知不良发放起搏脉冲,也因落入心房不应期而不能夺获心房),如患者不合并 AVB,则快速的房颤率会下传心室,患者的心室率不会再慢(称为"SSS 的自愈"),此时也不再需要心脏起搏。

虽然 SSS 占植入永久心脏起搏器原因的 50%,但由于 1/3 患者在植入起搏器时已伴有不同程度的 AVB;另外,即使在植入时没有 AVB 但日后亦不能除外在本次起搏器寿命内有发生 AVB 的风险(SSS 患者发生 AVB 的年发病率为 1%~5%),因此,在临床上实际植入的 AAI 起搏器并不多(欧洲为 0~1.3%)。与选择 VVI 和 DDD 起搏模式相比,选择 AAI 作为永久起搏方式取决于多种因素,尤其受植入医师个人情况和地区医疗实践的影响很大。对文氏点超过 140ppm 者,某些临床医师会植入 AAI 起搏器,而有些医师会植入 DDD 起搏器,但可先程控成 AAI 模式(目前有些起搏器具有起搏模式在 AAI 和 DDD 之间进行自动转换,如 Medtronic 公司具有 MVP 功能的起搏器和索林公司的 AAI saferR 功能起搏器),后者避免了将来发生 AVB 的后顾之忧,但同时也带来了费用的增加、三尖瓣反流、心腔内多一根导线及日后导线的寿命、更换等弊端。因此,如能预测近期内(本次脉冲发生器的使用寿命内)不会出现 AVB,则应植入 AAI 而非 DDD 或 VVI 起搏器。毕竟 AAI 起搏器具有无心室起搏、不引起三尖瓣反流、寿命长、价格便宜和避免心室导线本身的更换等优点。

2. VVI(R) 模式　此模式的工作方式为心室起搏、心室感知,感知自身心室活动后抑制心室脉冲的发放,又称 R 波抑制型心室起搏或心室按需型起搏。在 VVI(R) 模式下,心房信号不被感知。VVI(R) 仅当"需要"时才发出脉冲起搏心室,起搏产生的心律实际上是一种室性逸搏心律。

适应证:慢心室率的持续性房颤或心房静止。

优点:①只用单根导线,植入简单。②价格便宜,使用寿命长。

缺点:主要为房室电机械活动不同步,由此可能会出现起搏器综合征并促发快速房性心律失常的发生和持续;对心室起搏依赖者,可能会诱发心衰的发生。

3. 其他单腔起搏模式

(1)AOO、VOO 模式:为非同步起搏模式,又称固定频率起搏。心房、心室只有起搏而无感知功能。起搏器以固定频率(非同步)定期发放脉冲刺激心房(AOO)或心室(VOO),脉冲的发放与自身心率快慢无关。至于能否夺获心房或心室,则以脉冲发放与心房或心室自身电活动不应期的关系而定。弊端为无感知功能,故可导致起搏脉冲与自身电活动的竞争而产生竞争心律。若刺激信号落入心房易损期,可引起房性快速心律失常,而落入心室易损期,则可能导致室性心动过速,甚至心室颤动(实际上起搏刺激落在心室易激期引起心室颤动的可能性甚小,除非存在心肌缺血、药物作用或严重电解质紊乱或其他电活动不稳定的情况)。

固定频率起搏模式早已不作为单独的起搏器存在。它是 AAI 或 VVI 起搏器磁铁试验时出现的起搏方式。亦可暂时用于评估起搏器的起搏功能(如在自身心率快于起搏器设定频率时评价起搏器能否夺获心房或心室)、判断和预防电磁干扰造成的感知异常(通常为过感知)以及偶尔可用于竞争起搏心室,以终止患者合并存在的某些室性心动过速。另外,起搏器电池耗竭时也可能会出现此工作模式。

(2)AAT、VVT 模式:心房、心室触发型起搏模式。心房、心室均具有起搏和感知功能,但感知自身房、室电活动后的反应方式为触发(T)心房、心室脉冲的发放(而非抑制)。

通常在感知自身 P 波或 R 波后 20ms 发放刺激脉冲,后者落入心房、心室自主除极电活动的有效不应期内,不能夺获心房、心室,从而避免与自身心律竞争。如起搏间期内未感知到自身 P 波或 QRS 波,则在起搏间期末发放脉冲起搏心房或心室。弊端为耗电,也不作为单独的起搏器存在。因起搏信号能标记每一个感知事件,故可用来评估判断感知不良或感知过度。

(二) 双腔起搏

脉冲发生器具有两个腔,分别将心房和心室导线放置在右房和右室。也可采用具有心房感知及心室起搏 / 感知功能的单一导线(VDD 模式)。

1. DDD 模式　又称房室全能型起搏,是具有房室双腔顺序起搏、心房心室双重感知、触发和抑制双重反应的生理性起搏模式。心房、心室脉冲的发放都能被心室感知事件抑制,如果在特定的时间周期内不出现自身的房、室活动,脉冲发生器就会适时发放脉冲分别激动心房和心室。

适应证:SSS 和 / 或 AVB 者。

禁忌证:存在持续房颤和心房静止者。

持续房颤者只能感知心房而不能起搏心房,而心房静止者既不能感知,也不能起搏心房。此时的 DDD 起搏器只能当 VVI(R)起搏器使用。因此,此处的禁忌与其他适应证的禁忌概念不同,无用而已,只涉及性价比问题,并非明确有害。

优点:房、室都能被起搏且能最大限度地保持房室同步。近年来占我国植入起搏器数量的 70% 左右。

缺点:价格贵,使用寿命短于 SSI,而手术及术后并发症多于 SSI。

2. VDD 模式　又称心房同步心室抑制型起搏器。心房、心室均具有感知功能,但只有心室具有起搏功能。特点:P 波感知后可被心室起搏跟踪,QRS 波感知后能引起心室起搏抑制。在整个 VDD 起搏系统中,P 波的正确感知是其正常工作的关键。

适应证:用于 AVB 而窦房结功能正常者(因心房不能被起搏)。如植入后进展为 SSS,则失去心房起搏功能,因此不用于伴有 SSS 患者。

优点:只需放置单根的特殊导线,安置简单方便,心腔内异物少。

缺点:①心房感知的敏感和特异性问题(感知线圈在右房腔内,与右房壁不能始终保持紧密接触);②不能进行心房起搏。

目前已很少有厂家再单独制作 VDD 脉冲发生器和相应起搏导线(有些公司在生产相应工作模式的 ICD)。

3. DDI 模式　心房、心室均具有感知和起搏功能,QRS 波感知后引起心室、心房起搏抑制;P 波感知后抑制心房起搏(与 DDD 相似),但不触发 AV 间期(I),即不出现心室跟踪;只有心房起搏才会触发 AVD。如病人有正常的 AV 传导,基本类似 AAI;如病人存在 AVB,则在心房起搏时可房室同步,而在心房感知时房室则不能同步。心室脉冲是根据基础起搏频率间期(V-V 间期)来发放的,因此导致自身心房活动后的房室延迟时间长短不一。该起搏模式的特点为心房起搏时能房室同步,而心房感知时房室不能同步。它不作为一个单独的起搏模式而仅作为 DDD(R)发生模式转换后的工作方式。

由于无心室跟踪功能,因此可避免房性心动过速导致的过快心室跟踪。对植入 DDD 起搏器患者出现快速房性心律失常时可程控为 DDI 模式。目前所应用的 DDD 起搏器均具有自动模式转换功能,当发生室上性心动过速时,可自动转变成频率较慢、无心房跟踪的模式如 DDI(R)或 VVI(R),一旦房性快速心律失常终止,又能自动转成 DDD 或 DDDR 模式。随访时只需要开启此功能即可。

目前临床上常用的单、双腔起搏器的特点,见表 10-1。

表 10-1　临床常用不同类型起搏器的特点

模式	优点	缺点	应用
AAI(R)	仅需单根导线,生理(无心室起搏)、简单、不影响三尖瓣功能使用寿命长	出现 AVB 或房颤时不妥	不伴 AVB 的 SSS
VVI(R)	仅需单根导线,简单,使用寿命长	AV 不同步	持续 Af 伴高度 AVB
DDD(R)	生理	需两根导线,植入、随访较复杂,使用寿命相对短	除持续房颤、心房静止外的心动过缓

(三)三腔起搏器

包括双房右心室起搏及右房双心室起搏。双房右心室起搏适用于有植入起搏器指征且存在房间传导阻滞参与的快速房性心律失常,通常将两个心房导线与 Y 型转换器连接组成新的双极电极(larger bipolar)并与双腔起搏器心房孔相连(目前少用)。右房双心室起搏适用于存在心室不同步的心力衰竭患者,可分别与右房、右室和左室相联,房室间期和两个心室之间的起搏间期都可以分别进行调整(目前应用广泛)。

【起搏器合理选择】

起搏器种类、功能繁多,而患者的缓慢心律失常及具体病情又各不相同。因此,针对具体病人选择何种起搏器及起搏方式是临床医师需要经常面临的问题。

迄今为止进行了为数不多的双腔和单腔起搏对预后影响的随机对照试验。这些临床研究总体的结果如下:

1. 与单腔比较,双腔对 SSS/AVB 患者显示优势。如在房颤发生率和卒中方面(尤其是针对 SSS 患者),心衰方面虽然有获益趋势,但无明显差别。生存率方面无差异。DANPACE 研究结果支持在 SSS 患者应常规使用 DDDR 而非 AAIR。

2. 针对 AVB,DDD 在改善活动耐量、减少起搏综合征方面优于 VVI,但两组病死率无差别。

3. 1/4 的 VVI 患者存在起搏器综合征,并由此降低生活质量,并被程控为 DDD 后缓解(交叉试验)。

4. 在房颤伴 AVB 者,VVIR 在生活质量改善、活动耐量等诸方面优于 VVI。建议程控较快的基础起搏频率(如 70 次 /min)以弥补房颤时心房对心室充盈作用较弱导致的心排血量下降。

5. 总体 DDD(R)起搏的活动耐量好于 DDD 和 VVI。VVIR 相对于 VVI 生活质量、活动耐量都具有优势。

6. 双腔较单腔价格贵、植入时间长、并发症高(如脱位率及其他故障等)。

7. 对预计可能需要进行磁共振检查的患者(如房颤、已存在骨科或神经科疾病或肿瘤者)应选择兼容磁共振的起搏器。

8. 对于起搏依赖、定期随访不方便的患者,可选择具有远程监测功能的起搏器。

9. 针对相对年轻患者,建议植入长寿命、大电池容量的起搏器。

（一）SSS 患者起搏方式的选择

1. 常规应使用 DDDR 而非 AAIR。但如患者年龄较轻,无 AVB 或预测近期 AVB 发生概率很低,文氏点正常者应选择 AAI 起搏以策生理。

2. 心房静止者选择 VVI(R)起搏器。

3. 慢快综合征者应选择 DDD 起搏器(开启 AMS 功能)。可选择同时具有预防房颤功能的起搏器。如同时存在房间传导阻滞,可考虑房间隔起搏。

4. 在植入起搏器时无变时功能障碍者也可选择植入具有 R 功能的起搏器已备今后出现变时功能不全时开启此功能。具有双感受器的起搏器频率反应的特异性高。

5. 如因血管迷走性晕厥植入起搏器,建议选用具有频率骤降功能或闭环刺激系统的 DDD(R)起搏器。

6. 年轻的 SSS 患者尽量选择长寿命及带有减少右室起搏策略的起搏器。

（二）AVB 患者起搏方式的选择

1. 合并持续房颤或心房静止者可选择 VVI(R),否则应选择 DDD(R)。

2. 窦房结功能正常或预期发生功能不全概率低者,可选择 VDD 起搏模式。

3. RVA 起搏的弊端已确认,但其他部位起搏相对于 RVA 的获益尚不明确。对于 LVEF 下降且估计术后心室起搏依赖者,建议非 RVA 起搏。

4. 心功能正常者长期的 RVA 起搏的确会导致部分患者心功能下降,但其发生时间、比例及易发生心功能损害的高危人群目前尚不清楚。

5. 针对心功能正常且高度依赖起搏的患者,无论新植入抑或更换,尚无证据直接进行 CRT 治疗。而针对心衰患者,低 LVEF,需要新植入心脏起搏器且预计高心室起搏比例时,建议直接 CRT 以降低恶化心衰的概率(2016 年 ESC 心衰指南中列为 I 类适应证,证据级别为 A)。

另外,应结合患者的经济状况、年龄、一般情况及所合并的疾病进行综合考虑。如高龄、肿瘤晚期、长期卧床等患者可不必选择生理性起搏,以获得更加合理的性能 / 价格比。

 ## 第 5 节 频率适应性起搏的原理及应用

【频率适应性起搏的基本原理】

频率适应性起搏系统可分为开放性(open loop)和闭路性(closed loop)两种。开放性系统指被感知的信号对起搏频率只有单向作用,即感知参数后会引起起搏频率的加快,而后者并不能反作用于被感知的参数,如最常用的体动感受器系统。闭路性系统是指感知到体内生理性参数变化后起搏频率相应加快,后者又对生理性参数起负反馈效应,使生理性参数逐渐恢复正常,如感知心肌阻抗及中心静脉血氧饱和度的感受器。

各种类型传感器有10余种,按符合生理要求的程度不同分为三级。第一级:感知影响窦房结功能的参数,如自主神经活动、激素水平(情绪等)等,最理想。但由于工艺等的限制尚未问世。第二级:为感知活动时体内某些生理参数,如每分通气量、QT间期、心肌阻抗、pH值和右室压力等。第三级:为感知活动时的体外物理参数,如身体的振动或加速度。目前临床上常用的传感器有4种:体动传感器、每分通气量传感器、QT间期传感器和心肌阻抗传感器。

1. 体动感受器(ctivity sensors,ACT)　利用压电晶体(piezo crystal sensor)作为机械-电能转换器,应用最广泛,常单独作为传感器存在于脉冲发生器中。体动导致压电晶体构型发生机械改变并转换为电信号,当达到一定程度即活动感知阈值时,通过内置算式使输出频率发生改变。体动强度越大,机械能转换为电信号就越多,相应的发放起搏频率也越快。根据压电晶体在起搏器内所放置的部位和感知体动的具体指标,可分为压电晶体传感器和加速度计(accelerometer)传感器,前者将压电晶体直接附置于起搏器机壳内侧壁上,后者将压电晶体安置在起搏器的集成电路中,不与机壳接触。加速度计传感器对前后方向的运动比垂直方向敏感,故在频率适应特异性和机体代谢相关性方面加速度计传感器相对较好。

优点:①频率适应速度快,活动后数秒内起搏频率增加;②反应阈值和斜率都可程控以适应不同的具体病人;③不需特殊导线;④几乎不增加起搏器电能消耗;⑤长期稳定性好。

缺点:①非生理性的,较难达到高限频率;②与运动负荷和代谢变化相关性差;③对人体情绪压力变化、发热等无反应;④易受外界振动干扰(假阳性),如下楼、骑马、颠簸、起搏器囊袋局部受压等都会使起搏频率不适当增加;⑤停止运动后起搏频率快速下降,不利于氧负债的消除。

2. 呼吸感知传感器　呼吸频率能较准确地反映机体的代谢状态,可作为调节起搏频率的指标。呼吸传感器主要是感受经胸阻抗(通常吸气时经胸阻抗增加,而呼气时减少)的变化而得知呼吸频率和振幅(潮气量)的变化。经胸阻抗与潮气量和呼吸频率成正比。可分为呼吸频率感知器和每分通气量感知器(minute ventilation sensor,MV),后者更常用,无须植入附加电极,只需双极导线。近端环状电极不断发出微量电流(每50ms发放一次15μs的1mA电流),通过测量顶端电极与起搏器之间的经胸阻抗测得潮气量和呼吸频率从而计算出每分通气量。

呼吸感知传感器通常并不单独作为传感器,可与体动传感器联合应用(见后)。

优点:①与运动量相关性好,能达到上限频率;②运动后起搏频率缓慢下降,符合生理。

缺点:①频率适应速度慢(延迟触发);②双极电极不断发放微量电流来测量经胸阻抗,耗电;③特殊病人(通气功能障碍者)不适合,如人工呼吸、心力衰竭、哮喘等;④容易受经胸壁电流的影响,如电刀、射频、热疗、连续说话、上肢摆动等都会影响其功能的正常发挥;⑤需要双极起搏导线(单极导线或更换起搏器而原起搏导线是单极时不能使用)。

3. 心肌阻抗感受器　属于闭环系统频率应答感受器。生理状态下,心脏通过加快心率和增加心肌收缩力来增加心排血量。心脏收缩力与心内阻抗信号相关。心肌收缩力强,每搏量增加,残存血液减少,后者会引起阻抗增加。心肌阻抗感受器利用闭环刺激原理,在心室收缩后约250ms窗口内利用多个阈下脉冲刺激,即在起搏器外壳与起搏导线头端之间引入一个电流,测量外壳与起搏导线头端之间的电压差,阻抗=电压/电流(欧姆定律),依此评估局部的心肌阻抗,根据阻抗波形的变化评估心肌收缩力,由此调节起搏频率。心肌阻抗感受器可单独应用,如BIOTRONIK公司的Protos系列的起搏器。

优点:①是闭环刺激系统,可自我负反馈调整。②在非身体运动(如精神紧张、情绪压力等)时亦能引起起搏频率的增加(较生理)。有研究显示,心肌阻抗感受器较体动感受器相比,患者更喜欢前者。③不需特殊导线。④对血管迷走性晕厥有预防作用(晕厥前心肌收缩力加强,促使起搏器发放快频率起搏,从而预防晕厥)。

缺点:①频率适应速度慢;②受能改变心肌收缩力药物的影响;③所测阻抗实际上是测量外壳与起搏导线头端之间的电压差,因此,容易受经胸壁电流的影响。

4. QT间期传感器　QT间期缩短的一半原因归于心率的增快,其余则是交感神经兴奋和血中儿茶酚胺浓度增高对心肌复极直接作用的结果。儿茶酚胺介导的QT间期的变化与精神压力和体力活动均相关,因此可作为频率适应性起搏的传感器。通过检测QT间期的变化便能反映交感神经的兴奋程度。QT间期传感器只感知起搏心律时的T波,不能感知自身心律的T波。

QT间期传感器通常并不单独作为传感器,可与体动传感器联合应用。

优点:①在非身体运动(如精神紧张等)时亦能引起起搏频率的增加(较生理);②不需要特殊导线;③能反映运动与QT间期的关系。

缺点:①频率适应速度慢;②只感知起搏心律时的T波,因此感知时需要心室起搏,故耗电,同时也存在心室起搏本身的弊端;③存在T波感知的可靠性问题;④可能受到能改变QT间期的药物或电解质(钾、钙、I和Ⅲ类抗心律失常药物)及心肌缺血的影响。

QT间期传感器目前使用不多。

其他传感器尚有中心静脉温度传感器、心肌收缩力传感器、pH传感器、血氧饱和度传感器等。但都由于存在不同的缺陷,如植入复杂、可靠性和稳定性已退出市场(如pH传感器),有些其可利用性还有待研究证实。

5. 频率应答感受器的联合应用　理想的传感器应具备以下特征:①模拟正常窦房结功能(生理性频率反应),频率适应性反应呈生理性,即能快速加速、与活动量呈比例的稳定心率并平稳减速;②高特异性(无假阳性/假阴性反应);③高敏感性(对活动及活动变化的反应);④应该能反映出交感神经的变化和循环中儿茶酚胺的水平;⑤勿需多次干预调整随访。实际上,目前临床上应用的单传感器都不能达到上述要求,它们均在特异性和敏感性等方面存在一定问题,不能自始至终提供恰当合适的频率应答反应。

近年来,双传感器系统得到了逐渐广泛运用。它主要将反应快速的感应器和反应较慢的感应器进行整合(sensor blending),使机体在静息至中度运动量时起搏器能快速起搏,达到快速增加心率的目的;而在高代谢水平时,能提供与代谢相贴近的心率,从而达到与活动量相匹配的起搏心率。组合传感器的内置算法主要包括叠加、融合和交叉核对。叠加方式是将两个传感器的输入信息进行比较,然后选取更快的起搏频率。融合方式为组合两个传感器的输入信息,融合两者的频率应答方式(如起始斜率、恢复速率等)。而交叉核对(sensor cross checking)则是对两传感器所获信息进行相互校验、核对,以避免因伪感知或过度感知造成的错的、不适当的起搏频率的增加,将干扰因素导致的频率适应限制在有限的幅度和时限内。另外,某些双感受器尚可通过每天采集患者的活动频率范围而进行感知斜率自动优化。已有很多研究显示双感受器比单感受器起搏器具有更好的敏感性和特异性,更加符合生理。

【频率适应起搏适应证】

窦房结变时功能不良和慢性房颤合并明显缓慢的心室率是主要的频率适应性起搏适应证。2013年ESC起搏治疗指南中将症状性窦房结变时功能不良作为植入永久性心脏起搏器的I类适应证,证据级别C。

心脏变时功能不全(chronotropic incompetence)是指心脏对运动或代谢变化丧失了应有的正常心率反应。一般认为,运动后自身心率不能增加,或者增加不明显(运动时最快心率<120次/min为轻度变时功能不全,<100次/min为重度心脏变时功能不全),不能达到最大年龄预测心率(最大心率 = 220 – 年龄)的85%定义为变时功能不全。心脏变时功能不全可分为最大心率不能达到最大预测心率、活动后心率上升缓慢和活动终止后心率过快下降等几种形式。这几种形式可单独或混合存在,导致患者活动耐量下降。几项研究显示,与以往人们的观念不同,老年人对次级量心率适应性反应的需求和青年一样,女性患者对心率适应的需求至少和男性患者一样,活动较少、身体较差的患者对心率适应性反应的需求更甚。

有研究显示,超过一半的起搏治疗患者中存在变时性功能不全。30%的SSS患者在2.5~4年的随访期中其窦房结功能恶化。因此,目前很多学者认为,DDDR起搏适合于所有需要DDD起搏者,而VVIR起搏适合于所有需要VVI起搏者。其原因:①虽然在植入起搏器时患者无明显变时功能不全,但在植入后的随访期间内部分患者的心脏变时功能会出现障碍。②植入心脏起搏器后如发生阵发性或持续性快速房性心律失常(如房颤),此时发生模式转换为DDIR或VVIR或永久程控为VVIR的起搏模式将显然比无频率应答的相应起搏模式生理。③如合并高血压、冠心病、心力衰竭及快速心律失常时常需要服用β受体阻滞剂或抗心律失常药物,这些药物会诱发或加重患者的心脏变时功能不全。

【频率适应起搏器选择注意事项】

术前应根据患者的年龄、职业、日常生活特点、基础疾病及所服用的药物等影响因素个体化选择频率适应性起搏器。高频振动环境下的工作者(车工等)不适合选择体动感受器的频率应答起搏器。心力衰竭、哮喘、肺气肿、低龄儿童等病人不适合选择每分通气量感受器的频率应答感受器。而单纯心房起搏方式、术后需服用明显影响QT间期药物的患者不适合选择QT间期感受器的频率应答起搏器。

大多数患者需要在运动时有一定的快速反应,但他们的活动量通常不会太剧烈,即仅需要一定程度的频率应答,但并不太需要很高心率支持。针对这些患者,可能单纯体动传感器就能满足需要。如对年老多病、合并关节疾病、冠心病和腿脚不便利者等。适合双感受器的人群主要是患有变时性功能不全且较年轻的患者和需要锻炼的老年人,相对单体动传感器,双感受器能提供更生理的频率适应性心脏起搏。

【植入频率适应性起搏器后的程控和随访】

可程控的频率适应性参数包括:

1. 频率适应启动速度(activity acceleration)和恢复时间(activity deceleration) 两者均可被程控,通常前者可程控范围为15s到1min,而后者可程控范围为5~10min。

2. 频率适应性斜率 决定相同感知指标变化时起搏频率的上升幅度,是否合适要经反复程控后病人的感受来作出调整和评定。

3. 频率适应感知阈值 感知阈值越低,越易感知相关指标的变化。低感知阈值时,穿衣、刷牙等就会引起起搏频率增快(可能易致误感知)。可设置为Low、Medium/low、Medium/high和High几个级别。

4. 频率适应的上、下限感应频率 下限频率通常与起搏器的基础起搏频率一致;而上限频率可等于或低于上限跟踪频率。

多数频率适应性功能在植入时处于默认关闭状态(有些型号的起搏器可自动开启。一般在术后能活动时启动频率适应功能,最佳程控时间为术后6~8周。

实际上,频率应答起搏器的程控随访面临很多问题:

(1)目前国内植入频率应答功能起搏器并不少,但真正开启并发挥作用的比例并不高,甚至植入后从未打开过 R 功能。产生此现象的可能原因包括:①相对于欧美国家患者,国内不少患者植入起搏器后活动量都明显少,对变频的需求不高;②很多患者术前已长期耐受持续的窦缓,对快频率反而感觉不适;③定期植入起搏器后的随访工作开展不够;④植入医生不甚了解频率感受器的程控参数,医患双方对参数调整的过程都缺乏耐心。

(2)不同感受器及不同公司产品其可程控随访的参数不尽相同。

(3)无统一随访程控方案标准,目前多采用估测、建议或默认值。

(4)患者的年龄、活动量、合并的基础心脏疾病等不同,个体差异很大,程控随访需要个体化。

通常采取以下几种方法进行随访:

方法一,开启前通过起搏器存储功能调出患者频率分布范围;开启 R 后在 1~3 个月再次调出频率分布范围;结合患者症状、正常人频率分布范围调整频率适应性参数。

方法二,开启 R 后作活动测试,借助于起搏器通过运动测试来设定频率应答参数,改变原来主要依靠病人主诉程控的缺点,有据可依。

方法三,开启 R 后,打开并自动运行频率轨迹优化功能。参照正常人频率轨迹分布范围,起搏器每个月一次将患者的轨迹与正常轨迹匹配优化,并根据匹配结果自动调整频率应答参数。每个月都不断匹配和调整,植入时间越长,患者的轨迹与正常人越接近。

如要真正发挥好 R 功能,一定要个体化调整频率应答参数,而该过程可能需要医生、工程技术人员多次耐心的程控随访,并做好患者的沟通工作,以免引起其误解,对此医患双方都应保持耐心和信心。目前,随双感受器的临床应用及自动优化功能的发展,随访程控明显简单化。

第 6 节　起搏心电图

起搏心电图是在原有病理性心电图的基础上添加了刺激信号及由此引起的心房和 / 或心室电活动的混合波形。它可掩盖或使原有心电图变形,加之起搏器类型及可能出现的故障使起搏心电图变得比较复杂。实际上,起搏器发出的电脉冲与心脏电生理的异位起搏点无异。本节主要述及几种临床常见的起搏心电图表现。

【不同部位的起搏心电图】

1. 起搏脉冲(钉样信号)　起搏器发出的脉冲会在体表心电图上表现为基线上的一条垂直线,称为起搏脉冲或钉样信号。脉冲信号的振幅与起搏导线正负极之间的距离及输出电压有关,其方向与心电图导联轴的方向有关,与电极在心腔内的位置无关。不能以刺激信号的方向判断起搏导线和 / 或起搏器的位置。

通常单极电极脉冲振幅大,常呈双相,有时可造成超射而出现延时衰减曲线(反映了电能通过身体组织消散的过程),此时可根据后续有无 T 波而判断有无夺获心室;双极电极脉冲振幅小(正负电极间距 10~20mm),在某些导联上甚至看不出起搏信号而误认为是自身除极波形。

2. 右心室心尖部起搏心电图　右心室心尖部是最常见的起搏部位。其心电图表现为:①标准肢体导联:左束支阻滞(LBBB)+ 电轴左(LAD)。②胸前导联:V_5、V_6 导联 QRS 波呈宽阔向上的 R 波为主或向下的 S 波为主,各占 50% 左右的比例。此心电图产生的机制是由于右心室心尖部在心脏前下方,心室的除极是从心尖部向心底部,且右心室的除极早于左心室,心室除极向量指向左、后、上。

若发现电轴自左偏变成右偏或正常,提示电极导管头移位(自心尖部移动至流出道或流入道)。若发现起搏心电图由 LBBB 变为右束支阻滞(RBBB),可能发生下列几种情况:①右室游离壁或室间隔穿孔,电极起搏左心室心外膜或内膜;②导线脱位后进入冠状静脉窦起搏左室;③术中由未闭卵圆孔或缺损的房间隔由右心房、左心房进入左心室;④位置正常:选择性刺激右束支,逆向传导至左束支,左室早于右室激动或左右束支间有浦肯野纤维"桥"(罕见)。一旦出现 RBBB 图形,应行放射学及心脏超声检查以明确导线顶部位置。

3. 右心房起搏图形　与起搏电极在心房内的位置有关。右心耳起搏时 P 波形态与窦性 P 波相似,但通常 P 波宽度 > 自身 P 波。当电极位于低位房间隔时,起搏的 P 波形态明显不同于窦性 P 波,表现为在 Ⅱ、Ⅲ 和 aVF 导联倒置且明显变窄。

4. 右室流出道起搏心电图　右室流出道起搏能使心脏激动顺序更加符合生理而能获得较理想的血流动力学效果,因此近年来应用逐渐广泛。主要分为间隔部和游离壁起搏(通常建议放置在间隔部)。起搏心电图的表现通常为 LBBB 图形,电轴右偏或正常,Ⅱ、Ⅲ、aVF 导联主波向上。如为间隔部,Ⅰ 导联以负向波为主;如为游离壁,则 Ⅰ 导联以正向波为主(图 10-4)。

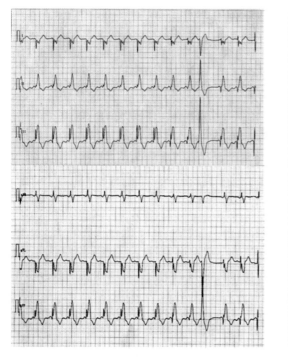
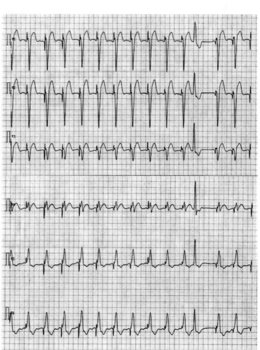

图 10-4　右室流出道间隔部起搏
心电图呈 VAT 方式,LBBB 图形,Ⅱ、Ⅲ、aVF 导联主波向上,Ⅰ 导联主波向下。

5. 左室及双室起搏心电图　随着 CRT 的广泛应用,CRT 起搏心电图愈发常见。临床上确定左室夺获非常重要,左室失夺获后单纯的右室起搏非但无益,反而有害。左室起搏位点可位于后间隔、下壁、后壁、侧壁和前壁,不同部位起搏所产生的向量肯定不同甚至相反(如左室后壁和左室前壁)。另外,起搏电极位置可自心底部到心尖部(依电极插入的深浅而定);加之与右室起搏的多种组合以及不同的 VV 间期设置和术前患者室内传导阻滞的不同类型,双室起搏心电图复杂,无固定图形。以下几点可协助判断左室夺获:①双室夺获时 Ⅰ 导联多倒置,R/S ≤ 1 或存在 Q 波(较胸前导联敏感性和特异性高);② BIV 起搏电轴右偏或在无人区;③ V₁ 导联 R/S ≥ 1(后静脉或侧后静脉时);④术后 QRS 变窄。强调与术前及术后即刻存留档案的心电图进行比较(图 10-5)。

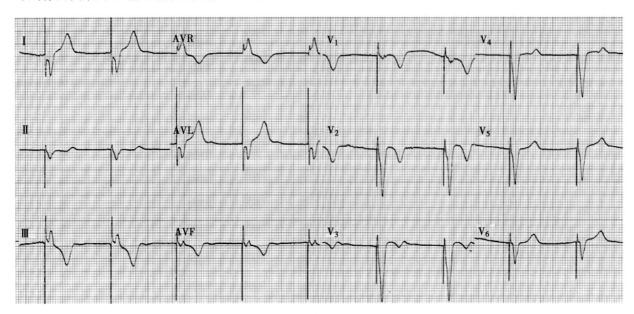

图 10-5 双室起搏心电图

Ⅰ 导联主波向下,电轴右偏,V₁ 主波向上。

【常见的起搏心电图现象】

包括融合波(真性、假性)、磁铁频率、滞后频率、传感器起搏频率、噪声转换、交叉感知、心室安全起搏、上限频率行为(文氏现象、2:1 阻滞)、起搏介导的心动过速和自动起搏模式转换等。

1. 融合波(fusion) 可分为真性融合波和伪融合波,现以常见的心室融合波为例说明。

(1)真性融合波:即心室的一部分被自身冲动控制,而另一部分由起搏器刺激所激动,其波形不同程度地介于自身和起搏 QRS 波之间,T 波形态亦不相同。产生条件:① VVI 的起搏或逸搏间期正好终止于自主 QRS 波起始部(起搏频率与自身心率接近或相等时)或双腔起搏器 AV 间期正好等于患者的 PR 间期。②电极周围右心室肌尚未被自身冲动所激动。

(2)伪融合波:刺激信号重叠在自身 QRS 波上但未激动心室,波形同自身 QRS,即"融合"只发生在心电图纸上而非心肌内。产生条件:① VVI 的起搏或逸搏间期正好终止于自主 QRS 波起始部或 AV 间期正好等于患者的 PR 间期。②电极周围心肌已被自身冲动所激动而处于不应期,但起搏器尚未感知(图 10-6)。

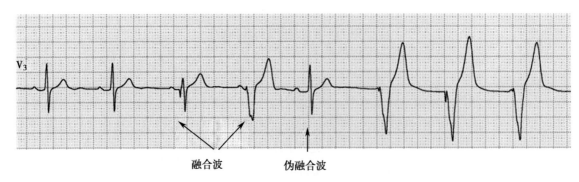

融合波　　　伪融合波

图 10-6 融合波

融合波波形介于自身和起搏 QRS 波之间。而伪融合波波形同自身 QRS 波,即此时融合

只发生在心电图纸上而非心肌内

通常应避免融合波的发生。融合波的弊端:①无效的脉冲(伪融合),耗电;②真性融合波会导致心室正常激动顺序的变化,不生理。③在某些心室起搏阈值自动管理的起搏器中,融合波会引起备用脉冲的发放,导致耗电或高电压引起患者的不适;④在 CRT 或治疗 HOCM 中,融合波削弱了心室同步或右心室起搏的效应。应通过调整起搏频率或 AVD 来避免或减少融合波的发生。

2. 磁铁频率 将磁铁放置于起搏器囊袋之上就可使起搏器出现磁铁频率,它可等于或大于起搏频率。磁铁可激活磁性簧片开关,使起搏器以 VOO 或 DOO 模式起搏。用途:①当自身心率大于起搏频率时,判断起搏器起搏功能是否正常。②辨别不同品牌起搏器的工具,因为不同公司起搏器的磁铁频率可能不一样。如 Medtronic 公司起搏器磁铁频率为 85ppm,而雅培公司起搏器的磁铁频率为 100ppm。③是诊断起搏器寿命的强有力证据。当磁铁频率下降 10% 时,应考虑电池到达建议更换日期。④用于判断或终止 PMT。在植入双腔起搏器后出现的心动过速如能被放置磁铁所终止,应考虑 PMT 诊断。

3. 滞后频率(hysteresis) 当人为设置逸搏间期 > 起搏间期时的频率,即滞后频率 < 起搏频率。

优点:①鼓励自身心室激动以策生理性起搏;②节省起搏器电能。

缺点:易误认为起搏器感知故障。

心电图上的鉴别要点在于滞后间期是恒定的,而感知障碍是不规则的。

4. 噪声转换 心室绝对不应期不感知任何心电信号,而在相对不应期感知到的信号被起搏器认为是噪声,并以此重整心室不应期,但不重整下限频率。当下限频率终止时,释放心室脉冲(V 脉冲)。因此,连续的相对不应期感知将引起以下限频率或传感器驱动的频率起搏,称为噪声转换。

5. 上限频率行为(文氏现象、2:1 阻滞) 存在高度 AVB 患者,如 MTX 设置较小的数值,当出现窦速或房速时可出现起搏的文氏现象。发生文氏现象的条件:①上限跟踪频率(人为设置)< 快心房率 < 由 TARP 决定的频率,否则,将发生 1:1 正常下传或 2:1 传导阻滞而非文氏阻滞。②上限跟踪频率(人为设置)与 TARP 决定的频率之差要足够大,太短则无法形成文氏现象。③患者存在自身房室传导障碍,否则难以形成典型起搏器文氏现象(图 10-7)。

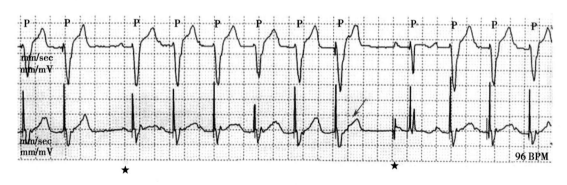

图 10-7 起搏器文氏现象

Ⅲ度 AVB 患者植入 DDD 起搏器。Holter 记录到因窦速或房速引起反复发生的起搏文氏现象。第一个 ★ 处为启动文氏现象的开始,可见 P 波与心室起搏脉冲之间的间距逐渐延长,直到箭头处的 P 波不能下传。第二个 ★ 处开始启动第二个起搏文氏周期现象。

6. 起搏器介导的心动过速(pacemaker-mediated tachycardia,PMT) 是指植入双腔起搏器的病人,在心室肌自主或起搏除极后,激动可经室房逆传引起心房激动,该心房激动如果落在脉冲发生器时间周期的 PVARP 之外,则被起搏器心房感知电路感知并启动 SAV,如在此间期内未感知到自身的心室除极,则在 SAV 末发放心室脉冲引发心室激动,后者又再次逆传至心房,如此反复,导致环形运动性心动过速,即

PMT。右房 PMT 的最常见原因为心房起搏不良、室性期前收缩或肌电干扰等(图 10-8)。

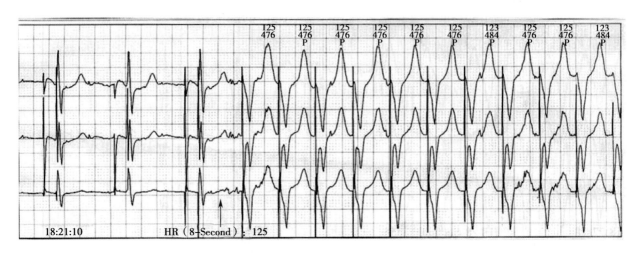

图 10-8　肌电干扰导致 PMT

DDD 起搏器,可见箭头所示处出现肌电干扰并被心房电极误感知,触发心室起搏后逆传至心房
(因此时心房并未激动)并触发 PMT。

7. 自动起搏模式转换(automatic mode switch,AMS)　指 DDD 工作状态下,房性心动过速造成高频率的跟踪,起搏器会跟踪不应期外的感知事件,结果是当房颤时,心室率在 UTR 附近,造成患者不适。当感知了快速房性心律失常,起搏器自动将工作方式转换为非房性频率跟踪的起搏方式(VVI、DDI),以免引起过快的心室跟踪。心电图会发现当出现房性快速心律失常时,原来的 DDD 起搏器变成了 VVI 起搏模式。当房性快速心律失常终止后起搏器自动转化为原有的 DDD 模式。AMS 频率通常高于 UTR 10 次 /min。AMS 的启动由监测的心房频率控制,心房激动间期缩短低于 AMS 频率间期,自动启动 AMS,而当心房激动间期延长高于 AMS 频率间期,恢复原有的 DDD 工作状态。

另外,尚可见到其他一些起搏心电图现象,包括室率稳定程序(如飞轮模式、心室反应性起搏、房颤传导反应、频率平滑、模式转换后基本频率等)、预防房颤的程序(动态持续超速心房起搏、房早后超速抑制、房早后反应、预防运动后频率骤降、抑制房早等)、预防及终止 PMT 的程序和频率骤降反应等,在此不再赘述,可参考相关专著。

【常见的起搏心电图故障】

包括感知故障(心房或心室感知不足 / 过度,可持续或间歇存在)和起搏故障(心房或心室起搏不良,可持续或间歇存在)(图 10-9)。

1. 感知故障

(1)感知不足:起搏器对于起搏器不应期之外的自身心电信号不能确切的感知。常见原因包括:①感知灵敏度设置不够灵敏(数值过高);②自身心电信号太小;③导线故障:导线微脱位 / 脱位、电极断裂和绝缘层破裂。在心电图上表现为过度起搏(出现了不应该出现起搏脉冲)。

(2)心室感知过度:起搏器感知了不应该被感知的信号。常见原因包括:①感知灵敏度程控过于灵敏(数值过低);②电磁或肌电干扰等;③导线故障:导线微脱位 / 脱位、导线断裂和绝缘层破裂;④交叉感知。在心电图上表现为未出现应该出现的起搏信号。

2. 起搏故障　主要为起搏不良。表现为不应期外的起搏脉冲不能夺获电极所在的心腔。常见的原因:①电极与心内膜距离增加(电极脱位 / 微脱位);②心内膜组织学变化,如纤维化或坏死;③药物对起搏阈值的影响;④导线的完整性问题;⑤电池耗竭。

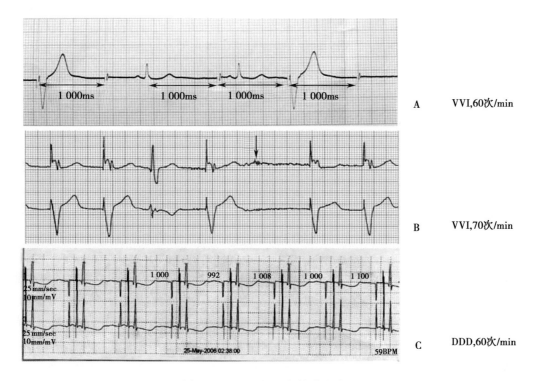

图 10-9　心室感知、起搏功能障碍

A. 心室起搏、感知不良:第 2、3 和 5 个脉冲未能夺获心室,第 4 个脉冲未能感知到第 2 个自身的 QRS 波

B. 心室起搏良好,感知过度:第 4 和第 5 个 QRS 波之间的 RR 间期超过低限频率间期,估计在箭头所示位置过感知一个信号

C. 心室不能夺获:心房起搏经 AVD 后的心室脉冲不能夺获心室,心室激动由起搏的 P 波经房室下传引发,PR 间期延长

【起搏心电图分析要点和注意事项】

起搏心电图的分析比较复杂,应经常反复阅读起搏心电图,这样才有利于真正熟悉和掌握时间周期的算法并熟练应用于实践。具体的要点:①熟练掌握起搏器的时间间期和心脏传导系统的电生理特性。②应了解植入的起搏器类型和起搏模式。③如果存在刺激信号,应确定其出现是否合理、是否夺获了相应的心腔。④如果没有刺激信号,则需确定自主心脏除极是否被适当感知。

现代起搏器的很多自动化功能会影响起搏心电图的分析,如心房、心室阈值的自动测试,房室间期的自动搜索,心室率稳定程序,起搏模式转换(MVP 等),预防血管迷走性晕厥功能,频率反应性 AVD/PVARP,预防房颤的起搏程序,非竞争性心房起搏,最小化右心室和右心房起搏功能等。只有不断了解起搏器的一些新功能,才能对起搏心电图作出更好的判断。这些功能对心电图的主要影响表现在:

1. AV 间期不规则　绝大部分是起搏器的特殊功能(定时、间歇)而非故障,如频率反应性 PVARP/VREF、AV 自动搜索(search AV ＋ ,RVP,AICS)、非竞争性心房起搏(NCAP)等。

2. 频率的快慢不一　绝大部分是起搏器的特殊功能而非故障(除电池耗竭外)。包括频率应答(R)、预防房颤的起搏程序、频率骤降反应、生理性频率带、室率稳定程序:VRS、飞轮模式(fly wheel)、心室反应性起搏(VRP)、AF 传导反应、频率平滑、自动模式转换基本频率(AMSBR)和模式转换后超速起搏(PMOP)等。

3. 起搏模式的转换　偶为起搏器电池耗竭。其他为 AMS、AAI safe R 功能和 MVP 功能等。

4. 偶见的不能夺获　绝大部分是起搏器故障(输出低或阈值高),但需除外心房或心室的阈值管理(autocapture,threshold management)功能。

5. 偶见的脉冲脱漏　多为起搏器故障(过感知),除了具有预防、中止 PMT 的起搏程序、AAI safe R 功能、MVP 功能等。

随着起搏工程技术的发展,脉冲发生器的功能越来越多和复杂,新的起搏功能不断涌现,不同厂商的算法也不尽一致。但起搏的基本时间周期未变。如偶见不能解释的起搏心电图现象(如脉冲发放的时间等),应查询起搏器功能或请专业技术人员解释。有些故障实际上并没有太大临床意义(如偶见的心房感知不良等),另外一些也很容易通过程控来解决(如起搏阈值偏高、过感知等),应避免匆忙作诸如起搏、感知不良的结论,以免引起患者不必要的恐慌。

第 7 节　起搏器的自动化功能

起搏器详细记录患者自主心电活动情况及起搏器工作情况,包括起搏、感知或其他各种功能,得到诸多工作参数或状态,整理分析后,自动、合理地调整下一阶段的工作参数和状态,叫作起搏器的自动化调整功能,具有自动化调整功能的起搏器称为自动化型起搏器。下面分别介绍常用的起搏器自动化功能。

【心室自动阈值管理功能】

能够稳定、持续、有效地起搏心房或心室的最低起搏能量称为起搏阈值。日常生活中有很多因素可以影响起搏阈值。例如,进食及睡眠均降低交感神经张力,将使得起搏阈值升高 30% ~40%。为了安全、有效地起搏心脏,起搏器工作时的实际起搏电压应高出起搏阈值的 2~3 倍。起搏器初始起搏电压值常固定为 3.5~5.0V。这一设置虽然可以保证安全、稳定的起搏,但这一显著的能源浪费使起搏器的寿命明显缩短。因此,如何在保证安全的前提下降低起搏电压,延长起搏器寿命,是心室自动阈值测定功能设计的初衷。

具有自动阈值测定功能起搏器的种类正在逐年增多,不同公司生产的具有自动阈值测定功能起搏器,在不同设计思想的指导下,以不同的方式进行自动阈值测定,并设置新的起搏输出电压。目前国内应用具有自动阈值测定功能的起搏器有:①自动夺获功能(auto capture);②自动阈值管理功能(capture management);③心室自动阈值功能(auto threshold);④主动夺获控制(active capture control, ACC)等,其特点如表 10-2 所示。

表 10-2　起搏器分类及特点

名称	自动夺获功能	自动阈值管理功能	自动阈值功能	主动夺获控制
起搏器夺获的检测方法	应用 ER 感知系统感知心脏起搏器刺激后引起的心脏除极波	应用起搏脉冲后电位的斜率变化判断起搏脉冲是否有效夺获了心室	发放双脉冲,建立夺获与失夺获模板	发放单、双脉冲,建立夺获与失夺获模板
检测时间(自起搏脉冲发放后)	16~62.5ms	40ms	63ms	80ms
检测频率	①每 8h 自动检测 ②原有起搏电压 2 次失夺获 ③程控 ④磁铁实验	设定的检测时间	① 6h 自动检测 ②电极测试 ③磁铁实验	①设定的检测时间 ② 3 次失夺获后 ③程控
实际起搏电压	阈值 +0.25V	安全度 × 时值	阈值 ×2~3 倍	阈值 + 安全值(预先设定)
导线	低激化导线	无限制	无限制	低激化导线
植入要求	术中测试 ER 值	无特殊	无特殊	无特殊
优点	起搏输出电压自动调整,安全、节能、省时			

【心房自动阈值管理】

由于心房的除极电位很低,在心室自动阈值管理中应用的斜率判断法就不可采用。而以下两条原理则被运用:①对窦房结功能正常者,在稳定的窦性节律中引入一个心房测试脉冲,如其夺获心房,则窦性节律将被重整。基于这种原理的测试方式称为心房重整(atrial chamber reset, ACR)法。心房重整法可间隔 30min 进行一次。②对房室传导正常者,若心房起搏频率不变,则短时间内房室结的传导时间(PAV)相对固定。在稳定的 AP-VS 中引入一个测试脉冲,其后 70ms 再跟随一个备用脉冲,如果测试脉冲夺获心房,那么之后的 PAV 间期与基础 PAV 间期就大致相等;如果两者差值 >70ms,那么就可以推断心房的激动由备用脉冲除极产生,测试脉冲就被定义为失夺获。基于这种原理的测试方式称为房室传导(AV conduction, AVC)法,房室传导法需间隔 8h 才能重复进行。

心房自动阈值管理(atrial capture management, ACM)与心室自动阈值管理的设计思想相近,临床价值也都是在于达到了既可靠起搏,又节省能量的目的。但是,心房自动阈值管理功能的运用显然是有条件的,因此其临床应用范围受到一定的限制。心房自动阈值管理在以下情况时不能进行:①患者没有自身窦性或房性心律,房室结不具备 1:1 传导能力,心电活动表现为连续的 AP-VP 方式。②永久性房速或房颤。③持续性窦性心动过速,心率大于 87 次 /min。④非 DDD(R)起搏模式。⑤基本起搏频率 >80 次 /min,且无房室传导。

【自动 AV 搜索功能】

室上性激动若沿正常传导途径下传以同步激动左右心室,则会产生良好的临床效果。反之,临床常用的右心室心尖部起搏使左右心室收缩不同步,起搏比例越高,心脏功能受影响越重。如果不是房室结的传导功能存在明显障碍,医生通常希望患者的室上性激动沿自身房室结下传。延长 DDD 起搏器的 AV 间期值(即 AV Delay)是实现这一目的的唯一手段。一方面,需要延长 AV 间期以使室上性激动沿自身房室结下传;另一方面,过度延长 AV 间期导致房室同步性下降,不利于心室作功。理想的 AV 间期值应该比房室结自身传导的时间稍长。由于房室结的传导受不同生理环境的影响,是不断变化的。因此,动态调整 AV 间期十分必要,起搏器自动进行 AV 间期调整的设计思想应运而生。

不断比较自身房室结与人工房室结(DDD 起搏器)的下传时间并将比较结果用于 DDD 起搏器的 AV 间期值自动程控。如果自身房室结下传时间很短,则 DDD 起搏器的 AV 间期将调整为较短的值。相反,如果自身房室结下传时间较长,DDD 起搏器的 AV 间期将自动调整为较长的值。目的是尽量保证自身房室结的优先下传,同时避免不必要的 AV 间期过长。

自动 AV 间期搜索的范围有限,故该功能在房室结优先方面的作用也是有限的。该功能适用于房室传导功能正常者或间歇性房室传导功能障碍者,对其他房室传导功能障碍者,该功能的作用随阻滞程度的不断加重而愈显无效。

【自动模式转换功能】

DDD 起搏器植入后,其传导功能发挥人工房室结的作用。作为人工房室结的 DDD 起搏器可能以下列几种传导方式将室上性激动传到心室:①房室 1:1 传导:自主心房率 < 上限跟踪频率;②房室呈文氏性下传:心房率 > 上限跟踪频率,但心房间期又长于心房感知器总不应期;③房室呈 2:1 下传:心房 AA 间期短于起搏器心房总不应期,但心房率又低于自动模式转换的频率;④房室呈三度传导阻滞(丧失传导功能):自主心房率高于自动模式转换的频率,模式将转为心室起搏不跟踪心房的激动。总之,DDD 起搏器的房室间下传功能可表现为 1:1 下传、二度阻滞型下传以及三度完全性阻滞(即不下传)三种情况。

DDD 起搏器工作模式的自动转换是指当心房率高到一定程度时,起搏器即使以 2:1 下传的方式都会引起较快的心室起搏。此时,起搏器将其工作模式从心室起搏跟随心房激动的模式转换为心室起搏完全不跟踪心房激动的模式,相当于起搏器发生了三度房室传导阻滞。当快速心房率减慢至一定程度,或恢复为窦性节律,起搏模式反向转换,重新恢复为心房跟踪模式,即反转换。

早期自动模式转换功能只能处理房颤,且转换速度较慢。现在不仅能处理 2∶1 房扑,还能处理短阵房速,甚至房性期前收缩,处理速度加快,可以实现逐跳处理。转换后心室率的处理也更为合理,避免了心室率的骤降。

1. 自动 PMT 防治 起搏器介入性心动过速(pacemaker-mediatsed tachycardia,PMT)当患者存在室房传导时,心室除极后逆行的 P 波如落在心房电路不应期后可被心房电路感知,继而触发释放心室脉冲起搏心室,心室起搏的激动又逆传入心房,此过程反复连续下去,成为快速的心室起搏心律,即起搏器介导的心动过速。自动终止 PMT 以及主动预防 PMT 是起搏器自动化功能的重要部分。

2. 自动 PMT 终止 连续发生心房感知跟随心室起搏时,起搏器自动完成一次逆行传导测试,以辨别窦性节律跟踪和逆行 P 波跟踪。测量的 VA 间期 <450ms;最近 32 次连续的心室起搏事件中,至少有 26 次跟随有心房感知事件。

起搏器先测量一次 VA 间期(VA1);下一心搏的 AV 延迟被延长 51ms,再次测量 VA 间期(VA2);最后使用正常的 AV 延迟,测量 VA 间期(VA3)。起搏器跟踪窦性节律时,心房频率不会因延长 AV 延迟而变化,因此 VA2<VA1,VA1=VA3。

起搏器跟踪逆行 P 波时,VA1=VA2=V₃,因为它们都代表着逆行传导间期。起搏器重复测试 2 次(相隔 2 次心搏),以确认逆行传导。

逆行传导被确认后,起搏器自动转换为非心房跟踪模式,DDD(R)转换为 DDI(R),VDD(R)转换为 VDI(R),这样就可以有效地终止 PMT。在 DDI(R)和 VDI(R)模式时,起搏器继续执行 VA 测量。如果逆行传导不再出现,就回复到心房跟踪模式。

3. 自动 PMT 预防 起搏器在所有房室非顺序激动时,自动将 PVARP 延长至 500ms,使可能发生的心房逆传激动落入 PVARP 内,从而避免心室起搏跟踪,这样就可有效预防 PMT 的发生。预防 PMT 的另一个办法是:在所有心房事件后开启一个房性频率加速检测窗(window of atrial rate acceleration detection,WARAD),落入其中的 P 波被认为是逆传激动的 P 波,而不触发心室起搏跟踪。WARAD 时限的设置:实时计算连续 8 个自主 PP 间期的均值。此后,如果心率 <80 次 /min,那么 WARAD 间期 =PP 间期均值 ×62.5%。

【感知灵敏度值的自动化程控】

起搏器根据患者的心房或心室自主除极波振幅的高低自动设置不同的灵敏度值,使感知功能处于正常,称为感知灵敏度的自动化程控。这一重要的自动化功能是 Kappa700 起搏器率先应用的。

感知安全度是患者自主的心室或心房除极波的振幅与感知灵敏度值的比值再乘以 100%。一般情况下,感知安全度需达到 200% ~300% 才能确保感知功能正常而稳定。感知安全度过高时(即感知灵敏度值过低时)易发生感知功能不良。Kappa700 起搏器心房感知安全度值在双极感知时设为 4.0~5.6(即 400% ~560%),单极感知时设为 2.8~4.0(即 280% ~400%),心室感知功能安全度值设为 2.8~4.0(即 280% ~400%)。

以心房为例,当感知电极的模式确定后,感知安全度值也就确定,心房双极感知时,其感知的安全度为 400% ~560%,起搏器先取 0.5mV 为感知灵敏度值,该值乘以感知安全度值后可出现二条线和三个区,二条线代表的心房波的值分别等于 2.0mV 及 5.6mV。

两条线的出现,形成了 3 个区:

A 区:两条线之间的区,称为感知灵敏度值适合区,是指患者自主心房波的振幅在 2.0~2.8mV 范围时,取 0.5mV 为感知灵敏度值时,能够达到感知安全度预定的 4.0~5.6 指标,提示 0.5mV 值适当,可以不再调整。

B 区:下线以下的区,称为感知灵敏度值过高区,当患者自主心房波的振幅低于 2.0mV 时则落入这个区,落入这个区的心房波振幅(mV)除以 0.5mV 的感知灵敏度值时,其安全度 <400%,未达到预定值,因此灵敏度值需要下调。例如调到 0.35mV,下调后的值使心房感知功能更为敏感,起搏器对幅度较低的自主心房波能够稳定、有效地感知,当 17 个连续的心房波振幅都落入该区时,则会发生感知灵敏度值的自动下调。

C 区:上线以上的区,又称感知灵敏度值过低区,患者心房波较高,振幅高于 2.8mV 时,感知的心房波都落入该区,这意味着以 0.5mV 为感知灵敏度值时对这些高振幅的心房波来说,安全度超过了 560%,提示原 0.5mV 的感知灵敏度值太低,该值应当上调,例如调为 0.7mV。实际应用中,当连续 37 个心房波振幅落入此区时,感知灵敏度值就会自动"上调"。

当新的感知灵敏度值自动程控后,上述二条线及三个区的值将发生相应变化,新灵敏度值自动设定后的工作及调整的机制与上相同。

【预防快速性房性心律失常的 NCAP 功能】

双腔起搏器中,心房感知器的总不应期等于 AV 间期 + 心室后心房不应期(PVARP)。该间期内心房感知器处于关闭状态,因此,落入此期的房性期前收缩不能被感知,起搏器仍将以原来的起搏间期(VA 间期)发出下一次心房起搏,该心房起搏与房性期前收缩构成竞争性心房起搏,若其落入房性期前收缩后的折返期或易损期,则可引发快速性房性心律失常。为避免竞争性心房起搏,需要使起搏器能对落入 PVARP 内的心房激动产生反应,非竞争性心房起搏(non-competition atrial pacing,NCAP)应运而生。

起搏器将 PVARP 期分成两部分:①心室后心房感知器空白期(post-ventricular atrial blanking,PVAB),即心房感知器的有效不应期,落入该期的任何波(包括心房波)均不能被感知;②心室后心房感知器不应期(post-ventricular atrial refractory period,PVARP),可看成心房感知器的相对不应期,落入此区的心房波能够被感知,并触发一个 300ms 的 NCAP 期,使原 VA 间期延长。NCAP 期持续 300ms 结束后,则触发下一次的心房起搏。由于此时心房肌已脱离其折返期或易损期,就不再会诱发快速性房性心律失常。

有几点需要说明,来的更早的房早,将落在 PVAB 区而不被感知,下一次心房起搏也会如期发出,但因其距房早比较远,因此不会诱发快速性房性心律失常;另外,在第一个 NCAP 期持续过程中又来了一个房早被感知时,为避免竞争性心房起搏,将触发一次新的 NCAP 期。NCAP 功能的设置能避免竞争性心房起搏,减少房速、房扑和房颤的发生机会。

【噪声反转功能】

除自身心电信号外,电磁信号、肌电位等均有可能被起搏器误感知,从而抑制刺激脉冲发放,造成起搏丧失。为解决这一问题,起搏器设计并增加了噪声反转功能。其设计思想:起搏器的不应期由绝对不应期(空白期)和相对不应期(空白期之外的不应期)组成。前者对任何电信号均无感知能力,后者对包括自身 QRS 波、电磁信号、肌电位等在内的各种电位均能感知;起搏器心室相对不应期内发生的感知事件,将使起搏器重启心室不应期(包括空白期),且不会抑制预设刺激脉冲的发放,除非在此期间有不应期之外(应激期)的感知事件发生。连续发生相对不应期感知事件,起搏脉冲将连续竞争性发放。现代起搏器,无论单腔还是双腔,均设置了噪声反转这一保护功能,但仅用于心室的起搏保护。

第 8 节　生理性起搏

人工心脏起搏器用于临床已经 50 多年了,其发展经历了从单腔起搏到双腔的房室顺序起搏、频率应答起搏以及目前的心室再同步起搏、心脏选择性部位起搏。生理性起搏从概念到机制研究、植入技术都有了全新的进展。生理性起搏的概念不断地得到新的诠释,即以最适当的起搏模式、最合理的起搏参数设置、最理想的起搏部位来最大限度地保持心脏房室之间、左右房之间、左右室之间、左室内各节段间的同步化和提供机体需要的心率支持。

【AAI 起搏】

病态窦房结综合征患者,若房室传导功能正常,无房性心律失常,可选择 AAI 起搏模式。

优点:AAI 起搏模式保留了正常的房室激动顺序和心房对心室的辅助泵功能作用,同时避免了 VVI 起搏和 DDD 起搏模式中不必要的右室起搏带来的左右室不同步而导致的不良影响。

缺点:心房单腔起搏保留正常心室激动顺序,但是需要可靠的房室传导。而窦房结功能不全仅仅是患者传导系统退行性改变的开始。研究资料表明,窦房结功能不全患者房室传导阻滞的年发生率在 0~4.5%。对于老年或本身有器质性心脏病的患者,更容易出现房室传导功能障碍和房性心律失常,选择 AAI 起搏应慎重。

【DDD 起搏】

优点:DDD 起搏模式能使患者的房室收缩顺序符合生理状态,保证心室充盈和房室瓣正常开闭,最大限度维持每搏量,同时避免或延缓心房扩大和房颤发生。

缺点:传统的 DDD 起搏模式伴有高比例的右室心尖部起搏时,随心室起搏比例的增加,因心衰住院的危险性及发生房颤的危险性均明显增加,说明右室起搏削弱了 DDD 起搏房室同步带来的益处。临床上对选择 DDD 起搏的病态窦房结综合征患者,应将 AV 间期程控为较长的数值以鼓励自身房室下传,避免不必要的右心室起搏。目前一些新的具有自动化功能起搏器的 AV search、VIP,MVP 等功能均鼓励自身房室传导,是起搏器功能的一大进展。其中具有最小化心室起搏功能(VIP,MVP)的起搏器可最大限度地减少不必要的右室起搏,平均使病态窦房结综合征患者心室起搏比例的中位数维持在 1%左右。

【频率应答起搏】

心脏变时性功能障碍指当机体对血液的需要增加时,而心率不能相应增加满足其需要,其临床表现主要为运动耐力下降和重要脏器的低灌注而引起的生活质量下降,临床上容易被忽视。

频率应答起搏是生理性起搏的一个重要组成部分,主要用于治疗心脏变时性功能障碍。变时性功能障碍在具有起搏适应证的患者中的发生率高达 35% ~55%。其中 54%病态窦房结综合征病人、22%房室传导阻滞病人以及有冠心病、心力衰竭、使用抗心律失常药物的病人容易发生变时性功能障碍。

目前应用的频率应答起搏器的传感器有重力加速度和体动感知器、每分通气量感知器、起搏 QT 间期感知器等。

【心脏再同步治疗】

心脏再同步治疗(CRT)主要适应证人群为慢性充血性心力衰竭合并左右心室失同步的患者。

优点:经冠状窦增加左室起搏位点可以通过优化 AV 间期,维持房室同步和最佳房室起搏间期;通过优化 V-V 间期,恢复左右心室之间及左室内电－机械同步性,减少二尖瓣反流、增加舒张期充盈时间、降低肺动脉嵌压、左室容积及左室舒张末压,是顽固性充血性心力衰竭治疗最重大的进展,对降低心脏性猝死也有积极作用。MIRACLE 研究组回顾 MIRACLE、MIRACLE-ICD、Insync Ⅲ研究中 2078 例患者 CRT 系统的植入情况,得出结论:双心室起搏安全、易耐受、成功率高,是随术者经验不断进展的新技术。荟萃分析几个大的临床试验研究显示,CRT 治疗可使得严重慢性充血性心力衰竭合并心室不同步的患者因心衰加重而再住院的危险性减少 32%,全因病死率降低 25%。

缺点:在接受 CRT 治疗的患者中,20% ~30%的患者术后症状未改善甚至恶化,这部分患者 CRT 疗效不佳的主要原因是超声心动图检查显示左右心室之间失同步性并不严重。关于 CRT 治疗仍有一些问题需要解决,如超声心动图在 CRT 患者选择及疗效预测方面的作用、CRT 患者是否需要 ICD 后备支持、右心室起搏依赖合并左室功能受损的缓慢性心律失常的起搏适应证患者是否应选择 CRT 治疗等。对这些问题的解答需要进一步的临床研究。

【右室流出道间隔部起搏】

大量循证医学研究表明,右室心尖部起搏导致了左右心室收缩失同步,对患者血流动力学影响是有害的,避免不必要的右心室起搏是生理性起搏的要求。对于一部分心室需要依赖起搏的起搏适应证患者,右心室流出道间隔部可能是有益的起搏部位选择。

优点:右心室流出道间隔部接近房室水平和左右心室交汇区,此处起搏可使心室除极由间隔区同时向左右心室扩布。心室激动顺序接近生理,能获得较好的血流动力学效果。一些临时起搏急性试验证明,对无器质性心脏病患者右心室流出道起搏较右心室心尖部起搏具有良好的血流动力学效果。一些小样本的临床观察研究也证实,同右室流出道起搏相比,右心室心尖部起搏 QRS 波明显增宽,心肌灌注缺损及心室壁异常运动区明显增加,且左心室射血分数显著下降。

缺点:右心室流出道间隔部起搏并不能完全纠正左右心室之间不同步现象和左心室的激动延迟。右心室流出道间隔部起搏技术较心尖部起搏具有一定的难度,限制了这一技术的开展。

也有文献报道右室流出道起搏并未显示比右室心尖部起搏更好的血流动力学效果。目前有关右室流出道起搏的临床研究结果相差较大的主要原因在于缺乏规范的间隔部起搏技术,临床研究中很多右室流出道起搏部位并不在流出道间隔部,而是位于前壁或游离壁,此部位起搏带来的不良的血流动力学效应抵消了部分间隔部起搏带来的临床效益,从而使得一些临床研究不能得出阳性结果。此外,随访时间过短也是右室间隔部起搏临床效益不明显的原因。因此需要规范开展右室流出道间隔部起搏技术,需要大样本的临床试验进一步观察。

【右房间隔部位起搏】

右房选择性部位起搏主要在低位或高位房间隔。高位房间隔起搏时导线植入房间束(bachmann 束)或界嵴末端,这部分心房肌具有良好的电传导性能,心房起搏时 P 波时限较窦性心律时短。低位房间隔起搏部位位于冠状静脉窦口附近的 Koch 三角区域,正常情况下左右房之间的电激动传导通路除房间束纤维外,冠状窦也是左右房之间重要的电激动传导通路。

优点:心房间传导时间的延长是导致房性折返性心律失常的一个重要因素,房间隔起搏可以缩短左右心房激动的时间差,使心房的除极趋于同步化,可以预防房性心律失常。对既往有阵发性房颤病史的具有起搏适应证的病态窦房结病变者,右房间隔部起搏可以延缓和减少慢性房颤的发生。有关心房超速起搏预防房颤的临床观察研究也同样显示低位房间隔起搏优于右心耳起搏。

缺点:植入难度相对大,导线植入成功率与操作者经验明显相关。

此外,研究表明,与右心耳起搏相比,房间束附近起搏和低位房间隔起搏可预防房颤的发生,但是也有一些临床研究没有阳性结果。因此关于房间隔起搏对房颤的预防效果还需要进一步的临床研究证实。

⑨ 第 9 节　右室间隔部起搏的植入技巧

生理性起搏再定义提出了对于具有正常房室传导功能的病态窦房结综合征患者,应避免不必要的右室起搏;而对于依赖心室起搏的患者,例如高度 AVB,永久性房颤伴缓慢心率等,可选择较生理的起搏部位,减少传统的右室心尖部起搏带来的不利影响。目前认为较为生理的起搏部位包括希氏束旁起搏,右室流出道间隔部起搏。希氏束旁起搏接近正常的心室除极和机械收缩方式,起搏不会影响血流动力学,但是需要术中标测希氏束电位,操作复杂、手术时间长,这一技术难于推广应用。右心室流出道间隔部接近房室水平,位于左右室之间,此处起搏可使心室激动顺序接近生理,能获得较好的血流动力学效果。

【右心室流出道间隔部解剖】

右心室流出道是右心室向左上延伸的部分,呈漏斗形,靠前为游离壁,靠后为间隔部(图 10-10),上方为肺动脉瓣,下方以室上嵴为界。X 线下右室流出道具体分为 4 个区域,在右前斜位流出道上下缘之间做平均线区分流出道上下部,而间隔侧与游离壁的划分根据左前斜位下电极的头端指向来区别,当导线头端指向脊柱缘时,通常为间隔部。通常建议主动导线植入于中位室间隔处(图 10-10)。

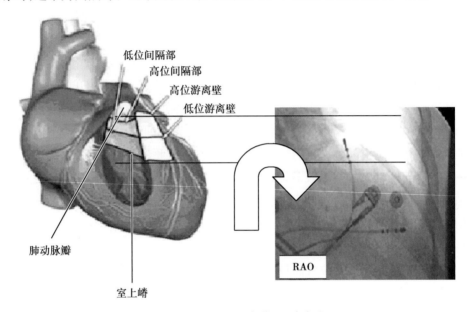

图 10-10 右心室流出道间隔部解剖

【主动导线】

右心室的左侧壁即室间隔,室中隔凸向右心室,故室腔横切面呈半月形。右室流出道内面无肉柱等解剖结构,表面光滑,植入被动固定导线容易脱位。主动导线的临床优势:可以植入心脏的任何部位(包括心房游离壁、房间隔、右室流出道),毋需强迫体位,减少导线脱位率;避免被动导线的远期阈值的不稳定。导线植入可以经临床起搏器植入的所有静脉途径。导线长度要求在 58cm 以上。目前市场上主动导线包括带导引导丝和不带导引导丝两种,前者应用较为广泛。

【植入的具体步骤】

1. 检查螺旋导线的传输性能,在植入前,常规检查螺旋导线的螺丝完全伸出和退回的旋转圈数,通常完全伸出为 5~6 圈,退回为 7~8 圈(在直引导钢丝植入导线的情况下)。

2. 缘可撕裂鞘将带有直导丝的螺旋导线在后前位或右前斜 10° 送入右心房,撤除直导丝。

3. 导引导丝的塑型。根据右心室的大小,将导引导丝头端 10cm 左右的部分塑型呈 U 形,成角 120°~150°,远端 1cm 左右距离反向向后成角(图 10-11)。

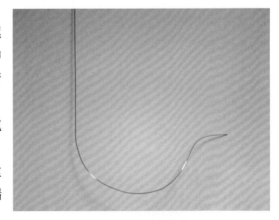

图 10-11 导丝成型示意图

4. 使用塑型好的导丝,通过旋转、推送等手法将起搏导线送至右室流出道深处。再将导线缓慢后撤,细细调整导线头端至所需要的位置。尽可能使头端与心内膜呈垂直关系。使用专用的夹子或操作手柄顺时针旋转电极末端,因存在心内膜面的阻力,圈数应比体外多1~2圈。X线下确认螺丝完全旋出后,退出导引钢丝,嘱患者深呼吸或咳嗽,观察电极位置是否牢固。

【植入注意事项】

1. 先在体外熟悉操作,确定主动导线头端螺旋能正常工作(了解旋转圈数及手感)。

2. LAO(30°~45°)时确认导线头端指向脊柱。

3. 了解螺旋导线螺丝旋出时的X线影像特征,不同导线有不同特征。

4. 螺旋导线旋出后即刻的阈值若超过1V(2~3V),不要急于调整位置,5~10min后重新测试,多数患者阈值能降至1V以下。

5. 避免反复多次在同一部位旋入、旋出,防止发生心肌穿孔。重视患者术中胸痛的主诉,可能是穿孔的预兆。

6. 导线螺丝多次旋入、旋出后,适当增加旋转圈数。但应尽量避免上述操作,以免损伤心肌和导线。

【导线植入后参数测试】

1. 因主动固定导线植入时存在对心肌的损伤,所以测试参数在导线植入后即刻测试可能存在阈值较高或振幅较低的情况。在导线植入完成后5~10min测试可发现阈值降低和振幅升高。

2. 右室间隔部起搏,测试包括起搏阈值,R波振幅与起搏阻抗等。右室起搏阈值≤1.5V即可。

3. 间隔部起搏时,导线张力过大,有穿孔可能。但常规X线下不能准确判断这一点。有学者在体外直视下观察螺旋旋入心肌后的阻抗,发现当螺旋完全旋入与部分旋入,或没有旋入心肌相比,后者的阻抗数值明显比前者低,而电极过度旋入心肌后可见阻抗明显升高。另有学者观察到导线植入后的腔内电图的ST段抬高过高(>10mV)时提示存在穿孔可能性,而ST段抬高过低(<5mV)提示有脱位的可能。

【综合判断导线是否到位】

1. 心电图　多呈左束支阻滞型,Ⅱ、Ⅲ、aVF导联QRS波呈R波,aVL导联多呈负相R波,而Ⅰ导联QRS波形态并不一致,通常认为在间隔部起搏Ⅰ导联应呈负相波。但有研究发现,在大约30%间隔部起搏的患者Ⅰ导联可见出现正向R波。

2. X线影像确定导线植入位置　右前斜位(RAO)可以判断导线位置在流出道的高位还是低位;左前斜位(LAO 30°~45°)则可判断电极位置在游离壁还是间隔部,若位于间隔部,导线头端指向脊柱(图10-12)。

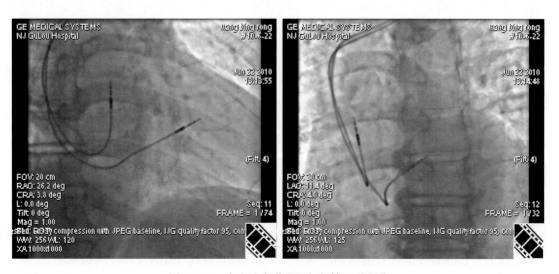

图10-12　右室流出道间隔部起搏X线影像

第 10 节　低位房间隔起搏的植入技巧

【概述】

房间隔是房内传导缓慢或传导阻滞的最常见部位。冠状静脉窦与左心房间存在着点连接,是心房间重要的点激动传导通路。房间隔起搏可以明显缩短心房激动时间,最大限度地使左、右心房激动同步化。研究证实,最佳的单部位心房起搏为房间隔或冠状静脉窦口附近,Koch 三角所在部位的低位房间隔目前被公认为是最适宜心房生理性起搏位点。

【低位房间隔导线植入辅助器械】

1. 主动导线　主动导线的要求包括:

(1)较高的感知分辨能力:起搏导线固定在房间隔,较常规的植入部位右心耳更靠近心室腔,故易产生远场感知。因此对导线的理化特性,如表面积、端环电极的距离也有较高的要求。低位房间隔植入的导线为双极螺旋电极,正负极间距 ≤ 10mm,以减小感知场,避免心室远场感知。

(2)螺旋导线主动固定技术:房间隔缺乏右心耳内的梳状肌结构,因此不能采用翼状被动固定导线,而必须采用螺旋导线的主动固定技术。各公司生产的不同类型的主动螺旋固定导线均有不同的影像学标记及传输性能,植入前应在体外测试以明确螺旋的圈数,并检验导线的传输性能,即螺旋旋出缩进功能是否自如。

2. 可控弯导丝操作系统　由于低位房间隔是一个斜面向上的平坦区域,固定成型的导引导丝较难在此贴靠并获得支撑力。可控弯导丝操作系统可以帮助我们提高成功率。

【主动导线低位房间隔植入方法】

1. 检查螺旋导线的传输性能。

2. 在房间隔导线植入之前先植入心室导线,借助心室导线的摆动我们可以确定三尖瓣下缘的位置,而 Koch 三角就在三尖瓣下缘右上方。

3. 缘可撕裂鞘将带有直导丝的螺旋导线送入右房下部,退出直导丝。

4. 送入 L 型导丝,转动 L 型导丝的尾部把手,将导线头端指向冠状窦开口部位。根据心房大小将指引钢丝塑形成合适弯度后(一般近似 90°),把螺旋导线送达 Koch 三角处。

5. 轻轻前送导线,使导线头端与脊柱成 90° 的夹角,并获得与心房组织稳定贴靠。

6. 用旋转夹夹住螺旋电极尾部的接口,顺时针旋转(较体外检查时多旋转 1~2 圈),并在 X 线下仔细观察螺旋电极的头端金属标记是否完全分开(应滞后 2min 观察)。

7. 在确定螺旋电极完全旋出后,在 X 线下缓慢后撤 L 型导丝,并更换直导丝反复推送和回撤导线,观察螺旋导线固定是否牢固。

8. 调整主动导线的弧度,以保持导线对心房组织最小的张力(通常导线头端与脊柱成 90°~120° 的夹角)。

9. 测试起搏阈值　心房电极起搏阈值 ≤ 2.5V 即可。如果阈值不满意,可调整心房导线的弧度和张力,再进行测试,不达标则重新更换起搏部位。阈值测试前,应常规记录心房腔内单极心电图,要求 P 波振幅不低于 R 波的 1/5,否则易发生心室的远场感知。阈值测试时,应给予 10V/1.0ms 的强刺激,了解是否有心房和心室的同步夺获。

【电极到位的判断方法】

1. X 线影像确定电极位置　前后位时起搏导线顶端应位于脊柱中右 1/3 交界线、三尖瓣曲线上约 1个椎体高度处，朝向左后上方(图 10-13A)；左前斜位时，起搏导线呈与房间隔垂直状，影像上正好朝向脊柱(图 10-13B)。

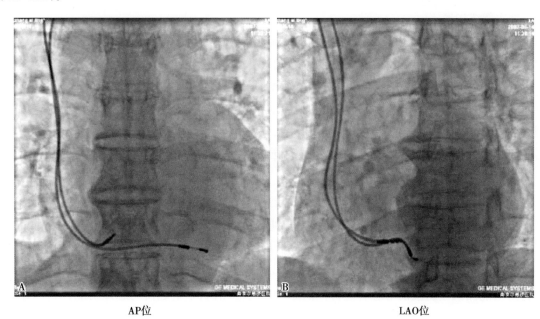

AP位　　　　　　　　　　　LAO位

图 10-13　低位房间隔起搏 X 线影像

2. 导线运动　由于心室收缩时房室环向下的力量可引起房间隔相应运动,故在前后位下可见房间隔起搏导线呈典型的上下运动。

3. 心电图　观察 P 波形态、Ⅱ、Ⅲ、aVF 导联 P 波主波均向下。结合上述三种方法,一般能将心房导线定位于低位房间隔。测试各项起搏参数满意后,再将螺旋电极旋入心房肌内固定。

11 第 11 节　起搏器的随访

起搏器的植入仅是一个手术治疗过程。术后能否保证起搏器在最佳工作状态、发挥最大功能则需要有定期的程控和随访。心脏起搏器患者自植入后就应开始接受临床随访观察,随访时不仅仅单纯观察临床症状的改善情况,还要及时调整及优化起搏器的工作参数,发挥起搏器的最佳工作效率,最大限度地满足患者需要,提高患者的生活质量。随访过程中如发现电池耗竭,应及时更换起搏器,确保患者的生命安全。

【随访时间】

1. 短期随访　指在起搏器植入后至出院前,观察起搏器工作状态及时诊治并发症。

2. 长期随访　指起搏器植入者出院后的随访过程。一般而言,要求植入后 1、3、6 个月各随访一次。以后每 3~6 个月随访一次,视起搏器类型及病情变化而定。

3. 晚期随访　预计快接近起搏器使用期限时,需缩短随访时间,改为每个月 1 次或更短一些。

对于特殊类型的起搏器如 CRT、ICD 等,因为此类患者临床情况变化较快,需经常了解植入器械的工作状态,及时调整参数设置,这类患者在临床情况发生变化时应及时起搏门诊随访,或适当缩短随访时间间隔。

【随访内容】

（一）首次随访内容

1. 一般资料　患者姓名、性别、通讯地址、电话、邮政编码、身份证号码等。

2. 疾病资料　包括起搏器植入前的基础疾病、心律失常类型,心电图、胸片、心脏彩超等。

3. 有关植入的起搏器资料　包括起搏器和起搏导线生产厂家、型号和序号。

4. 起搏器植入资料　包括起搏器植入时间、手术者、植入医院、手术过程等。

（二）短期随访内容

1. 观察伤口变化　起搏器囊袋和切口有无红肿热痛,有无波动感,以排除局部囊袋血肿或感染等。有异常情况,应及时作相应处理。

2. 导线有无移位　主要表现为起搏失夺获或新近出现的膈肌刺激,可能是起搏导线移位或穿孔,直接刺激膈肌或者刺激膈神经引起。需要重新调整起搏导线的位置或调整起搏参数。

3. 了解患者对起搏的反应　包括起搏器植入后患者症状有无改善,设定的起搏频率是否合适,有无不适主诉,有无与起搏相关的心律失常。

4. 起搏功能测试　出院前对患者进行一次起搏器功能测试,了解起搏与感知功能,与日后随访进行对照分析。

（三）长期随访内容

1. 详细询问病史　了解起搏器植入前后临床症状变化,如原有的头晕、黑矇、晕厥等脑供血不足等症状是否消失,有无新的症状出现,鉴别由于原发病引起或是起搏器并发症。

2. 体格检查　除常规体格检查外,重点检查与起搏系统有关的方面:

（1）起搏器埋置部位:切口愈合情况,有无起搏器囊袋感染。起搏器埋置部位皮肤颜色,温度,张力变化,是否有压痛以及起搏器移动程度和起搏导线走行情况。

（2）起搏导线植入同侧肢体、颜面及颈部肿胀:常见于经锁骨下静脉穿刺送入起搏导线患者,尤其是植入较粗大或植入多根导线,造成静脉回流障碍或静脉血栓等,症状严重者予抗凝治疗,必要时可予溶栓治疗。

（3）幅度不等的颈静脉搏动:其原因与心室起搏所造成房室不同步有关。

（4）心脏体征

1）心脏大小:对植入前后心脏大小变化可以佐证起搏治疗对心脏血流动力学的影响。

2）心脏听诊:以心室为基础的起搏患者,由于房室活动不同步产生第一心音强度改变,甚至可闻"大炮音";S_2 可闻逆分裂,主要是由于右心室起搏,主动脉瓣关闭迟于肺动脉关闭所致;并常可闻及起搏音,指与起搏器有关的附加音,此音类似喀喇音,在心尖内侧及胸骨左缘第 4、5 肋间听诊最清晰,音调高而清脆,产生机制不清,无确切的临床意义。此外,对于右心室起搏者,起搏导线与三尖瓣叶有粘连时,可造成粗糙的收缩期杂音。起搏器植入早期出现心包摩擦音,应警惕心脏穿孔可能。

3）膈肌刺激的检查:发生膈肌刺激,应考虑起搏导线移位或穿孔,需重新植入起搏系统或调整起搏参数。

3. 辅助检查方法

（1）常规 12 导联心电图:是随访过程中最简单、实用的评定起搏器功能的方法。可观察心脏起搏及感知功能是否良好,大致可判断起搏器的工作状况;分析起搏心电图时需观察:起搏刺激脉冲的频率及幅度、激动的心腔(心室或心房)对刺激反应状况及相应关系、心脏自身 QRS 波、P 波或异位激动波与起搏心律之间相应关系等。

(2)动态心电图:可以观察起搏器功能状况、间歇性或一过性症状和心律失常的发生是否与起搏有关、了解对起搏器的依赖程度、活动后自身或起搏频率变化趋势、分析某些与起搏器相关的心律失常等。为进一步程控起搏器参数提供重要信息。

(3)X 线胸片:随访时应定期行胸部 X 线检查,与前一次甚至植入时的胸片作对照,观察内容:导线的位置有无移位、完整性;起搏器的位置;心胸比率、有无肺部淤血及有无心包积液等。

(4)超声心动图:常用于评估起搏治疗前后心脏大小、心脏结构的改变、心功能的状况、瓣膜反流情况及不同起搏方式与心脏血流动力学的关系。起搏器术后超声心动图检查的主要内容为:心脏结构大小变化、有无心包积液;瓣膜反流情况;心脏功能的改变;超声指导下对不同起搏方式或不同起搏参数优化血流动力学;肥厚型心肌病患者起搏后左心室流出道压差的改变;观察导线位置、导线上及瓣膜上有无赘生物形成。

(5)活动平板运动试验:对于不同类型起搏器,尤其是 DDD 起搏器及频率适应性起搏器,对各项参数的调整以满足患者在休息和运动时的心功能状态,有指导意义。

4. 起搏器的更换指征　起搏器频率较设定频率降低 10%;脉宽延长 10% ~15%;磁铁频率接近更换频率或较原磁铁频率延长 10% ~15%;起搏电压下降 10% ~15%,起搏器感知功能丧失;DDD 起搏器电池耗竭时,转为 VVI 起搏。部分起搏器在程控时会显示出起搏器电池电能消耗情况,提醒脉冲发生器已有更换指征。

12 第 12 节　起搏器的程控

在体外将预设的参数通过特定的设备(程控仪)传输到起搏器内,从而改变起搏器起搏方式和 / 或各种起搏参数的设置,称为起搏器的程控。起搏器的程控是无创的、可重复。程控已成为起搏器植入术后患者管理的主要的内容之一。不同心脏起搏器公司都有自己专用的程控仪。

【起搏参数的程控内容】

1. 起搏方式　临床常用单腔起搏方式包括 AAI 和 VVI 两类。AAI 型起搏方式用于病态窦房结综合征房室传导功能正常者,选择该起搏方式应排除患者房室结功能减退的可能,避免在起搏器使用年限内升级造成浪费。而 VVI 型起搏方式适用于缓慢心室率的房颤患者或基本起搏治疗。由于该起搏方式改变正常心室激动顺序,造成房室失同步,对心功能影响较大,起搏综合征发生率高,房性心律失常的发生率高。在起搏依赖的患者该缺点尤为明显。SOO 型非同步起搏方式用于随访时检查起搏功能,外科手术中防止高频电刀的干扰抑制等特殊情况。

常用的双腔起搏方式主要为 DDD 方式,具有双腔起搏,双腔感知,双重反应的房室顺序起搏方式。目前常用的自动化功能的起搏器可以根据自身心率和 PR 间期的变化与起搏器设置的低限频率、房室(AV)间期进行比较,自动调整起搏方式,以适应患者在不同状况下的需要,DDD 起搏可以表现为以下几种起搏方式:①自身心率低于起搏器低限频率,PR 间期长于 AV 间期时,心房和心室均起搏(AP,VP),表现为 DDD 的起搏方式;②自身心率低于起搏器低限频率,PR 间期短于 AV 间期时,起搏器自动转换为心房起搏,心室感知(AP,VS),表现为 AAI 的起搏方式;③当自身心率高于起搏器低限频率,PR 间期长于 AV

间期时,自动转换为心房感知,心室起搏(AS,VP),表现为 VDD 的起搏方式。

2. 起搏频率

(1)概念:是指起搏器每 min 发放电脉冲的次数,除基础起搏频率外,还有滞后频率、上限频率、下限频率等。

(2)基础起搏频率:是最为常用的程控参数,可程控范围在 30~150 次 /min,出厂时常设定在 60~70 次 /min。根据不同个体或同一个体不同时期病情不同,程控以达到最适起搏频率。程控提高基础起搏频率主要用于:在一定范围内改善心功能;减少甚至消除一些心律失常,如慢频率依赖的长 QT 综合征;程控降低基础起搏频率主要用于节能;对不完全依赖起搏的患者充分发挥自身心律的作用。

(3)静息频率 / 睡眠频率:当患者静息或睡眠时,起搏器通过特殊的感受器或预先设定的作息时间,以另一种起搏频率工作。一般低于基础起搏频率 5~10 次 /min,以适应患者生理状态。程控设置 ON/OFF,可程控范围一般在 30~150 次 /min,出厂时均设定在 OFF。

(4)滞后频率:是指当起搏器感知自身心律后,改变下一次起搏脉冲发放时间间隔,即重整自身心搏后起搏器逸搏间期。在无自身心律时,相邻两个起搏信号之间距为起搏间期。起搏器感知到的自身心律到下个起搏信号之间期称逸搏间期。设计滞后功能主要为了鼓励发挥患者的自身心律作用。当逸搏间期长于起搏间期时称负滞后(频率下降);短于起搏间期称正滞后(频率增快);具有滞后功能的起搏器多为负滞后。滞后频率的可程控范围一般在 30~150 次 /min,出厂时设定在 OFF。也有以滞后值表示,滞后值等于逸搏间期与起搏间期之差值,多在 0~600ms 可调。程控滞后频率主要用于:①病态窦房结综合征患者基础心率基本正常,偶有一过性心动过缓;②间歇性房室传导阻滞患者。③使用正滞后具一定抗快速心律失常作用。

(5)双腔起搏器上限频率:一般 DDD 起搏器有单独的上限控制频率,称为最大跟踪频率(maximum tracking rate,MTR),指起搏器的心房线路感知 P 波后触发心室起搏的最高频率,在此频率以下,能保持 1∶1 的房室同步起搏;当心房频率超过上限频率时,起搏器通过固定型阻滞、文氏阻滞、频率平滑、频率回退及模式转换等方式对上限频率进行限制。

3. 输出能量　包括输出幅度(起搏电压)和脉宽。输出能量程控目的是节能、延长起搏器寿命和消除或减轻某些症状。

(1)输出幅度:指脉冲的电压,输出幅度以伏(V)计,可程控范围 0.25~8.0V,起搏器出厂设定的输出幅度一般为 3.5~5.0V。起搏器输出幅度的程控基础是起搏阈值,起搏阈值在不同时期相差较大。通常认为,起搏器植入后 1~3 个月内不宜为节能而轻易调低起搏电压,待起搏阈值平稳后,在没有心室自动夺获的安全起搏保护下,将起搏器输出幅度程控为测定的起搏阈值的至少 2~3 倍以上才是安全的。起搏阈值的测定分为:自动、半自动和人工阈值测定。

程控:①调高起搏电压主要是为了有效地夺获心肌保证安全起搏,常用于导线植入急性期;各种原因引起的慢性期起搏阈值增高;心外膜的起搏导线或利用体内旧起搏导线时,起搏阈值常偏高等。②调低起搏电压可用于节能;减轻不适症状,如胸大肌、右膈肌的刺激;随访时测定起搏阈值等。

(2)脉冲宽度:脉冲宽度是作为输出能量的辅助因素。可程控范围为 0.05~2ms,出厂时的脉冲宽度一般为 0.5ms。

程控:①调宽脉冲宽度可用于安全起搏,当起搏电压升高后,如果仍不能有效起搏时,辅之以调宽脉冲宽度,可能达到有效起搏;起搏器能源近耗尽时,起搏电压降低而濒于起搏失效时,可调整脉冲宽度,补充输出能量保证起搏等。②调窄脉冲宽度可用于在安全起搏下,节能;作为起搏阈值测定的方法之一。

4. 感知灵敏度　感知灵敏度(sensitivity)是指起搏器感知到最低幅度的 R 波或 P 波后抑制自身脉冲发放的能力,通常以毫伏(mV)计。感知安全界限 = 实测 R 波(或 P 波)值 / 起搏器感知灵敏度设置值,实际工作中要求感知安全界限 >2.0。

程控:对于具有感知保障功能的起搏器能自动进行感知灵敏度的调整,无须人工干预。①调高感知灵敏度主要用于感知不足:植入时、植入后测得腔内 P 波 /R 波幅度较小;植入后由于心肌疾病、药物或电解质紊乱、导线微脱位等因素导致腔内 P 波 /R 波幅度变小。②调低感知灵敏度主要用于感知过度:感知高大的 T 波;感知起搏脉冲的后电位;感知肌电位;外界电磁场的干扰波;完全房室传导阻滞患者心室起搏导线感知心房信号,导致心室漏搏。感知过度的调节常需结合感知极性的改变。

5. 不应期的程控　不应期的程控是指脉冲发生器发放脉冲后或感知自身心律后的一段时间内感知放大器关闭,对输入信号不感知,也不发放脉冲的时间间隔,起搏器不应期通常设在 300ms 左右,范围可在 150~500ms,可根据需要加以程控调整。

程控:

(1)延长不应期主要用于:①T 波误感知,当降低感知灵敏度仍不能避免 T 波感知时,可程控延长不应期;②避免感知起搏脉冲后电位;③心房起搏时防止远场感知 QRS 波;④心室起搏时防止感知逆传 P 波,双腔起搏时可避免发生起搏器介导的心动过速。

(2)缩短不应期主要用于:①避免室性期前收缩或快速房颤时 R 波的漏感知,以防发生竞争心律而出现危险或不适感;②当程控为快频率起搏时,不应期应相应缩短。

6. 房室(A-V)间期的程控　指心房刺激脉冲发放后或感知心房事件后至心室刺激脉冲发放的时间间期,包括 PAV 和 SAV,目前的双腔起搏器可对此进行分别设置。

程控:

(1)SAV:是指起搏器感知自身心房事件后至触发心室脉冲起搏心室的时间,在 DDDR,DDD 和 VDD 模式,如果在 SAV 间期内未感知到心室事件或其他信号,心室刺激将在预定的 SAV 后发放。

(2)PAV:是指心房起搏至心室起搏的时间间期。只在 DDDR 及 DDD 模式中发挥作用,如果在 PAV 间期内未感知到心室事件或其他信号,心室刺激将在预定的 PAV 后发放。

SAV 间期设置要短于 PAV 间期,因为心房线路对 P 波的感知并不在 P 波的起始部,而是在 P 波的类本位曲折;两者的差距一般是 30~50ms,目前的双腔起搏器在出厂时已进行了分别的设置,一般在 120~180ms。重新程控时应注意两者相距不可过大,SAV 不能长于 PAV。

(3)AV 间期滞后搜索功能:起搏器感知到自身窦性心律下传后 AV 间期自动缩短,以保证心室常处于夺获状态,称为负滞后,主要用于肥厚型梗阻性心肌病或双心室同步起搏患者;起搏器感知到自身窦性心律或心房起搏心律下传后 AV 间期自动延长,称为正滞后,目的是让更多的自身心律下传,避免不必要的右室心尖部起搏,以获得更好的血流动力学。

程控:AV 间期 + 正滞后值或 – 负滞后值,具体值根据临床情况等决定。

(4)非生理性 AV 间期:也称心室安全起搏,目的是防止交叉感知后抑制心室脉冲发放,避免出现心室停搏,各种不同起搏器一般设置在 100~120ms,不能程控。

7. 导线极性程控　包括起搏极性(pacing polarity)和感知极性(sensing polarity),可程控参数为单极(unipolar)和双极(bipolar),因此一共有单极起搏单极感知、单极起搏双极感知、双极起搏单极感知、双极起搏双极感知四种方式。

程控:取决于起搏器的程控功能设计和起搏导线,如果是单极起搏导线,只能程控为单极方式,如果是双极起搏导线,才能程控为单极或双极方式。单极起搏体表心电图信号明显,但易刺激邻近组织,引起胸壁肌肉和膈肌刺激。双极起搏对邻近组织刺激小,但是体表信号不明显,能耗大。单极感知回路较大,易受外来电信号干扰,而双极起搏感知回路小,可避免心腔外电信号的干扰,但是有可能感知不足,尤其是心房。临床可根据需要选择具体的起搏和感知极性方式。

8. 模式转换的程控 指在双腔起搏的工作状态下,当起搏器检测到快速的房性心律失常时,为了避免过快的心室跟踪起搏,自动地由 DDDR,DDD,VDD 等心房跟踪模式转变成 DDIR,DDI,VVI 等非心房跟踪模式,当房扑、房颤转复成窦性心律时,又自动地转回心房跟踪模式。

9. PMT 自动检测及终止的程控 在 VDD,DDD 等双腔起搏模式中,有些患者会发生 PMT,发生 PMT 的条件是患者自身存在缓慢的室房传导及起搏器的心房不应期较短,致逆传 P 波被心房所感知。通常由室性期前收缩所诱发;心电图表现为快速跟踪心房的心室起搏。

目前很多双腔起搏器都设计了监测和终止 PMT 发作的功能,不同厂家的设置及干预方式可能有所区别,但原理基本一致,主要通过自动延长 PVARP 和停止心室脉冲发放来终止 PMT 的发作。

10. 频率适应性起搏的程控 频率适应性起搏是生理性起搏的一种方式,其特点是通过起搏系统的传感器感知躯体运动或代谢的变化,即某项物理、生理或生化指标变化后产生一种信号,并经起搏器内特殊内置的算法,将上述信号转变为起搏频率,以满足患者在不同状态下的心排血量的需要,从而改善心脏变时功能不全患者的活动耐量和生活质量。

起搏器植入后一般不马上启动频率适应功能,大多数起搏器频率应答功能是处于关闭状态,但也有一些起搏器,比如具有双感知频率应答功能的起搏器完成导线等检测后会自动打开频率适应功能。一般在术后 6~8 周患者恢复正常活动后进行程控设置比较合理,可通过此阶段患者活动时起搏器内储存的心率变化资料,结合动态心电图及运动试验、参考患者活动情况进行频率适应性起搏相关参数的设定。

13 第 13 节 起搏器的故障识别和处理

起搏器的故障是指由于起搏系统的物理性损坏或机体内环境的变化所导致的起搏系统功能异常。常见原因包括:①导线的断裂或绝缘层破裂;②起搏器脉冲发生器相关的参数设置不当,电路元件故障,导线连接不当;③导线与心肌接触问题:导线移位和接触不良。起搏系统故障的心电图主要表现为:起搏功能障碍、感知功能障碍、起搏频率改变等。

一、起搏异常

【心电图表现】

起搏异常指在心脏不应期外的起搏脉冲刺激不能夺获心脏的除极现象。起搏异常的心电图表现包括:

1. 无输出 起搏器没有脉冲输出,心电图表现为无起搏信号。图 10-14 为 DDD 起搏器,第 1、3、4、5 个心室起搏前无心房起搏信号。

2. 失夺获 起搏器有脉冲输出,但不能有效除极心肌。心电图表现为有刺激信号但无心室或心房反应(图 10-15)。

3. 起搏间期不规则 起搏器脉冲输出间距不等,在心电图上表现为低限起搏间期不一致,而且确认不是滞后功能。

4. 起搏频率与程控值不一致 指起搏器的起搏频率低于或高于所设置的数值,心电图上表现为起搏间期长于低限频率间期,或短于高限频率间期。

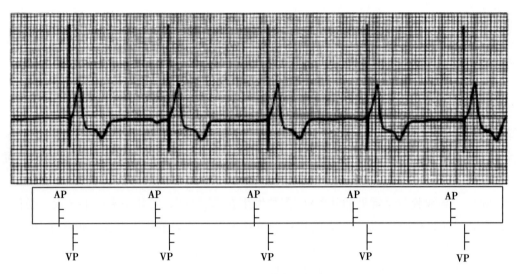

图 10-14 DDD 起搏器无输出

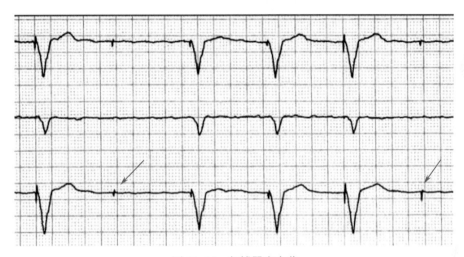

图 10-15 起搏器失夺获

【常见原因及处理】

1. 起搏器电池耗竭 当起搏器电池耗竭时心电图最先可表现为单纯的起搏功能障碍而感知功能正常。当电池进一步耗竭,起搏器的磁铁频率和基础起搏频率也随之下降,甚至不能夺获心房或心室,进而可出现起搏及感知功能障碍。当发现起搏器电池耗竭时应及时更换起搏器。

2. 导线折断或绝缘层损坏 绝缘层损坏的临床表现:①胸部肌肉刺激;②感知功能障碍,尤其是感知低下;③起搏功能障碍;④导线阻抗降低(通常 <250Ω)。

导线断裂的临床表现:①无刺激信号;②有刺激信号但无夺获;③感知功能障碍;④导线阻抗异常增高(常 >3 000Ω)。

原因及处理:

(1)术中操作失误:手术刀或剪刀可能划破甚至剪断导线。预防方法:①术中规范操作。②在首次植入起搏器时,应将多余的导线盘绕在起搏器的后面。术中损伤导线,如及时发现应更换新的导线。

(2)导引钢丝穿破绝缘层:导引钢丝插入导线时,在弯曲处,如用力过大时也可能损伤绝缘层。预防措施:①推送导引钢丝动作要轻;②导引钢丝不要带有血迹,否则推送阻力大。

(3)锁骨挤压:晚期导线损伤多见于经锁骨下静脉送入导线,由于锁骨与第一肋之间的肌肉、韧带等与导线长期摩擦可损坏甚至折断导线或损坏绝缘层。预防措施:①尽可能经头静脉或腋静脉途径放置导线;

②在穿刺锁骨下静脉时,穿刺点尽量靠外。

导线晚期损伤的处理方法根据受损的轻重而定,如双极导线受损不严重,仅阳极线圈断裂,可体外程控为单极起搏方式,等待更换起搏器时再处理,如严重受损,导线完全断裂,出现程控不能纠正的起搏或感知功能障碍,则应尽早更换新的导线。

3. 导线与起搏器连接不紧

(1)原因:①导线的尾端插入不深,未达到起搏器连接插孔的顶端;②螺丝未拧紧。

(2)预防措施:①确保导线尾端完全通过连接孔螺丝钉进入处;②拧紧螺丝(拧紧到位时可听见咔哒声)。

4. 导线脱位 导线脱位是常见的并发症,多数发生在术后早期,尤其是术后1~2天。脱位的发生与导线头端的构形、基础心脏病变以及术者的操作熟练情况及是否规范化等有关。近年来,由于使用顶端为翼状或锚状的导线以及有螺旋状主动固定导线,使其脱位的发生率大大下降。

导线脱位可有明显及微脱位两种,前者X线胸片或胸透容易发现,而后者从影像学上不能发现。二者均可出现起搏及感知功能障碍,尤其是起搏功能障碍。当发现导线脱位后应及时重新手术,调整位置。

5. 心脏穿孔 患者可能无明显临床症状,而一些患者可出现:①胸痛。②导线刺激肋间肌肉或膈肌,表现为胸腹或膈下肌肉收缩。③起搏阈值明显升高及感知功能障碍。④急性心脏压塞的临床表现:心率加快、血压下降、出虚汗、呼吸困难,严重时发生休克。

诊断及处理:临床表现结合超声心动图一般能够做出诊断。一旦确诊应尽早处理,将导线轻轻撤回并重新放置。在撤回导线后,一般不会出现心脏压塞。如果出现了症状性心脏压塞,应及时穿刺引流。如果出现严重的心脏压塞,以上处理不能控制出血,则需要外科开胸手术。

二、感知异常

起搏器感知功能障碍是最常见的起搏系统故障,包括感知不良及过感知。

【感知不良的心电图表现】

起搏器感知功能不良表现为存在于起搏器不应期外心脏的除极,未被起搏器"看见",导致在自身的P波或QRS波内或其后的不同时间出现刺激信号,并与自主心律发生竞争(图10-16)。

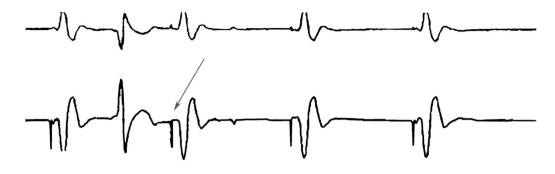

图 10-16　心室感知不良

【引起感知不良的原因及处理】

1. 导线植入的急性期 心内膜导线植入后早期,其局部接触的心内膜心肌组织发生的局部炎症、胶原组织增生及对导线的包裹等反应造成起搏阈值升高,感知灵敏度下降。导线植入4周后上述参数逐渐趋于稳定。

2. 起搏导线脱位 起搏导线脱位,使顶端电极与心内膜接触不良,进而引起感知功能低下或起搏功能发生障碍。这种现象有时可随体位变化间歇发生。通过 X 线或胸透等容易明确诊断。一旦确诊应重新调整导线位置。

3. 导线断裂或绝缘层损坏 通常与起搏障碍并存。重新更换电极可解决上述问题。

4. 感知灵敏度设置不当 植入起搏器时根据检测自身的 P 波及 R 波振幅设置感知灵敏度,如所设置的感知灵敏度值偏高或当任何原因导致心内信号减小时就可能出现感知不良。而现代起搏器具有自动调节感知度的功能,当自身心内信号因炎症、心肌梗死、药物、电解质的影响而降低时,起搏器将自动调高感知度。感知不良时,多数情况可通过降低感知灵敏度值,从而提高感知灵敏度得到纠正。

【感知过度心电图表现】

起搏器感知过度表现为非心脏除极的电信号被起搏器"看见",从而抑制起搏脉冲的发放,导致起搏频率改变或心脏停搏。

心电图表现:

1. 单腔起搏器感知过度时,心电图表现为基础起搏信号间期不规则地延长,严重时可引起长时间无起搏脉冲发放(图 10-17)。

2. 双腔起搏器心房感知过度时,可引起心室快速的跟踪起搏,引起患者心悸不适。

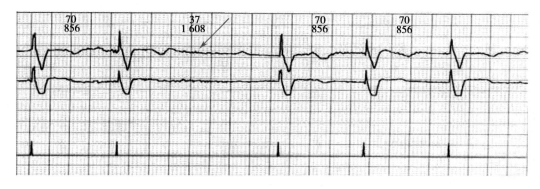

图 10-17 单腔起搏器感知过度

【引起感知过度的原因及处理】

1. 体外电场、磁场等因素 近距离可引起起搏器干扰的设备包括:发电厂、家用电器(电磁炉、微波炉、直接接触的电动剃须刀)、手机、雷达电焊器或电凝手术刀等。

预防措施:①避免到过强的电磁场环境中去;②使用手机、电动剃须刀等保持离起搏器至少 15cm 的距离。

2. 肌电干扰 患者在抬肩、曲肩,仰卧起坐或深呼吸时,心电图记录到起搏输出抑制时,便可证实存在肌电干扰,主要见于使用单极导线的患者。

预防措施:尽量使用双极导线。

3. 感知灵敏度设置不当 感知灵敏度设置过高时可以抑制单腔起搏器起搏脉冲发放,表现为起搏暂停或起搏间期延长。适当降低感知灵敏度,即增加感知度的绝对值可以在一定程度上减少心房,心室过感知现象。

4. 交叉感知 交叉感知(crosstalk)为一个心腔的心电信号或起搏脉冲信号被起搏器的另一心腔电路误感知,导致起搏器输出功能抑制(图 10-18)。

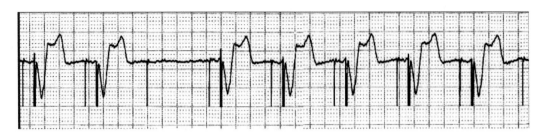

图 10-18 交叉感知

交叉感知的预防及处理:

(1)应用双极导线。

(2)心室电路对心房脉冲感知的处理:适当延长起搏器的心室空白期;适当降低心房脉冲幅度及心室感知灵敏度。

(3)心房电路对心室电路感知的处理:设置有效的心室后心房不应期(PVARP),适当降低心房电路的感知灵敏度。

(4)如存在电极移位或绝缘层损伤,则予相应的处理。

三、起搏器介导的心律失常

起搏器治疗缓慢性心律失常,但偶尔起搏器本身也可导致心律失常,尤其是快速性心律失常。常见的有以下几种:

(一)起搏器介导的心动过速

【机制】

当患者存在室房传导时,心室除极后逆行的 P 波如落在心房电路不应期后可被心房电路感知,继而触发释放心室脉冲起搏心室,心室起搏的激动又逆传入心房。此过程反复连续下去,成为快速的心室起搏心律,即起搏器介导的心动过速(pacemaker mediated circus movement tachycardia,PMT)。PMT 是双腔起搏器特有的并发症,是一种起搏节律。下列导致房室失同步事件均可引起 PMT:①室性期前收缩;②心房感知不良;③心房过感知。

【心电图特点】

植入双腔起搏器的患者,在规律的双腔起搏/自主心律时,突然发生规律、整齐的心室起搏心电图,应高度怀疑起搏器介导的心动过速。该心电图的主要特征如下:

1. 突发整齐快速的心室起搏,心室率常在 90~130 次/min。

2. 可能由房性期前收缩、室性期前收缩等因素诱发。

3. 可突然停止,恢复双腔起搏心电图。

4. 心室起搏后的逆传 P 波常落入心室起搏的波群中而被掩盖。

5. 若将 DDD 程控为 DDI 或 VVI 起搏方式,或使用磁铁将 DDD 变化为 DOO 方式,心动过速立即终止。

【PMT 的预防及处理】

具有自动化功能的起搏器能够迅速检测逆传的 P 波及 PMT,并及时终止之。当连续检测到 8 个 VA 间期之后的第 9 个心室起搏时,如满足以下条件,起搏器便确定为 PMT:① VA 间期短于 400ms;②始于心室起搏事件;③终止于感知逆行心房波。当确定 PMT 后,起搏器自动延长 PVARP 达 400ms,使逆行心房波落在不应期中而不被感知,从而终止 PMT。

此外,当出现室性期前收缩时,具有自动化功能的起搏器能够感知心室电活动,其前又无心房激动时,起搏器便认为是室性期前收缩。当确定发生室性期前收缩后,起搏器自动延长 PVARP 到 400ms,使室性期前收缩引起的逆行心房波落在 PVARP 中,从而预防了 PTM 的发生。

(二)频率适应性起搏感知器诱发的心律失常

目前临床上最常用的频率适应性起搏感知器为体动传感器及分钟通气量传感器,这些传感器单独使用都有不足,如对人体活动代谢量增加的识别缺乏特异性。

体动传感器的工作原理通过安置在起搏器机壳内面的压电晶体感知患者运动时身体振动,身体的振动使压电晶体的构形发生改变。这些机械变化再转化为电信号。这些电信号经起搏器内设法处理后,以脉冲形式发出。但对非生理性的体内外的振动缺乏特性。如拍击起搏器、在颠簸的路上行走或车内颠簸可使起搏器频率加快。患者在睡眠时翻身时挤压起搏器,亦能激活压电晶体传感器,导致起搏频率不适当增加。

而每分钟通气量传感器通过测量导线顶端电极与脉冲发生器之间的经胸阻抗,测得潮气量和呼吸频率,然后计算出每分钟通气量,并与安静状态的基础值相比较,经脉冲发生器的内设算法自动调节起搏输出频率。但哮喘患者在哮喘发作时,由于呼吸频率及经胸阻抗明显增加,将导致起搏频率不适当的异常增加。

(三)起搏器频率奔放

早期的起搏器在电池耗竭时,可出现起搏频率高达 100~400 次/min,即称为起搏器频率奔放。这种情况严重时可诱发室性心动过速或室颤导致死亡。国外报道,这种并发症在 20 世纪 70 年代以前高达 2%~4%,发生后病死率为 30%~40%。当出现这种情况,应立即使用磁铁或紧急程控,如失败则需要取出起搏器或剪断导线。而 20 世纪 80 年代以后,由于起搏技术的改进使得这种并发症很少发生。现代起搏器内置有安全电路,设置有上限频率,使得任何情况下起搏频率不会超过上限频率,这就有效地防止了起搏器频率奔放。

（宿燕岗　徐　伟）

第十一章

植入型心律转复除颤器治疗

【概述】

(一) 定义

1. 心脏性猝死(sudden cardiac death,SCD) 主要指由致死性室性心律失常(最常见的是血流动力学明显障碍的室性心动过速或心室颤动)导致的死亡。

2. 心室颤动(ventricular fibrillation,VF) 简称室颤,是一种混乱而快速的心室节律,无序的除极导致无效的心室收缩,缺乏有效的心搏,因此不能维持有效的循环和组织灌注,从而最终导致死亡。

3. 心脏复律(cardioversion) 向心脏发放足够能量的电击刺激,使所有心肌细胞的动作电位同步化并终止心律失常的一种治疗方法。

4. 植入型心律转复除颤器(implantable cardioverter defibrillator,ICD) 为永久埋藏在人体内的可识别快速室性心律失常(含室性心动过速、心室扑动和心室颤动)并能通过发放电学治疗而终止这些心律失常的装置。

(二) ICD 的历史与现状

在20世纪60年代以前,院外恶性心律失常的治疗和心脏性猝死的预防一直是困扰心脏病学专家的难题。在当时的医疗背景下,面对各种恶性心律失常只能在院内给予体外电(复律)除颤治疗,而在院外发生则往往无能为力。20世纪60年代末,Micheal Mirowski 在美国 Maltimore 的 Sinai 医院任冠心病监护病房(coronary care unit,CCU)主任时,试图研发一种能自动发觉恶性心律失常,并能在短时间内自动使之终止并转复正常心律的植入型器械。这便是当时 ICD 研发的基本思想。1980年2月,在约翰·霍普金斯医院成功植入了人类第一台 ICD,同时该病例报道在 *The New England Journal of Medicine*。当时限定的适应证是必须有至少2次以上的非急性心肌梗死引起的心脏性猝死(幸存)且有至少1次室颤记录的病人。

30年来,ICD 的设计不断更新,在工程学技术不断发展的同时,不但 ICD 的功能日臻完善,而且制作工艺也日趋精巧。迄今为止,世界上 ICD 的植入数量已累积超过20万台。ICD 已成为目前治疗恶性心律失常和降低心脏性猝死最有效的方法。最开始,ICD 治疗只是一种尝试,也仅限于在个别医院进行,因此对其限定也极为严格。随着近年来许多大规模随机对照临床试验的公布,ICD 的适应证不断拓展,由早期的心脏性猝死二级预防逐步发展到一级预防。下文将 ICD 适应证进行详细的介绍,以让读者对 ICD 适应证及其发展历程有一个全面的认识。

第1节　ICD 治疗的适应证

从 1980 年第一台(代)ICD 用于临床以来,随着成功的临床经验、回顾性分析以及许多大规模前瞻性随机对照研究的不断积累,充分证明了 ICD 在治疗快速性心律失常和预防心脏性猝死中的重要作用。向心脏性猝死高危患者推荐 ICD 治疗也是医生尤其是心脏科医生的责任和义务,因此,掌握 ICD 的适应证十分重要。下面将根据 ICD 指南(或专家共识等)公布的先后次序注意介绍 ICD 治疗的适应证。

一、1980 年美国食品药品监督管理局(FDA)限定的 ICD 适应证

至少有两次心脏性骤停的发作病史且心律失常发作 6 周内没有明确的心肌梗死病史。

二、1985 年 FDA 限定的 ICD 适应证

1. 无急性心肌梗死情况下,发生过至少一次心脏骤停的患者。

2. 虽未经历过心脏骤停,但在抗心律失常药物治疗情况下,仍有反复发作的快速型室性心律失常,且在电生理检查时可诱发出伴有血流动力学不稳定的持续性室性心动过速(室速)和 / 或心室颤动(室颤)。

三、1991 年 NASPE 和 ACC/AHA 的 ICD 治疗指南推荐

1991 年,北美心脏起搏与电生理学会(North American Society of Pacing and Electrophysiology,NASPE)和美国心脏病协会(American Heart Association,AHA)/ 美国心脏病学会(American College of Cardiology,ACC)分别代表各自学会发布了 ICD 治疗指南,其内容基本一致。该指南首次将 ICD 适应证按照等级分类,具体如下:

Ⅰ类适应证:根据病情状况,有证据或专家们一致认为治疗对患者有益、有用或有效。相当于我国的绝对适应证。

Ⅱ类适应证:根据病情状况,治疗给患者带来的益处和效果证据不足或专家们的意见有分歧。在Ⅱ类适应证中又进一步分为Ⅱa 类(倾向于支持)和Ⅱb 类(倾向于不支持)。Ⅱ类适应证相当于我国的相对适应证。

Ⅲ类适应证:根据病情状况,专家们意见一致认为治疗无益甚至有害。Ⅲ类适应证相当于我国的非适应证。

（一）Ⅰ类适应证

1. 有一次或一次以上的持续性室速和 / 或室颤,而心电生理检查和 / 或自发的室性心律失常不能准确地预测药物或其他治疗方法的效果。

2. 尽管接受了心电生理检查或无创性方法指导下选择的抗心律失常药物治疗,仍有自发的持续性室速或室颤反复发作。

3. 有自发的持续性室速或室颤发作,但不能耐受或不愿意抗心律失常药物治疗。

4. 有自发的持续性室速或室颤,虽经最佳药物治疗或外科手术或导管消融治疗,但仍能稳定诱发出有重要临床意义的持续性室速或室颤。

（二）Ⅱ类适应证

原因不明的晕厥,在心电生理检查时可诱发有临床意义的持续性室速或室颤,但抗心律失常药物治疗无效、不能耐受或不能顺从。

（三）Ⅲ类适应证

1. 由急性缺血／梗死或中毒／代谢等原因引起的持续性室速／室颤,而这些原因可被纠正或是可被逆转。

2. 原因不明的反复晕厥,无可诱发的持续性室速或室颤。

3. 无休止的室速或室颤。

4. 在预激综合征（WPW 综合征）患者继发于心房颤动（房颤）的室颤,而房室旁路可用外科手术或导管消融治疗。

5. 外科手术、内科或精神方面的禁忌证。

四、1998 年 ACC/AHA/NASPE 制定的 ICD 指南

随着 ICD 制作工艺和功能的不断完善,临床证据的不断积累,其适应证不断拓宽,因此,1998 年 ACC/AHA/NASPE 制定了新的 ICD 指南。在该指南中,首次将适应证制定的证据进行了分级,分别为 A、B、C 级。A 级:证据来源于多个前瞻性的随机对照临床试验,包含了大量的临床病例。B 级:资料来源于数目有限的临床试验,包含的病例数相对较少,或来源于设计合理的非随机试验资料分析或是观察性注册资料。C 级:源于专家们的一致意见。

（一）Ⅰ类适应证

1. 非一过性或可逆原因引起的室速或室颤导致的心脏骤停（A）。

2. 自发性持续性室速（B）。

3. 原因不明的晕厥,在心电生理检查时能诱发出有血流动力学显著改变的持续性室速或室颤,而药物治疗无效（B）。

4. 伴发于冠心病、陈旧性心肌梗死和左室功能低下的非持续性室速,在心电生理检查时可诱发持续性室速或室颤,但不能被Ⅰ类抗心律失常药物所抑制（B）。

（二）Ⅱa 类适应证

无。

（三）Ⅱb 类适应证

1. 推测心脏骤停是由室颤所致,而因其他原因不能行心内电生理检查（C）。

2. 在等待心脏移植时,有与持续性室性快速心律失常相关的严重症状（C）。

3. 诸如长 QT 综合征或肥厚型心肌病等有致命性室性快速心律失常高危的家族性或遗传性疾病（B）。

4. 伴发于冠心病、陈旧性心肌梗死和左室功能障碍的非持续性室速,在电生理检查时可诱发出持续性室速或室颤（B）。

5. 病因未明的晕厥反复发作,伴有心室功能障碍和心电生理检查诱发出室性心律失常,而排除其他可引起晕厥的原因（C）。

（四）Ⅲ类适应证

1. 原因不明的晕厥,没有可诱发的室性快速心律失常（C）。

2. 无休止的室速或室颤（C）。

3. 室速或室颤其起源处可被外科手术或导管消融所消除,如伴随预激综合征的快速房性心律失常、右室流出道室速、特发性左室室速或分支型室速（C）。

4. 由于一过性或可逆性病症(如急性心肌梗死、电解质紊乱、药物、创伤)所致的室性快速心律失常(B)。

5. 明显的精神性疾病,可能被器械植入所加重或是不能进行系统的随访(C)。

6. 预期生存期 ≤ 6 个月的终末期疾病(C)。

7. 有左室功能障碍和 QRS 时限延长而无自发的可诱发的持续性室速的,准备进行禁忌冠状动脉旁路移植术的冠心病患者(B)。

8. NYHA 心功能Ⅳ级,无心脏移植指征的药物难治性充血性心力衰竭患者(C)。

五、2002 年 ACC/AHA/NASPE 制定的 ICD 指南

2002 年,ACC/AHA/NASPE 在 Circulation 杂志上联合公布了新的 ICD 指南,明确了新的 ICD 适应证。从该指南开始,ICD 正式由心脏性猝死的二级预防上升到一级预防,并首度引入Ⅱa类适应证。具体适应证如下:

(一)Ⅰ类适应证

1. 非一过性或可逆性因素引起的室速或室颤导致的心脏骤停(A)。

2. 伴有器质性心脏病的自发的持续性室速(B)。

3. 原因不明的晕厥,在心电生理检查时能诱发出明显血流动力学障碍的持续性室速或室颤,药物治疗无效,不能耐受或不可取(B)。

4. 伴发于冠心病、陈旧性心肌梗死和左室功能障碍的非持续性室速,在心电生理检查时可诱发持续性室速或室颤,并不能被Ⅰ类抗心律失常药物所抑制(A)。

5. 无器质性心脏病的自发性持续性室速,对其他治疗无效(C)。

(二)Ⅱa类适应证

心肌梗死后 1 个月和冠脉血运重建术后 3 个月,LVEF ≤ 30%的患者(B)。

(三)Ⅱb类适应证

1. 推测心脏骤停是由室颤所致,而因其他原因不能行心内电生理检查(C)。

2. 在等待心脏移植时,有与持续性室性快速心律失常相关的严重症状(C)。

3. 诸如长 QT 综合征或肥厚型心肌病等有致命性室性快速心律失常高危的家族性或遗传性疾病(B)。

4. 伴发于冠心病、陈旧性心肌梗死和左室功能障碍的非持续性室速,在电生理检查时可诱发出持续性室速或室颤(B)。

5. 原因不明的晕厥反复发作,伴有心室功能障碍和心电生理检查诱发出室性心律失常,并排除了其他引起晕厥的原因(C)。

6. 不明原因晕厥或有家族史的不明原因晕厥,伴有典型或不典型的右束支阻滞和 ST 段抬高的(C)。

(四)Ⅲ类适应证

1. 原因不明晕厥,无可诱发的室性快速心律失常(C)。

2. 无休止的室速或室颤(C)。

3. 室速或室颤其起源处可被外科手术或导管消融所消除,如伴随预激综合征的快速房性心律失常、右室流出道室速、特发性左室室速或分支型室速(C)。

4. 由于一过性或可逆性病症(如急性心肌梗死、电解质紊乱、药物、创伤)所致的室性快速心律失常(B)。

5. 明显的精神性疾病,可能被器械植入所加重或是不能进行系统的随访(C)。

6. 预期生存期 ≤ 6 个月的终末期疾病(C)。

7. 有左室功能障碍和 QRS 时限延长而无自发的可诱发的持续性室速的,准备行冠状动脉旁路移植

术的冠心病患者(B)。

8. NYHA 心功能Ⅳ级的无心脏移植适应证的药物难治性充血性心力衰竭患者(C)。

六、2005 年 ACC/AHA 心力衰竭治疗指南中有关 ICD 的适应证

（一）Ⅰ类适应证

1. 对有心脏性猝死、室颤或血流动力学不稳定室速病史的症状性心衰患者,推荐植入 ICD 作为二级预防以延长生存期(A)。

2. 心肌梗死后至少 40d,LVEF ≤ 30%,经长期最佳药物治疗后 NYHA 心功能在Ⅱ级或Ⅲ级,预期生存期超过 1 年且功能良好者,推荐 ICD 作为一级预防减少心脏性猝死,从而降低总病死率(A)。

3. LVEF ≤ 30%,经长期最佳药物治疗后 NYHA 在Ⅱ级或Ⅲ级,预期生存超过 1 年且功能良好的非缺血性心肌病患者,推荐 ICD 作为一级预防减少心脏性猝死,从而降低总病死率(B)。

（二）Ⅱa 类适应证

1. LVEF30% ~35%,经长期最佳药物治疗后 NYHA 心功能在Ⅱ级或Ⅲ级,预期生存期超过 1 年且功能良好的任何原因导致的心力衰竭患者,可考虑植入 ICD 作为心脏性猝死一级预防(B)。

2. 心肌梗死后至少 40d,LVEF ≤ 30%,经长期最佳药物治疗后 NYHA 在Ⅰ级,预期生存超过 1 年且功能良好的缺血性心肌病患者,可考虑植入 ICD 作为心脏性猝死一级预防(B)。

（三）Ⅱb 类适应证

LVEF ≤ 30%,经长期最佳药物治疗后 NYHA 心功能在Ⅰ级,预期生存超过 1 年且功能良好的非缺血性心肌病患者(C)。

七、2008 年 ACC/AHA/HRS 心脏节律异常器械治疗指南中的 ICD 适应证

（一）Ⅰ类适应证

1. 非可逆因素引起的室颤或血流动力学不稳定的持续室速引起的心脏骤停幸存者(A)。

2. 存在器质性心脏病的自发持续室速患者,无论血流动力学是否稳定(B)。

3. 不明原因的晕厥患者,电生理检查诱发的临床相关血流动力学不稳定持续室速或室颤(B)。

4. 心肌梗死 40d 以上,LVEF<35%,NYHA Ⅱ 或Ⅲ级患者(A)。

5. NYHA Ⅱ 或Ⅲ级,LVEF ≤ 35% 的非缺血性心肌病患者(B)。

6. 心肌梗死 40d 以上,LVEF<30%,NYHAI 级患者(A)。

7. 心肌梗死所致非持续室速,LVEF<40% 且电生理检查可诱发出持续室速或室颤(B)。

（二）Ⅱa 类适应证

1. 不明原因晕厥,伴随明显左室功能障碍的非缺血性扩张型心肌病患者(C)。

2. 心室功能正常或接近正常的持续室速患者(C)。

3. 存在 1 个以上心脏性猝死主要危险因素的肥厚型心肌病患者(C)。

4. 存在 1 个以上心脏性猝死主要危险因素的致心律失常右室心肌病患者(C)。

5. 服用 β 受体阻滞剂期间有晕厥和 / 或室速病发作长 QT 综合征患者(B)。

6. 等待心脏移植的非住院患者(C)。

7. 有晕厥史的 Brugada 综合征患者(C)。

8. 未发生心脏骤停,但有明确室速记录的 Brugada 综合征患者(C)。

9. 服用 β 受体阻滞剂期间有晕厥发作和 / 或记录到持续室速的儿茶酚胺敏感性室速患者(C)。

10. 心脏结节病、巨细胞心肌炎或美洲锥虫病(C)。

（三）Ⅱb 类适应证

1. LVEF ≤ 35% 且 NYHA Ⅰ 级的非缺血性心肌病患者(C)。

2. 有心脏性猝死危险因素的长 QT 综合征患者(B)。

3. 合并严重器质性心脏病伴晕厥,有创和无创检查均不能明确病因者(C)。

4. 有猝死史的家族性心肌病患者(C)。

5. 左室致密化不全患者(C)。

（四）Ⅲ类适应证

1. 满足以上 Ⅰ、Ⅱa 和 Ⅱb 类适应证,但不能以较好的功能状态生存 1 年以上者(C)。

2. 无休止室速或室颤患者(C)。

3. 存在明显的精神疾病,且可能由于 ICD 植入而加重,或不能进行系统的随访者(C)。

4. NYHA Ⅳ 级,不适合心脏移植或心脏再同步化治疗(CRT)的药物难以控制的顽固性充血性心力衰竭患者(C)。

5. 不合并器质性心脏病的不明原因晕厥,且无诱发的室性心律失常患者(C)。

6. 手术或导管消融(如合并预激综合征的房性心律失常、RVOT 或 LVOT、特发性室速,或无器质性心脏病的分支相关性室速)可治愈的室速或室颤患者(C)。

7. 无器质性心脏病患者,由完全可逆因素(如电解质紊乱、药物或创伤)引起的室性快速性心律失常(B)。

八、2012 年 ACC/AHA/HRS 心脏节律异常器械治疗指南中的 ICD 适应证

（一）Ⅰ类适应证

1. 非可逆性原因引起的室颤或血流动力学不稳定的持续室速导致的心脏骤停(证据水平:A)。

2. 伴有器质性心脏病的自发性持续性室速,无论血流动力学稳定或者不稳定(证据水平:B)。

3. 不明原因的晕厥,但心脏电生理检查能够诱发出临床相关的、具有明显血流动力学障碍的持续性室速或者室颤(证据水平:B)。

4. 心肌梗死后 40d 以上,NYHA 心功能分级 Ⅱ 级或 Ⅲ 级,左心室射血分数(LVEF) ≤ 35%(证据水平:A)。

5. 非缺血性扩张型心肌病患者,NYHA Ⅱ 级或 Ⅲ 级,LVEF ≤ 35%(证据水平:B)。

6. 心肌梗死后 40d 以上,NYHA Ⅰ 级,LVEF ≤ 30%(证据水平:A)。

7. 陈旧性心肌梗死伴非持续性室速,LVEF ≤ 40%,电生理检查可诱发室颤或者持续性室速(证据水平:B)。

（二）Ⅱa 类适应证

1. 不明原因的晕厥,伴有显著左心室功能障碍的非缺血性扩张型心肌病(证据水平:C)。

2. 心室功能正常或接近正常的持续性室速(证据水平:C)。

3. 肥厚型心肌病,有一项或一项以上的心脏性猝死主要危险因素(证据水平:C)。

4. 致心律失常性右心室心肌病,有一项或一项以上心脏性猝死主要危险因素(证据水平:C)。

5. 长 QT 间期综合征在应用 β 受体阻滞剂情况下仍出现晕厥或室速(证据水平:B)。

6. 在院外等待心脏移植的患者(证据水平:C)。

7. 有晕厥史的 Brugada 综合征患者(证据水平:C)。

8. 有明确室速发作但未引起心搏骤停的 Brugada 综合征患者(证据水平:C)。

9. 儿茶酚胺敏感性多形性室速综合征患者,应用 β 受体阻滞剂后仍出现晕厥和 / 或记录到的持续性

室速(证据水平：C)。

10. 结节性心脏病、巨细胞性心肌炎或美洲锥虫病(证据水平：C)。

（三）Ⅱb类适应证

1. LVEF ≤ 35%，NYHA Ⅰ级的非缺血性心脏病(证据水平：C)。

2. 长QT间期综合征伴有心脏性猝死危险因素(证据水平：B)。

3. 晕厥伴严重器质性心脏病，有创或无创检查均不能明确晕厥的原因(证据水平：C)。

4. 有猝死史的家族性心肌病患者(证据水平：C)。

5. 左心室心肌致密化不全的患者(证据水平：C)。

（四）Ⅲ类适应证(或禁忌证)

1. 即使符合上述Ⅰ、Ⅱa和Ⅱb类适应证，但预期寿命短于1年(证据水平：C)。

2. 无休止的室速或者室颤(证据水平：C)。

3. 有明显的精神疾病，可能被器械植入术加重，或是不能进行系统的随访(证据水平：C)。

4. 药物难以控制的心力衰竭，NYHA心功能Ⅳ级，无条件进行心脏移植或心脏再同步治疗除颤器(CRT-D)治疗(证据水平：C)。

5. 原因不明的昏厥，既没有可诱发的室性快速心律失常，亦不合并器质性心脏病(证据水平：C)。

6. 经手术或导管消融术可以治愈室速者(证据水平：C)。

7. 无器质性心脏病，由完全可逆原因导致的室性快速性心律失常(如电解质紊乱、药物、外伤)(证据水平：B)。

在此之后，各类指南均未再对ICD的适应证进行更新，但由于一些新的证据的出现，对ICD的一些植入推荐做了一些解释和补充，尤其对心肌梗死40d内的患者是否推荐植入ICD做了进一步的说明。例如，即便对于此前合并左心室收缩功能障碍并符合心脏性猝死一级预防指征的患者，在发生急性心肌梗死40d内，也不推荐植入ICD。然而，心肌梗死后40d内的患者，若曾在心肌梗死48h后出现持续(或血流动力学显著改变)的室性快速心律失常，且无进行性心肌缺血，则推荐植入ICD。而且即使该心律失常可行导管消融治疗，植入ICD仍然是有益的。此外，心肌梗死后40d内的患者，由于电池耗竭，需要更换此前植入的ICD，经过仔细评估合并症及临床情况后，推荐更换ICD。

2 第2节　ICD的植入技术

【概述】

1980年2月4日，美国医师Mirowski和他的同事成功为一位反复发作室速/室颤的女性患者植入了世界上第一台埋藏式自动除颤器(automatic implantable defibrillator，AID)。起初植入手术需在开胸直视下进行，将网状除颤电极缝合在心外膜，并且由于脉冲发生器又大又重，只能埋藏在腹壁皮下或腹直肌下，并通过皮下隧道与电极相连。1988年，经静脉的除颤电极导线第一次应用于临床，并随着心内膜植入技术和经静脉除颤电极的广泛开展以及ICD体积和重量的显著减小，使得大多数病例可在胸部皮下筋膜植入，植入过程几乎与植入型心脏起搏器一样简便，甚至可以在门诊进行。在过去的20多年里，ICD技术发展迅速，手术相关的并发症和病死率明显下降，越来越多的患者得到了ICD的治疗，使得ICD预防心脏性猝死的广泛应用成为现实。另外，全皮下ICD的临床应用进一步丰富了临床选择。

【设备和人员配备】

1. 手术间 ICD 的植入必须在无菌的条件下进行,专用的导管室或手术室是比较理想的选择。除备有手术无影灯、吸氧设备、吸引器、多方位 X 线透视设备及有关心肺复苏、心律失常抢救药物等外,还应配备心电图、血压和血氧监测、气管插管和麻醉机、心包穿刺包、ICD 程控仪及起搏分析仪等。特别是要配备 1~2 台性能优良的体外除颤仪(其中 1 台有贴片式除颤电极),以备必要时进行紧急体外除颤。另外,一般应备有多条不同类型的电极导线,最好还有其他的备用件,以防特殊情况时使用。

2. 人员配备 需要一组高质量和经验丰富的医师队伍,术者应当具有熟练的起搏器安装技术和熟悉 ICD 功能及程控的心脏电生理医生。在大多数中心,ICD 厂家代表或工程师是植入小组的重要成员,能够提供 ICD 电极导线、发生器及其他相关事宜的信息,并且在整个植入过程中与术者密切配合,包括 ICD 各项参数的测定及所有的程控过程等。除此之外,台下还需要 1~2 名有经验的专业护士和麻醉师以及放射科技术人员等的配合。

【术前准备】

ICD 植入手术前,应与患者或其家属充分交流,让其了解患者的病情和植入 ICD 治疗的必要性,了解手术的基本过程及其可能的并发症,并签署 ICD 植入术的知情同意书。术前必须完善血常规、肝肾功能、电解质、血糖、EKG、胸片、心脏超声等常规检查。掌握患者的基本情况,包括室性心律失常的频率、对心律失常的耐受程度、运动时的心率、有无房性心律失常、用药情况、有无其他植入物等,以利于 ICD 的选择以及设置。植入手术前应尽量停用抗凝药物,以避免伤口出血和囊袋血肿。植入手术前 6h 禁食。手术前,每例患者都应贴好体外除颤电极片,准备好体外除颤仪,以备在必要时实施体外除颤治疗。必要时术前可给予患者少量的镇静、镇痛药物。另外,ICD 在手术前需要预程控,厂家代表会协助完成程控 ICD 的日期和时间、自动充放电时间、输入患者的信息、手动电容器充放电测试、检查 ICD 的电压和充电时间等步骤,并关闭室性心律失常的检测诊断功能及室速 / 室颤的治疗功能。

【手术麻醉】

ICD 的植入过程与起搏器相似,通常在局部麻醉(1% ~2% 利多卡因)、清醒的状态下进行。手术开始前可给予少量镇静剂及镇痛药,如哌替啶(度冷丁)、异丙嗪(非那根)或地西泮(安定)等,以减轻患者的恐惧心理和制作囊袋时的疼痛。除了充分的局部麻醉外,如果需要进行除颤阈值测试,在诱发室速 / 室颤前,需配合适当的静脉基础麻醉,使患者进入昏睡状态,可给予芬太尼、咪达唑仑或异丙酚等,但切忌应用使心率增快的麻醉剂。应注意在心衰患者由于其循环比较差,有时可能会花几分钟或更长时间才能达到麻醉效果。静脉麻醉不能太深,要防止呼吸抑制,应备有气管插管及麻醉机等抢救设备。

【植入技术】

1. 静脉选择 目前,几乎所有的 ICD 植入均采用非开胸电极导线系统。ICD 的电极导线较起搏导线粗,常采用锁骨下静脉穿刺(最常用)或头静脉切开(并发症最少)途径,也有选择腋静脉、颈内静脉、颈外静脉途径的。一般多选用左侧,在除颤中活性机壳可作为一个电极,这样可使除颤电流通过更大面积的心肌,提高除颤效果。

2. 植入过程 经静脉途径植入 ICD 电极导线的过程与起搏器相同,在此不再复述。通常心室电极应尽可能放置于右室心尖部,以增加除颤电流经过的心室肌,如不理想,也可置于靠心尖的间隔部;心房尽可能放置于右房外侧壁以减少对心室波的远场感知,可采用主动固定电极以便达到理想的固定位置。在 ICD 电极导线到位后要进行各项参数的测定,首先测试起搏阈值(心房 ≤ 1.5V/0.5ms,心室 ≤ 1.5V/0.5ms)、感知(心房 ≥ 2mV,心室 ≥ 5mV)、起搏电极阻抗(普通电极 200~1 000Ω,高阻抗电极 700~2 000Ω)。测试值满意后将电极导线与脉冲发生器相连,植入囊袋,通过程控仪再次测试起搏阈值、感知、电极阻抗(起搏电极阻抗 200~1 000Ω,高电压电极阻抗 30~100Ω)。ICD 电极导线与脉冲发生器的连接分为线圈接口和起搏感知电极导线接口,应按相关说明进行连接,通常在 ICD 机壳上有直观的连接提示。随后,打开室颤识别和治疗功能、准备好体外除颤仪,进行除颤阈值的测试(应小于 ICD 最大输出能量 10J 以上)。最后各项测试均满意后彻底止血、缝合各层组织。在缝合前,要暂先程控关闭室颤识别功能,以免将缝合时产生的震动误识别为室颤而进行治疗,待全部缝合完成后,程控打开识别参数,设置各检测区的检测标准与治疗程序,调整心室感知灵敏度,同时也对起搏参数进行程控。

3. 囊袋制作　左前胸部是 ICD 植入最常用的位置,可以使除颤电流通过左心室面积较大,以达到更好的除颤效果。囊袋距离锁骨应有一定的距离,尽量靠近中间,以减少对患者日常活动的影响。囊袋分离至皮下组织与胸大筋膜之间,并注意囊袋与脉冲发生器大小的匹配,避免过小过紧。如果患者胸壁太薄,皮下组织过少,应采用肌肉下埋置,避免因脉冲发生器或突出的电极导线刺激皮肤导致溃破、感染。

4. 除颤阈值(defibrillation threshold,DFT)的测定　除颤阈值的概念于 1963 年第 1 次提出,定义为终止室颤所需的最小能量。但是"阈值"这个概念并不适用于除颤。因为此处的除颤阈值只是指除颤成功的概率性。临床上通常以成功概率曲线来描述,横坐标为除颤能量,纵坐标为成功率。

DFT 的测试方法常用的有两种:10J 安全范围法以及逐级降低能量测试法。前者是以低于最大除颤能量至少 10J 以上的能量进行除颤,仅需诱发 1 次室颤,是目前临床最为常用的方法。逐级降低能量测试法需多次诱发室颤,精确但临床少用。早期 ICD 只有除颤功能,仅用于室颤患者的治疗,DFT 作为 ICD 植入术中的标准流程,以确认 ICD 的感知和除颤功能,其作用毋庸置疑。但是随着 ICD 适应证的拓宽以及 ICD 工艺和技术的改进,DFT 测试是否仍有其必要性,许多学者产生了不同观点。目前建议:ICD 植入过程中,针对一级预防的患者,推荐不常规进行 DFT 测试。而对二级预防的患者,可根据患者基础心脏疾病、心功能状况以及室性心律失常类型等,由植入医生决定是否进行 DFT 测试。

在测试 DFT 前,首先要通过低能量(0.2J)同步放电或无痛电阻阻抗方法测试高电压电极阻抗,以证实 ICD 系统连接的完整性,其正常范围为 30~100Ω。若电阻过低提示可能有短路,需检查电极导线绝缘层有无破损等情况;电阻过高则提示线路连接有接触不良,可能电极导线与 ICD 连接松脱或连接错误、导线有损伤或断裂等,以上情况均必须重新测试。

ICD 诱发室颤的方法主要有:T-shock、50Hz 的快速猝发脉冲、直流电诱颤等。具体方法的选择可根据患者个体情况和术者的经验及习惯而定。诱发室速/室颤时应予以静脉麻醉,使患者处于朦胧状态,以减少痛苦。当室速/室颤诱发时,如 ICD 不能终止,应立即进行高能量体外除颤。如除颤阈值过高,没有足够的安全范围,也就是除颤阈值与 ICD 最大除颤能量相差小于 10J 时,可以通过反转除颤电极的极向、调整电极导线位置等方法进行调整。若仍无法解决时,可植入上腔静脉、冠状窦线圈或皮下电极。

影响 ICD 除颤阈值的常见因素:ICD 系统本身的因素(如除颤导线的位置和特性)、测试的方法(如诱颤次数、除颤方案、麻醉类型等)以及患者本身的因素(如性别、体表面积、基础心脏疾病的类型、左室大小、射血分数、心功能、电解质以及所用药物的影响等)。

5. 全皮下 ICD(SICD)　SICD 整个系统均在皮下,与心脏及血管无接触,脉冲发生器的体积类似早期的 ICD,约 70ml,植入操作便捷,无需 X 线。其敏感性及特异性高,可识别心律失常,并提供安全可靠的除颤治疗。适合具有 ICD 一级或二级预防植入指征患者的替代治疗、静脉植入困难或失败的患者及传统 ICD 电极更换困难的患者等。但是,SICD 无起搏功能,不能提供 ATP 治疗,仅可提供 Shock 后短期起搏(30s)。不适合心衰合并 LBBB 需 CRT 治疗的患者、症状性心动过缓需要起搏治疗的患者以及 ATP 可终止的反复发作的持续性单形性室速患者。目前,SICD 正在进行的研究将提供更多的临床依据,希望其能成为 ICD 治疗的新里程碑。

【术后注意事项】

ICD 植入术后应进行 24h 连续心电监测,观察心律和心率的变化情况。术后沙袋压迫伤口 6~8h,常规应用抗生素预防感染。植入术后的最初几天或数周内应进行常规随访,包括检查伤口有无渗血、血肿及感染和患者的主诉症状、体征等。患者出院前应进行程控,测试各项参数。另外,术后还应常规拍摄胸片,以作为电极导线基本位置的参考依据。

对术后出现过心律转复的患者,应立即使用体外程控仪调出储存的信息,了解心动过速的性质、发作次数、ICD 治疗效果以及是否需要调整参数。以后每个 ICD 患者均需定期常规随访,检查系统的完整性与诊断治疗的有效性,从而尽可能地保证患者的安全,减少患者的痛苦。

3 第 3 节 ICD 的识别

【概述】

(一) 定义

1. 感知(sensing) 腔内电极发现自身的心内电图信号,即 R 波或 P 波。感知的关键问题是避免遗漏感知,同时要防止过感知。目前的 ICD 都具有感知灵敏度自动调整的功能。

2. 过感知(oversensing) 脉冲发生器的感知放大器感知到不应被感知的电信号。这些信号包括肌电信号、电磁干扰、自身 T 波等。

3. 感知不足(loss of sensing) 也叫低感知或感知不良,是指感知电路不能感知自身的心脏电信号。

4. 识别(detection) 指脉冲发生器对发现的心脏心室除极波进行分析和处理,根据设定的算法来确定是否存在快速室性心律失常。

5. 抗心动过速起搏(antitachycardia pacing,ATP) 是一种应用治疗缓慢型心律失常的标准起搏程序和起搏能量以高于心动过速频率起搏夺获心室以终止心动过速,恢复正常心脏节律的治疗方法,是 ICD 的无痛治疗策略。

6. 腔内心电图(intracardiac electrogram,IEGM) 通过放在或植入到体内的电极导线记录到可兴奋心脏组织产生的电活动图形。

7. 房室分离(AV dissociation) 一种表现为心房和心室独立搏动,不存在彼此同步性节律的情况。

(二) ICD 对心律失常的识别

ICD 主要用于快速心律失常的治疗和心脏性猝死的预防,为了使 ICD 在心律失常发生时能作出恰当的治疗,这需要 ICD 具有可靠的快速诊断功能,进而决定何时作出何种治疗决策。以上主要取决于 ICD 的识别功能,其中最重要的是感知参数的设定。如果 ICD 的感知不足,有可能将重要的心电信号漏检,进而导致不良事件的发生。相反,如果 ICD 过感知,则有可能对某些非心电信号感知或将自身心电信号双重计数而导致误诊和误治疗。而 ICD 的正确诊断功能不但关系着患者的生存状况,而且也影响着患者的生活质量和治疗依从性,甚至导致严重的心理问题。

目前的 ICD 系统的诊断和治疗功能均通过体外程控仪进行程控,虽然可采用诸多辅助参数作为诊断参考,但 ICD 对于快速室性心律失常的诊断和识别绝大多数还是采用心率作为最主要的感知参数。下面详细介绍一下 ICD 识别功能及其相关知识。

识别区(detection zones):目前临床应用的 ICD 对快速心律失常识别的基本方法是依赖频率,也就是依据心率周期(RR 间期)。ICD 通常分为缓慢心律失常区和快速心律失常区。缓慢区就是普通起搏器的功能区,其主要的指标就是下限频率、上限频率、AV 间期。快速心律失常区通常分为 3 个区,即室颤区

(VF)、室速区(VT)、快室速区(FVT)。不同的厂家有不同的命名,也可能是 VF、VT1、VT2 等名称。一般讨论的 ICD 的识别区就指的是这三个区。每个区是由下限频率决定的一个频率范围,可由程控确定。

识别数目(numbers):在确定了室速和室颤的频率标准后,还有预先设定室速和室颤的持续时间,可用识别数目(number of intervals for detection,NID)来表示。室速的初次识别 NID 一般设置为 16/24 个(24 个心动周期有 16 个符合标准);室颤的 NID 可设为 12/16 个。临床实际识别数目应根据个体化的室速/室颤状况及可能的血流动力学耐受情况进行设定。

再识别(redetection):是发生在任何一次治疗发放之后的识别过程。通过监测可发现 3 种可能的结局:快速心律失常已终止,回复原来心律或窦性心律;未终止,再次识别为原来的心律失常;再识别一个不同的心律失常,包括室速的加速或恶化为室颤。再识别的时间通常短于初次识别时间。

1. ICD 对室速的识别功能　ICD 对室速的识别方法有多种,下面介绍最常用的几种识别模式。

(1)心动过速频率:ICD 的抗心动过速起搏(ATP)、心脏复律等治疗均依赖于 ICD 对室速精确的自动识别。已有多种判断指标被用来自动识别室速。但到目前为止,心动过速发作时的频率仍是 ICD 的识别功能中最主要的标准和方法。因为大多数持续性室速发作时心率都较快,因此 ICD 在程控时可设定室速的检出频率,当心动过速频率超过该频率并符合预先设定的心动过速计数标准时,ICD 将启动其治疗(具体的治疗策略尚需要考虑到患者心动过速发作时的血流动力学状况,分层治疗内容将在后继内容中详细介绍,在此不予详述)。因为患者每次室速发作时其频率并非固定不变的,为了避免心动过速时因自身频率变异而未能被 ICD 检出,因此室速检出频率通常要设置低于临床室速频率 15~20 次/min,以提高室速检测成功率。当然,ICD 的室速检出频率除了有最低频率标准外,尚有上限频率,当超过上限频率时 ICD 设定其为室颤的识别频率,具体在下面介绍。

(2)心动过速发作的突发性和稳定性:除了频率以外,可程控用以识别室速的指标尚有心动过速发作的突发性及其心率稳定性。发作的突发性指标主要用于鉴别窦性心动过速(窦速)和室速。因为大多数窦性心动过速其频率都是缓慢上升的,而大多数室速则是突然发作的,借此可将两者区分开来。但以此参数并不能将室速和突然发生的室上性心动过速(室上速,如阵发性室上速、心房扑动等)区别开来,存在一定的局限性。

心率稳定性是指心动过速时心动周期的变化幅度大小,这主要用在识别心动过速中排除房颤,因为房颤的心动周期是极不规则的,亦即心率稳定性不好,而一般心动过速如室速时心动周期则是比较稳定的,借此可将房颤和室速区分开来。但若快速性房颤时心室率较为规则时,则 ICD 无法分辨出是室速还是房颤。而在某些情况下,室速也可表现出心室率不规则,ICD 鉴别室速和房颤也存在困难,为了 ICD 可以保证不漏诊不规则室速并启动相应的治疗,可以设置"快速室率超时"或"快速室率持续时间"检测。当快速室率超过设定的持续时间后 ICD 将发放电治疗,这可以降低室率不规则室速的漏检率,但同时它也会带来一些不良后果,比如这将增加房颤的误治疗率。

(3)心内电图的 QRS 波形态:心内电图(intracardiac electrogram)的 QRS 形态主要指 QRS 波的宽度,是鉴别室速和室上速的另一个主要参数。其机制是基于室速绝大多数 QRS 波是宽的,而室上速如房扑、房颤、房速、窦性心动过速等 QRS 波绝大多数是窄的,因此 ICD 根据设定的心内电图的 QRS 宽度来识别心动过速是室性的还是室上性的。该指标的应用在一定程度上增加了 ICD 诊断室速的特异性,但在室上速合并频率依赖性束支阻滞等可使 QRS 波增宽时,或者对一些室速表现为窄 QRS 时,该功能的局限性则明显可见。

(4)双腔 ICD 与房室传导关系:ICD 对室上速或窦性心动过速的误识别和误治疗是一个常见的并发症,在植入了 ICD 的患者中可高达 15%~22%。误放电可能诱发危险(如诱发持续室速、室颤、心衰),并可能带来心理学影响。ICD 治疗的这个并发症可以由双腔 ICD 加以解决。1995 年开始推出双腔 ICD,因为增加了心房电极导线,可直接记录心房的电活动,因此为准确识别心动过速提供了有利条件,可以明显减少误识别和误治疗的比例。双腔 ICD 采用分析心房 P 波和心室 R 波的逻辑关系来准确区分室速和室上速。

正常传导时,P 波和 R 波为 1:1 的传导关系,如室速发生时,因存在房室分离,故 P 波和 R 波无固定关系,ICD 将通过分析 8 个心室间期以及 P 波活动来确认房室分离存在。同样,对于室上速,P 波频率等于或多于 R 波,根据这个逻辑关系,并结合 R 波形态、稳定性等指标,可以确定室上速的诊断。

2. ICD 的室颤识别及治疗　ICD 对室颤识别相对室速的识别而言要简单许多,其主要判定参数就是心室率(或 RR 间期)。虽然室颤的频率基本在 300 次/min 左右,而实际上,因为考虑一些快速率的室速也和室颤一样会产生严重的血流动力学影响,因此在 ICD 的参数设置时将高于一定频率的室速也不再进行进一步的鉴别,而是直接划入 VF 区,采取电治疗。具体多少频率就划为室颤这在 ICD 程控时可以人为设定。通常 ICD 检测室颤的下限频率是 180~200 次/min。

目前可用于识别室速的参数众多,某一模式的 ICD 参数设置不可能适用于所有患者。不同的患者根据其发作时的室速频率,需要有不同的识别频率;每一种室速的鉴别手段有它的优势,同时也不可避免地存在劣势。同样,具体采用何种参数组合模式更合适也没有规律可循,仍然需要根据患者的具体情况来实现个体化的 ICD 参数设置,这样才能最大限度地提高 ICD 的正确诊断和治疗功能,同时尽量减少其误诊断(或漏诊断)和误治疗的概率。

 ## 第 4 节　ICD 的分层治疗

【概述】

现代的 ICD 体积越来越小,与永久心脏起搏器相似,可以轻松地植入患者的胸大肌表面,并且可以提供起搏器的功能,以防止心率过慢或失协调。与起搏器不同的是,ICD 最重要的功能是在检测到室速/室颤发生时,通过向心脏释放体内电击,预防心脏性猝死(sudden cardiac death,SCD)的发生。近年来,ICD 新的相关改进包括针对室速的治疗、心动过速鉴别的算法、抗心动过缓起搏模式、心力衰竭的预警机制、非侵入性程控刺激、高频计数或心电图的储存、无线程控遥测技术、远程监测技术等,进一步提高了 ICD 的临床应用价值和安全性。最初的 ICD 系统只有高能量除颤一种形式的治疗,而现代的 ICD 系统同时兼有抗心动过缓起搏、抗心动过速起搏及同步电复律和电击除颤的功能,增强了识别心律失常的准确性,通过分层治疗,提高了治疗的成功率。而心脏再同步治疗除颤器(CRT-D)的广泛应用,除了改善患者心功能外,还大大减低了心力衰竭患者因心律失常导致的猝死率。

【ICD 的分层治疗】

ICD 具有感知、识别和治疗心动过速的功能。针对不同的室性心律失常,目前大多数 ICD 可采用 3 种不同强度的方式进行分层治疗(tiered therapy),即抗心动过速起搏(ATP)治疗、低能量同步电转复、高能量除颤。后两种方式实际上是一种形式,电转复是针对室速而言,而除颤电击仅为室颤而发放。此外,有分层治疗功能的 ICD 也都具有支持性抗心动过缓起搏的功能。

1. 抗心动过速起搏(anti-tachycardia pacing,ATP)　抗心动过速起搏(ATP)是一种通过发放比 ICD 识别到的心动过速更快的频率起搏,以超速抑制终止心动过速发作的方法。具有治疗发放快、无需充电、患者无痛苦、电池消耗少等优点,通常能有效地终止折返引起的心动过速,可应用于一些单形性室速。但是,抗心动过速起搏对于有些患者是无效的,甚至有加速室速或使之恶化为室颤的风险,需要有电转复或除颤作为后备治疗。

(1)常用的抗心动过速的脉冲发放方式:短阵快速起搏(burst)、周长递减起搏(ramp)和ramp+刺激等类型,三种方式中没有哪一种明确优于其他两种方式。

1)短阵快速起搏(burst pacing):是发放一阵相同间期的脉冲(常用4~12个),脉冲间期为室速心动周期的一个设置的百分比(如70%~90%)或者是一个绝对数值。如果第1阵电脉冲不能有效地终止心动过速,则释放第2阵、第3阵,最多10阵,一般设置为3~5阵。各阵序列间的起搏间期可以相等或是递减,递减幅度可以程控设置(如10ms、20ms、30ms、40ms)。

2)周长递减起搏(ramp pacing):为一阵间期递减的起搏脉冲,每阵序列末增加一个脉冲。其联律间期也是室速心动周期的一定百分比,第2个起搏间期开始递减,一般每次递减10ms,直至起搏间期达到设置的最小值(一般限定最小周长为200ms)为止。如果第1阵电脉冲不能有效地终止心动过速,则第2阵序列末增加一个起搏脉冲,依此类推。

3)ramp+刺激:为burst与ramp的结合。例如,一阵ramp序列(2个脉冲)后紧跟一阵burst序列,每阵序列末增加一个起搏脉冲。阵内起搏间期递减,各阵序列间的起搏间期也递减。

(2)可程控的参数

1)序列(sequence):一次治疗中ATP发放的次数(最多10阵),一般设置3~5阵。

2)脉冲(pulse):每阵序列中发放脉冲的个数(1~15个),burst常用4~12个,ramp常用3~4个。

3)发放脉冲的频率(%或ms):通常设置为室速平均心动周期的一个百分比,如70%~90%。

4)ATP最小间期/频率限制:ATP治疗允许的最快程控频率(最短间期),一般限定最小周长为200ms。

5)输出能量:脉宽、电压振幅。ATP治疗的振幅和脉宽不同于备用抗心动过缓起搏的振幅和脉宽,其能量必须设置在较高的水平,以保证ATP起搏夺获并侵入室速折返环路而终止室速。

(3)ATP治疗室速的机制:是发放稍短于心动过速周长的短阵起搏脉冲刺激心室,并进入折返环路,激动并夺获心动过速波阵前缘可兴奋的间隙组织,使其处于不应期,从而终止心动过速。起搏刺激能否进入折返环路并终止心动过速取决于多种因素,包括起搏部位是否靠近折返环、心动过速的周长、可激动间隙的大小、起搏刺激的设置等。如果室速频率过快、可激动间隙小以及起搏部位远离折返环时,ATP治疗较难终止室速,而且有可能使室速加速甚至变为室颤。

虽然大部分患者可以较好地耐受ICD治疗,但仍有约30%~50%的患者在植入ICD后会产生心理压力,其主要的原因是ICD高能量电击所产生的痛苦。不管电击是否适当,经常电击的心理压力可能降低患者的生活质量。同时,对于ICD仍存在一种错误理解:认为ICD的唯一治疗是释放电击,而事实上大多数电击可以被无痛的ATP治疗所取代。

对ICD所存储心电图的研究分析发现,在ICD患者中所识别的室性心律失常绝大多数是室速或者快室速,其比例在90%以上,而室颤只有不到10%。室速的常见机制有自律性升高、折返机制和触发活动3种,其中折返相关性心动过速通常可以通过起搏刺激诱发或终止,因此用ATP治疗最为有效。另外,已有大量的研究证实,对于较慢的室速,ATP有效终止率约有85%~90%,而使心动过速进一步加速的概率较低,仅1%~5%。

由此可见,重视无痛性ATP治疗,减少ICD不必要的放电,不仅可以减轻患者痛苦,而且在一定程度上延长了ICD的使用寿命。但需注意的是,有些患者经ATP起搏治疗后反而导致室速频率加速,甚至恶化成室颤,此时需进行同步电转复或自动除颤,以避免发生心律失常恶化而导致不良后果。因此,在ATP治疗程序后一般最后应设置高能量电击以作为后备。

2. 同步电转复(cardioversion)　简称CV。低能量电转复主要用于终止室速,特别是对于一些单形性室速,尤其是规整的、心室率小于200次/min的心动过速。在ATP治疗无效后ICD可根据预先设置的治疗步骤,给予 5J 以下的低能量进行同步电复律,以避免高能量电击。电转复是非约定式的电击治疗,必须与一个感知的 R 波同步化放电,也就是说,在心律失常诊断成立、电容充电后,ICD 还要再次确认快速性心律失常仍然持续才发放电除颤治疗。如果因心律失常终止而不能同步,则 CV 治疗夭折。低能量同步电转复充电时间较短且节省能量,同时患者自觉不适感相对略轻,其成功率较高,但也有使室速加速甚至恶化为室颤的危险,一旦发生,ICD 便立刻进入自动除颤程序。如果在随访中发现低能量电转复治疗不能有效终止室速甚至有恶化为室颤的可能时,必须要首先保证患者的安全,应在 ATP 治疗无效后直接设置高能量同步电转复,以免延误治疗。

3. 高能量除颤(defibrillation)　简称 CD。高能量除颤是室颤和快速室速的主要治疗手段,是 ICD 治疗程序中最强的也是最后的选择。其能量的设置必须保证在除颤阈值以上一定的安全范围。ICD 除颤安全范围是指 ICD 系统能释放的最高除颤能量应高于 ICD 植入术中所测定的除颤阈值的一个差值。通常,该安全范围应 >10J 以上。

目前,大多数 ICD 的最高除颤能量为 35~40J,ICD 在识别并确认室颤后,即进入自动充电除颤程序。除颤是约定式治疗,在第一个非不应期 R 波同步放电,如果不能同步,则在同步间期结束时非同步放电。目前应用较多的 ICD 可以连续发放电击治疗 6~8 次,除颤能量可以分别程控设置,可以根据除颤阈值选择从低能量逐渐依次增加,直到 ICD 能够提供的最大能量输出,也可根据临床情况直接从最高能量开始。除颤能量越高,转复室颤的可能性越大、成功率越高,两者实际上是一个量 – 效函数关系。终止的标准一般为 8 个慢于室速识别区的窦性心律和 / 或起搏事件。

发放电的波形有单相波(monophasic,释放的能量向一个方向)和双相波(biphasic,释放的能量从一个方向翻转至对侧)两种。目前 ICD 电除颤所采用的脉冲波形多为双相波,具有除颤阈值较低、成功率较高、减少短时间的心肌损伤,电击后能更快地恢复窦性心律等优点。除了除颤能量外,除颤时放电的方向也可以进行选择。以 A 表示机壳,X 表示上腔静脉除颤电极,B 表示心室除颤电极。单线圈导线:A>B 表示电流从机壳向心室除颤电极,B>A 则表示电流方向从心室向机壳。双线圈导线:AX>B 表示电流从机壳、上腔静脉除颤电极向心室除颤电极,B>AX 则表示电流从电极向机壳、上腔静脉。

4. 抗心动过缓起搏(bradycardia pacing)　目前的 ICD 也都有与传统起搏器相似的抗心动过缓起搏的功能。对于没有显著心动过缓病史而植入 ICD 的患者,其起搏模式通常是 VVI,起搏频率可程控到相对较低水平(如 30~40 次 /min),以减少不必要的右室起搏。但有些患者可能需要大剂量的 β 受体阻滞剂或使用其他抗心律失常药物,这可能导致症状性心动过缓,并需要改变起搏频率与模式。对于同时需要心脏起搏治疗的患者,可根据起搏器的常规程控原则来进行设置。

【注意事项】

在 ICD 的各个心动过速区,都可按需要设置一系列的治疗程序。如室速区可先设置 ATP 治疗与低能量同步电复律,但其后应设置高能量除颤作为保障。室颤区直接设置高能量除颤,可有能量及除颤方向的选择。在设置 3 个快速心律失常区的 VT 区,ATP 治疗可以被设置作为唯一的治疗方法,而关闭心律转复和除颤电击选择。如果这样,在所有的 ATP 治疗结束后,即使心动过速仍未终止,也不会有进一步的治疗发放,除非原来的心动过速有新的变化而被识别在较高的区内。快速性心律失常发作一旦被识别,ICD 就按照预先的设置依次发放治疗,直到心动过速被终止或这一级别所设置的所有治疗全部发放完毕。每个相继的治疗程序依次进行,其后一个治疗的能量设置必须大于或等于前一个治疗,也就是说,如果电击治疗被发放,ATP 治疗就不能再发放,或者说高能量释放后不能再设置低能量释放,以确保安全。

ICD 植入术后应根据患者基础心脏疾病、心功能状况以及室性心律失常发作时的血流动力学改变等,进行个体化的 ICD 程控;最小化右心室起搏比例;程控较高的室速识别频率,避免对频率较慢和 / 或不使患者产生血流动力学改变的室速进行诊断和治疗;程控较长的室速 / 室颤识别时间,避免对非持续性室速 /

室颤进行诊断和治疗；打开室上速鉴别功能，避免将室上速误诊为室速 / 室颤；推荐无痛性治疗，对识别为室速的事件应首先使用不同策略的 ATP 治疗方案。

5 第 5 节 ICD 的随访与程控

【概述】

（一）定义

1. 除颤阈值（defibrillation threshold，DFT） 能够恒定转复室颤所需的最低能量。

2. 心律失常风暴（arrhythmia storms） 是指 24h 内发生≥ 2~3 次的室性心律失常事件，引起严重血流动力学障碍而需要立即电复律或电除颤等治疗的症状群，简称电风暴。对于 ICD 植入患者而言，是指 24h 内 ICD 检测到≥ 3 次室性心律失常，包括抗 ATP 或 Shock 终止的室性心律失常。

3. 电耗竭（end of life，EOL） 指脉冲发生器电池电量耗竭，由电池电压达到预先设定的电池电压水平决定。

4. 最大充电时间（maximum charge time） 使 ICD 的高压电容完成充电的最大允许时间。

5. 最大诊断时间（maximum time to diagnosis，MTD） 在 ICD 装置中，一段时间内允许对于一个心动过速作出诊断而不发放治疗的最长时间。

6. ICD 的系统随访与程控 由于植入 ICD 的患者都是心脏性猝死的高危人群，因此在 ICD 植入后，通常需要对 ICD 进行随访。随访的目的是确定患者状况和 ICD 装置情况是否良好。尽管对患者和医生而言，ICD 随访是常规进行的，但实际上 ICD 的随访应遵循系统化的原则，因为系统化可确保程控或随访的每一步都不被遗漏，保证所有的检查和程序得到正确的执行和记录。

（二）随访目的

1. 评价 ICD 系统运行状况，确保 ICD 系统的有效性和安全性。

2. 调整 ICD 参数，优化临床治疗并降低并发症。同时，通过优化参数设置，力争延长 ICD 工作年限。

3. 对可能需要的干预治疗进行评估，包括 ICD 更换时机、掌握病情适时调整 ICD 参数或指导其他治疗，尤其是指导患者合理辅助应用抗心律失常药物。

4. 收集、记录 ICD 诊断治疗事件的相关原始资料，为改进 ICD 系统提供科学依据。

5. 评估患者生活质量，为患者提供全面康复的指导。同时解答患者的问题，提供帮助和教育，包括心理辅导和帮助。

（三）随访计划

ICD 的随访分为术后的短时（出院前）随访，长期随访以及临时随访（或称事件随访，指患者不适或有 ICD 电治疗后的及时随访），它们各有其重点。术后往往关注与手术相关问题，长期随访主要关注 ICD 本身的状况，而临时随访则重点关注的是心律失常及 ICD 治疗情况。

1. ICD 植入术后的短时随访 应该从 ICD 植入后即开始，通常在术后出院前进行第一次随访，随访内容除了检查手术创口情况外，主要还包括 ICD 植入术后的院内程控，主要包括 12 导联的体表心电图，胸部正位片（了解电极位置），并可将其作为今后随访的对照。同时，需要对 ICD 的电极和脉冲发生器参数进行全面的测试，以确保系统的完整性并保证良好的工作状态，尤其是要确保心动过缓和心动过速治疗参数的设置正确。

2. ICD 的长期随访　出院后的系统随访,每个中心可能有不同的经验和方法,没有固定的模式,但其内涵基本是一致的,大致而言有如下一些内容和方法:

(1)临床一般情况

1)病史询问:了解患者的心血管症状及全身情况,如有无心悸、眩晕、晕厥、乏力、胸痛等症状,生活质量及活动耐量有无改变。

2)生命体征评估:检查体温、血压、心率、心律、呼吸频率等生命体征,观察是否存在呼吸困难,是否有水肿,记录心音、呼吸音、皮肤颜色等的变化。

3)创口情况评估:着重观察囊袋周围的皮肤,观察其有无红肿、渗液和破溃。

4)心理评估:对患者的心理状态进行评估,对 ICD 电治疗的患者尤为如此。如明确有无恐惧、焦虑、抑郁和性功能减退等,并有针对性进行精神卫生教育和心理治疗。

(2)用药情况:要判断药物与 ICD 之间的关系是否合适。一些抗心律失常药物会使室速发作时的频率变慢,或使心电图上 QRS 形态发生改变,从而导致误诊断和误治疗,需加以注意。

(3)ICD 工作状况

1)体表 12 导联心电图,初步了解 ICD 功能。

2)查看 ICD 的存储资料,了解 ICD 各项内设参数,获得近期心律失常事件的资料,判断 ICD 治疗是否合适、及时、有效,并合理调整参数。

3)评估电池能量消耗情况。

4)了解患者基本节律和心率,若是起搏状态,则分析患者起搏依赖程度。可降低起搏器(ICD)的低限起搏频率,观察自身心律是否出现。

5)评估导线功能是否正常:目前临床上应用的 ICD 绝大部分使用的是经静脉植入的导线。最常见的导线故障是导线移位,它可以导致起搏阈值、起搏阻抗、P 波和 R 波的振幅等参数发生变化。随访医师在分析这些参数的变化时,既要考虑到 ICD 植入后的正常变化过程,又要注意从这些参数的变化中发现异常状况,以早期发现导线的异常。

6)评估除颤参数:ICD 的除颤参数在院外随访时不易评估。如果近期有除颤事件,则应有除颤阻抗的记录。除颤阻抗的正常值为 20~80Ω,阻抗值显著升高,提示导线明显脱位或微脱位,应作 X 线胸片检查,必要时行除颤阈值的测试。

7)再程控:当 ICD 所有参数和记录资料查询结束后,应根据需要,对诊断及治疗参数信息程控调整。

8)ICD 的随访参数设置与预后:在 ICD 的参数设置与预后的关系上,MADIT-RIT 研究给我们带来一些重要的启示。MADIT-RIT 研究为多中心前瞻性随机对照研究,假设与传统程控组(传统组)比较,提高诊断频率(高频组)或延迟治疗时间(延迟组)可减少不适当治疗,且不增加病死率。一级终点为首次不适当治疗(包括电击与 ATP),二级终点有全因病死率及晕厥。试验自 2009 年 9 月至 2011 年 10 月入选了北美、欧洲等地 98 个中心 1 500 例 ICD 一级预防的患者,平均随访 1.4 年,于 2012 年 7 月结束。主要结果在新英格兰杂志发表。MADIT-RIT 研究首次显示了通过改善 ICD 程控减少不适当治疗可降低病死率。不适当治疗的减少主要由 ATP 驱动,这也暗示了不必要的 ATP 可能有害。这也充分显示 ICD 随访工作参数设置与患者预后是密切相关的,也充分证明 ICD 参数设置的重要性。

3. ICD 的临时随访　ICD 的临时随访一般指在患者发生电击事件或异常临床症状时临时进行的随访。这种情况下,主要侧重分析心律失常事件、是否存在电治疗和误治疗、ICD 各项参数是否存在异常等,结合患者临床情况进行综合分析,制定合理的治疗方案。其次需要注意分析是否存在非 ICD 异常状况而是机体本身的异常状况,如电解质紊乱、心肌坏死(如心肌梗死、心肌炎)等。对 ICD 治疗患者的临时随访,同样需要注意患者的心理支持,因为许多 ICD 植入患者往往有严重的、危及生命的心律失常,并且要负担高昂的治疗费用,因此他们的心理负担往往过重,会出现一些心理问题,可能存在严重心理问题而表现出各种异常临床主诉,对那些经过多次 ICD 电治疗的患者尤为如此。因此,在随访时,应针对出现的心理问题,采取相应的对策,解决其心理困扰,提高生活质量。

6　第 6 节　ICD 的故障识别和处理

【概述】

随着循证医学对 ICD 在心脏性猝死一级、二级预防中作用的不断证实,全世界植入 ICD 的人群数目逐年飞速增加,随之而来的 ICD 植入的相关问题也与日俱增。现代的 ICD 系统兼具高能量除颤、同步电转复、抗心动过速起搏治疗以及抗心动过缓起搏治疗等多种层次的治疗形式,可以针对不同的室性心律失常和心动过缓做出不同的选择。如果 ICD 系统不能及时正确地做出诊断和发放适当的治疗时,即称为 ICD 功能故障。功能故障的原因可以是由于 ICD 系统本身的机械问题,如脉冲发生器或导线系统障碍引起,也可以是患者的病情改变或者是 ICD 工作参数上设置不合理所导致。其主要表现为 ICD 频繁放电,或者当患者发生室速和室颤时 ICD 治疗延误、缺失或治疗无效。ICD 的功能障碍是关乎患者生命安全的严重问题,因此,必须要正确认识、及时处理。

ICD 故障的处理需要由专业培训的医生和经验丰富的护士或技术人员进行,还要有厂方技术人员的参与支持。要明确 ICD 功能障碍的原因,需要详细地询问患者的病史、进行仔细的体格检查以及发作时心电图或 Holter、X 线影像等方法,最重要是通过程控仪调取和分析 ICD 存储的相关事件资料,测试起搏和除颤的各项工作参数,以做出准确判断,必要时可能还需要通过手术重新测试导线和 ICD。现代 ICD 脉冲发生器发生故障的机会很少,而导线出现问题以及程控参数设置上的不合理最为常见,还有就是患者本身病情的变化也不容忽视。

本节仅讨论 ICD 系统的相关故障及处理,有关抗心动过缓起搏功能故障的内容与起搏器故障基本相同,在此不再重复。

【ICD 不适当的治疗】

不适当的治疗是指由于任何非室速 / 室颤原因引起的 ICD 放电。不适当放电的主要原因包括对室上速的误感知及在无心律失常时的误感知,对于可以通过抗心动过速起搏终止的室性心动过速的放电治疗也应认为是不适当放电。对于后者应考虑降低治疗级别,更多地使用 ATP 治疗的方法。不适当的治疗是植入 ICD 后的主要并发症之一,是导致患者再次住院的最主要原因,会给患者造成严重的不安或恐惧,影响患者的生活质量和恶化病情,同时也会明显缩短 ICD 的使用寿命。

1. 室上性心律失常　室上速的心室率达到 ICD 检测标准,是引起 ICD 不适当治疗最常见的原因,70% ~80% 的 ICD 不适当放电是由于室上速引起,包括窦性心动过速、房速、房颤、房扑、房室及房室结折返性心动过速等。病史采集中如有室上速病史、ICD 放电前正在进行体力活动(窦性心动过速)、超过 2 次的连续电击(窦性心动过速电击无效)等,可能提示室上速引起 ICD 误放电。通过仔细分析 ICD 存储的心律失常发作时的资料,将有助于作出正确的判断。如房颤不规则的心室律、远场电图与近场电图相似等,对于双腔 ICD,通过心房通道上可记录到房波快于室波、房室 1:1 的关系或碎裂的心房波等。其中需注意双重心动过速,如在房颤伴室速(心室率规整、心室波与基础状态时不同)以及室房 1:1 逆传等情况。

对于室上速引起 ICD 不适当放电的处理,包括重新设置 ICD 参数,如提高识别频率或打开增强识别功能等。增强功能有多种选择,如用突发性来鉴别窦性心动过速,窦速时心率是逐渐加快的,而室速的心率是突然加快的;用稳定性即规整性来鉴别房颤,室速的心律一般是规整的,而房颤的心律是不规整的;用心律失常发作时腔内心电图的波形变化和宽度来区分伴有束支传导阻滞的室上速和室速,室上速或规整房室传导的房扑腔内心电图的形态与窦性心律时一致,而室速时要宽于窦性心律;双腔 ICD 还可以通过心房、心室 P-R 的不同逻辑关系来区分室性和室上速。

对于发作频繁室上性心律失常患者,应积极给予治疗。可以加用抗心律失常药物或使用减慢心室率的药物予以控制。对于阵发性室上速、典型的房扑和阵发性房颤还可以通过射频消融的方法予以根治。

2. 感知过度 很多情况下,病人未发生心动过速但发生误感知,包括对 T 波、远场 P 波、肌电位的误感知,宽 QRS 波双倍计数,由于导线故障、螺丝松动、导线脱位等产生的误感知,废弃导线噪声感知,同时植入起搏器患者的起搏信号与 R 波的双感知以及电磁干扰等,都可能导致 ICD 在无心律失常时发生过度感知,进而出现误放电。

对于感知过度者,应在分析原因后予以对应处理,如降低心室感知灵敏度、调整导线位置或重置 / 更换导线、拧紧螺丝、去除干扰 / 脱离产生电磁干扰的场所等。

3. 频繁放电 不论放电是否适当,频繁放电不仅增加患者的痛苦和心理压力,而且增加病死率。其原因可能是误放电,但也可能是反复室性快速性心律失常发作引起的 ICD 的正确治疗。如果 24h 内出现 ≥ 3 次的互不相连的需要 ICD 进行干预的室速 / 室颤事件,每次事件相隔 >5min,称为 ICD 电风暴。在处理 ICD 电风暴时,除纠正诱因外,静脉使用抗心律失常药物是有效的治疗手段。ICD 程控主要是调整参数,设置抗心动过速起搏(ATP 治疗)或开启 ICD 特殊功能。随着导管消融技术的提高以及三维标测技术的应用,目前越来越多的 ICD 患者接受了导管消融治疗,这是一个非常有益的辅助治疗手段。

【ICD 治疗延误或缺失】

对室性心律失常的 ICD 治疗缺失或治疗延误的情况并不多见,但一旦发生,将会导致严重的后果,甚至会危及患者的生命。对此,应该系统地进行检查评价,及时发现并加以处理。发生治疗缺失或延迟的原因可能是感知不良、检测标准不当、ICD 自身故障等。

感知不良应通过随访明确原因,调整参数设置。而抗心律失常药物等原因使室速频率减慢,低于检测标准,或增强功能的打开降低了检测敏感性,均可导致延迟治疗,此时需调整检测标准。ICD 如暴露于磁场等环境下可能失灵,或者其本身存在故障,需予以排除,但此种情况发生的可能性较小。

1. 心室感知不良 其原因可能是电极局部的心肌炎症、充血、水肿、纤维化、心肌梗死、药物影响或不成功的电击等使 R 波振幅降低。也可能是导线及脉冲发生器发生问题,如导线移位、断裂、绝缘层破坏、脉冲发生器感知电路功能障碍以及脉冲发生器与导线连接故障等。如果患者同时装有起搏器,起搏器与 ICD 相互影响也可能导致起搏器对室颤波感知不足而发放心室起搏,如果是单极起搏,ICD 有可能只感知高大的起搏信号,而不能感知室颤波。不过目前 ICD 均具备起搏器的功能,不需要再单独植入起搏器,这种情况发生极少。

处理方法:如果发现 ICD 对快速性室性心律失常未识别或治疗延误、缺失等情况,一定要通过程控仪测定 R 波的振幅,在 R 波振幅低于 5mV 时还应该进行电生理检查,以确保 ICD 的识别功能。对于感知不良者可以程控提高心室感知的敏感度,必要时可能还需要重新调整导线位置。对于导线故障者则需手术重置导线或者更换导线和 / 或脉冲发生器等。

2. 心律失常识别不良 最主要的原因是由于程控参数设置不合理。比如设置的室速频率标准高于临床实际发生的室速的频率,此时尽管心室感知正常,但由于室速的频率标准不满足,ICD 室速诊断不成立。服用抗心律失常药物是使室速频率减慢的常见原因。另外,过多地或不合理地设置室速的增强识别指标,比如突发性、稳定性、EGM 宽度等指标,虽可增加鉴别室速的特异性,但也会降低检测的敏感性。上述情况可以通过程控合理的参数,如降低室速识别频率,合理选择、组合使用不同的增强识别指标,关闭不必要的增强识别功能等予以解决。

3. ICD 自身的问题 由于手术使用电灼等原因,为了避免发放不适当的除颤电击,ICD 的检测和/或治疗功能经常在手术前临时程控为关闭状态,而术后如果忘记打开恢复。ICD 与起搏器中的磁性装置有明显不同,将磁铁与 ICD 接触,其起搏功能不会改变,而检测室速和发放治疗的功能可以被关闭。同样,如果患者置身于强磁场中也可以失活 ICD,其后果均可能是致命的。不过这些情况很少发生,根据不同生产商,这一功能为自动默认模式或仅在人工开启磁性设置后方为"生效",以防外界磁场失活 ICD。此外,失活后的 ICD 会发出连续性警报声,应告知患者如果听到 ICD 发出声音要及时与医生联系。

【ICD 治疗无效】

ICD 的治疗关系到患者的生命,不能有效地终止心动过速其后果常常是很严重的,甚至立即致命。无效治疗包括 ATP 治疗失败和除颤失败。

ATP 治疗失败的原因有多种情况,患者的基础疾病及病情的变化、心律失常机制的改变、室速频率的变化、药物等对起搏阈值的影响以及相应起搏刺激的设置等都可能影响 ATP 的治疗效果。分析影响 ATP 治疗效果的原因,予以重新调整 ATP 参数,有助于恢复 ATP 的疗效。对部分患者可能需要关闭 ATP 功能。

电击除颤失败是最严重问题,通过分析 ICD 存储资料以及放射影像学检查可以基本做出诊断。如果是电池耗竭、导线移位、导线断裂、绝缘层破裂及脉冲发生器故障导致的电击无效,需及时通过手术来解决,包括调整或重置导线、更换脉冲发生器等。另一常见原因是高除颤阈值。除颤阈值可能随着时间的变化而升高,并受体内外多种因素的影响,如心肌梗死、心功能恶化等心脏本身病变的影响以及电解质紊乱、药物的影响等所致。对于电击无效的患者,除了改善相应的临床状况外,必须重新测定除颤阈值。部分患者可以通过 ICD 程控得以解决,如提高输出能量、改变除颤极性(RV 为正极或负极)、程控除颤波的斜率和脉宽、程控除颤波为单向/双向、程控上腔静脉线圈(On/Off)等。如果仍然不能解决,必要时需通过手术调整电极导线位置、增加皮下片状电极或更换为能提供更大电击能量的 ICD。

【ICD 报警】

现代的 ICD 都配有报警装置,当某项参数超出正常范围时即发出声音报警信号。如 ICD 电池电压过低或导线阻抗异常、电容器充电时间延长、心室事件检测和治疗异常或 ICD 接触强磁场等,ICD 都会发出响声。这些报警功能可以被程控为"关闭",但大多数厂家建议打开部分报警功能。

报警装置对于及时发现 ICD 严重故障非常有用,但因其敏感性较低,不能替代 ICD 常规随访。常规建议患者听到 ICD 警报声应尽快与医生联系,如果 ICD 询问不能解释警报的原因,应取得生产厂家的技术支持。

 第 7 节 ICD 的常见并发症识别与处理

【概述】

(一)定义

1. 气胸(pneumothorax) 是因各种原因使胸膜腔与外界相通导致气体在胸膜腔内蓄积,并使胸膜腔内压力升高,进而压迫肺脏组织,造成肺脏部分或完全塌陷。

2. 血胸(hemothorax) 由胸部外伤或医源性原因等所引起胸膜腔积血,称为血胸。

3. 空气栓塞（air embolism） 空气栓塞是在输液或输血过程中以及人为因素下造成的空气进入机体内静脉，直至心脏，引起血液循环障碍的现象。

4. 起搏器介导的心动过速（pacemaker-mediated tachycardia，PMT） 由起搏与自主心律竞争所诱导并需要起搏器参与维持的心动过速。PMT 最常见的是无休止性环形运动性心动过速。

5. 起搏器奔放（pacemaker runaway） 起搏器由于电路故障或电路损坏，起搏频率超过了保护频率的限制，甚至可以快到危及生命。由于安全性提高，起搏器奔放已经很少见，但有时发生在放射治疗导致起搏器损坏时。

6. 旋弄综合征（twiddler's syndrome） 该综合征多由于患者有意或无意地旋弄或扭转囊袋中的脉冲发生器，引起脉冲发生器沿轴向（多沿长轴）旋转或扭转，造成导线扭转、移位、盘绕、断裂等。是植入性永久起搏器和 ICD 的一种少见而严重的、有潜在致命危险的并发症，常发生于肥胖的中老年女性患者和年长的患者。

（二）ICD 的常见并发症

ICD 作为一种特殊类型的兼有起搏、转复、除颤功能的植入性装置，其并发症与常规起搏器较为相似，大致有如下一些常见类型：

1. 与锁骨下静脉穿刺相关的并发症 在 ICD 植入术中，最常用的静脉穿刺方法是 Seldinger 穿刺法，而最常采用的静脉途径则是锁骨下静脉。因此采用 Seldinger 法盲穿锁骨下静脉是并发症发生较常见的原因。当然并发症的发生除了与术者操作技巧有关外，还和患者的解剖结构有着密切关系。常见与锁骨下静脉穿刺相关的并发症如下：

（1）气胸：气胸是锁骨下静脉穿刺最常见的并发症之一。如穿刺点太靠外、穿刺太深或者多次穿刺，则容易刺破肺尖，空气进入胸膜腔。确诊气胸，除了临床症状以外，主要靠胸部 X 线检查。即使发生气胸，若肺压缩不超过 30%，症状不严重，可不作特殊处理，但需严密观察。如不继续发展，多于术后 1~2 周内逐渐吸收。对肺压缩明显或症状显著者，可采取胸腔负压引流。

（2）血胸或血气胸：如果穿刺时同时穿破了锁骨下血管和胸膜，就可导致血胸或血气胸。血胸或血气胸是严重的并发症，其确诊主要靠 X 线检查，多需外科手术治疗。

（3）空气栓塞：这种并发症较为少见。对于某些患者来说，20ml 气体即可造成严重的后果。空气栓塞可表现为急性呼吸窘迫、呼吸困难、低血压、晕厥、明显的发绀和低氧血症，严重时会导致心跳骤停。一旦发生空气栓塞，应立即将患者置于仰卧位，给予纯氧吸入和辅助通气，必要时进行心肺复苏。

（4）误穿锁骨下动脉：误穿锁骨下动脉不易压迫止血。穿刺时，应始终使针头保持与锁骨后表面接触，避免使针尖太向后。如误穿动脉，因动脉回血压力高、颜色鲜红又有搏动性，多可即刻被识别出来，应立即拔除穿刺针，重压穿刺点 10min。如贸然插入扩张管，则可能导致严重后果。为此，原则上应暂留置扩张管，由外科医生开胸取出，并缝合动脉创口。也有采用血管闭合器闭合破口而避免开胸手术的报道。如果患者有低血压、低血氧饱和度等特殊情况，则有可能难以察觉到误穿了动脉。因此，应强调在 X 线透视下先确定导引钢丝确实已进入下腔静脉后再插入扩张管和套管的重要性。

（5）皮下气肿：皮下气肿是锁骨下静脉穿刺的一种并发症。通常可密切观察，不予特殊处理，但若皮下气肿扩展至囊袋，就可能导致单极起搏导线起搏器的起搏障碍。对于极性可程控的起搏器，由于起搏与感知的极性可分别程控，因此有可能只见起搏障碍或感知障碍，而非两者同时失效。有皮下气肿存在时，需确定是否并发气胸。对单纯的皮下气肿，可以轻柔地按压起搏器放置部位，排出空气，从而使起搏器恢复正常工作。

（6）臂丛神经损伤：穿刺损伤了臂丛神经时，患者会有"触电"的感觉，并可有肩背酸痛感。

（7）其他：喉返神经损伤、膈神经损伤、胸骨和锁骨骨髓炎、锁骨下动静脉瘘等也是锁骨下静脉穿刺的并发症,但较为罕见。

以上虽然罗列了锁骨下静脉穿刺术的诸多并发症,但是只要操作熟练并严格按照操作规程进行,锁骨下静脉穿刺仍是一项安全而较简便的操作技术。对于锁骨下静脉难以定位的患者,可以在寻找静脉的时候,经同侧上肢静脉注入造影剂,以帮助准确定位。慢性阻塞性肺病、胸部外伤或畸形、血友病、严重脊柱侧凸以及接受正压辅助通气等情况,应视为锁骨下静脉穿刺的相对禁忌证。

2. 与电极植入相关并发症

(1)心律失常:心律失常多因起搏器导线的机械刺激而致。在心房电极植入过程中,可由于心房刺激导致房扑或房颤,这对于起搏器植入而言是件较为棘手的事情,因为房扑或房颤的存在会给心房电极的参数测定带来困难。如果诱发的房扑或房颤持续存在,可考虑直流电复律。当然,频率不快的房扑也可由超速起搏终止。

在心室电极植入过程中,心室受到刺激可能诱发出频发的室早,甚至室速或室颤。部分室速可由药物或超速起搏终止,对于药物或超速起搏无法终止的室速或室颤,需采用直流电转复。ICD 植入患者均为室速或室颤易发患者,因此术中注意手术技巧,减少刺激。在这种情况下,我们提倡常规在术前备有贴膜式除颤仪和传统的手持式除颤仪。

此外,ICD 植入术中也可能发生心动过缓。在进行起搏阈值测定时,较快的起搏频率对窦性或室性逸搏心律产生超速抑制,容易导致心动过缓。对这些患者,应该事先进行预防性临时起搏。

(2)心脏或血管穿孔:起搏导线导致心脏穿孔虽然与起搏导线的质地和心脏基础病变有关,但主要还是取决于导线头端施加于心壁的压力的大小。扩张型心肌病和一些心肌致密化不全患者,因心壁薄或心肌本身结构问题,也比较容易发生穿孔。目前,绝大部分的起搏方式是右心起搏,所以该并发症几乎均见于右心系统。对于 CTR-D 植入患者,在左室导线植入过程中则可能出现冠状静脉窦夹层或穿孔。

右心室穿孔可以是无症状的,也可能有以下表现:①心前区疼痛;②肋间肌和膈肌刺激现象,表现为胸腹部或膈下肌肉抽动;③心室失夺获、心室感知障碍,或间歇性的心室不起搏和 / 或心室感知不足;④心包摩擦音;⑤心包炎、心包积液或心脏压塞。

X 线胸片一般对诊断帮助不大,有时可见导线进入左心室。二维超声心动图可确定导线头端所在的位置,食管超声更有助于了解导线的行走情况。体表心电图对诊断有一定帮助,如果导线头端进入左心室,起搏的体表心电图由原来的左束支阻滞图形变为右束支阻滞图形(V_1 导联),并可能伴有心室不起搏、间歇性起搏或感知不足等起搏和感知功能异常。事实上,右心室导线穿透室间隔到左心室腔内的情形不如导线进入心包腔内左心室心外膜常见。

为防止发生心脏穿孔,在植入起搏导线的时候,操作要轻柔,尤其是 ICD 的右室除颤导线植入时因为除颤导线质地较坚硬,张力较大,因此相对传统右室导线而言容易出现心脏穿孔。术中如果所记录的心内电图的 R 波振幅过大、ST 段过度抬高,多提示起搏导线施于心壁的压力过大,易发生穿孔,需适当回撤起搏导线。对于已发生穿孔者,一般只需将起搏导线回撤至右心室适当位置即可。发生了心脏压塞的患者,可进行心包穿刺和引流。

(3)导线移位及微移位:导线脱位是常见的并发症。虽然有导线头端设计上的原因和手术后各种因素导致移位的可能性,但在很大程度上,脱位也受植入手术的影响。明显的导线移位可通过 X 线胸片诊断,而对于脱位不明显或微脱位,胸片难以发现,起搏导线脱位可通过感知和起搏功能低下或丧失而发现。

手术中预防导线移位的主要措施包括以下两个:①准确定位;②留足起搏导线余地(尤其是儿童患者),成人患者以深吸气时起搏导线略有余地为宜。

(4)心外刺激:起搏系统对心脏外的局部肌肉产生刺激,更多地见于单极起搏系统,刺激主要发生于膈肌、肋间肌和胸大肌,其中膈肌刺激最为常见。术中出现这种情况可通过改变电极位置或调整起搏参数等来调整。而术后出现则可先尝试改变起搏参数如降低输出,增加脉宽或改变电极极性等方式。如通过程控改变参数等方式仍无法避免者,仍需要考虑再次手术。

(5)静脉血栓形成:起搏导线常诱发血栓形成,可发生于起搏导线植入后的任何时期,其发生率和严重程度与所选用的静脉途径无关。血栓更易发生于血管内有多根起搏导线者。血栓可位于上腔静脉、右房或右心室内,并可能影响血流动力学或致肺栓塞(这一点在拔除导线时尤需注意),也可能堵塞锁骨下静脉或上腔静脉,导致上腔静脉综合征,表现为面部、颈部和上肢水肿,疼痛,颈静脉充盈。但从远期来看,大部分患者可因侧支循环的建立而无明显的血栓症状。静脉造影可证实静脉阻塞,超声检查亦可能探查到。

3. 脉冲发生器相关并发症

(1)囊袋血肿:囊袋血肿是常规起搏血肿器植入的常见并发症,在 ICD 植入患者也较为常见。轻中度血肿可保守治疗。通常可在数周或数月内逐渐吸收消失。对血肿明显,压迫症状显著的患者,经严格消毒后可采取引流或穿刺(要尽量避免,以防继发感染),仍无法改善或活动出血者,需要在此手术清创,彻底止血。

(2)囊袋疼痛:引起疼痛的原因各异,患者之间的疼痛耐受性也各不相同。症状不明显者可不作特殊处理;对疼痛明显者首先要寻找疼痛原因如是否存在活动性出血,囊袋压力过高等。在排除外因后,对疼痛明显者可适当使用镇痛药物。

(3)囊袋感染:囊袋感染主要与手术时的无菌操作不严格有关。对于感染,使用抗生素是最基本的处理手段,但在大多数情况下,局部瘢痕组织形成使得细菌难以彻底杀灭,因此需要严密观察并密切随访,谨防后期复发。对抗感染效果欠佳或感染难以控制者,需要及时清创甚至移出 ICD 及其附加装置。

(4)皮肤破溃:皮肤破溃是较为少见的并发症,仅在囊袋过小或 ICD 植入过浅致皮肤张力过大时才发生,也可继发于囊袋感染而破溃。其中前者最为常见,多由于囊袋张力过大,局部皮肤坏死所致。因此,在制作囊袋时需要注意囊袋大小,并注意囊袋的彻底止血和杀菌。

(5)脉冲发生器移位:当囊袋过大或 ICD 固定不良时,可能发生脉冲发生器移位。术中注意囊袋制作大小和固定牢靠可避免。

(6)旋弄综合征:该综合征多由于患者有意或无意地旋弄或扭转囊袋中的脉冲发生器,引起脉冲发生器沿轴向(多沿长轴)旋转或扭转,造成导线扭转、移位、盘绕、断裂等。是植入性永久起搏器和 ICD 的一种少见而严重的、有潜在致命危险的并发症,常发生于肥胖的中老年女性患者和年长的患者。旋弄综合征通常因起搏器囊袋过大或起搏器移位,使起搏器在囊袋内过于松弛所致。因此,发生这种情况应重新处理囊袋。可将脉冲发生器放入一合适的涤纶袋内,以减少起搏系统的移位和扭转。

(7)体外电磁干扰:如医疗场所的磁共振、射频消融术、外科手术电灼、体外冲击波碎石、神经电生理检查或治疗等,工作或生活场所的立体音响扬声器磁体、内燃机、发电机组、金属探测器、电焊、无线电玩具等。为避免不必要的体外电磁干扰,通常需要在工作、生活和医疗过程中注意规避这些因素。

(8)ICD 功能障碍:ICD 的功能障碍中最严重的是 ICD 的失控和植入后的"风暴",这是其致命性的并发症。其次还包括 ICD 的不恰当治疗和 ICD 除颤功能失活,这主要是指 ICD 的误放电和 ICD 的室颤识别和除颤功能障碍。

(9)起搏器与 ICD 的相互干扰:有些患者因患有缓慢的心律失常或心衰需要安置单腔、双腔或三腔起搏器,而后发生室性心律失常需要植入 ICD 或原已植入 ICD 后因其他情况需要植入双腔或三腔起搏器。若起搏系统是单极时,因起搏信号较大,ICD 可能感知起搏信号和 QRS 波,造成双倍或三倍计数而误放电或当发生室颤时只感知起搏信号而漏放电。因此对原有 ICD 者,要安置双腔或三腔起搏器时选用对 ICD 放电有保护作用的除颤线路的起搏器。原已植入起搏器者,在安置 ICD 前应将单极起搏改为双极起搏或将单极导线更换为双极导线。

第 8 节　ICD 的临床试验

【概述】

1985 年美国食品及药物管理局(FDA)首次批准植入型心律转复除颤器(implantable cardioverter defibrillator,ICD)用于人体以来,ICD 成功的临床经验以及不同患者群从中的获益不断被证实。20 世纪 90 年代进行的 3 个大规模随机临床试验(AVID、CASH、CIDS)充分证明了 ICD 能显著提高心脏骤停幸存者的生存率。而第一个一级预防的大型临床研究(MADIT Ⅰ)的发表,显示预防性植入 ICD 作为一级预防措施能够降低心脏性猝死(SCD)高危患者的病死率。之后,ICD 的临床研究取得了更大的进展,大规模、多中心、随机的临床试验为 ICD 的临床应用提供了充分的循证医学证据,同时也改变了 ICD 的适应证。

ICD 适应证可分为对 SCD 的一级预防(primary prevention)和二级预防(secondary prevention)。二级预防是指对于那些已发生过心脏骤停或持续性室速的患者,预防 SCD 的发生。一级预防是指对于那些有 SCD 危险因素,但还未发生过持续性室速、室颤或心脏骤停的高危人群实施预防。本节将从这两个方面简要回顾 ICD 的主要临床试验。

【ICD 二级预防临床试验】

ICD 在终止室速/室颤以及防止 SCD 的发生非常有效。起初的非对照研究提示 ICD 的植入可使 SCD 发生率低于回顾对照组。这些研究为开展更为严密、随机对照研究提供了基础,通过进一步研究,确定了 ICD 作为二级预防的真实益处。

1. AVID 试验(the Antiarrhythmics Versus Implantable Defibrillators Investigators Trial) AVID 抗心律失常药物与埋置除颤器比较试验,是第一个大规模多中心、前瞻性、随机对照试验。自 1993 年 6 月开始,共有 1 016 例患者进入研究,入选标准为心脏骤停幸存者,或是持续性室速伴有晕厥、或是持续性室速伴有血流动力学障碍且 LVEF ≤ 0.40 的患者。随机分为两组,分别接受胺碘酮(或索他洛尔)和 ICD 治疗。结果显示,与抗心律失常药物组相比,接受 ICD 治疗的患者在整个研究过程中具有较高的总生存率,在平均随访 18.2 ± 12.2 个月中,未校正的病死率在 ICD 组为 15.8% ± 3.2%,而在抗心律失常药物组为 24.0% ± 3.7%。与抗心律失常药物组相比,ICD 组在 1、2、3 年总病死率分别降低(39% ± 20%、27% ± 21% 和 31% ± 21%)。经多元回归分析显示,校正其他因素后,ICD 治疗的获益仍然存在。对于 LVEF<0.35 的患者疗效更显著。

2. CIDS 试验(the Canadian Implantable Cardioverter Defibrillator Study Trial) CIDS 加拿大植入型心脏除颤器研究,为前瞻性、多中心、随机对照研究,比较 ICD 与胺碘酮对致命性心律失常的疗效。入选标准为证实的室颤、或是医院外心脏骤停除颤或电转复的幸存者、或是持续性室速伴晕厥、持续性室速伴有血流动力学障碍且 LVEF<36%、不明原因的晕厥且心电生理检查可诱发出持续性室速的患者。共 659 例患者进入试验。随机分为两组,一组接受 ICD 治疗,另一组接受胺碘酮治疗。平均随访 3 年,结果显示,ICD 组与胺碘酮治疗组相比,总病死率降低 19.7%（P=0.142）,因心律失常病死率明显降低 32.8%（P=0.094）,但差异未达到统计学意义。

3. CASH 试验(The Cardiac Arrest Study Hamburg Trial) CASH 汉堡心脏骤停研究,是在德国进行的前瞻性、多中心、随机化对照试验。比较由于持续性室速导致心脏骤停幸存者,应用 ICD 或抗心律失常药物治疗的效果。共有 346 例患者进入研究,平均 EF46%。随机分为 ICD 治疗组和抗心律失常药物治疗组,其中 ICD 组 99 例,胺碘酮(300mg/d)治疗组 92 例,普罗帕酮(600mg/d)治疗组 58 例,美托洛尔(100mg/d)治疗组 97 例。普罗帕酮治疗组于 1992 年终止试验,因为这个组病死率明显高于 ICD 治疗组(29% vs12%,P=0.012)。在平均随访 57 个月中,ICD 治疗组总病死率低于抗心律失常药物治疗组。与抗心律失常药物组相比,ICD 组在第 1~9 年总病死率分别降低 41.9%、39.3%、28.4%、27.7%、22.8%、11.4%、9.1%、10.6% 和 24.7%,平均降低 23%,但未达到统计学差异。ICD 治疗组患者在前 5 年受益更加明显,美托洛尔组与胺碘酮组之间病死率无明显差别。

4. MAVERIC 试验(The Midlands Trial of Empiric Amiodarone VERsus Electrophysiology-guided Interventions and Implantable Cardioverter Defibrillators trial)　MAVERIC 米德兰经验性应用胺碘酮与电生理指导下的介入治疗和 ICD 植入研究,目的是评价 EP 指导下植入 ICD 对 SCD 二级预防的获益程度。共 214 例患者入选,为持续性室速、室颤或 SCD 的幸存者。分别给予经验性胺碘酮治疗或电生理检查(诱发出室速 / 室颤)指导下的介入治疗(单独或联合抗心律失常药物、冠状动脉再血管化或植入 ICD 综合治疗)。平均随访 5 年,结果显示,两组患者之间生存率或心律失常复发率没有显著性差异。但接受 ICD 治疗的患者病死率明显降低(HR=0.54,P=0.039 1)。提示常规 EP 检查对于这类患者治疗选择没有多大帮助,这些患者应根据其他二级预防的临床试验予以经验性植入 ICD。

【 ICD 一级预防临床试验 】

ICD 作为 SCD 的二级预防已经得到了广泛接受,而 ICD 用于 SCD 一级预防的指征仍在不断扩展。虽然有研究着眼于非缺血性扩张型心肌病(non-ischemic dilated cardiomyopathy)的患者,但大多数关于一级预防的大型研究是在已知冠状动脉疾病并伴有左心室收缩功能异常的患者中进行的。

1. MADIT 试验(The Multicenter Automatic Defibrillator Implantation Trial)　MADIT——多中心自动除颤器植入试验,是第一个 ICD 的一级预防临床试验。共 32 个医学中心参加,于 1990 年 12 月开始。目的是比较心肌梗死后的高危患者预防性植入 ICD 与传统药物治疗对病死率的影响。入选标准为心肌梗死患者、LVEF ≤ 0.35 伴有非持续性室速发作史,所有患者均行腔内电生理检查,尽管应用普鲁卡因胺仍可诱发出持续性室速。排除过去 3 周内发生的急性心肌梗死患者、过去 2 个月内曾行冠状动脉旁路移植术或在过去 3 个月内进行过冠状动脉球囊扩张术的患者。共 196 例患者被随机分为两组,ICD 治疗组 95 例、传统药物治疗组 101 例,两组之间临床情况无明显区别。药物选择由医生自行决定,包括胺碘酮、β 受体阻滞剂、Ⅰ 类抗心律失常药物和索他洛尔。在平均随访 27 个月中,共 54 例患者死亡,药物治疗组占 39 例,其中心源性死亡 27 例,而 ICD 组死亡 15 例,其中 11 例为心源性。结果显示,与药物治疗组相比,ICD 组总病死率下降 54%,具有统计学显著性差异。

2. MUSTT 试验(The Multicenter Unsustained Tachycardia Trial)　MUSTT——多中心非持续性心动过速试验,共 85 个医疗中心(美国、加拿大)参加,1990 年 11 月开始,1999 年公布。其目的是评价电生理检查指导下的抗心律失常治疗(ICD 或药物)对降低冠心病患者猝死风险的获益。共 2 202 例患者入选,均为冠心病伴无症状的非持续性室速患者,LVEF ≤ 40%。经行电生理检查,诱发出持续性室性心动过速患者最后有 704 例进入随机分组,一组接受 β 受体阻滞剂和血管紧张素转换酶抑制剂(ACEI)治疗,无任何抗心律失常治疗;另一组采用 β 受体阻滞剂、ACE 抑制剂和电生理指导的抗心律失常治疗。平均随访 39 个月,结果显示,随访 5 年,电生理指导的抗心律失常治疗组心律失常死亡或心脏骤停风险下降 27%,总病死率下降 20%。进一步分析,在 351 例接受电生理指导下的抗心律失常治疗患者中,有 158 例(45%)采用抗心律失常药物(Ⅰ 类药 26%、胺碘酮 10%、索他洛尔 9%)治疗,161 例接受 ICD 治疗(46%)。5 年总病死率药物组为 55%、ICD 组为 24%,其中因心脏骤停或心律失常所致 5 年病死率,前者为 37%、后者 9%,具有非常显著意义。由此可见,事实上电生理检查指导下的抗心律失常治疗组的生存获益完全来自于 ICD 治疗的原故。因此,对于冠心病无症状的非持续性室速且 LVEF ≤ 40%、电生理检查可诱发出持续性室速的患者,ICD 可明显降低心脏骤停或心律失常病死率及总病死率,电生理指导的抗心律失常药物治疗不能改善生存率。

3. CABG-Patch 试验(The Coronary Artery Bypass Graft Patch Trial)　CABG-Patch——冠状动脉旁路移植术修补试验,是一个中性的结果。目的是评估 ICD 对于冠状动脉旁路移植术后左心功能不良、信号叠加心电图(SA-ECG)异常的室性心律失常高危患者的预防性治疗效果。共有 37 个医学中心参加,1993 年正式开始,入选 900 例患者,具有 CABG 适应证,LVEF<0.36,且信号平均心电图异常。随机分为 ICD 治疗组和非 ICD 治疗组,ICD 组在进行冠状动脉搭桥同时安置心外膜 ICD 系统。平均随访 32 个月,结果显示,对照组和 ICD 治疗组实际总病死率分别为 24% 和 27%(*P*=0.64),两组之间差异无统计学意义。

4. MADIT-Ⅱ试验(The Multicenter Automatic Defibrillator Implant Trial Ⅱ)　2002 年发表的 MADIT-Ⅱ试验是 ICD 一级预防的里程碑式的试验,是一个前瞻性、多中心随机研究。其主要目的是评估 ICD 对心肌梗死伴 LVEF ≤ 30% 患者的获益程度。入选患者不要求有非持续性室性心动过速史,也不需电生理检查诱发出室速,但排除发生在 1 个月内的心肌梗死者或近 3 个月内进行过再血管化治疗或 NYHA 心功能Ⅳ级的患者。入选 1 232 例患者,随机分为 ICD 治疗组和常规治疗组,二组间基本临床特征相似,均接受充分的药物治疗(ACE 抑制剂、β 受体阻滞剂)。平均随访 20 个月,结果显示 ICD 组和常规组病死率分别为 14.2%(105 例)和 19.8%(97 例),ICD 组患者总死亡风险下降 31%(*P*=0.016)。另外,生存率曲线显示 MADIT Ⅱ试验中患者大约 9 个月才获益(MADIT 试验显示在植入第 1 个月即获益)。进一步后续分析显示,近期心肌梗死(<18 个月)和远期心肌梗死(≥ 18 个月)植入 ICD 治疗的死亡风险比(复合因素调整后)分别为 0.97(97.5% *CI* 0.51~1.81;*P*=0.92)和 0.55(97.5% *CI* 0.39~0.78;*P*=0.01)。结果表明,远期心肌梗死后左室功能障碍的患者,ICD 治疗的生存获益更大,而近期心肌梗死后患者(<18 个月),ICD 治疗的获益不明显。

植入心律转复除颤器后的长期结果,MADIT-Ⅱ 的 8 年随访研究(Long-term outcome after implantation of a cardioverter defibrillator:An eight year follow-up study of the multicenter automatic defibrillator trial Ⅱ):在 2009 美国心律年会上 Goldenberg 教授报道了这项研究结果,对 MADIT-Ⅱ 研究入选的 1 232 例患者,经过 8 年随访,累计全因病死率在 ICD 组和非 ICD 组分别为 45% 和 61%(*P*<0.001),相应的,每植入一台 ICD 可挽救 1.2 年的生存时间。多因素分析表明,ICD 获益不仅表现在前 4 年(校正的全因病死率下降 41%),在接下来 4 年中仍持续获益(校正全因病死率下降 29%),在 8 年的随访期,病死率累计下降达 37%。该研究结果提示,一级预防患者植入 ICD 后存活率可持续获益。

5. DINAMIT 试验(The Defibrillator INAcute Myocardial Infarction Trial)　DINAMIT——急性心肌梗死早期预防性植入 ICD 研究,其目的是评价 ICD 在急性心肌梗死患者中的作用。共入选 674 例,为急性心肌梗死后 6~40d、LVEF ≤ 35% 并伴心脏自主神经功能受损(表现为心率变异性降低或 24h 动态心电图监测平均心率提高)的患者。随机分为药物治疗组和药物治疗 +ICD 组。平均随访 30 个月,结果两组间总病死率没有区别,120 例死亡患者中,ICD 组占 62 例,对照组 58 例。次要终点是心律失常死亡,ICD 组为 12 例,对照组 29 例,两组之间具有显著性差异。研究者推测 ICD 组非心律失常死亡较多的原因是 ICD 治疗所挽救免于心律失常性死亡的患者,同时具有较高的其他心脏性死亡风险。

6. BEST 试验(The Beta-blocker StraTegy plus ICD Trial)　BEST+ICD——β 受体阻滞剂联用 ICD 试验,目的是评价 EPS 指导 /ICD 治疗对心肌梗死早期 SCD 高危患者的获益。入选 143 例患者,为急性心肌梗死 5~30d 内伴 EF ≤ 35%、且至少有一项其他危险因素(室早 ≥ 10 次 /h 或心率变异性降低 SDNN<70ms、或信号平均心电图异常)。所有患者均接受最佳 β 受体阻滞剂治疗(68 ± 40mg/d 美托洛尔),随机分为两组,1 组接受传统药物治疗,1 组为 EPS 指导下 ICD 治疗组。平均随访 540 ± 378d,结果显示,第 1、2 年的实际总病死率在 EPS/ICD 组和传统药物组分别为 14% vs18%(*P*=0.3)和 20% vs29.5%(*P*=0.2),没有统计

学差异。

7. IRIS 试验（The Immediate Risk Stratification Improves Survival Trial）　2009 年公布的 IRIS 即时危险分层提高生存率研究，是一项随机、前瞻性的多中心临床研究。目的是评价心肌梗死后早期植入 ICD 的效果。入选 1999—2007 年在欧洲 92 个医疗中心接受治疗的 898 名心肌梗死患者。入选标准为心肌梗死后 5~31d、LVEF ≤ 40%、首次 ECG 显示心率增高 ≥ 90 次 /min 或 Holter 示 NSVT（≥ 150 次 /min）。随机分为 ICD 治疗组（$n=445$）和单独药物治疗组（$n=453$）。平均随访 37 个月，共 233 例患者死亡，其中 ICD 组 116 例，药物组 117 例，两组间的总病死率没有差别（22.9% vs22%，$P=0.76$）。ICD 治疗组发生心脏性猝死的患者（27 例）较对照组（60 例）少（$P=0.049$），但在 ICD 治疗组非猝死性心源性死亡患者（68 例）较对照组（39 例）多（$P=0.001$）。IRIS 研究证实了规模较小、为期较短的 DINAMIT 研究的结果，两项研究均发现，急性心肌梗死后早期预防性植入 ICD 治疗效果有限。即使在心率快、左室射血分数低和快速的非持续性室性心动过速患者中亦是如此。研究者指出，早期植入 ICD 确实能降低此类患者心脏性猝死的发生率，但该效果却因其他原因造成的心源性病死率增加而被抵消。

8. CAT 试验（The Cardiomyopathy Trial）　CAT——心肌病试验是最早有关扩张型心肌病 ICD 一级预防的试验。入选患者为发病时间 ≤ 9 个月、LVEF ≤ 30% 和 NYHA 分级 Ⅱ~Ⅲ级的新诊断扩张型心肌病患者。104 例患者被随机分为 ICD 组和对照组。平均随访 5.5 ± 2.2 年，共有 30 例患者死亡（ICD 组 13 例，对照组 17 例），两组间总存活率没有显著差异（第 2、4 年总病死率对照组为 93%、80%，ICD 组为 92%、86%）。其结果提示这类患者预防性植入 ICD 并未获益。

9. AMIOVIRT 试验（AMIOdarone versus implantable cardioverter-defibrillator randomized trial in patients with nonischemic dilated cardiomyopathy and asymptomatic nonsustained ventricular tachycardia）　AMIOVIRT——胺碘酮与 ICD 比较试验，该多中心随机研究目的是比较对非缺血性扩张型心肌病（NIDCM）伴非持续性室速（NSVT）患者，应用胺碘酮治疗与 ICD 治疗的差别。共入选 103 例 NIDCM 患者，LVEF ≤ 35% 且记录有无症状 NSVT。随机分为胺碘酮组和 ICD 组，随访 1 年、3 年时，胺碘酮组和 ICD 组生存率分别为 90% vs96%、88% vs87%，两组间没有统计学差异（$P=0.8$）。两组间生活质量也无区别（$P=NS$）。试验提前终止。

10. DEFINITE 试验（The DEFIbrillators in Non-Ischemic Cardiomyopathy Treatment Evaluation Trial）　DEFINITE——非缺血性心肌病除颤器治疗评估试验，共入选 458 例非缺血性扩张型心肌病患者，LVEF<0.36、有心衰症状和记录有频发室早或非持续性室速。随机分为标准药物治疗组或标准药物加单腔 ICD 治疗组各 229 例，均给予 ACEI 和 β 受体阻滞剂治疗。平均随访 29.0 ± 14.4 个月，结果显示总死亡 68 例，其中 ICD 组 28 例，标准治疗组 40 例，提示 ICD 可降低这类患者的病死率，但总病死率的降低未达到统计学的显著差异（$P=0.08$）。因心律失常死亡 17 例，其中 ICD 组 3 例，标准治疗组 14 例（$P=0.006$），提示 ICD 可显著降低因心律失常所致猝死的风险。

11. SCD-HeFT 试验（The Sudden Cardiac Death in Heart Failure Trial）　2004 年 3 月公布的 SCD-HeFT 心力衰竭心脏性猝死试验是目前最大的 ICD 临床试验，具有里程碑意义。共入选 2 521 例左心室功能不良、心功能 NYHA Ⅱ 或 Ⅲ 级、LVEF ≤ 35% 的患者，随机分为常规心力衰竭治疗加安慰剂组（$n=847$）、常规治疗加胺碘酮组（$n=845$）和常规治疗加保守程控的只除颤（shock-only）的单导线 ICD（$n=829$）3 组。安慰剂和胺碘酮为双盲给药。所有患者均接受基本的抗心衰药物治疗，包括 ACEI、β 受体阻滞剂、利尿剂、他汀类和阿司匹林。一级终点是所有原因的病死率。患者的中位 LVEF 值为 25%，70% 患者的心功能分级为 NYHA Ⅱ 级，30% 为 Ⅲ 级。52% 的患者心力衰竭的原因为缺血性，48% 为非缺血性。平均随访 45.5 个月后，安慰剂组共 244 例死亡（29%），胺碘酮组为 240 例（28%），而 ICD 组为 182 例（22%）。与安慰剂组相比，胺碘酮组具有相似的死亡风险（HR=1.06；97.5% CI 0.86~1.30；$P=0.53$），而 ICD 组死亡风险下降 23%（HR=0.77；97.5% CI 0.62~0.96；$P=0.007$），随访 5 年后总人群中绝对病死率下降 7.2%。结果提示，胺碘酮不能改善轻到中度心力衰竭患者的生存率,而单腔仅电击的 ICD 治疗可降低这类患者的病死率。

12. COMPANION 试验(COMParison of Medical Therapy,Pacing and Defibrillation In Heart Failure) COMPANION——心力衰竭患者药物、起搏和除颤器治疗对比研究,2003 年 3 月美国 ACC 年会上公布。共 128 个医学中心(美国)参加,入选 1 520 例 NYHA 心功能Ⅲ或Ⅳ级的缺血性或非缺血性心肌病患者,伴窦性心律时 QRS 时限 ≥ 120ms、PR 间期 >150ms 且 LVEF ≤ 35%。均接受最佳药物治疗,包括 β 受体阻滞剂、利尿剂、螺内酯及 ACEI。随机分为药物治疗、双心室起搏治疗(CRT)、双心室起搏+除颤器(CRT-D)治疗 3 组。一级终点为所有原因的死亡或距再次入院时间,次要终点为所有原因的病死率,心脏疾患患病率,极量运动试验(亚组研究)。中位随访时间 16 个月,结果显示,与单独药物治疗组相比,CRT 组可降低一级终点风险(HR=0.81,P=0.014),CRT-D 组同样可降低一级终点风险(HR=0.80,P=0.01)。对于联合终点事件[总病死率及(或)心衰再入院率]的风险下降,CRT 组为 34%(P<0.002),CRT-D 组为 40%(P<0.001)。对于次要终点,与药物组相比,CRT 治疗可使全因病死率下降 24%(P=0.059),CRT-D 组降低 36%(P=0.003)。结果提示,单独应用双心室心脏同步治疗(CRT)可降低所有原因的病死率及住院次数,CRT 结合 ICD(CRT-D)治疗可进一步降低病死率。

13. DANISH 试验(Defibrillator Implantation in Patients with Nonischemic Systolic Heart Failure) 2016 年 8 月 28 日在 ESC 大会公布的 DANISH 试验,同步发表在新英格兰杂志。该研究对照了 ICD 植入组与经过优化药物治疗与部分 CRT 治疗的对照组在心脏性猝死率、心血管病因病死率和全因病死率上的差异。研究共入选了 1 116 例,EF ≤ 35% 且 NT-proBNP>200pg/ml(23.6pmol/L)、经优化的药物治疗下 NYHA 心功能Ⅱ级或Ⅲ级,或计划植入 CRT 的 NYHA 心功能Ⅳ级的非缺血性心肌病患者,平均随访 67.6 个月。结果,ICD 降低 50% 心脏性猝死发生率(P=0.005),降低 13% 全因病死率(P=0.28)。或许 DANISH 研究结果并没有带给我们如前期临床试验一样、普遍认定的结果,即 ICD 一级预防可明显降低全因病死率。但值得注意的是,ICD 可显著降低非缺血性心衰患者心脏性猝死的风险,使 SCD 发生率显著下降。因为 DANISH 研究中 90% 以上的患者服用了 β 受体阻滞剂、ACEI 或血管紧张素受体阻滞剂(ARBs),58% 的 ICD 组和非 ICD 组的患者接受了 CRT 治疗。在优化药物治疗的基础上联合 CRT 治疗,本身就可大幅降低 SCD 的发生率和全因病死率。而之后再进行 ICD 治疗,整体来说降低全因病死率的趋势并不明显。而亚组分析显示,在 <68 岁的患者中植入 ICD 可显著降低全因病死率 36%(P=0.011)。另外,DANISH 研究中两组在装置感染发生率方面并没有显著性差异。DANISH 研究丰富了心脏性猝死预防的循证医学证据,对于 ICD 预防 SCD 的分层治疗提出了新证据。

【ICD1.5 级预防临床试验】

我国 ICD 植入总量、一级预防比例仍然很低。毕竟 ICD 价格昂贵,而接受一级预防的患者并非都会发生恶性室性心律失常,且 ICD 存在一定比例的不适当治疗率。针对国内目前现状,推行所谓 ICD 的"1.5 级预防"可能是合适的。"1.5 级预防"是指在符合一级预防适应证的基础上,同时满足以下一项或一项以上高危因素中的一个:①不明原因晕厥史;②室性心律失常:主要指非持续性室速;③更低的 LVEF 值(≤ 25%)。已有研究显示,当一级预防适应证患者合并上述高危因素时,全因病死率和发生 SCD 的风险更高,自 ICD 疗法中获益更大。"1.5 级预防"不是一个新的适应证,而是在目前中国 ICD 一级预防工作开展举步维艰情况下使更多医生和患者接受 ICD 疗法的一种理念和举措,希望借此得到医、患更好的理解和依从性,提高应用 ICD 疗法的费用效应比,使国内更多高危患者免于 SCD。目前张澍教授牵头的全球有关"1.5 级预防"的 Improve SCA 研究正在进行总结,相信即将发表的该研究结果会对 ICD1.5 级预防的临床意义做出客观评价。

(王景峰　吴立群)

第十二章

心脏再同步治疗

慢性充血性心力衰竭（chronic congestive heart failure，CHF）是指由于各种原因造成的心脏收缩和／或舒张功能异常，使心脏泵血不能满足机体需求而导致的复杂病理生理过程和临床症候群。心力衰竭造成高比例的致残、致死，使之成为影响心脏病患者生存率和预后的重要病因。心力衰竭的治疗仍然是心内科治疗上的一大难题，目前心力衰竭的治疗包括药物治疗与非药物治疗两方面，虽然药物治疗已经不断发展，尤其是血管紧张素转换酶抑制剂（ACEI），醛固酮受体拮抗剂（ARB）和 β 受体阻滞剂的应用，使慢性心力衰竭患者的症状和生活质量得到明显改善，但还有相当数量患者尽管接受积极的药物治疗，病死率仍然很高，部分原因是这些心力衰竭患者常合并房内、房室及心室内传导延迟导致心脏收缩不同步，使心力衰竭加重。心脏再同步治疗（cardiac resynchronization therapy，CRT）已经成为近 10 年来慢性心力衰竭非药物治疗的重要手段，CRT 是在传统起搏基础上增加了左心室起搏，首先可以协调左、右心室间和左室内的收缩，使失同步的左右心室再同步化，从而改善左室收缩功能，提高左室射血分数，同时并不增加心肌氧耗量；其次可以通过调整房室间期，增加舒张期充盈时间，优化左室充盈；减少功能性二尖瓣反流；长期 CRT 治疗还可以逆转左室重构，降低神经激素水平和改善心率变异性，从而改善心功能。目前已有多项研究和循证医学证据充分证实 CRT 不仅能改善心力衰竭患者生活质量及运动能量，而且能降低病死率，逆转心肌重塑。

【心力衰竭起搏治疗的发展历程与循证医学】

起搏器治疗心力衰竭发展至今大概经历了 3 个阶段。第一阶段开始于 20 世纪 90 年代初，奥地利心脏病学家 Hochleitner 率先开始起搏治疗心力衰竭的研究，他在标准药物治疗的基础上，使用普通双腔起搏器及短 A-V 间期（A-V 间期设置为 100ms）治疗原发性扩张型心肌病心力衰竭患者，结果提示可以改善心功能，预示着心脏起搏治疗心力衰竭时代开始。Gold 也进行了类似的研究，以评价双腔起搏器治疗心力衰竭的疗效，但结果提示治疗前后左心室射血分数和心功能分级均未出现差异。虽然两项研究结果显示疗效不一致，原因可能与疾病的进程不一致有关，也提示心力衰竭患者之间个体差异也很大。虽然这些研究结果存在矛盾，但在 1998 年心脏起搏器植入的指南中，美国心脏病学院和美国心脏病协会（ACC/AHA）将起搏器治疗药物难治性扩张型心肌病心力衰竭的适应证从Ⅲ类升为Ⅱb类。

1998 年新的指南发表后，起搏器治疗心力衰竭的研究进入了第二阶段。1998 年起搏技术已从普通的 DDD 起搏器发展为双心室起搏器，2001 年设计和制造出真正的三腔起搏器，实现了左、右心室同步起搏。

这一时期双心室起搏使 CRT 开始应用于临床,并以 CRT 对心功能、运动能力、生活质量的影响作为研究指标,评价 CRT 治疗心力衰竭安全性、有效性及长期疗效。多个多中心、前瞻性、随机的循证医学的研究,包括心室多部位起搏治疗充血性心力衰竭的多中心临床研究(InSync)、充血性心力衰竭起搏治疗临床研究(Path-CHF)、多中心 InSync 随机临床研究(MIRACLE)以及心肌病多部位起搏治疗临床研究(MUSTIC)。这些研究证实双心室起搏可以改善伴有心室内传导阻滞的心力衰竭患者的心功能、降低住院率。其中最具有代表性的是 MIRACLE 研究,结果显示 CRT 不仅可以改善心力衰竭患者的心功能,提高患者生活质量和 6min 步行试验的距离,降低再住院率,同时,心力衰竭患者左心室射血分数、左心室舒张末径、二尖瓣反流面积、QRS 时限等指标也在 CRT 治疗后得到了明显的改善,提示 CRT 治疗对伴有室内传导阻滞的心力衰竭患者是有效的。虽然未将病死率作为研究终点,但是这些研究结果为 CRT 治疗心力衰竭提供了充分的循证医学依据,使 CRT 的适应证又迈进一步。2002 年,ACC/AHA/NASPE 将 QRS 波增宽(QRS 波时限大于 120ms)的心力衰竭列为 CRT 的 Ⅱa 类适应证。

2002 年后,随着 CRT 技术的发展迅速,这一阶段的最大的进展是能够分别设置和程控左右心室起搏参数,通过 V-V 间期的程控与设置使双心室同步起搏,这对提高心脏的收缩功能有着重要的意义。这一阶段研究的热点已经不是以心脏功能性指标的改善和提高作为循证医学研究的主要终点,而是以 CRT 能否使心血管事件和病死率下降,能否改善心力衰竭患者的病程为研究重点。2003 年在美国 JAMA 杂志上发表了一项荟萃分析的结果,这项荟萃分析涵盖了 CONTAKCD、INSYNCICD、MUSTIC、MIRACLE 共 4 个随机临床试验的 1 634 例患者,虽然 CONTAKCD、INSYNCICD、MIRACLE 研究均未发现 CRT 可以降低心力衰竭病死率,但是荟萃分析的结果却显示植入 CRT 能够明显降低心力衰竭患者的病死率达 51%。2003 年的心力衰竭患者药物、起搏和除颤器治疗对比研究(COMPANION)具有重要意义,研究结果显示植入 CRT 能使心力衰竭患者的全因病死率明显降低,心力衰竭住院率下降,肯定了 CRT 对于慢性心力衰竭伴有心室内传导阻滞的患者治疗是有效的。2005 年具有重大影响力的心脏再同步 - 心力衰竭研究(CARE-HF)进一步证实了对伴有收缩不同步的心力衰竭患者而言,在优化药物治疗的基础上,CRT 不但能改善心力衰竭患者的症状、减少住院率,同时还能明显降低心力衰竭患者的病死率。2005 年 4 月 CARE-HF 研究结果在《新英格兰杂志》发表后,欧洲心脏病协会(ESC)、美国 ACC/AHA 将 CRT 治疗心力衰竭的适应证从 Ⅱa 类升为 Ⅰ 类,证据水平定为 A 级。

近年来随着对心衰时心脏电不同步研究进展,指南在适应证方面有了以下更进一步说明:

1. 更强调束支传导阻滞类型的地位　以往指南只要求 QRS 时限 ≥ 120ms,至于室内传导阻滞的类型并未作出规定。近年来的研究及以往研究亚组分析及荟萃分析发现,CRT 可以显著改善完全左束支传导阻滞(CLBBB)患者心功能不全症状与生存,但对非 CLBBB 的改善明显差。右束支传导阻滞是 CRT-D 患者术后预后差的独立预测因素。因此,非 LBBB 已从 CRT Ⅰ 类适应证中删除,非 LBBB(且 QRS 时限需 ≥ 150ms)降为 Ⅱa 类适应证(证据级别为 A)。

2. 提高了对 QRS 时限的要求并对此进行了分类　以往指南 QRS 时限定为 ≥ 120ms。新近研究发现 CRT 的疗效在一定范围内与术前 QRS 时限相关。2012 年 ACC/AHA/HRS 制定的指南中 Ⅰ 类适应证的要求为 ≥ 150ms 且必须是 CLBBB(ESC 仍为 ≥ 120ms 但也必须是 CLBBB)。当 QRS 时限为 120~149ms(仍要求 LBBB)时降为 Ⅱa 类适应证。如为非 LBBB,这时要求 QRS 时限 ≥ 150ms 且为 Ⅱa 而非 Ⅰ 类适应证。

3. 降低了对 NYHA 分级的要求　2008 年 HRS 制定的器械指南中要求 NYAH Ⅲ ~ Ⅳ,而 NYHA 为 Ⅱ 级时为 Ⅱ 类适应证。随着 REVERSE、MADIT-CRT 和 RAFT 这些在 NYHA Ⅰ ~ Ⅱ 级患者中应用的临床研究结果问世,发现 CRT-D 对这些患者同样能够逆传心室重构,降低全因死亡率和住院率。因此 NYHA Ⅰ ~ Ⅱ 级患者,如满足 LVEF ≤ 35%,窦性心律,LBBB 且 QRS 时限 ≥ 150ms 时也升级为 CRT 的 Ⅰ 类适应证(证据级别 A)。即新指南强调了对存在适应证的心衰患者应及早进行 CRTD 治疗。

1999 年我国开始开展 CHF 患者的心脏再同步化治疗,2006 年、2013 年中华医学会心电生理和起搏分会参考 ACC/AHA 和 ESC 的指南,结合我国情况制定了我国的 CRT 适应证。

1 第1节 CRT的适应证

【国际上心力衰竭 CRT 治疗适应证的演变历程】

（一）CRT 的适应证

CRT 的适应证经历了由相对适应证至绝对适应证的发展历程。指南关于 CRT 适应证的划分如下：

Ⅰ类适应证：根据病情状况,有明确证据或专家们一致认为该治疗对患者有益、有用或有效。相当于我国所谓的绝对适应证。

Ⅱ类适应证：根据病情状况,该治疗给患者带来的益处和效果证据不足或专家们的意见有分歧。Ⅱ类适应证中又进一步根据证据/观点的倾向性分为Ⅱa(意见有分歧倾向于支持)和Ⅱb(尚不充分或支持力度较差)两个亚类。相当于相对适应证。

Ⅲ类适应证：根据病情状况,专家们一致认为该治疗无效,甚至某些情况下对患者有害,因此不需要/不应该接受此项治疗。亦即非适应证。

证据水平分类：

A 级：数据来源于多项随机对照临床试验或荟萃分析。

B 级：数据来源于单个随机临床试验或大规模非随机研究。

C 级：专家一致意见和/或小规模研究、回顾性研究和登记注册研究。

（二）1998 年 ACC/AHA 适应证

1. Ⅰ类适应证　合并窦房结功能不全或房室传导阻滞。（证据水平：C）

2. Ⅱ类适应证

Ⅱa：无。

Ⅱb：药物治疗无效的症状性扩张性心肌病,伴随 P-R 间期延长,起搏证实即时血流动力学改善。（证据水平：C）

（三）2002 年 10 月 ACC/AHA/NASPE 心脏起搏治疗指南

1. Ⅰ类适应证　合并窦房结功能不全或房室传导阻滞。（证据水平：C）

2. Ⅱa 类适应证

(1)药物治疗无效的扩张性心肌病或缺血性心肌病。

(2)NYHA 心功能Ⅲ～Ⅳ级（NYHA 分级）。

(3)伴有心室内传导阻滞,QRS 时限 ≥ 130ms。

(4)LVEDD ≤ 55mm。

(5)LVEF ≤ 35%。（证据水平：A）

（四）2005 年 5 月,ESC 心力衰竭治疗指南

Ⅰ类适应证

(1)射血分数降低的充血性心力衰竭。

（2）在标准抗心力衰竭药物治疗基础上，NYHA 心功能Ⅲ~Ⅳ级。

（3）心室运动不同步：QRS 时限≥120ms。（证据水平：A）

（五）2005 年 8 月，美国 ACC/AHA 心力衰竭治疗指南

Ⅰ类适应证

（1）LVEF≤35%。

（2）窦性节律。

（3）标准抗心力衰竭药物治疗基础上 NYHA 心功能Ⅲ级或不必卧床的Ⅳ级。

（4）心脏运动不同步：QRS 时限≥120ms。（证据水平：A）

（六）2007 年 8 月，ESC 心脏起搏和再同步治疗指南

1. Ⅰ类适应证

（1）推荐在心力衰竭患者应用 CRT 和 CRT-D

1）充分标准抗心力衰竭药物治疗基础上，心功能仍Ⅲ~Ⅳ级。

2）LVEF≤0.35。

3）左心室扩大（在 CRT 对照试验中左心室扩大应用不同标准：LVEDD>55mm；身高校正的 LVEDD>30mm，LVEDD>30mm）。

4）窦性心律。

5）QRS 时限≥120ms。

Ⅰ类：CRT-P 降低心力衰竭发病率和病死率（证据水平：A）。

Ⅰ类：CRT-D 对于功能状态良好，预期生存期>1 年的心力衰竭患者是一种可接受的治疗选择。（证据水平：B）

（2）推荐有 ICD 适应证的心力衰竭患者应用 CRT-D

1）有 ICD 的Ⅰ类适应证（第一次植入或更换）。

2）充分标准抗心力衰竭药物治疗基础上，心功能仍Ⅲ~Ⅳ级。

3）LVEF≤0.35。

4）左心室扩大（在 CRT 对照试验中，左心室扩大应用不同标准：LVEDD>55mm；身高校正的 LVEDD>30mm，LVEDD>30mm）。

5）QRS 时限≥120ms。（证据水平：B）

2. Ⅱa 类适应证

（1）推荐在合并有永久起搏适应证的心力衰竭患者中应用双心室起搏

1）NYHA 心功能Ⅲ~Ⅳ级心力衰竭患者。

2）低射血分数（LVEF≤35%）。

3）左心室扩大（在 CRT 对照试验中左心室扩大应用不同标准：LVEDD>55mm；身高校正的 LVEDD>30mm，LVEDD>30mm）。

4）合并有永久起搏适应证（第一次植入或传统起搏器升级）。（证据水平：C）

（2）推荐在永久性房颤的心力衰竭患者中应用双心室起搏

1）尽管进行了药物优化治疗，NYHA 心功能仍处于Ⅲ~Ⅳ级。

2）低射血分数（LVEF≤35%）。

3）左心室扩大（在 CRT 对照试验中左心室扩大应用不同标准：LVEDD>55mm；身高校正的 LVEDD>30mm，LVEDD>30mm）。

4）永久性房颤有房室结消融适应证。（证据水平：C）

（七）2008 年 5 月 ACC/AHA/HRS 最新的《2008 年心脏节律异常装置治疗指南》关于 CRT/CRT-D 的指南

1. Ⅰ类适应证 最佳药物治疗基础上 NYHA 心功能Ⅲ级或Ⅳ级的心力衰竭患者，符合 LVEF ≤ 35%，QRS 时限 ≥ 120ms，窦性心律者应考虑植入有 / 无 ICD 功能的 CRT。（证据水平：A）

2. Ⅱa 类适应证

（1）最佳药物治疗基础上 NYHA 心功能Ⅲ级或Ⅳ级的心力衰竭患者，符合 LVEF ≤ 35%，QRS 时限 ≥ 120ms，心房颤动节律者可考虑植入有 / 无 ICD 功能的 CRT。（证据水平：B）

（2）最佳药物治疗基础上 LVEF ≤ 35%、NYHA 心功能Ⅲ级或Ⅳ级的心力衰竭患者，若长期依赖心室起搏，接受 CRT 治疗是合理的。（证据水平：C）

3. Ⅱb 类适应证 LVEF ≤ 35%，在最佳药物治疗下心功能 NYHA Ⅰ级或Ⅱ级患者，需要植入永久性起搏器和 / 或 ICD，预计心室起搏比例较高时，可考虑植入 CRT。（证据水平：C）

（八）2009 年 ACC/AHA 成人心力衰竭诊治指南修订版

Ⅰ类适应证：最佳药物治疗基础上 NYHA 心功能Ⅲ级或Ⅳ级的心力衰竭患者，符合 LVEF ≤ 35%，QRS 时限 ≥ 120ms，窦性心律者应考虑植入有 / 无 ICD 功能的 CRT。（证据水平：A）就伴房颤心力衰竭、完全性右束支阻滞以及 QRS 时限无明显延长患者的适应证未做具体界定。

（九）2010 年 8 月，欧洲心脏病学会心力衰竭器械治疗指南

1. Ⅰ类适应证

（1）NYHA 心功能Ⅲ级和非卧床的心功能Ⅳ级（最近 1 个月内无心力衰竭意外住院，预期生存期 >6 个月）心力衰竭患者应用 CRT 和 CRT-D，最为有效的治疗选择是 CRT-D：

1）充分优化抗心力衰竭药物治疗基础上。

2）LVEF ≤ 0.35。

3）窦性心律。

4）QRS 时限 ≥ 120ms。

5）左心室扩大不再是指南必需内容。

推荐 CRT-P/CRT-D 治疗，降低心力衰竭发病率和病死率。（证据水平：A）

CRT-D 对于功能状态良好，预期生存期 >1 年的心力衰竭患者是一种可接受的治疗选择，有 IC）二级预防适应证的心力衰竭患者也应植入 CRT-D。（证据水平：B）

（2）NYHA 心功能Ⅱ级心力衰竭患者应用 CRT 和 CRT-D，倾向于优先选择 CRT-D：

1）充分优化抗心力衰竭药物治疗基础上。

2）LVEF ≤ 35%。

3）窦性心律。

4）QRS 时限 ≥ 150ms。

推荐 CRT-D 治疗，降低心力衰竭发病率或防止心力衰竭进展。（证据水平：A）

（3）具有传统起搏器植入Ⅰ类适应证的心力衰竭患者应用

1）充分优化抗心力衰竭药物治疗基础上，NYHA 心功能Ⅲ级和非卧床的心功能Ⅳ级。

2）LVEF ≤ 0.35。

3）窦性心律。

4）QRS 时限 ≥ 120ms。

推荐应用 CRT-P/CRT-D 降低心力衰竭发病率。对于植入 CRT-D 的患者，要求良好功能状态下预期生存期超过 1 年。有 ICD 二级预防适应证的患者也应植入 CRT-D。（证据水平：B）

2. Ⅱa类适应证

(1)心力衰竭伴有永久性房颤患者

1)尽管进行了药物优化治疗,心功能仍处于Ⅲ~Ⅳ级。

2)低射血分数(LVEF≤35%)。

3)由房室结消融所致心室起搏依赖。

推荐应用CRT-P/CRT-D降低心力衰竭发病率;对于植入CRT-D的患者,要求良好功能状态下预期生存期超过1年。(证据水平:B)

(2)具有传统起搏器植入Ⅰ类适应证的心力衰竭患者应用

1)充分优化抗心力衰竭药物治疗基础上,NYHA心功能Ⅲ级和非卧床的心功能Ⅳ级。

2)LVEF≤35%。

3)窦性心律。

4)QRS时限<120ms。

推荐应用CRT-P/CRT-D降低心力衰竭发病率。(证据水平:C)

(十)2012年8月,欧洲心脏病学会心力衰竭CRT指南

1. Ⅰ类适应证

(1)心功能Ⅲ级和非卧床的心功能Ⅳ级

1)充分优化抗心力衰竭药物治疗基础上,预期存活寿命>1年。

2)窦性心律。

3)LVEF≤35%。

4)QRS时限≥120ms且呈LBBB图形。

推荐CRT-P/CRT-D治疗,降低心力衰竭住院率和猝死风险。(证据水平:A)

(2)心功能Ⅱ级

1)充分优化抗心力衰竭药物治疗基础上,预期存活寿命>1年。

2)窦性心律。

3)LVEF≤0.30。

4)QRS时限≥130ms且呈LBBB图形。

推荐CRT-P/CRT-D治疗,降低心力衰竭住院率和猝死风险。(证据水平:A)

2. Ⅱa类适应证

(1)心功能Ⅲ级和非卧床的心功能Ⅳ级

1)充分优化抗心力衰竭药物治疗基础上,预期存活寿命>1年。

2)窦性心律。

3)LVEF≤0.35。

4)QRS时限≥150ms。

推荐CRT-P/CRT-D治疗,降低心力衰竭住院率和猝死风险。(证据水平:A)

(2)NYHA心功能Ⅱ级

1)充分优化抗心力衰竭药物治疗基础上,预期存活寿命>1年。

2)窦性心律。

3)LVEF≤30%。

4)QRS时限≥150ms。

推荐CRT-P/CRT-D治疗,降低心力衰竭住院率和猝死风险。(证据水平:A)

3. Ⅱb类适应证

(1)房颤心律、QRS ≥ 120ms、LVEF ≤ 35%、预期存活寿命 >1年、优化药物治疗后NYHA心功能Ⅲ~Ⅳ级者,若满足以下条件之一者可考虑CRT-P/CRT-D以降低心力衰竭恶化风险:①固有心室率缓慢需要起搏;②房室结消融后起搏依赖;③静息心率 ≤ 60次/min,活动时心率 ≤ 90次/min。(证据级别:C)

(2)满足传统起搏适应证、LVEF ≤ 35%、心功能Ⅱ级者,可考虑行CRT治疗以降低心力衰竭恶化风险。(证据级别:C)

(十一)2012年9月,ACCF/AHA/HRS心律失常的器械治疗指南

1. Ⅰ类适应证

(1)NYHA心功能Ⅲ级和非卧床的心功能Ⅳ级

1)充分优化抗心力衰竭药物治疗基础上,预期存活寿命 >1年。

2)窦性心律。

3)LVEF ≤ 35%。

4)QRS时限 ≥ 150ms且呈LBBB图形。

推荐CRT-P/CRT-D治疗,降低心力衰竭住院率和猝死风险。(证据水平:A)

(2)心功能Ⅱ级

1)充分优化抗心力衰竭药物治疗基础上,预期存活寿命 >1年。

2)窦性心律。

3)LVEF ≤ 0.35。

4)QRS时限 ≥ 150ms且呈LBBB图形。

推荐CRT-P/CRT-D治疗,降低心力衰竭住院率和猝死风险。(证据水平:B)

2. Ⅱa类适应证

(1)NYHA Ⅲ级和非卧床的心功能Ⅳ级

1)充分优化抗心力衰竭药物治疗基础上,预期存活寿命 >1年。

2)窦性心律。

3)LVEF ≤ 0.35。

4)QRS时限 ≥ 150ms且非LBBB图形。

推荐CRT-P/CRT-D治疗,降低心力衰竭住院率和猝死风险。(证据水平:A)

(2)NYHA Ⅱ级、Ⅲ级和非卧床的心功能Ⅳ级

1)充分优化抗心力衰竭药物治疗基础上,预期存活寿命 >1年。

2)窦性心律。

3)LVEF ≤ 35%。

4)QRS时限 120~150ms且呈LBBB图形。

推荐CRT-P/CRT-D治疗,降低心力衰竭住院率和猝死风险。(证据水平:B)

(3)药物治疗基础上LVEF ≤ 35%的心房颤动节律患者,若需心室起搏或符合CRT标准;或者房室结消融/药物治疗后导致近乎100%心室起搏。(证据级别:B)

(4)药物治疗基础上LVEF ≤ 35%、预期心室起搏比例 >40%的新植入或更换起搏器的患者。(证据级别:C)

3. Ⅱb类适应证

(1)药物治疗基础上LVEF ≤ 0.30、窦性心律、LBBB且QRS时限 ≥ 150ms、心功能Ⅰ级的缺血性心肌病患者。(证据级别:B)

(2)药物治疗基础上 LVEF ≤ 0.35、窦性心律、非 LBBB 且 QRS 时限 120~149ms、心功能Ⅲ~Ⅳ级患者。（证据级别：B）

(3)药物治疗基础上 LVEF ≤ 0.35、窦性心律、非 LBBB 且 QRS 时限 ≥ 150ms、心功能Ⅱ级患者。（证据级别：B）

（十二）2013 年 8 月，欧洲心脏病学会心力衰竭 CRT 指南

1. Ⅰ类适应证

(1)NYHA 心功能Ⅱ级、Ⅲ级和非卧床的心功能Ⅳ级

1)充分优化抗心力衰竭药物治疗基础上，预期存活寿命 >1 年。

2)窦性心律。

3)LVEF ≤ 35%。

4)QRS 时限 >150ms 且呈 LBBB 图形。

推荐 CRT-P/CRT-D 治疗，降低心力衰竭住院率和猝死风险。（证据水平：A）

(2)NYHA 心功能Ⅱ级、Ⅲ级和非卧床的心功能Ⅳ级

1)充分优化抗心力衰竭药物治疗基础上，预期存活寿命 >1 年。

2)窦性心律。

3)LVEF ≤ 35%。

4)120ms ≤ QRS 时限 <150ms 且呈 LBBB 图形。

推荐 CRT-P/CRT-D 治疗，降低心力衰竭住院率和猝死风险。（证据水平：B）

2. Ⅱa 类适应证　NYHA 心功能Ⅱ级、Ⅲ级和非卧床的心功能Ⅳ级。

1)充分优化抗心力衰竭药物治疗基础上，预期存活寿命 >1 年。

2)窦性心律。

3)LVEF ≤ 35%。

4)QRS 时限 >150ms 且呈非 LBBB 图形。

推荐 CRT-P/CRT-D 治疗，降低心力衰竭住院率和猝死风险。（证据水平：B）

3. Ⅱb 类适应证

(1)心功能Ⅱ级、Ⅲ级和非卧床的心功能Ⅳ级

1)充分优化抗心力衰竭药物治疗基础上，预期存活寿命 >1 年。

2)窦性心律。

3)LVEF ≤ 0.35。

4)QRS 时限 120~150ms 且呈非 LBBB 图形。

(2)房颤心律、QRS 时限 ≥ 120ms、LVEF ≤ 35%、预期存活寿命 >1 年、优化药物治疗后心功能Ⅲ~Ⅳ级者，若满足以下条件之一者可考虑 CRT-P/CRT-D 以降低心力衰竭恶化风险：①心室 100% 起搏；②房室结消融后起搏依赖。（证据级别：C）

【我国心力衰竭 CRT 治疗适应证】

（一）2006 年我国 CRT 治疗的适应证建议

1. Ⅰ类适应证　同时满足以下条件者：

(1)缺血性或非缺血性心肌病。

(2)充分抗心力衰竭药物治疗后，心功能仍在Ⅲ级或不必卧床的Ⅳ级（NYHA 分级）。

(3)窦性心律。

(4)左心室射血分数（LVEF）≤ 35%。

(5)左心室舒张末内径(LVEDD)≥ 55mm。

(6)QRS 时限≥ 120ms 伴有心脏运动不同步。

2.Ⅱa 类适应证

(1)充分药物治疗后心功能好转至Ⅱ级,并符合Ⅰ类适应证其他条件。

(2)慢性心房颤动患者,合乎Ⅰ类适应证的其他条件,可行 CRT 治疗,部分患者需结合房室结射频消融以保证有效夺获双心室。

3.Ⅱb 类适应证

(1)符合常规心脏起搏适应证并心室起搏依赖的患者,合并器质性心脏病或心功能Ⅲ级及以上。

(2)常规心脏起搏并心室起搏依赖者,起搏治疗后出现心脏扩大及心功能Ⅲ级及以上。

(3)QRS 时限 <120ms 并符合Ⅰ类适应证的其他条件,经超声心动图或组织多普勒(TDI)检查,符合下列不同步条件任两条者:①左心室射血前时间 >140ms;②心室间机械收缩延迟,左心室射血前时间较右心室延迟 >40ms;③左心室后外侧壁激动延迟。

4.Ⅲ类适应证 心功能正常,不存在室内阻滞者。

(二) 2007 年我国慢性心力衰竭 CRT/CRT-D 治疗指南

1. Ⅰ类适应证 凡是符合以下条件慢性心力衰竭患者,除非有禁忌证,均应接受 CRT。

(1)LVEF ≤ 35%。

(2)窦性心律。

(3)LVEDD ≥ 55mm。

(4)QRS 时限≥ 120ms 伴有心脏运动不同步。

(5)尽管使用了优化药物治疗,心功能仍在Ⅲ~Ⅳ级。(证据水平:A)

2. Ⅱa 类适应证 对于心功能Ⅲ~Ⅳ级,LVEF ≤ 35%且 QRS 时限≥ 120ms 的症状性心力衰竭,可植入 CRT-D 以改善发病率及病死率。(证据水平:B)

(三) 2009 年我国心脏在同步治疗慢性心力衰竭的建议

1. Ⅰ类适应证 同时满足以下条件者可植入有 / 无 ICD 功能的 CRT。

1)缺血性或非缺血性心肌病。

2)充分抗心力衰竭药物治疗后,心功能仍在Ⅲ级或不必卧床的Ⅳ级。

3)窦性心律。

4)左心室射血分数≤ 35%。

5)QRS 时限≥ 120ms。

2.Ⅱa 类适应证

1)慢性心房颤动患者,合乎Ⅰ类适应证的其他条件,可行有 / 无 ICD 功能的 CRT 治疗(部分患者需结合房室结射频消融以保证有效夺获双心室。

2)左心室射血分数≤ 35%,符合常规心脏起搏适应证并预期心室起搏依赖的患者,NYHA 心功能Ⅲ级及以上(2006 年Ⅱb)。

3)左心室射血分数≤ 35%,已植入心脏起搏器并心室起搏依赖的患者,NYHA 心功能Ⅲ级及以上(2006 年Ⅱb)。

4)充分药物治疗后 NYHA 心功能分级Ⅱ级,左心室射血分数≤ 35%,QRS 波时限≥ 120ms。

3.Ⅱb 类适应证 最佳药物治疗基础上左心室射血分数≤ 35%,NYHA 心功能Ⅰ或Ⅱ级的心力衰竭患者,在植入永久起搏器或 ICD 时若预期需长期心室起搏可考虑植入 CRT。

4.Ⅲ类适应证 心功能正常,不存在室内阻滞者。

（四）2013 年我国 CRT 慢性心力衰竭的建议

1. Ⅰ类适应证

（1）心功能Ⅲ级和非卧床的心功能Ⅳ级

1）充分优化抗心力衰竭药物治疗基础上。

2）窦性心律。

3）LVEF ≤ 35%。

4）QRS 时限≥ 120ms 且呈 LBBB 图形。

推荐 CRT-P/CRT-D 治疗。（证据水平：A）

（2）NYHA Ⅱ级

1）充分优化抗心力衰竭药物治疗基础上。

2）窦性心律。

3）LVEF ≤ 35%。

4）QRS 时限≥ 150ms 且呈 LBBB 图形。

推荐 CRT-P/CRT-D 治疗。（证据水平：B）

2. Ⅱa 类适应证

（1）心功能Ⅲ级和非卧床的心功能Ⅳ级

1）充分优化抗心力衰竭药物治疗基础上。

2）窦性心律。

3）LVEF ≤ 35%。

4）QRS 时限≥ 150ms 且呈非 LBBB 图形。

推荐 CRT-P/CRT-D 治疗，降低心力衰竭住院率和猝死风险。（证据水平：A）

（2）心功能Ⅱ级

1）充分优化抗心力衰竭药物治疗基础上。

2）窦性心律。

3）LVEF ≤ 35%。

4）QRS 时限 120~150ms 且呈 LBBB 图形。

推荐 CRT-P/CRT-D 治疗，降低心力衰竭住院率和猝死风险。（证据水平：B）

（3）药物治疗基础上 LVEF ≤ 35% 的心房颤动节律患者，若需心室起搏或符合 CRT 标准；或者房室结消融 / 药物治疗后导致近乎 100% 心室起搏。（证据级别：B）

（4）药物治疗基础上 LVEF ≤ 35%、预期心室起搏比例 >40% 的新植入或更换起搏器的患者。（证据级别：C）

3. Ⅱb 类适应证

（1）药物治疗基础上 LVEF ≤ 30%、窦性心律、LBBB 且 QRS 时限≥ 150ms、心功能Ⅰ级的缺血性心肌病患者。（证据级别：B）

（2）药物治疗基础上 LVEF ≤ 35%、窦性心律、非 LBBB 且 QRS 时限 120~149ms、心功能Ⅲ~ Ⅳ级患者。（证据级别：B）

（3）药物治疗基础上 LVEF ≤ 35%、窦性心律、非 LBBB 且 QRS 时限≥ 150ms、心功能Ⅱ级患者。（证据级别：B）

4. Ⅲ类适应证

（1）CRT 不适合用于心功能Ⅰ~ Ⅱ级、非 LBBB 图形 QRS 时限 <150ms 的患者（证据级别：B）。

(2)CRT 不适合用于因合并症或其他原因导致的预期寿命不足 1 年者。(证据级别:C)

【CRT 治疗心力衰竭的适应证拓展及热点问题】

虽然已有大量的临床试验证明 CRT 治疗不仅能改善心力衰竭患者的生活质量和运动耐量,还能在优化药物治疗使病死率明显下降的基础上进一步降低病死率达 36%。但 CRT 治疗心力衰竭还有更宽的适应证和更广阔的应用前景,还有待进一步开发和更多的循证医学的证据支持。目前 CRT 在治疗心力衰竭的适应证有待解决的问题包括:CRT 对于窄 QRS 波的心力衰竭患者是否同样有效? 房颤的心力衰竭患者是否可从 CRT 治疗中获益? CRT 治疗能否应用于轻度及无症状的心力衰竭患者? 对伴有完全性右束支传导阻滞(RBBB)的心力衰竭患者是否需要 CRT? 右心室起搏依赖合并心功能不全患者的 CRT 治疗;是否需要 ICD 的后备支持? 等等。

(一) 心房颤动的心力衰竭患者是否可从 CRT 治疗中获益?

心力衰竭与房颤两者常并存,心力衰竭人群房颤发生率很高,研究显示在不同程度心力衰竭患者中的房颤发生率 10%~50%。心力衰竭与房颤相互作用,加重病情。心力衰竭时,房颤伴快速心室率可引起心动过速性心肌病,使心室功能迅速下降,加重心力衰竭。Framingham 研究表明,心力衰竭伴永久性房颤患者的死亡风险增加 2 倍。但一直以来,CRT 治疗慢性心力衰竭的适应证都强调患者应为窦性心律的患者,对合并持续性房颤的患者疗效如何没有确切的定论。CARE-HF 研究结果显示,心力衰竭患者接受 CRT 治疗后,即使新出现房颤也不影响 CRT 的疗效。2008 年发表的一项有关房颤患者 CRT 治疗的前瞻性队列研究 Meta 分析表明,CRT 能够改善房颤心力衰竭患者的心功能,提高 LVEF,其获益程度与窦性心律相似。SPARE 研究评价持续房颤患者 CRT 的效果,结果显示接受 CRT 治疗 1 年后持续房颤患者可以获得与窦性心律患者同样的心功能和左室重构改善,并且持续房颤是其死亡的独立危险因素。2007年 ESC 及 2008 年 ACC/AHA/HRS 指南建议,符合 Ⅰ 类适应证的患者若合并房颤节律,列为 Ⅱa 类适应证。但是房颤时快速心室率增快妨碍了再同步化,通常 CRT 的大型随机对照临床试验都将合并房颤患者剔除在外,仅 RAFT 研究纳入了 229 例合并房颤/房扑的心力衰竭患者。其他证实房颤患者可获益于CRT 的研究均是观察性研究。2012 年 ESC 指南将合并房颤节律的 CRT 适应证下降为 Ⅱb 类适应证。然而,在 2016 年 ESC 急慢性心力衰竭治疗指南建议:射血分数下降的心衰(HFrEF)患者,无论 NYHA 分级,若存在心室起搏适应证以及高度房室传导阻滞,推荐使用 CRT 而不是右心室起搏,该适应证包括房颤患者(Ⅰ A)。指南的推荐主要来自于 BLOCK HF 研究的结果,该前瞻性随机对照双盲研究评估了在 AVB 和EF<50% 的起搏依赖患者中,双心室起搏是否优于右室起搏,入选了美国和加拿大 60 个中心、共 918 例患者,平均随访 36 个月(最长随访 102 个月),结果显示 BiV 比 RV 起搏能够降低 26% 的死亡率、急诊入院以及 LVESLI 增加的复合终点,BiV 起搏更是减少 27% 的全因死亡率和 HF 紧急治疗的复合终点。而房颤伴快速心室率患者在接受 CRT 治疗后可通过药物、房室结消融及房颤导管消融三种方法以达到接近 100% 双室起搏的目的。对于这部分患者选择节律控制还是心室率控制,在抗心律失常药物的选择问题上还存在争议。现有证据支持房颤合并心力衰竭患者通过房室结射频消融造成人为的三度房室传导阻滞来控制心室率,以保证有效夺获双心室,再行 CRT。2005 年慢性房颤房室结射频消融加 CRT 术后评价的研究(PAVE)结果显示,CRT 能提高心力衰竭合并房颤患者的生活质量、增加 LVEF 和降低病死率。MILOS 研究是一项随机、多中心研究,旨在评价房室结消融对心力衰竭合并房颤患者 CRT 治疗长期生存率的影响。结果发现 CRT 能显著降低房颤组和窦性心律组心力衰竭患者的全因病死率及心源性病死率,两组之间非常接近。与抗心律失常药物相比,房室结消融能够显著提高房颤伴心力衰竭患者的生存率。越来越多的证据显示:房颤合并心力衰竭患者在抗心律失常及抗心力衰竭药物的基础上,通过射频消融治疗房颤,恢复窦性心律再行 CRT 治疗,能够改善心功能,提高 LVEF,改善生活质量,降低住院率和病死率。随着导管消融根治房颤技术的发展,导管消融加上 CRT 或许成为治疗心力衰竭合并房颤的有效手段。

鉴于证据级别不足,目前仅对房颤心律患者的 CRT 适应证作如下描述:若心功能Ⅲ、Ⅳ级(NYHA 分级)的心力衰竭患者系房颤节律,仅在固有心室率缓慢需要起搏、房室结消融后起搏依赖时方可考虑施行 CRT。

(二) CRT 对于窄 QRS 波的心力衰竭患者是否同样有效?

心力衰竭患者心电图上 QRS 波增宽提示合并有心室收缩不同步,循证医学已证实 CRT 治疗对此类患者有效。心力衰竭患者中 27% ~51% 的 QRS 时限正常,相当比例的窄 QRS 波(QRS 时限 ≤ 120ms)心力衰竭患者存在严重心室非同步收缩,还有 30% ~40% QRS 时限 ≥ 120ms 的心力衰竭患者并没有存在左室内不同步。此外,在 CRT 治疗的临床过程中发现,20% ~35% 的患者对 CRT 治疗疗效不佳,而部分有效的病例却不伴有治疗后 QRS 时限的缩短,还有部分窄 QRS 波的患者同样存在心室机械不同步,其原因可能是窄 QRS 波心力衰竭患者虽然没有电激动延迟,但往往存在电 – 机械偶联延迟,这部分患者 CRT 治疗同样有效。一些小样本研究和对窄 QRS 波伴有机械不同步心力衰竭患者 CRT 的疗效尚佳。2007 年发表的 RethinQ 研究(The Resynchronization Therapy In Narrow QRS Study)是一个前瞻性、多中心、随机对照、双盲临床研究,目的是评价 CRT 治疗在窄 QRS 波合并心功能不全患者疗效。它是目前为止关于窄 QRS 波患者 CRT 疗效的最大规模的研究,入选患者符合标准药物治疗基础上 NYHA 心功能Ⅲ级;LVEF ≤ 35%;QRS 时限 <130ms 且有超声证实的机械收缩不同步,随机分为 CRT 打开和关闭组,随访 3~6 个月。结果显示病死率、心力衰竭恶化、左室结构和功能指标没有差别,6min 步行试验和生活质量无明显改善,但 CRT 组心功能分级有改善;亚组分析提示 CRT 治疗仅可使宽 QRS 波患者的最大耗氧量增加。研究表明窄 QRS 波患者从 CRT 治疗中获益不大。数种超声技术均已证实,机械运动不同步,在 QRS 时限 >150ms 室内传导阻滞的患者机械不同步比例可高达 70%。CRT 临床实践证明,CRT 有效者主要是 QRS 时限 >150ms 的患者。荟萃分析显示:CRT 显著降低 QRS 时限 ≥ 150ms 患者的死亡或心力衰竭导致的住院这一主要终点事件,但在 QRS 时限 <150ms 组未显示出该疗效。MADIT-CRT、RAFT 研究均发现:QRS 时限显著延长 ≥ 150ms 的亚组,CRT 疗效更显著;QRS 波形表现为 LBBB 者其 CRT 获益程度较非 LBBB 或室内阻滞者高,目前尚不能识别较短 QRS 时限患者谁能获益。鉴于目前尚无 QRS 波正常者可获益的大型研究,因此本指南未探讨 QRS 时限正常,即 <120ms 患者的 CRT 治疗推荐级别。此外,研究显示,不同的起搏位置对心功能和机械同步化的影响,宽 QRS 波心力衰竭患者选择左室的下壁、后侧壁为起搏位点,一些动物实验发现左室游离壁偏前比偏后、心尖部比基底部起搏能取得更好的同步化效果。而窄 QRS 波心力衰竭患者要求左室导线位置精确性则更高。因此,对窄 QRS 波伴有机械不同步的心力衰竭患者如何能早期准确可靠的检出,作为 CRT 治疗的对象同时设定双心室优化起搏的参数和指标,以及真正的临床获益仍有待于更进一步的研究和试验证实。

(三) 右心室起搏依赖合并心功能不全患者的 CRT 治疗

传统的右室心尖部起搏目的在于治疗缓慢性心律失常,但改变了正常心脏电 – 机械活动顺序,造成类似左束支阻滞的电激动顺序,引起心室收缩不同步,使二尖瓣反流加重,心肌耗氧量增加,心排血量下降,并增加房颤、心力衰竭和死亡的风险。因此对于那些心室起搏依赖的患者,长期右心室起搏将会导致心功能的恶化。HOBIPACE 研究是第一个评价传统右心室起搏和双心室起搏的前瞻性、随机对照研究,入选患者符合永久起搏器植入适应证,伴有左心功能不全 LVEF<40%、LVEDD>60mm,在双心室均植入导线,随机分为传统右室心尖部起搏组及双心室起搏组,术后 3 个月实行治疗交叉。结果显示,双心室起搏左室功能、生活质量和运动耐量改善均优于右室心尖部起搏。Witte 和 Marai 等分别对比了右室心尖部起搏致心力衰竭后升级为 CRT 的患者和因心力衰竭直接植入 CRT 的患者,结果均显示两组患者心功能的改善一致,且起搏致心力衰竭患者组的 QRS 间期缩短、心功能(NYHA 分级)、6min 步行距离改善更为明显。表明与原发心力衰竭患者相比,右室起搏所致心力衰竭患者可能从 CRT 中受益更大,至少能够达到同样的治疗效果。基于以上循证医学研究结果,对于起搏器植入前即已存在严重心功能不全,同时属于心室起搏依赖的患者,为避免右心室起搏导致心功能进一步恶化,CRT 可能是一值得推荐的方法。还有传统右心室心尖部起搏治疗后出现心功能恶化并且 NYHA 心功能达到Ⅲ级以上,将原有起搏系统升级为 CRT 会给患者带来益处。除 RAFT 研究外,CRT 的随机对照临床试验均排除了具有传统起搏适应证患者。RAFT 研究中具有传统起搏适应证者仅有 135 例,以致不能得出有意义的结论。基于此,对于药物治疗基础上 LVEF ≤ 35%、预期心室起搏比例 >40% 的新植入或更换起搏器的患者 CRT 可代替传统右室起搏,但系Ⅱ类推荐,证据级别仅为 C 级。

(四) 对伴有完全性右束支传导阻滞 (CRBBB) 的心力衰竭患者是否需要 CRT

目前,CRT 已成为伴有 QRS 波增宽的中重度心力衰竭患者的有效治疗方法。但有近 10% 的心力衰竭患者存在右束支传导阻滞 (RBBB),可能存在房室传导延迟导致室间不同步,但不一定有室内不同步。但 RBBB 心力衰竭患者多与冠心病有关,常伴有左前分支阻滞,同时还可能合并左后分支传导延迟,因此也可能存在左室室内不同步,这部分患者使用 CRT 治疗应是有效的。有关 RBBB 心力衰竭患者接受 CRT 治疗的临床试验较少,入选患者大部分为 LBBB,仅有一小部分 RBBB 患者,因此合并 RBBB 的心力衰竭患者能否从 CRT 受益尚有争议。Fantoni 等研究发现,RBBB 患者中有存在左前分支阻滞者出现电轴左偏,同时存在室内传导延迟;与 LBBB 患者相比,RBBB 患者左室总激动时间延长,提示 RBBB 心力衰竭患者也可能存在左室侧壁激动延迟,使心室收缩不同步。这可能与 RBBB 患者中缺血性心肌病比例较高有关。但 MIRACLE、COMPANION、CONTAK-CD 亚组等研究及小规模荟萃分析结果显示该人群获益不大。上述研究表明,即使存在左室激动延迟的 RBBB 心力衰竭患者可能从 CRT 治疗中获益,但 RBBB 患者 CRT 反应率低。一项回顾性研究显示 RBBB 心力衰竭患者 CRT 无反应者占 40%,而 LBBB 仅 17%。其原因经分析后发现,RBBB 患者心脏病的严重程度较 LBBB 患者高,特别是前壁心肌梗死(心梗)合并 RBBB 和左前分支阻滞的患者,这部分患者心梗面积大,心源性猝死或泵衰竭性病死率高。CRT 的低反应率考虑与这些患者病情相对过重有关。因此术前严格筛选病例可能对提高 RBBB 心力衰竭患者的 CRT 反应率,否则会引起临床症状的恶化。西班牙再同步治疗研究 (SCARS) 总结出三个预测 CRT 无反应率增加的临床指标:①合并冠心病;②左室舒张末期内径 (LVEDD)>75mm;③二尖瓣反流Ⅲ~Ⅳ级。研究者利用以上 3 个临床指标可计算出 CRT 的反应率,由此得出的结论是:如果同时符合以上 3 个条件,CRT 的反应率只有 27%,如果不存在 CRT 的反应率则高达 92%。因此应用临床和超声多普勒指标选择 CRT 植入者有助于改善其反应率。

(五) CRT 治疗能否应用于轻度及无症状的心力衰竭患者?

将轻度心功能不全患者纳入为 CRT 适应人群是指南的亮点之一,包括Ⅰ类适应证中纳入 QRS 时限 ≥ 150ms 且呈 LBBB 图形的 NYHA 心功能Ⅱ级患者,Ⅱa 类适应证中纳入 QRS 时限 120~150ms 且呈 LBBB 图形心功能Ⅱ级 (NYHA 分级)患者。Ⅱb 类适应证是指药物治疗基础上 LVEF ≤ 30%、窦性心律、LBBB 且 QRS 时限 ≥ 150ms、心功能Ⅰ级 (NYHA 分级)的缺血性心肌病患者。作上述修订的依据主要是 MADIT-CRT、RAFT、REVERSE 和 MIRACLE ICD Ⅱ这四项临床试验的研究结果。2008 年公布的 REVERSE 研究是目前第一个相关的大型多中心、随机、双盲临床试验,旨在评价 CRT 能否为无症状或轻度心力衰竭(心功能Ⅰ或Ⅱ级)伴有宽 QRS 波患者带来益处。入选了 610 例心功能Ⅰ~Ⅱ级的心力衰竭患者。结果显示 CRT+ 药物治疗组在因心力衰竭住院、症状改善和逆转心室重构等方面均优于单纯药物治疗组。2009 年 ESC 公布了 MADIT-CRT 研究结果,该研究主要明确与单一植入 ICD 相比,早期 CRT 治疗能否减缓 NYHA 心功能Ⅰ/Ⅱ级的轻度心力衰竭患者病情进展。结果显示,预防性植入 CRT 使无症状或轻微症状的宽 QRS 波心功能不全患者的心力衰竭事件的发生率显著减少;同时 CRT-D 与单一 ICD 相比,CRT-D 明显缩小了左室容积,改善 LVEF,从而降低了心力衰竭和死亡事件的发生率。RAFT 的入选标准是 LVEF ≤ 30%、QRS 时限 ≥ 120ms,其中 80% 患者系 NYHA 心功能Ⅱ级,20% 系 NYHA 心功能Ⅲ

级者。两项试验均证实 CRT 可降低死亡和心力衰竭住院率,而且 RAFT 还观察到全因病死率下降 25%。MADIT-CRT、RAFT 两项试验结果证实与重度心功能不全患者一样,轻中度心功能不全心力衰竭患者亦可获益于 CRT 治疗。

起搏避免心脏扩大研究(The Pacing to Avoid Cardiac Enlargement,PACE)是一项前瞻性、多中心、随机双盲、平行分层设计。目的是评价心功能正常的心动过缓起搏适应证患者双心室起搏是否优于右心室心尖部起搏。结果显示窦房结功能障碍或房室传导阻滞引起心动过缓但心功能正常的患者,双心室起搏可以保护左室功能和形态,能从 CRT 治疗中获益。

(六) 是否需要 ICD 的后备支持?

在慢性充血性心力衰竭的患者中,快速恶性室性心律失常室速及室颤的发生率明显增高,常为死亡的原因之一。已有多个临床研究证实了心室再同步起搏 +ICD 的临床疗效,能降低心力衰竭的发病率和病死率。CRT 可以改善心力衰竭患者的心功能,降低进行性心力衰竭导致的死亡。而 ICD 能有效预防心脏性猝死。此外,对于植入 ICD 伴有充血性心力衰竭及室内传导延迟的患者,CRT 可使这一部分患者心功能得到改善,心脏重塑得以逆转,从而可能减少恶性室性心律失常的发生,减少 ICD 的放电次数。因此,理论上讲,同时具备 CRT 和 ICD 的 CRT-D 是最佳治疗方案。MADIT- II 临床试验证实了 ICD 能有效降低心肌梗死后心功能不全患者的病死率达 31%。COMPANION 的研究结果显示了 CRT-D 治疗在不同年龄、不同性别、不同基础心脏病因、不同心功能分级、不同 LVEF、不同左心室舒张末径的心力衰竭患者中,CRT-D 降低病死率的疗效高于单纯 CRT,表现为 12 个月时病死率降低 43%。SCD-HeFT 试验证实,在心力衰竭患者中 ICD 与胺碘酮、对照组相比,ICD 组 5 年病死率下降 23%。目前认为:符合 CRT 适应证同时又是猝死的高危人群,尤其是心肌梗死后或缺血性心肌病伴有心功能不全患者,预期生存期 >1 年,应尽量植入 CRT-D。

【小结】

CRT 可以作为顽固性心力衰竭患者的有效治疗手段已得到临床实践及研究的充分证实和认可。随着大规模临床研究的不断开展,提供更多的循证医学证据,CRT 治疗的适应证将会不断更新和拓展,将会有更多的患者从中获益。值得提出的是,CRT 并不能完全取代抗心力衰竭药物治疗,优化的药物治疗是 CRT 发挥疗效的首要条件之一。

 第 2 节　CRT 的植入技术

【概述】

与普通起搏器植入相比,CRT 植入技术操作更复杂,难度更大,往往成为 CRT 临床推广应用瓶颈之一,因此术前正确评估、充分准备,术者经验积累,操作技巧娴熟对植入成功与否至关重要。首先,与普通起搏治疗不同,CRT 患者心功能差,术前应积极抗心力衰竭治疗,调节电解质和酸碱平衡,与患者充分沟通,避免因术中紧张、疼痛等刺激诱发或加重心力衰竭。术中密切监测心电、血压、血氧饱和度、肺部啰音。术中助手应熟悉介入步骤流程,尽量缩短器械准备时间并默契配合。对于没有缓慢性心律失常心力衰竭患者,可以首选左室导线植入,避免因左室导线植入失败导致不必要的器械浪费,右室、右房导线植入与普通起搏器植入相同,操作应轻柔,尽量与左室导线分开,避免导线植入时影响已植入的左室导线。CRT 植入关键在于左室导线植入,常规选择经冠状静脉植入方法,特殊病例或冠状静脉植入失败患者或采用外科微创左室心外膜起搏或左室心内膜起搏。

【常规经心脏静脉左室导线植入步骤】

（一）心脏静脉造影

心脏静脉造影是左室导线植入较为重要的一步。心脏静脉开口于右房 Koch 三角后下方，沿左房室沟走行分出心中静脉、心后静脉、心侧后静脉、心大静脉，心中静脉和心大静脉大多沿后、前室间沟走行，其余静脉分布左室表面。与冠状动脉相比较，心脏静脉分支走行变异较大，而且由于 CRT 患者心脏扩大，冠状静脉窦口位置变化较大，往往给冠状静脉窦造影带来一定困难。常规应用 10 极冠状静脉窦电生理导管导引，在左前斜 45°~60°，电生理导管自然弯度指向脊柱方向探寻冠状静脉窦开口，将导线轻柔送入冠状静脉窦中远端，导管推送过程中有阻力或进入冠状静脉分支时，可轻撤导管微细旋转导管改变方向再次推送，切忌暴力引起冠状静脉窦穿孔、夹层分离或导线弹出窦口。由于心脏结构变异，探寻冠状静脉窦开口困难患者可行冠状动脉造影在左前斜 45° 观察延迟显影，可见造影剂经静脉相汇入冠状静脉窦显露窦口位置。也可根据情况更换可控弯曲消融导管、Amplatz 导管探寻冠状静脉窦开口。沿着引导导管将长鞘送入冠状静脉窦，长鞘选择和送入深度根据术者经验和患者冠状静脉窦及静脉分支情况而定，鞘管达至目标位置时固定，退出引导导管，用肝素水充满鞘管，以防心力衰竭患者高凝或长时间操作导致鞘内血栓形成。球囊造影导管需先行充气确保球囊完整。沿长鞘插入球囊造影导管至鞘口，手推少量造影剂"冒烟"可观察鞘与冠状静脉窦同轴性，并可早期发现冠状静脉窦是否夹层、损伤。心脏静脉夹层发生时，影像学可见造影剂潴留、充盈缺损、造影剂回流缓慢、分支开口闭塞或假腔形成及造影剂在心包腔显影等。与冠状动脉不同，心脏静脉系统压力较低，其对夹层有着较好的耐受性。如果鞘管与冠状静脉窦同轴性好，可以 X 线下轻轻将造影导管送出鞘口 1cm，如果同轴性不好，可以选择固定造影导管后撤鞘管暴露球囊方法或经造影导管插入 PCI 导丝，再经导丝引导推送造影导管。球囊造影导管到位后，球囊充气，缓慢匀速手推造影剂行逆行冠状静脉造影，于左前斜 45°、正位、右前斜 30° 投照位观察冠状静脉分支。需要注意的是，转换不同投照角度造影过程中要保持鞘和导管位置稳定，每次造影后需回抽球囊以免长时间影响冠状静脉回流。

（二）靶静脉选择

由于心脏静脉分支变异较大，左室导线植入靶静脉选择需根据冠状静脉窦造影结果结合超声检查结果个性化确定。多项临床研究一致表明，左室最延迟的机械收缩部位附近的心脏静脉可能是左室导线最佳植入部位。理论上讲，以心侧静脉和心侧后静脉靠左室外侧壁，心中静脉和心大静脉靠左室间隔，静脉分支扭曲或缺如的患者，可选择心中或心大静脉左侧交通支或分支，在左前斜 45° 投照位指向左侧。也有研究尝试用电生理标测冠状静脉窦分支最延迟电激动方法来选择靶静脉，植入左室导线，取得了良好的短期疗效，但是该方法尚需要多中心、随机、对照临床试验及长期随访的研究进一步证实其有效性。

（三）左室导线植入

确定靶静脉后沿长鞘插入起搏导线和 PCI 导丝，早期非 OTW 导线目前已较少使用，只应用于个别血管粗大、分支较直易于脱位患者。不同厂家推出设计头端形状不一的 OTW 单双极或多触点左室导管，理论上导线头端 S 形或三维猪尾导管形有利于导线固定，但导线血管通过性稍差，单弯曲形状有利于细小静脉远端植入，但导线固定稍差，PCI 导丝选择应根据静脉分支情况确定，对于分支较直较大的血管可以采用普通软导丝引导，对于分支较扭曲患者宜选用稍硬导丝，或者使用鞘中鞘技术进行超选择，必要时可在靶静脉内植入双导丝减少血管弯曲度，改善支撑力而增加电极导管通过性能。PCI 导引导丝前端塑形也应根据静脉分支夹角而定，血管弯曲、夹角 <90°，用较软涂层导丝，前端塑形弯度大些利于导丝进入靶血管。PCI 导丝进入靶血管后尽可能送至血管远端固定，沿导引导丝将电极推送进入靶血管远端。有时由于静脉弯曲成角，导线无法沿导引导丝顺利推送，甚至出现冠状静脉窦长鞘退出冠状静脉窦口，可选择

更换不同硬度导丝改变支撑力度或者重新在冠状静脉窦电生理导管引导下将长鞘送至靶静脉内开口处以增加支撑力度。左室导线植入到靶部位后撤离 PCI 引导导丝行起搏参数测定,要求起搏阈值 <3.5V,阻抗 300~1 000Ω,R 波感知振幅 ≥ 5.0mV,并以 7.5V、10V 电压起搏观察是否膈肌刺激,起搏参数符合上述要求,将钢丝插入左室导线以增加支撑力,避免在撤鞘过程中导线移位,钢丝插入深度以达右房或冠状静脉窦口为宜,由于钢丝较硬,插入过深易使导线头端移位。目前鞘管撤除有撕开和切开两种,可选择在固定导线基础上在 X 线将鞘管外撤退出冠状静脉窦到右房,观察撤离过程导线是否移位及导线在右房的张力,张力太大或太小均易导致导线脱出。鞘管撤至右房后确定导线无移位,用专用切割刀固定导线或由助手固定导线即可切开或撕开鞘管,调整导线在右房张力,撤除钢丝后将导线缝扎固定在胸大肌,并重新行起搏参数测定。

（四）四极左室导线

近年来上市的四极左室导线,因为有多种起搏向量,可以有更多的选择。相对于传统双极导线组而言,四极导线组的患者能得到更有效的 CRT 治疗。与此同时,在左心室四极导线的基础上研发的左室多位点起搏（multipoint pacing,MPP）也开始应用于临床,配备有 MPP 的全新脉冲发生器能够利用四极导线在标准左室单点起搏的基础上额外增加一个左室起搏向量,使得在每个心动周期都有两个起搏位点同时或者先后起搏,实现了左心室的多位点起搏,可以进一步提高 CRT 的疗效。

（五）左心室导线心外膜植入

经心脏静脉植入左室导线是 CRT 植入的首选方式,然而由于冠状静脉窦的解剖结构存在变异,如冠状静脉开口畸形、开口处有瓣膜等,仍有约 8% 的患者经静脉途径手术失败。因此经心外膜植入左室导线是安全、有效的替代方法。目前,心外膜左室导线的植入方式主要有 3 种:①开胸手术植入;②胸腔镜植入;③机器手辅助胸腔镜植入。开胸手术多应用经胸小切口术式,已成为经灌装静脉窦途径植入左室导线失败的常用方法。胸腔镜下植入和机器手辅助胸腔镜下植入则是基于经胸小切口技术逐渐发展起来的手术方式,具有切口更小,电极定位更精准以及患者术后恢复更快的特点。

（六）左心室导线心内膜植入

在经冠状静脉窦植入途径失败的情况下,还有经心内膜左室起搏植入 CRT 的新技术。左室心内膜起搏的途径目前主要包括:①经心尖部途径;②经室间隔穿刺途径;③经房间隔穿刺途径;④无导线左室心内膜起搏。2009 年,Kassai 等报道了经心尖部左室心内膜起搏的研究,通过局部胸廓切开后在放射线指导下应用 Seldinger 技术穿刺左室心尖部,将心室导线送入左室心内膜。该方法长期安全性和有效性尚需进一步验证。2013 年,Gamble 等首次报道经室间隔穿刺植入左室导线的方法,是通过穿刺室间隔将左室电极递送至左室心内膜以实现 CRT 的一种术式。该方法目前相关临床证据较少,有待于进一步验证其安全性和有效性。经房间隔穿刺进行左室心内膜导线植入是目前临床上最常用的左心室心内膜起搏方法。Alsync 临床研究是针对经穿刺房间隔植入左室心内膜导线的一项全球多中心、非对照、前瞻性临床研究。该研究共入组 138 例经冠状静脉窦植入左室导线失败或植入后 6 个月无反应的 CRT 患者,主要评估通过房间隔穿刺途径应用 3 830 电极导线进行心室心内膜起搏的可行性和安全性。研究结果显示:6 个月随访时 60% 的患者心功能改善,55% 的患者左室收缩末期容积（LVESV）改善至少 15%,该研究也显示,心内膜左室导线的植入不增加相关的并发症和患者的风险。无导线左室心内膜起搏（WiCS-LV 系统）是一种全新的起搏技术,其主要通过左室置入无导线电极,接受无线信号（电磁信号或者超声信号）而起搏。对 CRT 而言,左室电极经主动脉植入左室,且接受信号前需要先对右室起搏信号接收与处理。左室心内膜起搏虽然目前主要作为传统方式植入失败的一种备选方案,但却拥有传统方法所不具备的一些优势:①起搏阈值相对较低;②更低的膈肌刺激风险;③更加自由的左室起搏位点选择。但也存在一些额外的风险,其中最重要的便是左室电极血栓形成以及栓塞的风险,因此左室心内膜导线植入患者需要长期抗凝,相关的远期影响有待进一步的临床验证。

③ 第3节　CRT 的参数优化及评价

CRT 在传统起搏基础上增加了左心室起搏,通过协调左、右心室间和左室内的收缩,改善心室收缩功能;其次通过调整房室间期,增加舒张期充盈时间;通过改善血流动力学,逆转左室重构。多项研究证实,在优化药物治疗的基础上,CRT 具有改善心脏功能、提高患者生活质量、降低病死率和改善预后的效果。但有研究结果显示仍有 20% ~30% 心力衰竭患者对 CRT 治疗反应较差,影响 CRT 反应的因素较多,缺血性心脏病引起的心力衰竭、左室失同步以及左室导线植入部位均是 CRT 无反应的独立预测因素,机械激动、瘢痕分布、电传导时间、心力衰竭进展程度、右心功能不全、肺动脉高压、肾功能不全、慢性阻塞性肺疾病(COPD)均能够影响 CRT 的反应性及预后。CRT 术后的参数优化以及药物优化对疗效也可产生影响。因此,通过优化起搏器导线植入位置及起搏器参数可以使患者对 CRT 治疗的反应得到部分改善。

【适应证优化】

2016 欧洲心力衰竭指南建议慢性心力衰竭合并宽 QRS 波患者更适合植入 CRT。QRS 时限 >150ms 并且合并左束支传导阻滞患者有较好的 CRT 获益。

【左室起搏位点的优化】

对左室起搏位点进行优化,就是选择理想的起搏位置,理论上应为能使心脏达到最大程度再同步的起搏位点。理想的左室起搏位置应该是收缩最延迟的部位,目前有多种研究确定最晚激动部位。有学者通过冠状静脉窦分支进行电生理标测寻找最晚激动部位,记录体表心电图 QRS 波起始部位至左室导线峰值延迟时间,列出激动时间寻找最晚激动点并植入左室导线;能够增加 CRT 反应性。还有学者使用 SPECT MPI 技术通过三维心肌核素相位分析和二维心脏静脉造影相互融合的图像导航技术,能够准确地指导左室导线植入到最晚激动部位且避开瘢痕位置。超声心动图斑点追踪技术引导左室导线植入方法将左室导线放置最晚收缩同时收缩振幅 >10% 的位置,这样也能够有效地避开瘢痕区域。研究结果显示,通过超声心动图斑点追踪技术寻找左室导线最佳植入部位能够有效地提高 CRT 术后反应性,改善患者生活质量,明显降低心力衰竭再入院率。最近研究发现,通过优化起搏位点实现对心室多个收缩不同步部位的联合起搏,可使存在多处室壁收缩不同步的难治性心力衰竭患者所有的血流动力学参数显著改善。但由于此种方法技术要求高,手术时间相对较长,价格较高,目前在临床上的推广有限。另外,虽然左室起搏及多部位起搏可以改善心力衰竭患者血流动力学,但激动所引起的心室收缩顺序仍然与窦性心律不同,因此,仍应继续研究并选择能更接近电生理活动顺序的起搏位点。

【超声心动图对植入位置的优化】

超声心动图技术对起搏导线放置位置选择的评估:CRT 术前心室机械不同步的程度可以预测患者是否对该治疗有效,疗效亦取决于理想的起搏导线的位置,尤其是左心室导线的位置。超声心动图可用于 CRT 植入术中评价心脏机械运动的同步性,从而指导左室导线放置在最佳位置。从理论上说,将左室导线放置在超声成像中提示收缩延迟最明显的部位,可以使左室达到最大程度的协调收缩。如果超声成像提示收缩运动欠协调,则应该调整起搏导线的位置。虽然有研究发现在术中进行有创血流动力学监测有助于指导左室导线的放置部位,但该方法存在有创及操作不方便的缺点。而超声心动图技术为无创性技术,能准确检出心肌收缩最延迟的部位,因此目前来说仍是指导左室导线放置位点的有效手段。近年来,一系列新的超声技术发展迅速。

组织多普勒成像（tissue Doppler imaging，TDI）技术包括组织速度显像、组织同步化显像、组织追踪显像、应变和应变率显像等，分别通过测量心肌组织的运动速度、运动位移、组织形变及形变速率等，可以反映心肌收缩延迟部位，从而评价心肌收缩的同步性。因为它也是利用了超声多普勒原理，因此具有角度依赖性的缺陷。

二维超声斑点追踪（two-dimensional speckle-tracking echo-cardiography，2D-STE）是以二维超声图像为基础发展起来的，包括二维应变和心肌速度向量成像技术。研究证实，2D-STE 能够反映心肌收缩的同步性，当左室前间壁和后壁的二维径向应变达峰时间 ≥ 130ms 时可以预测 CRT 的疗效。2D-STE 摆脱了组织多普勒角度依赖性的缺陷，同时能准确地反映心肌收缩情况，评价心肌收缩的同步性。

实时三维超声心动图（RT-3DE）技术可以实时显示心脏的立体结构，对心肌收缩协调性的测量不受心肌运动方向及方式的影响，同时可以结合心肌运动确定心肌收缩延迟部位，从而优化起搏电极的位置，改善 CRT 的反应性。以心肌同步性作为指标对 RT-3DE 和 TDI 进行对比，结果显示二者有很强的相关性。但是 RT-3DE 也有一些不确定的因素，因为二维图像的质量对它的影响比较明显，对于声窗比较差的患者可能不能获得相对满意的三维图像，对参数测量的准确性可能受到一定的影响。

超声心动图提示瘢痕组患者 CRT 术后左室收缩不同步无明确的改善。提示在左室后侧壁存在瘢痕组织的患者，CRT 并不能改善左室不同步，不能逆转左室重塑。临床上如能够在术前通过成像方法将瘢痕组织判定清楚，CRT 术中尽量远离瘢痕植入左室导线，可能对于提高 CRT 反应性有一定帮助。目前有多种途径可以定位左室收缩最延迟部位及确定瘢痕组织，如组织多普勒超声、斑点示踪超声心动图、增强磁共振成像、SPE-CT 等。

【时间间期优化】

1. 下限起搏频率与频率应答　目前下限起搏频率的设定多为默认值，有研究认为，设定较高的下限起搏频率或频率应答性心房起搏功能可获得更大的心排血量。PEGASUS CRT 临床研究初步研究结果显示，提高下限起搏频率与启动频率应答可以给 CRT 患者带来额外的临床获益。

2. 房室（AV）间期再认识　正常心脏的 PR 间期在 120~200ms，从理论上讲，PR 间期包括 AV 传导时间和心房收缩主动射血的时间，AV 传导时间在 100ms 左右，心房收缩射血时间在 50~80ms 左右，那么，合理的 PR 间期因该在 150~180ms。如果 CRT 的 AV 间期设定为 150~180ms，如果患者没有房室传导阻滞，势必会产生双室起搏与自身 QRS 波融合的情况，即右束支、右室心尖、左室后基底部三点起搏。对于短 PR 间期的患者，避免融合将导致左房没有足够的时间排空，不利于心功能的改善。但融合激动方式对心功能的影响仍是不明确的。对于 CRT 的 AV 间期是否需要或者避免与自身 QRS 融合，在临床实验结果上尚有争议，尚没有大规模的临床实验证实，尚缺乏可信的循证医学证据。

3. 房室间期（AVD）优化　AVD 的设置会影响房室收缩的协调性，从而影响起搏后的血流动力学。优化 AVD 就是优化左室的前负荷。AVD 设置过短，使左心室舒张充盈时间缩短，左房收缩辅助泵的作用未充分发挥，左室前负荷和心排血量都降低；AVD 设置过长，左房收缩辅助泵的作用降低，导致二尖瓣提前被动关闭，引起舒张期二尖瓣反流。理想的 AVD 设置应该在保证心室完全起搏的前提下最大限度地增加左室充盈时间，使左室前负荷达到最佳状态，能够在心室再同步的基础上使患者更加获益。AVD 的设置通常取决于超声心动图或有创血流动力学检测，在超声指导下设置的最佳 AVD 可增加左室充盈约 10%~20%。

4. Ritter 法　以二尖瓣口血流反映左室充盈，利用超声心动图连续观察二尖瓣血流多普勒，初次设置 AVD 与患者自身 PR 间期大致相同，AV 间期长于 PR 间期，缩短或延长 AVD，使二尖瓣血流多普勒的 E、A 峰完整，分离，峰值最大，且无 A 峰切尾现象，即左房完全排空，左室充盈时间最长而又不发生二尖瓣反流。最佳 AVD 值 =AV 短 + [（AV 长 +QA 长）-（AV 短 +QA 短）]（QA 指 QRS 波开始到 A 峰结束的时限）。

此方法较为繁琐。

5. Ishikawa 法　先设定一个稍长的 AVD，测量二尖瓣血流多普勒信号，即从 A 峰结束到二尖瓣完全关闭之间的间期，从长 AVD 中减去这个间期即得到最佳 AVD。此方法相对简单。

6. 速度时间积分（VTI）法　以二尖瓣或主动脉瓣的血流速度时间积分（velocity timeintegral，VTI）作为评价指标，通过调整不同 AVD 测量 VTI，VTI 最大时为最佳 AVD，与 Ritter 法基本一致，研究显示二尖瓣最大 VTI 法测得 AVD 最精确，但相对耗时。

以上方法均在患者静息状态下测得，不能反映患者运动时的血流动力学。有研究指出，最佳 AVD 在运动时长于静息状态。而且 O'Donnell 等研究通过随访发现大多数 CRT 患者术后最优间期呈动态变化，同时还发现平均最优 AVD 根据随访时间延长逐渐延长。另外，不同的个体之间 AVD 变化较大，并且与导线植入位置相关，亦和患者房室传导延迟的程度不同有关。因此，AVD 的设置应遵循个体化、动态设置的原则。

7. 室间间期（VVD）优化　VVD 优化一方面可以补偿非最佳左室导线植入部位带来的影响和避免重置导线，另一方面对伴有心房颤动的无法优化 AVD 的心力衰竭患者有重要作用。通常在 AVD 优化后再进行 VVD 的优化，即设置心室激动的顺序及延迟时间。VVD 的设置可能会影响到心室间及心室内收缩的协调性，从而影响起搏后的血流动力学。CRT 植入后通常由右室导线激动室间隔，冠状静脉窦导线激动左室侧壁。研究表明，双心室顺序起搏与双心室同时起搏比较，可以更好地恢复心脏收缩运动的同步性，双心室顺序起搏绝大多数以左室优先起搏，少数则需设置为右室优先。对于左室后侧壁收缩延迟者以左室优先起搏为宜，而间隔及下壁延迟者采取右室优先起搏可获得较好的血流动力学效应。因此，不同的个体 VVD 不同，VVD 的设置应遵循个体化、动态设置的原则，个体化优化 VVD 可进一步提高对 CRT 的反应性。VVD 优化是通过改变左右心室电极刺激顺序，进一步改善心室机械同步性，从而带来更多血流动力学益处。理想 VVD 的设置应该能够使心室达到最大程度同步化和心排血量最大化。VVD 优化的方法有心电图、超声技术、IEGM 等，目前以组织多普勒超声技术发展较快，主要包括组织速度成像、加速度显像、组织追踪成像、组织同步化成像等，可有效评价局部心肌机械运动的同步性。目前设置最佳 VVD 方法如下。

（1）最大化心室同步法：在组织多普勒超声指导下观察心室收缩的同步性，在心室收缩达到最大同步化时所对应的 VVD 即为最佳 VVD。

（2）速度时间积分（VTI）法：以主动脉瓣的 VTI 作为评价指标，是目前国际上较常用的优化 VVD 的简单而准确的方法，利用组织多普勒超声，通过顺序程控多个 VVD，测量主动脉瓣 VTI，并计算心排血量，心排血量最大时的 VVD 即为最佳 VVD。

（3）心室间机械延迟时间（interventricular mechanical delay time，IVMD）法：IVMD 即主、肺动脉射血前期时间（QRS 起始分别至主、肺动脉血流频谱起始的时间）之差，大于 40ms 反映心室间收缩不同步。MIRACLE 研究通过测量 IVMD 来评估最佳 VVD，通过顺序程控多个 VVD，分别测量主、肺动脉射血前期时间之差，差值最小时对应的 VVD 即为最佳 VVD。

【植入装置自动程序优化】

1. IEGM 方法　利用心腔内电图（IEGM）方法优化时间间期已受到关注。QuickOpt 是一种快速、有效的根据 IEGM 优化时间间期的方法。利用起搏器能获取 IEGM 的优势，通过测定起搏和感知参数，明确心内传导特性，推导工程算式来计算最大化的心室前负荷时间值（AV/PV 间期）和最合理的刺激双室除极的时间差值（VVD），以此来达到目前仅有的超声起搏间期优化方式所得到的效果。将 IEGM 优化得到的最佳 VVD 下测量的最大主动脉射血速度时间积分（AVTI），同超声优化得到的最佳 VVD 下测得的最大 AVTI 进行比较，结果发现两种方法得到的最大 AVTI 值高度相关。该方法与超声相比具有省时、操作简单快捷的优点，同时比体表心电图能更直观地反映心内传导，利用程控仪就能优化，在 CRT 参数优化上有一定潜力,但不能用于严重窦房结功能不全、完全性房室传导阻滞或慢性房颤患者。该方法只是在右室电极导线位于心尖部情形下发现与超声结果高度相关,在其他右室部位还需进一步的测试。由于 QuickOpt 以电生理为基础,未能摆脱电 – 机械并不一定完全同步的弊端,但 QuickOpt 与机械同步优化参数的比较研究结果显示,两种方法提示的心室起搏顺序一致。

2. SMART Delay(Expert Ease)法 通过测量 SAV 或 PAV 及体表心电图 QRS 波时限来进行计算,当室间隔的自身激动和激动延迟部位的起搏激动出现最佳融合时心室同步化达到最大。计算时须考虑双室起搏或仅左室起搏及左室导线的位置是位于前壁还是位于侧壁等因素。与 QuickOpt 不同的是,Expert Ease 仅对双心室同步起搏参数进行优化。

3. 最大心内膜加速度(peak endocardial acceleration,PEA)法 在等容收缩期测定 PEA,可以反映左室收缩功能及二尖瓣血流,从而进行间期的优化,以获得最大程度的心脏功能改善,目前通过右室导线头端装备的微加速度感知器可以进行 PEA 测定。PEA 法与超声法优化的最佳间期比较,两者结果高度相关。在一项观察性研究中发现,由 PEA 方法得到的最佳起搏间期可以产生最大的左室压力随时间变化率 dp/dt,提示 PEA 法是一种新的、独立于操作者的、可靠的 CRT 优化方式。

Adaptive CRT 是利用自身传导和左室起搏相融合可以提高 CRT 疗效,同时降低房颤发生。Birine 等研究结果显示,左室起搏比例 ≥ 50% 与低风险的心脏性猝死以及心力衰竭再入院率具有独立相关性,同时较大比例的左室起搏患者临床评分明显提高;并且房室传导正常的患者左室同步性起搏获益更多。

【药物优化】

CRT 疗效与术后药物优化密切相关,CRT 植入患者术后仍需继续服用 β 受体阻滞剂、利尿剂、ACEI/ARB 等药物,并优化药物剂量。研究结果显示,高剂量的 ACEI、ARB 以及 β 受体阻滞剂后一级终点事件和全因病死率明显降低,超声评估同样证实高剂量的 ACEI、ARB 以及 β 受体阻滞剂能够达到超反应;CRT 术后高剂量的神经激素阻滞剂以及低剂量的利尿剂能够明显降低病死率。

【CRT 疗效的评价】

目前临床上评价 CRT 治疗疗效的方法主要有:①心电图测得的 QRS 波时限;②心功能分级及 6min 步行距离;③生活质量评分;④超声心动图相关指标:LVEF、左室舒张末期内径、左室舒张末期容积(LVESV)、二尖瓣反流面积等。除上述常用方法外,心肺运动试验、心力衰竭住院率、全因病死率等亦可作为 CRT 治疗的疗效评价方法。

目前还没有一个非常有效的评价 CRT 疗效的方法。文献应用较多的 CRT 疗效的标准:①心功能改善至 Ⅰ 或 Ⅱ 级(NYHA 分级)。② 6 min 步行距离和 LVEF 提高均 >10%;LVESV 减少 >15%。

CRT 超应答的标准:心功能改善至 Ⅰ 级(NYHA 分级);LVEF 提高 >20%;LVESV 减少 >20%。

CRT 无应答:①心功能 Ⅳ 级者无缓解或 Ⅲ 级(NYHA 分级)者加重;② 6 个月内因循环系统疾病再次入院;③计划行心脏移植;④死于心力衰竭。

 # 第 4 节 CRT 的随访和程控

【概述】

定义:定期在单位时间内,通过外部程控仪对患者体内三腔起搏器系统工作有效性、合理性进行评价,同时结合起搏器的诊断功能对每一个患者不同情况作出参数调整和药物优化治疗。

CRT 植入后的随访及程控是 CRT 治疗获得最佳治疗效果的重要环节之一,植入三腔起搏器的患者必须定期随访,以了解起搏器的工作状态,必要时调整起搏器的参数和优化药物治疗,以保证起搏器发挥其功能。发现电池耗竭时,应及时更换起搏器,以保证患者的安全。重视术后三腔起搏器程控随访可确保患者真正获得最佳的起搏治疗,最大程度的临床获益,有效提高起搏器患者生活质量。

【随访和程控的目的和内容】

明确随访目的,包括了解 CRT 植入后症状是否改善;了解 CRT 植入后有否与 CRT 相关的并发症,包括感染、血肿、血管内血栓、局部皮肤破溃、导线折断与脱位、局部漏电、误感知和失感知、起搏阈值变化等;了解 CRT 的工作状况,包括双心室起搏的比例,心律失常事件(频率、时间和类型),心率变异性,心率活动趋势等;及时处理 CRT 的工作故障及合理调整起搏参数。及时、合理调整患者用药,解答患者疑问,并对患者及家属进行相关的教育。

随访内容包括患者自身症状、起搏器功能及治疗情况等。对 CRT 患者的随访主要观察患者主客观的临床指标,详细询问病史和体格检查,包括心力衰竭的临床症状和体征、6min 步行距离测试、生活质量判定(明尼苏达生活质量评分)及心功能判定(NYHA 分级)等。并针对患者的症状做一些相应的检查,如心电图、动态心电图(Holter)、胸片、超声心动图(和组织多普勒)及必要的化验检查。此外,还要完善的药物治疗。起搏器的诊断功能是我们随访不可忽视的问题,它可以提供大量信息,比如双室起搏数量,房性和室性心律失常发生频率以及患者的心力衰竭状态。

CRT 治疗的患者术后常规随访与普通起搏器类似,需掌握程控的基本知识、常见的程控参数及其含义意义,如电池寿命、电极阻抗、起搏阈值、感知灵敏度、起搏频率、工作方式、输出能量(振幅和脉宽)、心房不应期,房室延迟间期及某些特殊功能如自动模式转换,自动房室延迟间搜索和起搏器介导性心动过速等。但对 CRT 患者的随访也有其特殊的地方,包括两个方面:一方面需评价患者的状况和确认装置工作是否正常,筛查可能的并发症(如左室导线的脱位、膈神经刺激);另一方面,由于 CRT 患者有明显的器质性心脏病,因此,心血管方面的临床评价、心律失常的管理、药物优化治疗以及起搏参数的优化(AV 间期优化、VV 间期优化以及利用装置自动程序优化 AV/VV 间期)是非常重要的。

【随访和程控的日程表】

2000 年,加拿大起搏器随访指南定期随访的日程表为:①植入起搏器后 72h 内;②植入起搏器后 2~12 周,12 周时需要再次随访解决心输出降低的问题;③植入起搏器后 6 个月;④之后每年随访 1 次,直到预测的电池耗竭期(此期称为维护期);⑤一旦发现电池接近耗竭,随访要缩短间期,以保证无起搏器功能的改变,及时更换起搏器。

【程控项目】

评价起搏器电池状态通常都列在第一步;询问起搏器,直接观察程控仪显示的电池电压状态,多角度的评价电池状态是可取的随访方法。接着测试三个重要数据:起搏阈值(V/ms)、P/R 波幅度(mV)、起搏环路阻抗(Ω)。测量起搏阈值时应明确输出脉冲的振幅和脉宽。输出电压的设置一般是阈值的 2 倍以上。一般要求心房起搏阈值 <1.5V,电流 <3mA,P 波振幅 ≥ 2mV;右心室起搏阈值 <1.0V,电流 <2mA,R 波振幅 ≥ 5mV;左心室起搏阈值 <3.5V,电流 <6~7mA,R 波振幅 ≥ 5mV。导线阻抗 300~1 000Ω,可有 30% 上下的波动。CRT 可以选择进行单纯右心室(RV-only)起搏,单纯左心室(LV-only)起搏和双心室起搏(RV+LV)。RV-only 和 LV-only 起搏方式可对每个心室的起搏功能进行独立的评判,而 RV+LV 双心室起搏是推荐的同步化起搏方式。其他程控项目包括下限频率、上限频率、房室间期、心房不应期、心室空白期和自动模式转换等。测试方法应有效、准确,应熟知各测试数据的正常范围。

1. 下限频率(lower rate limit) 指起搏器的基础频率,也称低限频率,当自身心率低于起搏器规定的下限频率时,起搏器即给予支持起搏,目前出厂设定的下限频率多取用 60 次 /min,可调范围为 30~180 次 /min。

2. 上限频率(upper rate limit)　指起搏器感知快速心房活动时所能出现的最快心室起搏频率,所以又称最大跟踪频率(maximum tracking rate)。出厂设定的上限频率常为 125 次 /min,程控范围为 80~180 次 /min。

3. 房室间期(atrioventriunlar interval,AVI)　是指从起搏的 A 波或感知的 P 波至触发的心室起搏 V 波之间的一段距离,相当于心电图上的 PR 间期,起搏的心电图为 AV 或 PV 间期。出厂设定的 AVI 一般为 150~175ms,程控范围为 30~350ms。

4. 心房不应期(atrial refractory period)　AVI 和心室后心房不应期构成总的心房不应期。心房不应期与上限频率关系密切,心房不应期越长,上限频率越低,如要保持较高的上限频率,则需把心房不应期适当调短一点,调长心室后心房不应期可避免感知逆传 P 波,防止发生起搏介导性心动过速。

5. 心室空白期(ventricular blanking period)　起搏器设计中,右心房脉冲发放的即刻,心室感知电路有一段完全不感知任何信号的时间间期,称作心室空白期,出厂设定值一般为 20ms,程控范围 20~50ms。心室空白期目的是避免心房电脉冲被心室电路感知,发生交叉感知(crosstalk)。

6. 自动模式转换(automatic mode switch,AMS)　在 DDD(R)起搏器,如发生快速房性心律失常(窦性心动过速、房速、房扑、房颤),由于心房跟踪作用导致快速心室起搏,AMS 能自动转为非心房跟踪的 DDI(R)、VVI(R)模式。心率减慢,当房性心律失常消失,又自动转为 DDD(R)工作方式,保持生理性起搏功能。

【程控工具】

程控仪是实现程控的必不可少工具,各个起搏厂家都有自己的程控仪,只适用于本公司生产的起搏器,对不同的系列产品可使用共同的程控仪,但需配不同软件。目前的程控仪功能齐备,可程控各种参数,工作原理和操作步骤基本相似。

【程控仪操作步骤】

打开程控仪电源开关,连接程控仪心电图电极至患者(4~5 个电极片),程控仪走纸记录普通起搏心电图;把程控探头放于埋藏起搏器皮肤上面,指示灯完全亮,说明位置合适,可进行程控。

在程控器面版和键盘上标有各种"选择参数"根据需要而按击某一键。点击 Select Model 界面下方的 Auto-ID,进行起搏器询问过程。

1. 评价电池与电极阻抗状态。

2. 测量三项基本起搏参数

(1)测 P/R 波幅度。

(2)测心房和左、右心室起搏阈值。

(3)测起搏阻抗。

读取心房和左、右心室电极起搏阻抗。

3. 查看分析起搏器的诊断数据　利用起搏器中特殊的"Holter"功能,得到有价值的诊断数据及图表,常规诊断数据、心律失常和心脏指南针诊断数据。

(1)常规诊断数据

1)电极阻抗趋势图:查看心房、左右心室起搏阻抗趋势图是否稳定,并浏览代表不同含义的阻抗值,观察有无异常。

2)心房频率直方图:了解频率分布合理性、若模式为 DDD 是否有变时性功能不全的表现、是否有房速 / 房颤。

3)心室频率直方图:了解 VP%、PVC 的情况,VP%应 ≥ 90%。

4)房室传导直方图:了解 AV 传导分布明细。

(2)心律失常诊断数据

1)房性高频事件:查看报告,读取在上次程控之后至今房性心律失常发作的次数、时间和频率(尤其注意以前没有房性心律失常史的患者的突发事件及早期复发的房颤,优化治疗方案)。

2)房性高频事件趋势:了解上次随访至今的房颤负荷情况。

3)室性高频事件:查看报告,读取在上次程控之后至今室性心律失常发作的次数、时间和频率显示,尤其是核对 <400ms 事件与患者主诉症状发生时间是否相符。

(3)心脏指南针图表(分析心功能改善与否,协助医生评价心功能)

1)夜间心律趋势:了解近半年的夜间心率变化,夜间心律下降说明心功能改善。

2)心率变异性趋势:了解近半年的心率变异变化,心率变异性增加说明心功能改善。

3)活动趋势:了解近半年的患者活动度变化,活动趋势增加说明心功能改善。

4. 必要时调整起搏参数,最后存盘、打印

【CRT 远程监测的临床应用】

传统的常规 CRT 诊室随访方式具有越来越明显的局限性,表现为患者需要定期到医院随访,在两次随访间歇不能及时发现问题、解决问题,可能错过最佳治疗时机。对于早期无症状的问题患者,尤其存在安全隐患。远程监测随访已逐渐成为常规诊室随访的重要补充,远程监测能提供及时、准确的器械工作数据和信息,某种程度上具有与传统的诊室询问相当的功能。已完成的临床试验显示了远程监测可以节约时间和资源、早期发现问题、减少住院时间;有助于个体化随访——按需随访、减少费用和负担、给患者提供更高的保障。虽然远程监测已显示了良好的应用前景,但目前以及今后仍有许多问题有待进一步解决。首先,临床可干预事件的尽早发现并不等同于患者预后的改善,因此,远程随访和监测要真正成为随访管理的标准,还需要临床研究充分证明患者预后得到了改善。其次,远程监测发现参数需要调整时,患者仍需到诊室进行程控,才能保证患者的安全。

【相关问题解决策略】

1. 左室失夺获 值得注意的是,由于左室导线的放置与患者的冠状静脉窦以及心脏静脉的解剖有关,因此存在一定的脱位比例。虽然植入器械和导线的设计技术不断改进和完善,但仍然有3%的脱位发生率,可造成失夺获或刺激部位发生变化。观察随访心电图、起搏阻抗、起搏阈值和感知灵敏度以及拍摄胸部正侧位 X 线片可以帮助了解左室导线的脱位或微脱位的情况。若增加起搏输出仍然无法夺获或胸部正侧位 X 线片提示明显脱位,需重新放置左室导线。

2. 术后膈肌刺激 CRT 术中常采取 10V(脉宽 0.5ms)来观察膈肌(膈神经)刺激,但术后患者由于活动、体位改变等原因都会出现膈神经刺激。采取的对策是在满足夺获的基础上减少输出。一些装置具有特殊的程控功能,可以改变刺激向量的方向,或选择多点起搏导线不同起搏点,可以避免再次手术调整导线的位置。

3. AV 间期、VV 间期的优化 个体化的 AV、VV 间期优化能使 CRT 效益最大化,AV、VV 优化的方法有心电图、超声技术、腔内心电图(IEGM)等。

(1)AV 间期优化:在超声技术指导下,通过程控起搏器的不同 AV 间期,获得最佳 AV 间期值,使心室有效舒张功能的各项指标得以最大程度的恢复,改善患者临床症状。有 4 种优化 AV 间期的多普勒指标,分别为跨二尖瓣 VTI、舒张充盈时间、主动脉 VTI 和 Ritter 公式。随着超声技术的发展,涌现出大量评价参数,如何得出公认评价参数仍需探讨。

(2)VV 间期优化:评价局部心肌机械运动的协调性。伴随超声技术的发展,出现了大量超声观察指标,主要有组织速度成像、加速度显像、组织追踪成像、组织同步化成像、三维超声成像等,但精确性有待证实。

(3)QuickOpt 优化 AV 间期、VV 间期:通过 IEGM 测定起搏和感知参数,明确心内传导特性,由此计算出最优 AV、VV 间期。IEGM 比体表心电图能更直观的反映心内传导,比超声更省时,在优化操作上有巨

大潜力。但由于其原理是电生理,摆脱不了电－机械不一定完全同步的弊端。

4. 合并房颤的处理　CRT 的患者发生双室夺获比例下降以及患者症状改善不明显的一个重要原因是房颤。房颤下传时如果心率超过了起搏器设定的上限频率,会降低心室起搏的百分比。如果患者为慢性房颤伴快速心室反应,房室结消融可以确保双心室起搏。符合 CRT 适应证的房颤患者,给予房室结消融后 CRT 治疗,其疗效与窦性节律的 CRT 患者疗效相当。若患者为阵发性或持续性房颤,可以尝试采用药物复律和电复律的办法。如果慢性房颤的患者不能行房室结消融,其心律也不能转复为窦性心律,可以采取药物(β 受体阻滞剂和钙通道拮抗剂)减慢心室率联合程控方法(合适的心房感知灵敏度、较高频率模式转换功能、心室感知反应、心房跟踪恢复、房颤传导反应)来提高心室的起搏百分比。

(1)心室感知反应(VSR):用于心室感知事件的双心室起搏,在双腔起搏方式下,在起搏的 AV 间期内发生的心室感知即刻触发心室或双心室起搏。心室感知发生在一个非不应期内的心房感知后,若此时的起搏频率没有超过上限跟踪频率,起搏器将即刻触发心室或双心室起搏。

(2)心房跟踪恢复(ATR):可以在室早或心率超过上限跟踪频率时心房不应期感知事件导致双室起搏功能丧失时缩短 PVARP,从而恢复对心房事件的跟踪,恢复双室起搏。

(3)房颤传导反应(CAFR):当快房颤下传时,动态改变起搏频率,增加双心室起搏百分比,同时不会显著增加平均起搏心率。

 ## 第 5 节　CRT 的故障识别和处理

心脏再同步治疗(CRT)的系统故障是指脉冲发生器或起搏导线的机械故障、物理损害、心肌组织病变、技术及医源性等原因所致的功能障碍。主要包括起搏功能障碍、感知功能障碍及 CRT 无反应等。CRT 需要尽可能多的双心室起搏,但实际上很难达到 100% 的心室起搏,一般达到 90%~95% 以上的双心室起搏是合理的。CRT 术后起搏系统发生故障有时在所难免,排除 CRT 故障首先需要明确发生了什么故障,再者寻找故障产生的原因,最后是从最可能的原因开始,逐个排查并处理。本文就 CRT 常见故障分析如下:

【感知功能异常】

起搏器感知功能障碍是常见的的起搏系统故障,包括感知不足和过感知。

1. 心房感知不足　表现为起搏器的感知放大器对自身的 P 波不能感知或间断感知,导致心室起搏比例减少。

常见原因:

(1)心房导线脱位或与心内膜接触不良。

(2)感知灵敏度过低,导致 P 波落入感知窗外而不能感知。

(3)导线断裂或绝缘层破损。

(4)心脏功能发生较大的变化,如心肌梗死、心功能恶化、心律失常等。

(5)心室起搏比例减少还可能为窦性心律较快时心房不能完全跟踪所致(假性感知不足)。在这种情况下,较快的窦性心律和一度房室传导阻滞(心力衰竭患者常见),P 波落入心室后心房不应期内,导致心房跟踪和心室同步起搏失败。这种现象多见于室性早搏或 PMT 时 PVARP 自动延长的情况下。过快的窦性心律所致的 CRT 患者心室起搏比例下降可通过缩短 PVARP,增加上限跟踪频率和关闭 PVC 的 PVARP 自动延长功能解决。

2. 心房过感知　起搏器心房感知通道感知了患者自主心电信号之外的电信号时称过感知。可引起心室快速跟踪，导致患者心悸不适。

发生快速性房性心律失常时，AMS 可以有效避免快速心室率。当检测到房性心动过速时，起搏器自动转换为非跟踪模式的 DDI 或 VDI。若在 CRT 中不合适的模式转换可导致房室起搏失同步。不恰当模式转换的原因大多是心房过感知，(R 波的远场感知)少数原因是是近场或早期 R 波过感知。不恰当模式转换可通过将心房导线改为双极，延长 PVAB，降低心房感知灵敏度来解决远场 R 波感知。

肌电干扰、场外电场、磁场等因素可通过远离干扰源，将心房导线改为双极，降低感知灵敏度等解决。

3. 心室过感知　心室过感知可抑制 CRT 心室起搏，也可以引起室性心律失常的错误诊断。这些可以通过降低心室感知灵敏度来解决，但在降低心室感知灵敏度的同时，要保证室颤的识别与诊断。特别是对植入 CRT-D 的患者。

【起搏功能障碍】

CRT 起搏功能障碍包括无输出或失夺获，可导致心室起搏比例下降，心功能恶化。在伴有起搏依赖患者有引起心脏停搏的危险。无输出指脉冲发生器没有起搏脉冲发放。失夺获为心房或心室有起搏信号而没有夺获心肌。

在显著心动过缓患者中，心房失夺获可以导致心房起搏功能丧失和房室顺序消失。心室失夺获可导致 CRT 工作失效，常见原因是左心室导线阈值慢性升高和导线移位。左心室突然完全失夺获多因为导线移位，导线移位通常可借助胸片诊断，有时微脱位难以鉴别。左心室失夺获也可以由于传出阻滞引起。第二、三代 CRT 可单独程控左心室导线，通过阈值测试时的 12 导联心电图 QRS 波形态可准确判断左心室夺获情况。某些情况可通过提高心室输出夺获心室，也有的需要手术重新调整导线位置。

常见原因：

1. 电池耗竭　当脉冲发生器电池电量不足时，为保证基本起搏可发生自动起搏模式转换，如(VVI 模式)。这种不恰当的转换可引起 AV 顺序、心室间同步行丧失，可使心功能恶化。如果电池进一步耗竭，可出现起搏或感知功能障碍。

2. 导线断裂或绝缘层破损　可通过程控为单级或更换导线解决。

3. 导线与起搏器连接不紧　导致间断起搏或不起搏。

4. 导线脱位　可先通过提高起搏能量，若不能解决则需更换起搏导线。

5. 其他　如心肌穿孔、心肌梗死、酸中毒等也可引起起搏功能障碍。

【CRT 治疗无反应】

CRT 无反应主要有以下几种情况：

1. AV 间期和 VV 间期没有达到最佳优化状态　有时很小的参数变化都能提高 CRT 的疗效，如美国雅培公司的 CRT 具有 Quickopt™ 的间期快速优化功能，简单快速，省时省力。若 CRT 不具有此项功能，应在超声下进行 AV 间期和 VV 间期优化。

2. 双心室起搏比例较低　与传统起搏器不同，CRT 需要尽可能多的心室起搏才能发挥其双心室同步的作用。因此要尽可能的保证心室起搏，需要设置合适的基础频率，适当的 AV 间期和心室起搏能量。

3. 导线完整性　随访时要查看导线阻抗、感知、起搏阈值等。以便及时发现导线破损、不全断裂及完全断裂等情况。根据导线情况及时采取措施，必要时更换新导线。

4. 左心室导线位置　左心室导线位置不佳或发生完全脱位或微脱位，都可以导致 CRT 无反应。需进一步优化或手术更换导线位置。

【交叉感知】

交叉感知指一个心腔的心电信号或起搏脉冲信号被起搏器的另一个心腔误感知，导致起搏器输出功能障碍。当左室导线感知到心房信号时,会认为是心室的自身激动而抑制心室起搏,表现为只有右心室起搏而没有左心室起搏,失去双心室同步。心房起搏脉冲的出现在某些情况下抑制了左心室起搏脉冲的发放。可通过降低左心室电极的感知灵敏度解决。在有些情况下远场感知心房波是因为左心室导线的位置不恰当所致。

处理:

1. 应用双极导线是最为有效的预防交叉感知的方法。

2. 心室通道感知到心房脉冲时可通过延长起搏器的心室空白期,打开心室安全起搏功能。

3. 心房通道感知到心室通道信号时可通过设置 PVARP,降低心房感知灵敏度。

随着现代技术发展,起搏器功能日渐强大,技术更加完善,其出现起搏系统故障的可能性也逐渐减少。因此排除 CRT 故障非常重要,临床医生应该了解处理 CRT 故障的一般技巧。一般来说,常见问题发生率高,少见问题发生率低,故在故障排除时先从常见问题下手,逐步扩展。

 ## 第 6 节　CRT 的常见并发症识别及处理

充血性心力衰竭的药物治疗近年来虽取得了较大进展,但仍不能阻止心力衰竭进行性加重。CRT 不仅能改善伴有室内传导阻滞左心功能不全患者的心功能,提高运动耐量和生活质量,还可降低病死率。CRT 的关键是需要经冠状静脉窦植入左室导线以起搏左心室。此过程操作复杂,技术难度较大,植入风险高,手术并发症较高。MIRACLE、MIRACLE-ICD、In-Sync Ⅲ 等研究的荟萃分析显示,CRT 的相关并发症术中高达 13.8%,总的并发症为 23.8%。除了与常规起搏器植入类似的并发症外,CRT 还有自己特有的并发症。

【术中并发症】

(一)麻醉意外

CRT 一般在局部麻醉下进行,对患者几乎没有影响。但部分接受 CRT-D 的患者可能术中需要行除颤阈值测试,这些患者需要应用静脉诱导麻醉,对于慢性心功能不全的患者易出现麻醉相关的并发症。

(二)与静脉穿刺有关的并发症

经锁骨下静脉穿刺植入导线已广泛应用于临床。主要并发症包括误穿锁骨下动脉、血胸、气胸、血气胸、神经损伤等。而 CRT/CRT-D 患者常需行三针穿刺,增加了相关并发症出现的可能。为避免并发症,需注意的事项如下:

1. 对不同的个体了解其局部解剖状况,穿刺针在通过锁骨和第 1 肋骨间隙后对不同的个体需调整进针方向,以避免误入胸腔。

2. 回抽血液后注意血液颜色及压力,推断进入的血管是否为静脉。如果误穿动脉,颜色鲜红又有搏动性,应立即拔出穿刺针,并局部按压。

3. 导引钢丝送入必须在透视下完成,确保钢丝沿血管走行进入下腔静脉。

4. 上述操作结束后方可放入扩张鞘。如果误穿到动脉而且已放入扩张鞘,切忌拔出扩张鞘,要暂时更换并保留动脉鞘,并准备行外科手术,以免出现严重后果。

(三)与冠状静脉窦相关并发症及处理

1. 冠状静脉窦插管困难　冠状静脉窦开口存在先天及继发因素引起的异常;后者常因慢性心力衰竭

造成心腔异常扩大、心脏转位使冠状静脉窦开口位置及方向改变。这些均造成冠状静脉窦插管困难。

处理技巧：①CRT术前可行多排CT（≥64排或以上）冠状静脉窦成像，以了解冠状静脉窦开口位置、走行及分支情况；②应用诊断性导管技术，协助寻找冠状静脉窦口；③对存在冠状静脉窦开口扭曲者，指引导管宜选择顺应性较好的直头导管；④冠状静脉窦口瓣膜较大或成网状时，可应用导引钢丝进入冠状静脉窦内，再将指引导管送至冠状静脉窦内；⑤应尽量避免应用射频消融用的导管寻找冠状静脉窦口。

2. 冠状静脉窦损伤、夹层和穿孔　冠状静脉窦损伤、夹层和穿孔多发生于冠状静脉窦插管及逆行造影阶段。后者主要是由于造影导管直径偏大与冠状静脉窦不匹配或造影导管进入冠状静脉窦的分支内；一般的损伤、夹层仅表现为造影剂在局部潴留，只需密切观察病情进展。如果夹层已严重影响冠状静脉窦血液回流，表现为造影剂在局部严重潴留，并向心包腔内弥散，应及时终止手术并采取相应措施。

预防及处理技巧：①球囊充盈前须先打少量造影剂，判断是否在冠状静脉窦内及管腔的大小，称"冒烟"；②术中应避免造影导管的移位或插入过深；③出现冠状静脉窦夹层或穿孔时，如血流动力学稳定需继续完成植入，有心脏压塞时及时行心包穿刺。

3. 与左心室导线相关并发症

（1）左心室导线定位困难

可能原因及处理技巧：①左心室靶静脉较细或缺如：可反复行冠状静脉窦造影，以发现可能遗漏的靶静脉，必要时可经胸植入心外膜导线；②冠状静脉窦与靶静脉成角异常或靶静脉狭窄及扭曲：可选用PTCA导丝，尤其是亲水性较好的导丝可能更易过锐角，并尽量将导丝送至靶静脉远端；适时选用内导管等特殊工具；③左心室导线起搏阈值过高或发生膈神经刺激：起搏阈值可能因靶静脉钙化或局部心肌纤维化而过高，术中可尝试选择其他静脉；膈神经刺激是左室导线植入特有的并发症，主要表现为随起搏出现的呃逆或腹肌抽动，预防是主要的措施，术后出现常无法耐受，术中应反复高压刺激观察有无膈肌刺激，如有，可尝试把导线植入靶静脉的其他分支或周围其他静脉，或把起搏导线改为双极起搏及降低起搏电压观察。如还不行，需采用其他植入途径。

（2）左室导线脱位

可能原因及处理：①靶静脉与导线不匹配，如靶静脉直径过大与选用的导线不匹配，固定不牢；导线要牢固至少需3个支撑点。如术中出现反复脱位，可选用其他合适静脉；或更换合适的左室导线。②在撤出指引导管时，导线常可发生急性移位，因此必须在透视下进行操作。③CRT手术时，应准备至少两套左室导线推送系统，以防导线急性脱位后重新植入需要。

（3）导线断裂或绝缘层破裂：导线断裂及绝缘层破裂大多与导线的柔韧性及导线承受的切应力大小有关，但术中也有因锐器损伤的报道。导线断裂最常见的发生部位位于锁骨下。主要是锁骨与第一肋骨的间隙很窄，导线可因持续受压和局部摩擦而破裂或断裂，出现感知和起搏功能障碍，大多出现于术后。

预防及处理：在行CRT手术时应考虑到CRT除了心房和右室导线外还需要一根左室导线，因此对锁骨下和第一肋骨间的间隙要求较高，在穿刺锁骨下静脉时要考虑这点；在植入导线过程中，应尽量钝性分离，避免锐器刮碰，在缝扎固定导线时注意缝针损伤导线绝缘层。

（4）心律失常：导线送入过程中，可能出现各种心律失常，其中以室性心律失常较为常见。由于CRT手术操作时间较长，患者可出现心功能恶化，从而诱发或加重心律失常事件。

预防及处理技巧：①术前小量应用镇静药物，消除患者紧张；②术前评估患者心功能状态，纠正水电解质紊乱，尤其保证血钾稳定；③术中轻柔操作，减少对心室肌的激惹；④配备好抢救药品及相关仪器，尤其是除颤仪和呼吸机，出现情况，及时处理。

4. 其他并发症

(1)血栓形成和栓塞:充血性心力衰竭患者往往存在高凝状态。术前为改善心功能反复应用利尿剂。停用抗凝及抗血小板药物。CRT 植入术操作时间相对较长。指引导管和 PTCA 导引钢丝长时间滞留在体内,均易引起血栓。

处理和操作技巧:术前改善心功能状况、维持适宜的血容量;术中规范操作、尽量缩短操作时间;指引导管应用前反复用肝素水冲洗。

(2)造影剂肾病:CRT 植入时需要注射造影剂进行冠状静脉造影,从而增加了肾功能不全的发生率或加重了原有的肾功能不全,手术过程中还要兼顾造影剂剂量和患者的肾功能等问题。

(3)心功能恶化,甚至死亡:患者多为严重心功能不全,CRT 手术时间较长,术中很有可能出现心功能恶化。术前应加强心力衰竭药物治疗、保持水电解质平衡、尽量缩短手术时间,术中及时发现问题并积极处理。

【术后并发症】

(一)囊袋出血

囊袋出血应以预防为主。术前停用抗凝和抗血小板药物、术后局部加压包扎。停用抗血小板药物至少 1 周;对于应用抗凝治疗的 CRT 患者而言,术前将 INR 控制在 1.5 左右,围术期用低分子肝素类药物代替,术前 6h 停用肝素。术中应避免反复穿刺造成出血和局部血肿;有效止血,必要时结扎血管;尽量钝性分离组织。术后局部加压包扎,严密观察切口,一旦出现问题及时处理。如果积血量少,可让其自行吸收,如果中量,则可采用挤压、抽吸的方法清除囊内积血;量多者,应尽早进行清创和止血。

(二)导线脱位

导线脱位是术后早期常见的并发症之一,发生率 1.7%~13.6%。原因:导线植入位置不当,固定不牢、肌小梁平滑、手术后过早下地活动、导线柔韧性差、心脏收缩对导线的切应力等因素都可导致导线脱位。完全脱位者只能进行手术方可复位导线。微脱位可通过调整起搏输出的方法解决。

(三)囊袋感染

囊袋感染发生率一般为 1%左右,处理较为困难,药物治疗效果通常不佳,重在预防。无菌不严格、手术时间较长、合并糖尿病、囊袋大小位置不适、术后抗生素应用不合理等都会促进此并发症的发生。对 CRT 患者而言,高龄、机体消耗状态、合并其他系统并发症、皮肤松弛无弹性、脉冲发生器体积偏大等因素更加大了感染的发生概率。囊袋感染后局部出现红肿热痛等炎症反应征象,甚至局部化脓,皮肤溃烂。处理上需要全身积极抗生素治疗甚至取出脉冲发生器,必要时拔除导线。

(四)导线断裂或绝缘层破裂

导线断裂及绝缘层破裂的发生率与导线的柔韧性及导线承受的切应力大小有关。最常见的发生部位位于锁骨下,主要是锁骨与第一肋骨的间隙很窄,导线可因持续受压和局部摩擦而破裂或断裂,临床上出现感知和起搏功能障碍,需要进行 X 线影像和起搏器程控以明确诊断。考虑到 CRT 除了心房和右室导线外还需要一条左室导线,因此对锁骨下和第一肋骨间的间隙要求较高,在穿刺锁骨下静脉时要考虑这点。

(五)慢性阈值增高

慢性起搏阈值增高常见于左室导线,除外导线脱位后可将起搏输出能量提高,以保证 100%夺获心肌。

总之,CRT 植入术操作复杂,技术难度大,而且心力衰竭患者病情重,器械植入的并发症相对较多,因此要求术前严格掌握适应证并作好充分的准备,要求术者必须有丰富的器械植入经验,术中规范操作、严密观察,以减少并发症的发生。相信随着植入技术的不断革新和经验积累,植入器械的不断改进,CRT 植入技术必将日趋成熟,并发症发生率逐渐降低。

7　第 7 节　超声在 CRT 治疗中的应用价值

CRT 治疗心力衰竭的疗效也已被确定,但随访的结果显示 20% ~30%的患者对 CRT 治疗没有反应。进一步的研究发现,一些合并宽大畸形 QRS 波的慢性心力衰竭患者并没有左心室内失同步存在。而有些患者 QRS 波并不宽,却存在左心室失同步化。因此推测心脏的失同步现象可能包括了和电生理失同步(表现为宽大畸形的 QRS 波伴有左束支传导阻滞)不相关的机械失同步。而且这种失同步才是慢性心力衰竭的主要发病机制之一。

目前评估心脏失同步和左心室机械功能紊乱临床最常用的方法为:心脏 MRI 和心脏超声学检查。早期的试验提示心脏 MRI 是评估心脏收缩同步性的最佳标准。但是由于价格昂贵,同时植入起搏器治疗后患者不可能再次重复检查,在 CRT 治疗中并不适用。因此心脏超声学成为评估心脏失同步化的最主要方法。超声心动图在 CRT 中的应用主要集中在 3 个方面:术前患者的筛选、术中指导左心室导线的放置、术后起搏参数的优化以及疗效的评价。

【术前患者的筛选】

目前对心脏失同步化的研究最主要集中在 3 个层面:房室间的失同步化、双心室间的失同步化和左心室内的失同步化。

1. 房室间不同步运动　房室不同步运动主要是指左心房与左心室的不同步。表现在 PR 间期的延长或者慢性心力衰竭时导致心房间传导明显延迟,房室运动不协调,心房收缩时二尖瓣关闭。因此,左室充盈时间缩短,左室舒张充盈时间少于心动周期的 40%,提示存在房室不同步。即左房收缩相对提前,二尖瓣血流 E、A 峰融合,左室充盈时间受限。

2. 心室间不同步　常因心室一侧射血延迟所致。当左束支传导阻滞时表现左室射血延迟,左室收缩和舒张均延迟于右室,不正常的机械运动顺序使得室间隔矛盾运动,从而降低心室的局部和整体心功能。

测量心室间运动不同步方法主要有:心室间机械运动延迟(IVMD)。分别取主动脉瓣和肺动脉瓣血流频谱,测量 QRS 起点到主动脉和肺动脉频谱的起始时间,二者时间差即 IVMD。研究认为正常 IVMD<20ms。该指标可评价心室间运动不同步,受心脏前后负荷影响,肺动脉高压和右心功能障碍可导致 IVMD 缩短。

传统的超声学方法判断失同步主要通过肉眼观察局部心室壁的活动来实现。这种方法有一定的局限性。检查者本身和不同的检查者之间的差异导致了结果的不稳定性。另外,即使经过专业训练,肉眼对于 70ms 之内的差别也不能判断。最近发展的超声学检查方法克服了这些人为的干扰,量化了评估参数,提高了成像精度。其中最主要的一项是多普勒组织成像技术(tissue Doppler imaging,TDI)。TDI 技术主要评估局部心肌组织的峰值收缩速度。

Yu 等从心肌峰值收缩速度的角度对 CRT 治疗的效果进行了研究,将左心室分为 6 个左心室基底段和 6 个中间段。发现在这些节段之间收缩峰值存在着明显差异性。测量 QRS 波开始到收缩峰值间期(Ts),发现在 LBBB 患者中,基底段的前间隔部位为(148 ± 25)ms。基底段后段为(216 ± 56)ms。通过 CRT 治疗后,这些值不同程度得到了改善。这个研究小组最后得出一个结论,应有两个参数可以代表左心室内的失同步化。①左心室 12 个节段中任意两个峰值收缩速度之间的最大区别 >100ms。② 12 个节段之间的峰值收缩速度之间的标准差 >33ms。在另一项研究中,将间隔和侧壁的峰值收缩速度差 ≥ 60ms 为心室内失同步化的标准。Breithardt 等应用了半自动化的 TDI 方法对 34 例 CRT 治疗患者进行心内膜边界的界定研究。主要研究了心室间隔和侧壁的关系。通过数学推算方法完成局部心肌运动曲线的测量。Kawaguchi 等研究了 10 例 CRT 和非 CRT 患者。应用了心肌声学造影的方法来优化检测左心室边缘，测定心肌的变形程度。这些研究均不同程度地尝试了应用 TDI 技术来鉴别失同步化的存在。

当然 TDI 在临床的应用主要作用是能检测到 CRT 治疗的再同步化效应，包括即刻和慢性效果，甚至包括了对左心室重构的观察。应用时相分析法，Breithardt 等研究证实，CRT 治疗后即刻就可以实现心室内再同步化的效果，心室的收缩功效明显提高。Kauaguchi 等应用增强造影超声检查在 CRT 治疗后的即刻，心室内失同步化减少了 40%。Breithardt 等应用了 CDMI 技术发现通过 CRT 治疗后二尖瓣反流面积大大减少。其他的一些研究同样提示 CRT 治疗能够逆转左心室的重构。MIRACLE 试验中，30% 患者的左心室舒张末容积和收缩末容积在 CRT 治疗 6 个月后明显减少。同时这种治疗能明显改善左心室的几何结构（球形系数），但是减少左心室质量的疗效还有许多的争论。Pitzalis 等的研究应用 TDI 技术，发现通过 CRT 治疗可以将 CHF 患者的 SPWMD 从 (192 ± 92)ms 降低到 (14 ± 67)ms。他们认为可以将 SPWMD $\geq$ 130ms，QRS 时限 $\geq$ 150ms 和 PQ 间期 $\geq$ 180ms 作为 CRT 治疗逆转左心室重构的预测指标。预测的准确性 85%。

但最近公布的 PROSPECT 研究提示：超声技术识别的运动不同步在指导 CRT 治疗中价值有限，主要的原因是因为目前尚缺乏一个确切的机械失同步化的指标可以应用指导筛选适应患者。

【指导左心室导线的放置位置】

慢性心力衰竭的电激动顺序变异明显。Ansalonc 等研究认为室壁运动最延迟部位是侧壁为 35%，前壁 26%，后壁 23%，下壁或间隔 16%。该项前瞻性研究认为导线放置在最延迟室壁节段可产生最显著的同步化运动和临床症状的改善，而左室起搏位点与最延迟部位不一致可能导致治疗无效甚至恶化。一般认为 CRT 的最佳左室导线植入位置是侧壁和后壁，而前壁位置较差。应用超声检测预先明确最迟的激动部位指导 CRT 左心室导线放置部位，可提高 CRT 的效果。但是最近发表的 COMPANION 研究提示左心室导线的植入部位和 CRT 的有效反应没有必然的联系，急性期的研究提示侧壁起搏的血流动力学明显优于前壁，但是慢性期的研究资料结果却提示了左心室导线植入的部位和 CRT 的疗效没有必然的联系。总之，目前在临床上有实际指导意义的仅为术前心脏超声可能对术中左室导线的定位有一定的参考价值。

【起搏参数的优化】

CRT 植入后可进行不同的起搏参数设置优化，对于 CRT 植入术后个体改善具有重要的意义。但应用哪种技术和何种参数目前仍存在争议。

1. 心率　心率设置对 CRT 效果最大化具有重要作用。基于在一定范围内增加心率可增加心排血量，故常设置心房低限频率较自身频率快。设置低限频率可增加心脏等容舒张时间和前负荷而增加心脏排血量，部分患者可有更大的获益。

2. AV 间期优化　适当的 AV 间期对 CRT 疗效的最大获益至关重要。正常情况下，心房收缩应当在心室舒张末，但过长的 PR 间期使得心房收缩处于心室舒张的早期或中期，心房舒张也提前，心房内压力下降，心室舒张期末压高于心房而致舒张期的二尖瓣反流，二尖瓣反流可从舒张期持续到收缩期，引起肺静脉充血、肺淤血等。当 AV 间期过度延长时，左室舒张末压降低，影响左心室的有效排血。过度短的 AV 间期，左房的峰压出现在左室收缩开始之后，左室压力大于左房压力，左房收缩无法使二尖瓣打开而无法充盈左室，引起左室输血量降低。最优 AV 间期使左室的被动充盈时间最长，而不限制左房收缩引起的主动充盈，超声心动图表现二尖瓣 E、A 峰的分离但不切尾，流速时间积分获得最大。AV 优化主要目的是保证 100% 双心室起搏下程控 AV 间期，实现最可能短的 AV 间期内得到最充分的心室充盈，从而最大化每搏量，最小化二尖瓣反流量，最大程度改善心脏功能。

目前优化 AV 间期的方法有：

(1)Ritter 法：分别用长 AV 间期(保证双心室完全起搏)和短 AV 间期起搏，优化 AV 间期 = 长 AV 间期 − (a−b)（a 为短 AV 间期时心室起搏至二尖瓣关闭的时间；b 为长 AV 间期时心室起搏至二尖瓣关闭时间）。此方法当多普勒图像不理想时，识别 A 波结束点困难，导致测量的重复性较差。目前已不主张应用。

(2)优化二尖瓣频谱：测量二尖瓣频谱及二尖瓣反流，通过逐渐递减 AV 间期 20ms，当二尖瓣频谱的 E 峰与 A 峰分离，A 峰完整且 E、A 峰值的速度时间积分最大，左心室充盈时间最长，二尖瓣反流程度最小时的 AV 间期为最佳 AV 间期。

(3)主动脉瓣前向血流速度时间积分：记录主动脉瓣前向血流频谱，测量主动脉瓣流速时间积分(VTI)。VTI 最大时的 AV 间期为优化的 AV 间期。

3. VV 间期优化　该方法也可改善 CRT 后临床症状。一些研究认为，VV 顺序左室优先起搏较心室同步起搏可更好改善临床反应。通常 VV 间期优化在 AV 优化后再进行。不同型号起搏器的 VV 间期可程控值的跨度不同。VV 间期优化常用的方法：测量主动脉瓣前向血流速度时间积分。当该值最大时的 VV 间期为优化的 VV 间期。

因此超声心动图由于缺乏一个确切的参数，在适应证的选择和术后疗效的评价中应用价值至今尚存在一定争议。

第 8 节　CRT 临床试验回顾

慢性心力衰竭是各种器质性心脏病的晚期表现，并有殊途同归的趋向。在诸多的慢性心力衰竭非药物治疗新技术中 CRT 治疗令人瞩目。这一工作始于 20 世纪 90 年代，当时起搏器用于慢性心力衰竭治疗仍属禁忌证。但随着临床试验的不断公布，CRT 治疗慢性心力衰竭逐渐从 Ⅱb 到 Ⅱa 类适应证，至 2005 年 CRT 治疗慢性心力衰竭已成为 Ⅰ 类适应证。

为了评价 CRT 的临床疗效，同时也为制定和修改 CRT 适应证指南提供详实依据，美国和欧洲的发达国家先后组织和开展了一系列临床试验，旨在评价 CRT 是否具有改善心功能和降低病死率的疗效。早期的临床试验均为治疗严重的慢性心力衰竭，以改善临床症状为终点，即以心功能及生活质量改善为研究目标的临床试验，国外大型临床研究和国内小规模研究均表明，CRT 可以改善心功能，增加 6min 步行距离和峰值耗氧量，改善生活质量，减轻症状，降低住院率。并可以逆转左心室重构。此后，公布了以临床硬终点，即病死率的降低为终点的 CRT 临床试验；近期公布了一些临床研究，主要是预防心力衰竭进一步发展（MADIT-CRT、REVERSE），研究对象为心功能 Ⅰ～Ⅱ 级（NYHA 分级）的患者。目前正在进行的一些临床试验，还包括预防心力衰竭发生的研究（如 BIOPACE 等），研究对象为目前尚无心功能不全及症状，但有抗心过缓起搏适应证并起搏依赖的患者。

代表性的临床试验如下：

1. PATH-CHF 研究　即慢性心力衰竭起搏治疗临床研究。此研究是第一个单盲、随机、交叉对照的临床研究。研究始于 1995 年。入选标准：缺血性或扩张型心肌病导致的中重度心力衰竭，心功能 Ⅲ～Ⅳ 级（NYHA 分级），窦性心律，PR 间期 ≥ 150mm，QRS 时限 ≥ 120ms。25 例患者入选并完成了 6 个月随访。研究证实，CRT 后左心室舒张末期内径(LVEDD)、收缩末内径和容量显著减小，LVEF 显著提高。不足的是研究样本量太少，而且为单盲设计。

2. InSync 研究 即心室多部位起搏治疗慢性心力衰竭的多中心临床研究。该研究由欧洲和加拿大 14 个医学中心参加,为多中心、前瞻性、非随机临床研究,研究结果发表于 1988 年。入选标准:心功能 Ⅲ~Ⅳ 级,LVEF<35%,LVEDD>60mm,QRS 时限 >150ms。研究共入选 81 例心力衰竭患者,68 例(84%)成功地经冠状静脉窦途径起搏左心室。平均随访 10 个月,证实 CRT 后心功能(NYHA 分级)和生活质量显著改善,6min 步行距离增加。研究肯定了 CRT 改善心功能的疗效和此治疗手段的可行性。

3. MUSTIC 研究 即心肌病多部位起搏治疗临床研究。该研究共由 16 个欧洲医学中心参加,为随机、单盲、自身交叉研究,研究始于 1998 年 3 月。入选标准:缺血性或扩张性心肌病,心功能 Ⅲ 级,LVEF<0.35,LVEDD>60mm,窦性心律,QRS 时限 >150ms,无传统起搏器适应证。采用开、关起搏功能各 3 个月的自身交叉对照方法。一级研究终点是 6min 步行距离,二级研究终点是生活质量、峰值耗氧量、心力衰竭恶化住院率、患者的治疗意愿和病死率。结果:48 例心力衰竭患者完成了交叉和随访。6min 步行距离增加 22%(399m vs 326m,P<0.001),生活质量提高 32%(P<0.001),峰值耗氧量量增加 8%(P<0.03),住院率下降 2/3(P<0.05),85% 的患者自愿接受起搏治疗(P<0.001)。结论:CRT 可以显著改善伴有室内阻滞慢性心力衰竭患者的运动耐量和生活质量。此后,MUSTIC 研究扩大了入选人群,并对 12 个月时的长期疗效进行了评价,结果公布于 2002 年。

目前已近发表的 CRT 对于病死率影响的前瞻性研究最早发表的是 COMPAION 研究和 CARE-HF 试验。和以往关注临床症状缓解和左心室功能临床指标改善不同,研究的一级终点是全因死亡和 / 或心力衰竭导致住院的联合事件,二级研究终点是全因死亡。

4. COMPAION 研究 即心力衰竭患者药物、双心室起搏和除颤器(CRT-D)治疗对比研究。该研究为多中心、前瞻性、随机对照临床试验。研究始于 2000 年 1 月,研究结果公布于 2003 年。研究证实:CRT 与 CRT-D 均可减低全因死亡和 / 或心力衰竭导致住院的联合终点事件(CRT 组下降 34%,P<0.002;CRT-D 组下降 40%,P<0.001)。与单纯药物治疗组相比,12 个月时 CRT 组的病死率降低 24%,但差异无统计学意义(P=0.059)。而 CRT-D 组的病死率显著下降,达 36%,差异有统计学意义(P=0.003)。结论:对于合并 QRS 时限延长的心力衰竭患者,CRT 可以降低其全因死亡和首次心力衰竭住院的联合事件,联合 ICD 将进一步降低病死率。

5. CARE-HF 研究 是一个具有里程碑意义的前瞻性、随机对照、多中心研究,共有 82 个欧洲医学中心参加。研究始于 2001 年 1 月,研究结果在 2005 年公布。一级研究终点是全因死亡和心血管事件导致的住院。二级终点是全因死亡等。研究共入选患者 813 例,随机分为药物治疗组(404 例)、药物联合 CRT 治疗组(409 例),平均随访 29.4 个月。发现:CRT 组和单纯药物治疗组的主要终点发生率分别为 39% 和 55%(危险比 0.63,95% CI 0.51~0.77;P<0.001)。两组病死率分别为 20% 和 30%(危险比 0.64,95% CI 0.48~0.85,P<0.002)。证实 CRT 除了降低室间机械延迟、收缩末期容积指数以及二尖瓣反流、增加射血、改善症状和生活质量之外,还可明显降低全因病死率达 36%。因此这两项研究结果公布充分肯定了 CRT 降低病死率的疗效。

随着临床研究对 CRT 降低病死率的确立,CRT 应用的适应证进一步扩展,但是因为缺乏大样本前瞻性随机化的临床研究证据,这些指征还存在一些争论。其中主要的争论集中在对窄 QRS 波患者,对心功能 Ⅰ~Ⅱ 级患者和房颤患者中 CRT 疗效。

6. ReThinQ 研究(窄 QRS 波心力衰竭患者的 CRT 治疗研究) 是第一个随机化的临床研究。患者有 ICD 植入适应证(EF ≤ 35% 的缺血性和非缺血性心肌病),心功能 Ⅲ 级(NYHA 分级)有症状的患者。QRS 时限 ≤ 130ms,但是有机械性失同步的证据。一级终点是 6 个月随访时心肺运动试验中峰值耗氧量。结果提示无论峰值耗氧量还是明尼苏达心力衰竭生活质量系数、6min 步行距离、左心室容积和射血分数均没有改善。即 CRT 未能改善窄 QRS 波心力衰竭患者的峰值耗氧量,提示超声证实存在心脏不同步的窄

QRS 波患者不能从 CRT 中获益。

7. PROSPECT 研究　是一项 CRT 疗效预测因子的研究,结果提示目前尚缺乏确切的机械失同步指标可以指导选择 CRT 适应人群。因此目前 QRS 波时限仍然是预测失同步的主要指标。

许多临床研究针对的研究患者主要是心功能Ⅲ～Ⅳ级的患者,在 InSyc/InSync ICD 研究中,第一次将心功能Ⅱ级的患者和Ⅲ～Ⅳ级的患者一起纳入入选对象。结果提示,和Ⅲ～Ⅳ级的患者一样,这些患者的左心室舒张末和收缩末内径都明显改善,但是心功能(NHYA 分级)提高程度没有Ⅲ～Ⅳ级的患者显著。

8. MADIT-CRT 研究　评估 CRT-D 治疗对心功能Ⅰ～Ⅱ级(缺血性心肌病和非缺血性心肌病)QRS 时限 ≥ 130ms 患者。共入选了 1 820 例患者,主要的研究终点是全因死亡或者非致死性心力衰竭事件,提示联合 CRT 治疗可降低心力衰竭风险达到 41%,尤其是 QRS 时限 ≥ 150ms 的亚组患者。因此研究结论提示:对无明显心力衰竭症状,但射血分数低下、QRS 时限延长的患者,ICD 基础上联合 CRT 治疗可降低心力衰竭风险。

9. REVERSE 研究　即再同步化治疗逆转左心室收缩功能不全的心肌重塑研究。共入选了 610 例心功能Ⅰ或者Ⅱ级(NYHA 分级)的心力衰竭患者,成功植入 CRT 或 CRT-D 后,随机分为 CRT 打开组和 CRT 关闭组。主要的研究终点是心力衰竭临床症状的改善,次要终点是左心室收缩末容积指数,心力衰竭住院率。研究结果证实,针对无症状或轻度心功能不全患者 CRT 治疗可以改善心力衰竭临床症状,抑制心室重构。因此目前对 CRT 在轻中度心功能不全患者中的疗效基本已经肯定。

房颤不同心力衰竭患者中的发生比例不同,随着心力衰竭的严重程度发生率也升高,大致在 10% ～ 50%。早期发表的前瞻性研究主要是 MUSTIC-AF 研究、PAVE 研究和 OPSITE 研究,结果提示 CRT 治疗可以降低全因病死率相对风险 49%。最近发布的评价房颤患者接受 CRT 联合房室结消融治疗疗效的 MILOS 研究是一个多中心纵向观察研究。入选了 1 285 例患者,其中 243 例合并房颤。后者分为 CRT 联合室率控制组和 CRT 联合房室结消融组。研究证实:与单纯 CRT 治疗相比,CRT 联合房室结消融治疗可显著提高生存率,减低心力衰竭导致的病死率。

目前对于 CRT 的临床研究仍然在不断的进行中,对于一些比较特殊的领域的研究更是层出不穷。包括心外膜起搏和多位点起搏。相信不久的将来,这些研究的结果会给 CRT 的适应证拓展和预测 CRT 的疗效等带来有益的影响。

(沈法荣　陈泗林)

第十三章

无创心电检查

第1节 动态心电图

【概述】

动态心电图通常称为 Holter，是以美国的物理学家 Norman.J.Holter 的名字所命名。1961 年应用于临床。英文名称还有 daynaimic electrocardiogram，DCG，long-term electrocardiogram 和 ambulatory long-term electrocardiogram 等，目前国内外已统称为动态心电图（ambulatory electrocardiograph，AECG）。

动态心电图是将患者昼夜日常活动状态下的心脏电活动，用三导联或多导联连续 24~48h 记录，并经计算机分析处理，用打印机打印出图文分析报告的心电图。随着现代医学和科学技术，特别是电子计算机技术的发展而不断发展，现代的动态心电图已能用小型大容量数字化心电信号记录器多导（3~12 导联）同步，长时间（24h 或更长）、连续（全信息）监测并记录自然活动下的心电信息。动态心电图所记录的心电信息输入计算机自动分析处理并经专业人员修改编辑，由激光打印机打印出具有正常心电活动、心律失常、ST 段及 T 波改变、心率变异性（heart rate variability，HRV）、QT 间期及心脏起搏器状况等内容的分析报告，为临床诊疗提供丰富的信息和重要的依据。动态心电图已成为现代心脏学的重要临床心电诊断技术，在全球范围内广泛应用。

【动态心电图检测技术的适应证】

（一）评估可能与心律失常有关的症状的适应证

1. Ⅰ类

（1）发生无法解释的晕厥、先兆晕厥或原因不明的头晕患者。

（2）无法解释的反复心悸患者。

2. Ⅱb 类

（1）发生不能用其他原因解释的气短、胸痛或乏力的患者。

（2）怀疑一过性房颤或房扑时发生神经系统事件的患者。

（3）患者出现晕厥、先兆晕厥、头晕或心悸等症状，已鉴别出其原因并非心律失常，但治疗病因后症状仍持续存在者。

3. Ⅲ类

(1)患者有晕厥、先兆晕厥、头晕或心悸等症状,通过病史、体格检查或实验室检查已经确定病因。

(2)患者发生脑血管意外,无心律失常发生的其他证据。

(二)在无心律失常症状患者中检出心律失常评估远期心脏事件发生风险的适应证

1. Ⅰ类 无。

2. Ⅱb类

(1)心肌梗死后左室功能不全的患者(EF ≤ 40%)。

(2)充血性心力衰竭患者。

(3)特发性肥厚型心肌病患者。

3. Ⅲ类

(1)持续心肌挫伤的患者。

(2)高血压伴左室肥厚患者。

(3)心肌梗死后左室功能正常患者。

(4)非心脏手术患者进行术前心律失常评估。

(5)睡眠呼吸暂停患者。

(6)瓣膜性心脏病患者。

(三)无心律失常症状患者测定 HRV 评估远期心脏事件发生风险的适应证

1. Ⅰ类 无。

2. Ⅱb类

(1)心肌梗死后左室功能不全的患者。

(2)充血性心力衰竭患者。

(3)特发性肥厚型心肌病患者。

3. Ⅲ类

(1)心肌梗死后左室功能正常患者。

(2)糖尿病患者评估糖尿病神经病变。

(3)存在可能干扰 HRV 分析的心律失常(如房颤)的患者。

(四)评估抗心律失常治疗的适应证

1. Ⅰ类 评估个体对抗心律失常药物的反应,其心律失常的基线特点是可重复,并且频发的程度应足以进行分析。

2. Ⅱa类 高危患者中检测抗心律失常治疗的致心律失常作用。

3. Ⅱb类

(1)评价房颤的心室率控制。

(2)门诊判定治疗期间反复发生的有症状或无症状的非持续性心律失常。

4. Ⅲ类 无。

(五)评估起搏器和 ICD 功能的适应证

1. Ⅰ类

(1)通过评价频繁发生的心悸、晕厥或先兆晕厥等症状来评估设备的功能,以除外肌电抑制和起搏器诱导的心动过速,并且帮助设定改进参数,如频率适应和自动模式转换等。

(2)在设备问询未能确定诊断时评估可疑的部件失灵或功能障碍。

(3)评估频繁接受 ICD 治疗的患者对辅助药物治疗的反应。

2. Ⅱb 类

(1)作为对连续遥测的替代或辅助方法,评估起搏器或 ICD 植入后即刻的术后起搏器功能。

(2)评估植入除颤器患者室上性心动过速发作时的心率。

3. Ⅲ类

(1)通过设备问询、心电图或其他有用数据(如胸片等)足以确定潜在的原因/诊断时,评估 ICD 或起搏器功能障碍。

(2)对无症状患者进行常规随访。

（六）监测心肌缺血的适应证

1. Ⅰ类　无。

2. Ⅱa 类　怀疑变异型心绞痛患者。

3. Ⅱb 类

(1)评估无法运动的胸痛患者。

(2)无法运动的血管外科患者进行术前评估。

(3)已知冠心病和不典型胸痛综合征患者。

4. Ⅲ类

(1)能运动的胸痛患者进行初次评估。

(2)无症状患者进行常规筛查。

【动态心电图系统的设备与基本技术指标】

动态心电图系统由记录系统、回放分析系统和打印机组成。

（一）记录系统

记录系统由记录器和导联线组成。记录器有磁带式(目前已基本淘汰)和固态式,固态式又分为固态记录器和闪光卡记录器。目前动态心电图的导联从二通道、三通道已发展到 12 导联、18 导联系统。12 导联和 18 导联有助于确定室性期前收缩和室速的好发部位、旁路定位以及对心肌缺血的相对定位。但通过美国心脏协会数据库和麻省理工学院数据库以及这些年的临床实践证明,12 导联系统的 Holter 并不能取代三通道的系统,只是两种记录方式和系统各有侧重,在临床应用上可互补。

（二）动态心电图的回放分析系统

记录器采集数据后首先把记录的心电数据传送到计算机中。主机采用性能良好的计算机或心电工作站,其硬件设施能支持动态心电图分析软件的运行,以 16~19 英寸高分辨率的彩色显示器显示出心电信号及有关分析、数据、图表(直方图、趋势图等),采用鼠标或键盘输入参数和指令,进行动态心电图分析和编辑,才能得到最终的动态心电图报告。在计算机进行分析过程中,首先要进行 QRS 波的检出,确定每个心搏的类型,然后对逐个心搏的特性进行分析,目前已有公司开发出可进行 P 波、PR 间期分析的软件。动态心电图的内容包括:24h 或 48h 的心律失常分析、ST 段偏移的检测和分析、起搏心电图的分析(有些机器还设有起搏通道)、T 波电交替、窦性心率震荡、睡眠呼吸暂停综合征等分析程序。随着电子学、计算机技术这些科技的飞速发展,动态心电图的硬件和软件也是日新月异的发展。但目前动态心电图的分析系统尚不能达到满意的准确度,在分析的过程中进行人机对话是必不可少的。

（三）记录器影响心电图波形质量的关键技术指标

动态心电图的专业人员应该了解记录器影响心电图波形质量的关键指标,即频率响应、采样频率和分辨率。

1. 记录器频率响应对心电图波形的影响　频率响应是电子学领域中用来衡量线性电子学系统性能

的主要指标。目前多数记录器的频响范围是 0.5~60Hz。低频下限频率过高时,可使动态心电图波形的 ST 段产生失真;如高频的上限不够高时,动态心电图波形的影响表现为 Q 波、R 波和 S 波的波幅变低,形状变得圆滑,R 波的切迹和 δ 波可能消失。

2. 采样频率对心电图波形的影响　采样频率是指记录器每秒钟采集心电信号电压的点数。采样频率越高,心电图波形的失真就越小,所采集的数据就会更加精确地表示连续的心电图波形;当采集率过低时,Q 波、R 波、S 波的波幅都会减小,波形呈阶梯状,心电图上将会丢失部分有意义的信息。因此采用适当的采样频率是必要的。目前多数记录器的采样频率为 128Hz,但对于上限频率达 100Hz 的系统来说,合适的采样频率应达到 512Hz。对于起搏信号和 ICD 信号的记录器,其采样频率应达到 4 000Hz。但目前的部分有起搏通道的记录器,起搏通道采样频率达 1 000Hz 时,基本就能较准确地记录起搏脉冲并检测到起搏器的实际工作状况了。

3. 分辨率　分辨率是指运算采样数据并进行模—数转换采集信号的能力,用数码的二进制位数表示。最小分辨率为 8bit。分辨率为 16bit 时可达到当前计算机运算水平。分辨率可决定 QRS 波振幅测量的准确性。

记录器的频率响应、采样率和分辨率应该是一个和谐的统一。如果采用较低的分辨率,则会使 QRS 波振幅精确性减低;如果过高追求太高的采样率,会使记录的数据成倍地增加,为数据的下载和存储带来较大的负担,并影响分析效率。

【动态心电图应用进展】

在现代动态心电图技术中,除了以往常规的检测内容外,还发展了许多新的心电学分析技术,如 HRV 分析、T 波电交替、窦性心率震荡等,这些新技术将在随后章节中详述。

第 2 节　心率变异性

【定义】

心率变异性(heart rate variability,HRV)是通过测量连续正常 RR 间期变化的变异性来反映心率的变化程度、规律,从而判断自主神经系统变化对心血管影响的一种无创心电指标,主要有时域分析、频域分析和非线性分析 3 种。HRV 反映自主神经系统活性和定量评估心脏交感神经与迷走神经张力及其平衡性,并被认为是可预测心脏性猝死和心律失常性事件的一个有价值的指标。HRV 降低提示心脏交感神经张力增高,可使室颤阈值降低;HRV 升高提示迷走神经张力增高,可使室颤阈值增高,对心脏有保护作用。

早在 1933 年即有人注意到呼吸困难、血压变化与瞬间心率变化相关。1963 年更有学者发现产妇产程中胎儿 HRV 变小反映宫内窘迫。1965 年 Hon 和 Lee 最先在临床上证实了窦性心律不齐或 HRV 的重要性,他们发现胎儿存活率降低与心率变异减少有关。1973 年 Sayers 等研究了精神负荷对 RR 间期变异的作用,Ewing 等(1976 年)和李之源等(1983 年)对糖尿病患者测试 RR 间期差异以检测自主神经受损情况。1977 年 Wolf 等首先发现了 HRV 降低与心肌梗死死亡高危之间的关系。1978 年 Wolf 等报道了心肌梗死后 HRV 减小与严重心律失常事件和心脏性猝死密切相关。1981 年 Akselrod 等使用功率谱分析方法来定量评价心脏逐搏之间的心血管调控情况。1987 年,Kleiger 等研究表明,急性心肌梗死患者心率变异指标 SD<50ms 者其猝死率比 SD>100ms 者高 5 倍之多,引起了医学界的极大关注,HRV 被认为是判断急性心肌梗死预后的有效和独立指标。

【发生机制】

生理状态下,心搏的节律受着窦房结自律性的控制,而窦房结又接受交感神经和迷走神经的双重支配。交感神经末梢释放去甲肾上腺素兴奋细胞膜上肾上腺素能受体,使窦房结自律性升高,心率加快,心肌收缩力增强,传导增强,表现为正性变时、变力、变传导作用。迷走神经末梢释放乙酰胆碱作用于细胞膜的 M 型胆碱能受体,使窦房结自律性下降、心率变慢,心肌收缩力减弱,传导减慢,表现为负性变时、变力、变传导作用。迷走神经可以使心肌的兴奋阈值增大,室颤阈值降低,起到保护作用。在安静条件下,迷走及交感神经均参与对心率的影响,而以迷走神经作用占优势。为此,安静时心率常较固有心率(100~120次/min)为慢。心动周期间的变化主要是受迷走神经而不是交感神经的调节,因为迷走神经对心率的应变调节快。窦房结对迷走刺激的反应延迟时限很短,单个迷走刺激脉冲的最大效应出现在刺激后 400ms之内。人体迷走神经受刺激时,在第一次或第二次心搏时即出现高峰反应,停止刺激后,反应的恢复略慢,但也在 5s 之内。对迷走神经刺激频率的增加,增强其降低心率的作用。这是 HRV 频域分析中高频部分代表迷走神经张力的生理基础。交感神经节后纤维支配整个心脏,包括窦房结、房室交界区、心房肌及心室肌。与迷走神经效应不同,刺激交感神经后,起效延迟约 5s,此后,心率逐渐增加达到稳态持续 20~30s,在 HRV 的频域功率谱中处于低频段。

提高交感神经活动水平可加强迷走冲动抑制效应,而提高迷走神经活动水平则使交感冲动的兴奋效应削弱。交感神经与迷走神经互相协调才能维持正常的心脏活动及正常的心率变化。一旦两者协调作用失衡,将导致心血管系统功能紊乱,以致发生严重心律失常。故 HRV 可作为反映自主神经功能及其对心血管的调控作用和反映心脏活动正常与否的重要指标。

【检测方法】

(一)时域分析法

时域分析法利用统计学离散趋势分析法,分析心率或 RR 的变异,称 HRV 的时域分析法。

1. 推荐使用的统计法指标及其定义 首先是简单指标,测量某段时间内的平均正常心动周期,最大、最小正常心动周期及其比值或差值。白天和夜间心动周期差别变小是 HRV 异常的表现。白天与夜间平均正常心动周期差 <40ms 视为异常。

其次为复杂指标,如下:

(1)SDNN:全部正常窦性心搏间期(NN)的标准差,单位:ms。

(2)SDANN:全程按 5min 分成连续的时间段,先计算每 5min 的 NN 间期平均值,再计算所有平均值的标准差,单位:ms。

(3)RMSSD:全程相邻 NN 间期之差的均方根值,单位:ms。

(4)$SDNN_{Index}$:全程按 5min 分成连续的时间段,先计算每 5min 的 NN 间期标准差,再计算这些标准差的平均值,单位:ms。

(5)SDSD:全部相邻 NN 间期之差的标准差,单位:ms。

(6)NN_{50}:全部 NN 间期中,相邻的 NN 间期之差大于 50ms 的心搏数,单位:个。

(7)PNN_{50}:NN50 除以总的 NN 间期个数、乘以 100,单位:%。

以上 7 项指标中以 SDNN、RMSSD 及 PNN50 最为常用。

2. 推荐使用的图解法指标及其定义

(1)三角指数:NN 间期的总个数除以 NN 间期直方图的高度(在计算 NN 间期直方图时,横的时间单位为 1/128s,相当于 7.8l25ms),无量纲。

(2)TINN:使用最小方差法,求出全部 NN 间期的直方图近似三角形底边的宽度,单位:ms。

上述指标中,SDNN 和三角指数适用于对 24h 长程的 HRV 总体分析;SDANN 反映 HR 慢变化成分(相当于频域分析中的超低频成分,ULF);RMSSD 反映 HRV 中快变化成分(相当于频域分析高频成分,HF)。

3. 使用时域指标的注意事项

(1)HRV 时域分析以长时程 24h 为宜;特别对急性心肌梗死(AMI)的预后判断,不宜取任何段分析。

如有特殊需要,如观察药物反应或心律失常发作前后变化,则可根据需要取不同时段。计算法指标,采样时间不得少于 20min。

(2)各项指标不能相互取代,如 SDNN 与 SDANN 或 RMSSD 的变化代表不同的意义,不能比较,还应该区分所用的指标是直接测定 RR 间期,还是测定 RR 间期的差值,各自所得的结果也不能直接比较。

(3)HRV 三角指数的计算结果与时间单位(bins)直接相关。目前国际通用的时间单位为 1/12(7.8125ms)。如果时间单位不同,即使同一份资料,其计算出来的三角指数也不相同,为此不同间隔的三角指数不能进行比较。

(4)任何情况下,任何指标,不同时程的 HRV 分析结果不能直接比较。

(二) 频域分析法

1. 频谱成分和频段划分

(1)总功率(TP):频段 ≤ 0.4Hz。

(2)超低频功率(ULF):频段 ≤ 0.003Hz。

(3)极低频功率(VLF):频段 0.003~0.04Hz。

(4)低频功率(L):频段 0.04~0.15Hz。

(5)高频功率(HF):频段 0.15~0.4Hz。

2. 推荐使用的指标 与时域分析不同,频域分析对短时程和长时程分析结果的意义有很大差别。短时程(5min)的分析应取平卧休息状态,控制好患者及环境条件,避免各种暂时影响自主神经活动的因素,诸如兴奋谈话、深大呼吸、吸烟、饮酒等,使所得结果反映出被检者固有的自主神经活动情况。而长时程(24h)的频域分析不可能做到控制上述各种因素,因而其结果只能反映总体综合情况。

(1)对短时程(5min)分析可采用:总功率、VLF、LF、LFnorm、HF、HFnorm、LF / HF(5min 分析中 VLF 包括了 ULF 即 ≤ 0.04Hz 的频段均属之)。

(2)对长时程(24h)分析建议采用:总功率、ULF、VLF、LF、HF。不宜采用 LFnorm、HFnorm 及 LF/HF 等指标;而 ULF 与时域指标的 SDANN 相当,有一定的研究价值。

3. 频域分析的注意事项

(1)对于长时程和短时程分析应严格区分,根据研究内容正确选择使用长时程或短时程分析,两者不能相互取代,两者所得结果不能比较。

(2)短时程分析采样过程中最好避免有期前收缩、漏搏等情况,如不可避免时,应在软件设计中设置自动判别并可选择性插入或消除某一搏动的功能。

(3)采用 FFT 方法除应提供频谱曲线及各频段的具体数据外,应说明所分析的样本数及所采用的平滑窗函数(目前较多用者为 Hann、Hamming 及 triangular 等)。采用 AR 法则应标以所使用的数学模型、计算时使用的数据个数、LF 和 HF 等的中心频率以及相应的测试要求。

【正常参考值】

1996 年由欧洲心脏学会和北美起搏与电生理学会共同组成的任务专家组对 HRV 的一些指标确定了试用标准值。由于缺乏大样本的正常人群实验结果,因此本标准值只是针对一些小样本的实验对象。它还要受到诸如性别、年龄及环境等因素的影响,仅供参考。HRV 标准方法的正常值:① 24h 时域分析的 SDNN、SDANN、RMSSD 分别为 (141 ± 39)ms, (127 ± 35)ms 和 (27 ± 12)ms。②静态仰卧位 5min 记录的功率谱分析,TP、LF、HF 分别为 (3 466 ± 1 018)ms^2, (1 170 ± 416)ms^2 和 (975 ± 203)ms^2;Lfnorm、Hfnorm、LF/HF

分别为(54±4)nu，(29±3)nu 和 1.5~2.0。

【影响因素】

凡能影响交感神经与迷走神经兴奋的因素，都可影响 HRV 的检测。

1. 年龄、性别、体温、呼吸、血压、心率、饮食、睡眠、烟酒咖啡嗜好等一般因素　在心率能谱图中，老年人的总功率谱密度及低、高频段功率谱密度均较年轻人为低。老年人高频成分降低较年轻人更明显，提示老年人迷走神经活性降低更显著，而交感神经活性相对增加。另外，长期吸烟者可导致心脏交感神经活性增高，迷走神经活性降低，致迷走神经对心脏的调节功能严重减弱。

2. 体力活动、心理因素与情绪变化和体位改变。

3. 昼夜节律：正常人白天交感神经活动即低频成分占优势，夜间迷走神经活动即高额成分占优势。而且高频成分昼夜有一定变化，而低频成分变化不大。为使此昼夜节律变化能得到反映，强调分析应以24h(长程)资料为好。

4. 环境因素：如外界环境突变、检测环境不安静等。

5. 影响自主神经的药物：心血管药物多数可以影响 HRV，如抗胆碱药物可以增加迷走神经张力和迷走反射，有利于 HRV 恢复；β 受体阻滞剂可降低心血管传入交感神经对血流动力学及机械刺激的反应能力，并增加中枢及心脏传出迷走神经的张力，从而调整交感 - 迷走神经系统的平衡，增加 HRV；非选择性 α 受体阻滞剂可降低迷走神经张力，降低 HRV，故认为心肌梗死患者不宜使用；血管紧张素转换酶抑制剂(ACEI)能抑制中枢及外周的交感神经张力，增加迷走神经张力，改善 HRV，特别是与预后明显相关的参数，如极低频功率(VLF)、超低频功率(ULF)等，钙通道拮抗剂(CCB)可抑制交感神经张力，增加迷走神经张力及改善 HRV，但各类 CCB 对 HRV 的影响不同。地尔硫䓬可使稳定性心绞痛患者平均 RR 间期增高，并可影响 HRV 昼夜节律。另外，洋地黄类药物及溶栓药物均可以提高迷走神经张力，改善 HRV。

6. 心律失常：尤其是期前收缩多少直接影响 HRV 的检测。同时由于 HRV 分析系用 RR 间期代替 PP 间期，故文氏型房室传导阻滞亦影响检测。

【适应证】

根据国内外近年来各方面研究的分析结果，提供以下的应用和研究范围。

1. 已有肯定应用价值的领域

(1)急性心肌梗死(AMI)：AMI 后 1~3 周内测定 HRV，如仍明显低于正常则远期猝死率明显增加，这已公认。但 HRV 的预测正确率并不是很高，如果与其他预测指标(如 EF、心室晚电位等)联合应用将明显提高其预测价值。AMI 后跟踪复查 HRV，根据 HRV 恢复得快慢可对患者死亡危险性进行评估。AMI 后 2~3d 内 HRV 降低是否对急性期预后有预测价值目前尚无定论。

(2)糖尿病：目前已公认 HRV 是判断糖尿病患者是否伴有自主神经系统损害最准确、最敏感的指标，其价值已大大超过既往使用的 Valsalva 试验、直立试验及深呼吸试验等。

2. 有研究前途的心血管疾病领域　已知以下心血管疾病或综合征的发生或在病程进展中与自主神经的失衡有关，但其具体机制待阐明。

(1)有猝死倾向的各种心脏病：如二尖瓣脱垂综合征、肥厚型心肌病、长 QT 综合征等。

(2)阵发性心律失常：包括室速、室上性心动过速及房扑、房颤等的发作与否，自主神经系统起着重要作用。

(3)扩张型心肌病：是所有心脏病中 HRV 降低最明显的，其与预后的关系有待探讨。

(4)心力衰竭：不同类型、不同阶段的心力衰竭病程中，自主神经起着不同的作用。

(5)高血压：自主神经系统在原发性高血压发病机制中的地位一直是一个研究的热点。

(6)心脏移植：心脏移植后去神经状态及神经再生，甚至早期排斥反应时 HRV 均有不同程度的反应，有关机制不清楚。

3.有研究前途的非心血管疾病领域 以下疾病或综合征常伴有自主神经功能障碍的表现,其因果关系尚待进一步研究。

(1)胎儿宫内窒息。

(2)帕金森病、多发性硬化、吉兰-巴雷综合征等。

(3)血管迷走性晕厥及直立性低血压。

(4)药物对 HRV 的影响。

【临床应用】

(一)心肌梗死预后的独立预测指标

HRV 减小是急性心肌梗死预后不良的一个独立良好指标。HRV 的高频段呈现与冠状动脉病变程度相平行的递减性降低(即呈正相关)。研究证实,低 HRV 患者冠脉病变重,预后差,说明冠脉病变程度与自主神经功能损害有关,检测 HRV 可以反映和预测心肌缺血。

(二)心脏猝死预测的独立指标

一般认为,心肌的电稳定依赖于迷走神经、交感神经和体液调节之间的精确平衡,一旦迷走神经活性降低,可致室颤域值变低,易引起室颤和心脏性猝死。反映自主神经活性变化的 HRV 可作为预测心脏性猝死高危因素的独立指标,还能提示心血管病的预后。心肌缺血对室壁机械、化学感受器是一种强有力的刺激,它可通过"心-心反射"活动改变心脏自主神经调节的均衡性致交感神经张力增强,迷走神经张力减弱致心肌应激性增高,心肌电不稳,室颤阈降低导致恶性心律失常、猝死的发生。

(三)预测心衰的程度及预后

充血性心衰者 HRV 的低、中、高频成分功率均比正常人明显减小,尤以心力衰竭减小最明显。提示交感神经及迷走神经均受损,迷走神经受损更重,交感神经张力则相对占优势。同时 HRV 异常程度与心功能损害程度相一致,可预测心衰程度及预后。研究已证实,心力衰竭患者确有交感神经系统的激活,而且无论是急性或慢性期、早期或晚期均如此。增高的交感神经张力可增强其他神经体液系统的效应,进一步增加前、后负荷,促进病情的恶化。在不同病因引起的慢性心力衰竭患者,支配心脏的迷走神经和交感神经均受损,且以迷走神经更为严重。与正常人相比,慢性心力衰竭患者的心率变异的时域和频域值均有明显下降。在慢性充血性心力衰竭者,心率变异的变化是否与 LVEF 相关目前尚无统一意见,多数认为与其密切相关,而与室性心律失常无相关。

(四)糖尿病神经病变的早期诊断的有效方法

HRV 的应用为糖尿病性神经病变的早期诊断提供了一个有效的检测手段。糖尿病患者常并发自主神经损害。研究表明,糖尿病者低、中、高频段能量均低于正常。而且心率功率谱图异常与自主神经损害一致,而与高血糖的程度和糖尿病性微血管病变程度无肯定关系。故认为心率功率谱分析是早期诊断糖尿病性自主神经病损的敏感方法。另外,糖尿病者合并冠心病的概率大,且多无痛。其原因可能是心脏感觉神经传入纤维严重受损,致对缺血、缺氧刺激的敏感性降低。故进一步借助 HRV 研究心脏自主神经损害与糖尿病合并冠心病的关系具有重要意义。

(五)判断心脏移植是否成功,有无排斥的方法

心脏移植时,被移植的心脏短期内可被看作与自主神经调节无关的(去神经状态)离体心脏,此时它完全不受自主神经控制,致 HRV 明显降低或消失。当(移植成功)一旦出现排斥反应,HRV 则又可升高。在心脏移植恢复期,HRV 的增加日益接近健康人,表示移植心脏已重新获得了神经再生和自主神经的支配。因此,HRV 谱分析可作为判断去神经状态及再生过程,观察心脏移植是否成功、有无排斥反应及移植心脏神经调节状态的重要方法。

（六）监测胎儿发育及产程监测中的重要指标

妊娠36周时子宫内胎儿的HRV功率谱图与成人相似,在呼吸暂停时HRV功率谱图的高频部分消失。胎儿HRV减小与新生儿猝死综合征相关,在产程中发现胎儿HRV减小时,提示宫内胎儿窘迫,病死率高,应加速分娩。因而HRV检测在胎儿发育及产程监测中起重要作用。

（七）其他

对于高血压患者,原发性高血压的HRV中LF成分明显增大,HF成分则减少,LF/HF比值也增大,表明交感神经活性增高,迷走神经活性降低,也就是其促发因素增加,保护机制减少;对于无心衰的心肌病也存在自主神经功能损害,提示自主神经可能参与了心肌病的发病机制。先天性长QT综合征者HRV显著降低。因此,HRV可作为评价QT延长治疗效果的评定指标;对于血管迷走性晕厥有助于阐明晕厥的病因、诊断及防治;HRV分析对脑死亡的判断、脑外伤患者手术前后的评估及监护均有重要价值。据研究,注射阿托品观察HRV变化可作为诊断脑死亡的一个方法。

另外,可用于各种与自主神经调节有关的病理生理情况,如慢性酒精中毒性神经病变、家族性淀粉样变性所致多发性神经病变以及甲亢、睡眠呼吸暂停综合征、更年期综合征等,以及治疗药物的研究和疗效评价等。

 第 3 节　心室晚电位

【概述】

心室晚电位（ventricular late potential,VLP）是指出现在QRS波末部ST段内的一种高频、低振幅、多形性碎裂电活动。由于这种心电活动发生在心室电活动的晚期,故形象地称为心室晚电位。VLP实际上是在心室某部小块心肌内延迟发生除极所产生的电活动。由于这种电信号非常微弱,一般在几十微伏以下;其频率下限为25~100Hz,上限为300~500Hz,与肌电频谱部分重合,加之环境电磁干扰,故常规心电图难以捕捉到,采用信号平均心电图技术则可以记录到该电活动信号。

信号平均心电图（signal averaged electrocardiogram,SAECG）用以描记晚期心室（或心房）电活动。1982年Simson发展了此项技术。采用双向滤波减少振铃现象,采用X、Y、Z三个立体垂直相交面记录QRS波,并实时地叠加、滤波增大,使很小的信号波能清晰地分辨出来,从而定量地记录到VLP。

【病理生理机制及意义】

VLP可见于正常人（检出率<1%）,但大量的实验研究和临床研究证实VLP是一种病理现象。对心肌梗死合并室速的动物直接进行心内膜和心外膜标测时发现:透壁梗死区无心电活动,而在梗死区的边缘可记录到舒张期内的连续电活动。这说明透壁梗死区的边缘仍有存活的小块、散在心肌,且与纤维组织形成复杂的交织。这些存活小块心肌本身传导和除极速度并不慢,但因其被纤维组织分割包围,使该区心肌除极冲动传导迂回而缓慢,进而产生不同步的电活动。所以,在体表记录的这些小块心肌的除极电位出现较晚,落在QRS波后且振幅很低,表现为碎裂的多个小波。由于坏死心肌的纤维化程度不一,致使当激动抵达该部位时,同步兴奋电活动碎裂为非同步的许多单独小波,且传导速度缓慢,这便是VLP形成的病理生理基础。

在心肌梗死伴室速的患者中发现位于梗死或瘢痕区部位心室肌的激动常发生延迟或延长。梗死区存活心肌的数量和部位千差万别,心肌纤维化引起的心肌肌束之间距离的增加和心肌平行排列结构的中断能使心室激动减慢。窦性心律时,延迟的心室激动(通常延续到 QRS 波结束之后)将更加明显。与不伴室速的患者相比,伴发持续性室速的患者能在心室更多的部位检测到激动的延迟。在人体,VLP 和直接从心脏记录到的心室肌晚期碎裂电位有关,并与延迟激动组织的总量相关。VLP 是形成室内折返的基质。研究已证实其和室速发作时最早的激动部位有关。

【心室晚电位的记录技术】

VLP 是一种高频率低振幅的碎裂电位,自心脏表面直接记录到其振幅不超过 1mV,而从体表记录不超过 20~25μV。这在常规心电图难以记录到,而且易受肌电、生理性体内杂音、电极干扰、检测器噪声及环境噪声等的影响,常使 VLP 的信号检测发生困难。故必须经高分辨增幅、高感度微处理、高通滤波及信号平均叠加等技术处理,把数百次心搏的心电信号进行同步平均叠加,使有规律出现的心电信号振幅放大,而毫无规律随机出现的噪声在叠加中相互抵消以减弱,从而改善信号 / 噪声比,再经不同频率的滤波把无关信号滤掉,才能使 VLP 得以显露并容易被检出。

心室晚电位的检测可分为有创性直接记录法和无创性体表记录法两大类。

(一)有创性直接记录法

1. 心内膜标测 经静脉或动脉插入导管进行左或右室内膜标测。由于冠心病主要累及左心室,而且恶性心律失常也多起源于左心室,故在左室标测更利于检测心室晚电位。

2. 心外膜标测 在开胸心脏直视术中进行,利用探查导管的心外膜选多个探查点,于窦性心律时观察心电图 QRS 波后是否出现心室晚电位。

(二)无创性体表记录法

无创性方法就是在被测试患者体表放置电极,一般采用正交导联即 X、Y、Z 导联,应用高增益放大器和计算机作叠加平均,以消除噪声。由于晚电位振幅很小,在体表的振幅只有 20~25μV 以上,静态心电图根本无法描记出来。若将放大倍数加大,噪声同样被放大,仍然无法记录到心室晚电位。而采用计算机叠加技术可以抵消杂乱的噪声信号,能保留稳定的心室晚电位信号。叠加的次数越多,噪声越小。当噪声小到一定的程度(<1μV)便可记录到心室晚电位。

体表信号平均心电图有两种分析方法:分时域分析法和频域分析法。

1. 时域分析(time domain analysis) 时域分析法步骤与要求如下:

(1)体表电极与导联:目前通常采用 Simon 倡导的 X、Y、Z 双极导联进行叠加。电极位置:X 导联轴在左右腋中线第 4 肋间,Y 导联轴在胸骨柄上缘和左腿上方或髂嵴,Z 导联轴在第 4 肋间 V₂ 部位和其对应后方脊椎左侧;正极方向是左、下、前方,另设一无关电极。

(2)信号叠加平均技术:信号叠加平均技术是检测晚电位的重要步骤。常用的叠加方法有:①时间叠加技术,在临床实际工作中只要叠加 200~300 次心搏,就可使噪声降至 1μV 以下,可使晚电位显露而可识别。国内外目前开展晚电位的检测大多采用时间平均叠加技术。②空间叠加技术:其方法不够健全,尚未被广泛应用。采用信号叠加技术需具有高分辨性能的记录器。

(3)降低噪声:充分降低噪声是信号平均技术分析的关键。降低噪声的程度取决于平均搏动的数目、基础噪声水平和使用的滤波方式。小心处理皮肤、肌肉松弛和温暖的环境亦可减少患者产生的噪声。其基本原理:VLP 具有周期重复性,而噪声为随机性,经叠加平均后,噪声相互抵消,真实的信号得以累积。信号越加越大,致使信号 / 噪声比率增大,终至噪声被滤掉,而 VLP 信号便脱颖而出。从理论上讲,噪声的减少程度与所叠加的心动周期数目的平方根成正比,即叠加程序重复次数愈多,噪声消除效果愈好。

(4)滤波特性:滤波的通频带和特性决定心电信号的形态和振幅,对时域分析结果至关重要。体表信号平均心电图是一种高分辨心电图,一般来说,低通滤波以滤掉高频信号为主,而高通滤波则以滤掉低信号为主。VLP 为一种低振幅的高频信号,要捕捉到这种信号,势必要求在信号处理技术上滤掉低频信号,允许高频信号通过,方能使 VLP 信号显现。目前,SAECG 的基本工作程序是:患者→前置放大→带通滤波→ A/D 转换→ QRS 波检测→建立模板→叠加平均→显示与记录。最后,把这种经过放大、叠加、滤波的心电信息记录下来,便是信号叠加心电图或称高分辨心电图。

(5)晚电位的识别和测量

1)晚电位的识别:在 SAECG 上呈现为 QRS 波终末部以及 ST 段内可见高频、低幅碎裂波,其中常有一个或几个较明显的尖峰波,频率在 20~80Hz,振幅在 25μV 以下,持续时间在 10ms 以上即是 VLP。

2)确定 VLP 的终点:通常把基础噪声(位于 ST 段后半部,通常在 1μV 以下)作为参考标志,当低振幅高频波超越基础噪声 3 倍时便为 VLP 与噪声的交界点,亦即 VLP 的终点。

3)确定 VLP 的起点:各家所用标准不一。在经过滤波的叠加心电图上,如果在 QRS 波与低振幅高频碎裂波之间有一段等电位线存在,则 VLP 的起点不难确定,然而这种情况并不多见。在大多数情况下,VLP 与 QRS 波末融合在一起而延伸入 ST 段内。因而有学者把 QRS 波终末部低于 40μV 处作为 VLP 的起点,但也有人把低于 25μV 或 20μV 作为起点。

4)测定 VLP 的时限:自 VLP 起点至终点的距离便是 VLP 的时限,它至少为 10ms。

5)测定总 QRS 时限:指在经过滤波的综合导联叠加心电图上,自 QRS 起点至高频波的振幅超越基础噪声 3 倍以上之处的时距。

6)测定标准 QRS 时限:指在未经滤波的 X、Y、Z 或综合导联上所测得的最长的 QRS 时限。

7)观察 RMS40:即观察经过滤波的综合导联叠加心电图上的 QRS 波最后 40ms 内的振幅大小,如果振幅 ≤ 25μV,表明有 VLP 存在。

8)VLP 的测量:在 SAECG 上晚电位的测量有两种方法。①目测法:VLP 的分析受高通滤波的噪声水平影响较大。高通滤波取 25Hz 或 40Hz 所获结果是不同的,噪声水平 >1.0μV,分别产生的假阴性率及假阳性率上升,因此必须注意 VLP 检测中采用的高通滤波以及噪声水平。目测的内容有 VLP 起点、VLP 终点、VLP 时限、总 QRS 时限、标准时限、滤波后综合导联叠加心电图上 QRS 终末 40ms 内的振幅。②计算机自动测定分析法:应用特制的软件逆向扫描 ST 段,平均电压 3 倍于基础噪声的 5ms 段与基础噪声的交点定为 QRS 波的终点。此 QRS 波的起始点和终点都需目测审定,数据分析系统应允许操作人员对自动判定的始点和终点作手动调整,然后进行其他参数测量计算和定量分析,准确性更为可靠。因此,一般主张用计算机自动测定加入人工目测验证。

(6)晚电位诊断标准:除外束支阻滞情况下,在滤波带为 25~250Hz 的条件下,符合下列标准中两项者可确定有心室晚电位。

1)信号平均后的 QRS 时限(QRS$_D$)≥ 120ms:代表叠加后经滤过的 QRS 总时限。

2)QRS 波终末部 40μV 以下振幅信号持续的时间(LAS)≥ 40ms:代表碎裂电位持续的时间。

3)QRS 波终末 40ms 处均方根电压(RMS$_{40}$)≤ 25μV:代表碎裂电位的振幅。

这三项指标中,应把 RMS$_{40}$ 低于 25μV 为基本的指标。如果这项指标为阴性,便不应判断为有阳性晚电位或异常的高分辨心电图。如果这项指标为阳性,加上其他两项指标中的一项阳性或两项都为阳性,是异常高分辨心电图或晚电位阳性的诊断标准。

束支阻滞时 VLP 判断标准:完全性右束支阻滞时域分析方法不能诊断 VLP 阳性。完全性左束支阻滞时有作者认为时域分析方法可以识别心室晚电位。

2. 频域分析(frequency domain analysis) 时域分析法存在以下问题:①诊断标准不统一;②不能检测出埋在 QRS 波之中的 VLP;③对有束支阻滞或室内传导阻滞者,常难以鉴别;④由于各患者 VLP 的频率范围不同,因此使用何种高频率滤波器带有一定的盲目性。有鉴于此,VLP 的频谱分析应运而生。

心室晚电位是小块有病变心室肌细胞除极化所产生的延迟高频电位,其频率一般高于 20Hz,而复极化电位(ST 段和 T 波)是低频的。因此,分析高分辨心电图的另一途径是观察电压如何随频率而异,这就是频域分析,也称为频谱分析。信号的频谱分析需经数学处理,例如用电子计算机进行快速傅里叶转换(fast Fourier transformation,FFT),把一个信号分解为它的频率组成部分,类似日常透过三棱镜后形成不同颜色的光谱那样。Cain 等于 1984 年首先报道以 FFT 技术对信息平均心电图作二维频域分析的初步结果。VLP 的频域分析是以 SAECG 的频率成分和分布范围及其幅值或能量分布进行分析。可以说,频域分析和时频分析是对同一动态信号的两种观察方法。

频谱分析法是一项可行和直观的 VLP 检测方法。它有以下优点:①不需要时域分析所需的高通滤波条件的选择,而滤波频率的不同常会影响 VLP 的判断结果;②对 QRS 波起点和终点定位要求不严格,不像时域分析常因 QRS 波起点和终点定位不准而导致同一人或不同人之间分析结果出入较大;③特别适用于束支阻滞,尤其是冠心病或心肌梗死后合并左、右束支阻滞患者的 VLP 检测,而时域分析常难以判断;④可清楚区分 VLP 与噪声,这也是优于时域分析的一个方面。

然而,频谱分析尚处于临床试用阶段。与时域分析方法相比,频域分析技术仍不成熟,国内外还没有统一的检测方法和诊断标准,还需作大量深入细致的研究工作。

(三) 心室晚电位的临床应用

1. VLP 与室性心律失常　VLP 是心室肌内存在有非同步性除极和延迟传导的电活动表现。它可以参与构成折返激动,而心律失常形成最常见的机制就是折返激动形成。可见 VLP 与心律失常有着密切联系。当晚电位达到某临界水平时即可导致折返激动,发生室性心律失常。已有资料表明,VLP 检测为阐明室性心律失常的机理开辟了新视角,可作为折返性室心律失常的预测指标。心室晚电位最常见于有持续性室速的冠心病,尤其是陈旧性心肌梗死的患者,其敏感性为 58% ~92%,特异性为 72% ~100%。Simson 的研究表明,心肌梗死后有持续性心动过速的患者中 92% 有心室晚电位,而心肌梗死后无复杂性室性期前收缩的患者仅 7% 有心室晚电位。故心室晚电位阳性与恶性心律失常关系密切,是预测室性心律失常的一项可靠指标。但是心室晚电位检测也存在假阳性的问题,还需与其他有关检测,如心脏电生理、运动心电图等一起进行综合判断。

2. VLP 与缺血性心肌病　经冠状动脉造影证实为冠心病者进行体表晚电位检测发现:冠脉侧支循环愈差、心肌病变愈重,晚电位阳性率愈高,患者的预后愈差。所以,晚电位是反映冠心病,尤其是心肌梗死后的病变心肌范围、局部心肌纤维化的一个非特异标志。

冠心病患者心室晚电位检出率报道不一(30% ~50%)。冠心病伴室速患者心室晚电位检出率 >80%,心肌梗死后伴室速者 VLP 检出率最高,可达 92%。有些学者报道晚电位阳性预告准确率很低(4% ~29%)。反之,晚电位的假阴性少,它对于日后心律失常事件的阴性预告准确率很高,这点在临床上很有价值。

3. VLP 与急性心肌梗死后室性心律失常　急性心肌梗死后有相当一部分患者有心脏性猝死的危险,其中 50% 是持续性室速。由于心肌纤维化引起传导异常,心室激动的传导减慢,构成折返条件,从而诱发室性心律失常。心肌梗死后伴室速者心室晚电位检出率最高,可达 92%。心室晚电位阳性者日后心律失常事件发生率远比阴性者高,提示心室晚电位可作为心肌梗死后能否发生室速或室颤的预测指标。

由于晚电位与心肌梗死形成的基质有关,因此推测那些能够改变基质或形成过程中给予的治疗措施能使心室晚电位发生变化,并有可能降低 SCD 的风险。溶栓治疗降低了心肌梗死心肌梗死存活患者心室晚电位阳性的发生率。此外,心肌梗死后早期 15% ~35% 的患者心室晚电位存在异常,在随访 1~3 年后这些患者的 3.3% ~9% 发生 SCD 或心脏骤停。心室晚电位异常预测 SCD 或者心律失常事件的敏感性 30% ~76%,特异性 63% ~96%。然而,由于 SCD 事件的发生率相对较低,因此针对 SCD 的阳性预测价值也较低,范围为 7% ~40%(在两个大型研究中分别为 7% 和 17%)。心室晚电位的阴性预测价值较高

(>95%),但同样也和事件的发生率较低有关。

4. VLP 与致心律失常性右室心肌病 致心律失常右室心肌病(arrhythmogenic right ventricular cardiomyopathy,ARVC)是右室的部分心肌细胞萎缩、退化,被纤维或脂肪组织替代,产生了脂肪组织包绕的岛样的存活心肌细胞,形成脂肪瘤样改变,使右室部分心肌细胞除极延迟,在左室及右室大部分除极后才出现,延迟的除极波出现在 QRS 波后、ST 段的初始部分。由 Fontain 首次发现并命名为 Epsilon 波。

5. VLP 与心脏性猝死(SCD)的危险分层 VLP 检测指标中 QR 时限延长与病死率及心律失常事件风险的增加有关。MUSTT 试验的研究者评价了 1 268 例 LVEF<40%、无束支阻滞伴非持续性室速患者中 VLP 和心律失常事件的相关性。这些患者中 15% 近期发生过急性心肌梗死。研究结果发现,QRS 时限 >114ms 的患者 5 年随访期间心律失常事件的风险为 28%,而 QRS 时限较短的患者心律失常事件的风险为 17%。此外,QRS 时限还与可诱发的持续单形性室速或多形性室速有关,其敏感性为 46%,特异性为 57%,阳性预测价值为 42%,阴性预测价值为 62%。

CABG-Patch 试验对 VLP 阳性患者中植入 ICD 的策略进行了评价。该研究入选了 LVEF<36%、VLP 阳性、进行冠状动脉旁路移植术的患者。患者在行外科手术时被随机分为 ICD 治疗组和对照组。结果显示,虽然心律失常引起的病死率有所降低,但 ICD 治疗组存活率的无改善。这可能由于血管重建术已经降低了 SCD 的发生风险,患者采用的低 LVEF 值和 VLP 阳性的标准未能筛选出进行旁路移植术期间处于高危的患者。在 561 例旁路移植的患者中,72% 心室功能正常,27% 术后出现 VLP,但和预后无关。

在非缺血性扩张型心肌病患者中已证实 VLP 和室性心律失常的病史有关。有些研究显示 VLP 可以预测 SCD 和总病死率,但在另外一些研究这一结果未能被重复。此外,某些研究发现,VLP 能预测因心衰进展而导致的死亡而不能预测 SCD。

大量的研究结果显示,VLP 可用于识别既往心肌梗死心肌梗死后发生 SCD 的高危患者。但考虑到其阴性预测价值高,因此可能在识别低危患者方面非常有效。目前,常规使用心室晚电位识别 SCD 高危患者的证据尚不充分。因此,还需进一步开展相关研究评估这一技术的有效性。

目前,心室晚电位检测技术和诊断标准不统一,在一定程度上影响了其临床价值。这就需要一个不论应用何种记录系统都能被广泛认可的诊断标准,而要制订好这个标准,必须紧紧围绕心室晚电位评估室速、心室颤动、猝死这个主要目的,进行大规模的、前瞻性的研究。

 # 第 4 节 T 波电交替

【概述】

(一)定义

T 波电交替(T wave alternans,TWA)是指在规整的心律时,体表心电图上 T 波形态、极性和振幅在相邻心搏出现交替变化的现象,是心肌电活动不稳定的标志,其与恶性心律失常以及心脏性猝死之间有着极为密切的联系。

1909 年 Hering 首次报道在心电图上发现了电交替现象。1948 年 Kalter 和 Schwartz 首次报道 T 波电交替的出现与猝死相关。由于 T 波电交替的图形变化细微,在常规心电图中较难发现,直到 1988 年,Smith 应用频谱分析的方法检测出在体表心电图上肉眼所不能分辨的、微伏级的 T 波电交替,提高了 T 波电交替检出的敏感性和可靠性。应用频谱分析原理在运动负荷试验中检测微伏级 T 波电交替的专业分析系统——CH2000 心脏诊断系统于 1994 年问世。2002 年 Nearing 和 Verrier 在动态心电图分析系统中应用时域分析原理检测微伏级 T 波电交替,对 T 波进行动态的时域定量分析。

（二）分类

T 波电交替一般分为两种基本类型:一种是肉眼可辨的 T 波电交替,T 波振幅的变化常为毫伏级;一种是微伏级 T 波电交替,肉眼不能辨别,依靠平板运动试验或动态心电图的特殊程序(时域法或频域法)进行检测。

【发生机制】

多数对 T 波电交替机制的研究主要集中在心肌细胞动作电位的钙和钾离子流以及细胞内钙循环等环节,但 T 波电交替的确切发生机制尚有待深入探讨。

1. T 波电交替的离子机制　关于 T 波电交替产生的离子基础亦有各种不同的观点。胞内钙水平、胞质钾、Na^+/K^+ 交换随每次心脏搏动(简称逐搏)的变化,其中从肌浆网释放入胞内的钙离子可能在 T 波电交替的产生中起主要作用。心肌细胞内游离钙离子是产生电交替和机械交替的核心,钙离子水平的随逐搏的变化调节着心脏的复极化电流,从而产生 T 波电交替,钙通道阻滞剂如维拉帕米、地尔硫䓬可抑制 T 波电交替的发生。缺血区心肌的 T 波电交替与一过性钙离子流变化有关,跨膜动作电位 2 相时由钙离子穿膜能力交替改变所致。由于离子化钙减少,使钙离子、钾离子的膜转运率改变引起 T 波电交替。临床上低钙、低镁也可以引起 T 波电交替,输注钙、镁常可以纠正。病理情况下离子通道异常亦可能降低诱发 T 波电交替的心率阈值,在低温条件下 T 波电交替往往增加,以及有心脏猝死危险的患者在相对较慢的心率下即可出现 T 波电交替。在正常心脏,心率很快时方可诱发出 T 波电交替。至于疾病状态如何使出现 T 波电交替的心率阈值降低,从而增加心律失常危险性,需要进一步研究。

另外,T 波电交替常与单相动作电位时限交替并存。当心率增快时,舒张期缩短,心肌细胞复极不完全,游离钙离子不能充分地完成循环,钙离子浓度发生瞬间变化会扰乱钙离子的正常分布,导致动作电位时限的长短交替。在一定阈值下,动作电位时限并不完全相等,而是呈长、短交替,总有一部分复极时间较长的心肌不能再次除极,需要休息一个心动周期后才能恢复正常应激反应,表现为动作电位的交替变化和心电图上相邻心搏的电交替现象。另外,ATP 敏感性钾通道在心肌不同部位的敏感性差异、心肌细胞内的 ATP 代谢障碍、心肌细胞膜上连接蛋白表达异常以及心肌细胞间的失耦联都可能引起复极的离散程度增大,参与电交替现象的形成。

2. T 波电交替的电生理机制　目前认为,缺血时动作电位形态和 / 或时限改变,复极不一致的增加以及由此引起的不应期的离散导致单向阻滞和折返是产生 T 波电交替的电生理基础。而再灌注时,加剧的复极不一致及早期后除极 2:1 传导阻滞则是 T 波电交替产生的重要电生理机制。

在心肌复极过程中,M 细胞与其两侧的心内膜和心外膜心肌细胞层之间存在复极时间的差异,形成了跨室壁复极离散度(TDR),当刺激(如增加心率)达到其阈值时或者因病理改变使阈值降低时(如心肌梗死、心衰等),心肌细胞内、中、外三层心肌的复极差异增大,呈现明显的不均一性,在心电图上形成 T 波电交替。相邻心肌细胞间的复极交替有两种变化形式:一种为协调性交替,即不同部位心肌细胞的复极时间的变化趋势是一致的,复极具有同向性,表现为动作电位都延长或者都缩短;另一种为非协调性交替,即不同部位的心肌细胞复极时间的变化趋势是不一致的或者相反的,复极具有异向性,表现为动作电位有的延长、有的缩短。恶性室性心律失常(如室速、室颤)与心肌细胞的非协调性交替有着直接的联系,T 波电交替的根源就在于心肌细胞复极产生的非均一性,通常是先出现协调性交替,继而出现不协调性交替。在先天性 QT 间期延长综合征及由心肌缺血、代谢紊乱、药物等引起 QT 间期延长的患者中 T 波电交替发生率高,提示 T 波电交替与 QTc 延长、复极延迟有关。组成心脏的无数心肌细胞间,细胞的动作电位(包括复极相)时限并非绝对均一,而是存在一定程度的复极不一致(复极离散度)。动作电位时限延长,则复极的离散度增加。局部心肌复极离散度不同表现为 T 波电交替的强弱,呈双相的 T 波电交替反映局部心肌离散度的增加。

3. T 波电交替的神经机制　交感及副交感神经系统对 T 波电交替的发生亦产生重要影响。交感神经活性增高使儿茶酚胺增加,引起心率增加,随之心动周期的舒张期(diastolic interval,DI)会相应变短,在一定范围内,动作电位时限与其前面一次心搏的 DI 呈线性相关,当心率超过一定范围时,动作电位的时限不随着 DI 的缩短而缩短,而是出现心肌细胞动作电位复极的交替,其表现在心电图上就是 T 波的电交替。研究发现,心率增快可导致相邻心肌细胞间 DI 的空间差异和各个心搏 DI 的不均一性,是心肌细胞间产生复极非协调性交替的基础,这种非协调交替现象在不同的病理环境下具有极其强烈的致心律失常的作用。应用 β 受体阻滞剂和切除左侧星状神经节能有效防止心律失常的发生并降低猝死率,亦提示交感神经系统在室颤的发生中起重要作用。亦有研究发现,迷走神经兴奋在心肌缺血时可抑制 T 波电交替,具有抗室颤作用,但不能抑制再灌注时的 T 波电交替及室颤。

【检测方法】

(一) 频域分析方法(spectral method)

1988 年,Smith 等把体表心电信号经过特殊的高分辨率电极进行滤波处理后,再进行快速傅里叶转换(fast Fourier transformation,FFT)进行频谱定量分析。1994 年运动负荷试验检测 T 波电交替的系统问世。首先,取 128 个连续的心搏排成一行,然后将 128 个连续的心搏标记为奇数心搏和偶数心搏,在 T 波上进行多点同步采样,计算出每一个采样点的电压值后进行平均计算,以 T 波电压的平均值(128 个心搏)为纵坐标,以心搏的序号为横坐标,做出一条 T 波电压的趋势图,通过 FFT 将每个采样点的平均电压值转换成连续的频谱,显示成几个不同频率的波形,在 0.5 个变化周期处,所有的奇数心搏和偶数心搏的平均振幅之差就是 T 波电交替。另一个有价值的参数为交替率(alternans ratio),即电交替振幅与背景噪声的标准差的比值,反映 T 波电交替信号与噪声的相对关系。当心率在 90~110 次 /min 时,这种方法对 T 波电交替的检出有较高的敏感性和可靠性,已广泛应用于临床。建议频域方法 T 波电交替的阳性的判断参考标准为:T 波电交替 >1.9μV,信噪比(K 值)≥ 3,持续 1min 以上。黄织春等通过对 44 例正常国人 T 波电交替值进行研究,发现正常中青年国人 90 次 /min ≤心率≤ 110 次 /min 时,正交导联及综合导联≤ 1.9μV,胸前导联 <2.0μV,与国外制定的标准相似。

(二) 时域分析方法(modified moving average)

2002 年 Verrier 等把体表心电信号经计算机软件特殊的抗基线漂移和信号滤波算法处理后,自动检测并排除干扰的心搏,再做心电波形的移动平均修正(modified moving average,MMA),对 ST-T 波形区域进行动态的时域(time domain)定量分析,从而可在常规动态心电图检查时检测 T 波电交替。

首先,选取一段连续的心搏,应用特殊算法(cubic spline)纠正基线漂移。通过低通滤波的方式去除高频信号(>40Hz)的干扰,自动检测并排除受到干扰的心搏,然后将处理后的心电图波形依次标记为 $A_1B_1A_2B_2A_3B_3\cdots A_nB_n$,分别对 $A_1A_2A_3\cdots A_n$ 的波形依次进行渐量中值修正(incremental update median beat),计算出 A_n 波形的中位数,用同样的方法分别对 $B_1B_2B_3\cdots B_n$ 的波形依次进行渐量中值修正,计算出 B_n 波形的中位数。再应用特殊算法(cubic alignment)分别对 A 组和 B 组的中位数波形的基线再一次修正,然后选择 T 波终点至 P 波起点为噪声测量区,QRS 波终点至 T 波终点为电交替测量区,在两个测量区比较 $A_1A_2A_3\cdots A_n$ 波形和 $B_1B_2B_3\cdots B_n$ 波形的中位数,其最大差值的平均值分别为噪声值和电交替值。为了减小高频噪声对电交替值的影响,需要通过非线性滤波的方法去除高频噪声,以 20ms 为窗宽,从 QRS 波终点开始同时扫描 $A_1A_2A_3\cdots A_n$ 组和 $B_1B_2B_3\cdots B_n$ 组的中位数波形,其最小差值保存于每个窗宽中,直到 T 波终点扫描结束,保存在窗宽中的最大值即为滤波后的电交替值。有研究表明,频域法和时域法检测 T 波电交替的结果相关性很好。

正确检测微伏级 T 波电交替依赖于所获得的数据的质量。因为微伏级 T 波电交替是一种低振幅,相对低频率的现象,很容易受基线漂移、肌电干扰等伪差影响。因而,微伏级 T 波电交替的检测需要仔细地进行皮肤准备,将电极 – 皮肤之间的阻抗降低到最小。另外,需要应用特殊电极来记录和处理从各部位记录到的心电信号和阻抗。确定微伏级 T 波电交替需要提高心率。每一位患者都有一个出现显著微伏级 T 波电交替的阈值心率。在最初的研究中,用心房起搏的方法提高心率,随着检测技术的发展,应用运动平板或踏车等无创方法提高心率,用上述起搏或无创检测法获得的微伏级 T 波电交替均具有很高的重复性。近来的研究表明,只有运动试验得出的微伏级 T 波电交替才对冠心病和左心室功能降低患者具有预后意义。由于这一试验的终点为各种原因所致死亡,而微伏级 T 波电交替仅对于室速有预测价值,这一结论受到置疑。目前,大多数用无创方法对微伏级 T 波电交替进行检测。

微伏级 T 波电交替的结果分为阳性、阴性、不确定性三种。微伏级 T 波电交替阳性仅需确定 T 波电交替是否持续存在,并确定其发作心率。微伏级 T 波电交替阴性和微伏级 T 波电交替不确定性之间的区别在于确定最大阴性心率和最大心率。

【临床意义】

缺血性心脏病、先天性长 QT 综合征及电解质紊乱等临床情况均会导致 T 波电交替的发生率增高,另外 T 波电交替还是室性心律失常及猝死的强有力的预测指标。检测 T 波电交替对识别具有发生恶性室性心律失常及猝死高危险性的患者,加强猝死的一级预防及二级预防,降低心脏性猝死率具有重要的临床意义。

1. 冠心病、急性心肌梗死的危险分层指标 心脏性猝死和恶性室性心律失常的患者,约有 50% 为心肌梗死。急性心肌缺血与梗死时均可引起显著的 T 波电交替。T 波电交替可用于冠心病、心肌梗死患者的危险分层,及时识别高危患者并及时给予适当的治疗。对于冠状动脉旁路移植术患者,T 波电交替可作为术中及术后心律失常的监测指标。

人类冠状动脉缺血 – 再灌注时电交替与心律失常之间的关系研究表明,T 波电交替在缺血区胸前导联最为显著,显示局部区域特性。并发现,T 波电交替主要集中在 T 波的前半,亦即心脏易颤期。T 波电交替在冠脉闭塞后 2~3min 及再通后 20~30s 达峰值。

陈旧性心肌梗死患者亦应随访检查 T 波电交替并据此采取适当的治疗,因为许多 T 波电交替阳性患者在以后的不同时间均发生了室性心律失常事件。

2. 发生恶性室性心律失常及猝死的预测指标 T 波电交替较电生理检查能够更准确地预测患者发生恶性室性心律失常及猝死的危险性,并较其他无创性检查方法优越。在接受埋藏式心脏复律除颤器(implantable cardioverter defibrillators,ICD)治疗患者中,T 波电交替是接受 ICD 治疗患者再发心律失常的唯一的独立预测因子。T 波电交替较心室晚电位、QT 离散度等无创性检查方法优越。

3. 心肌病发生恶性心律失常和猝死的预测指标 心肌病患者室性心律失常和猝死的发生率和病死率都很高。早期发现心肌病患者中的高危患者、预防猝死仍是当前心肌病治疗中的一个主要目标。T 波电交替、特别是运动引起的 T 波电交替可用于识别心肌病患者中具有发生室性心律失常及猝死危险的高危患者。T 波电交替是扩张型心肌病患者发生室速危险的有意义的预测指标。在肥厚型心肌病患者,T 波电交替与猝死家族史、再发的不易解释的晕厥、动态心电图监测中的非持续性室速以及运动试验中的低血压反应有密切关系。

4. 长 QT 综合征发生致命性心律失常危险的预测指标 在先天性及由药物、电解质紊乱、心肌缺血引起的获得性 LQTS 中 T 波电交替发生率非常高,T 波电交替已被证明是 LQTS 患者发生尖端扭转型室速及室颤的前兆。

5. 评价抗心律失常药物 抗心律失常药物并不影响 T 波电交替的测定,T 波电交替可用于临床追踪抗心律失常药物疗效。接受系列抗心律失常药物试验的患者,电生理检查中诱发出持续性室速时,T波电交替水平显著升高。给予普鲁卡因酰胺后,T波电交替水平仍高,并可再次诱发出室速,而当给予索他洛尔后,T波电交替水平显著降低,室速被成功地抑制。提示 T波电交替可用于追踪抗心律失常药物疗效。研究证实:胺碘酮可显著降低有明确室速患者的T波电交替水平,急性静脉普鲁卡因胺负荷可减少T波电交替的发生。

【诊断标准】

1. 体表心电图上T波电交替的诊断标准　体表心电图上同一导联T波形态、振幅、极性出现逐搏交替变化,其中逐搏T波振幅相差≥1mm者即可视为T波电交替,但须排除心外因素的影响,诸如仪器因素、呼吸性变化、电源不稳定和基线漂移所致的振幅改变等。

2. 频谱图上T波电交替的诊断标准

(1)静息、心率≤110次/min时 X、Y、Z、V_4 导联或向量图(VM)上 Valt≥1.0μV,K≥3且持续≥1min 为T波电交替阳性;或运动、心率105次/min左右时 Valt≥1.9μV及K≥3,持续≥1min为T波电交替阳性。

(2)心率≥105次/min时,运动负荷试验中无持续≥1min的 Valt>1.9μV 的T波电交替为阴性。

(3)未达到上述阳性或阴性诊断标准者为不确定型。

3. 时域法T波电交替的诊断标准　目前尚无公认的诊断标准,建议时域方法检测T波电交替的阳性参考值为频域测量方法的阳性参考值的4倍,即T波电交替>7.6μV,信噪比(K值)≥3,持续1min以上。

【适应证】

在已知、可疑有发生室性心律失常及猝死危险性的患者均可检测T波电交替。T波电交替检测适用于以下临床情况:

1. 对已经确诊的冠心病和心肌梗死患者进行危险分层。

2. 对不明原因的晕厥患者提供诊断线索和预后评估。

3. 对心肌病患者发生室速和猝死作危险分层。

4. 对植入ICD的患者进行疗效评价。

5. 对有猝死家族史的高危人群进行筛选和预后评估。

6. 对长QT综合征患者提供诊断线索和预后评估。

7. 对抗心律失常药物疗效进行评估。

8. 对心脏血管旁路手术患者进行预后评估。

【禁忌证】

1. 急性心肌梗死7天内。

2. 未控制的不稳定型心绞痛。

3. 未控制的严重进展心律失常。

4. 感染性心内膜炎。

5. 重度二尖瓣或主动脉瓣狭窄。

6. 严重心功能不全。

7. 急性肺栓塞/梗死。

8. 任何严重急性非心源性疾病。

9. 有严重生理缺陷的患者。

对于停用β受体阻滞剂仅24h或者持续性心房颤动或扑动的患者,T波电交替的检测结果可能不可靠。

检查中可能出现的严重不良反应有严重心律失常、心肌梗死和死亡,但发生率非常低,但仍需要做好检查时的安全保证,其措施和运动试验相同。

【治疗】

T 波电交替反映心肌细胞复极离散程度的内在本质,是对心肌梗死后发生猝死进行危险分层的强有力的评价工具,也是判断心肌梗死患者预后的有效指标。

1. 对 T 波电交替阳性患者宜加警惕,加强原发病的治疗,消除各种诱发因素。

2. 加强猝死的一级预防和二级预防,从而降低恶性室性心律失常及心脏性猝死的发生率和病死率。

3. 恶性室性心律失常的治疗可以首选 ICD。

4. 药物治疗,胺碘酮是促心律失常作用最小的抗心律失常药物,也是对心功能不全患者相对最安全的药物。

5. 心肌梗死后及长 QT 综合征的患者重视 β 受体阻滞剂治疗。

 ## 第 5 节　窦性心率震荡

窦性心率振荡(heart rate turbulence,HRT)是指一次室性期前收缩之后窦性心律周期的波动现象。HRT 检测技术通过监测一次室性期前收缩这样微弱的体内"刺激"所引发的心率变化来评估体内自主神经调节功能的平衡性及稳定性。

【应用原理及方法】

正常情况下,在一次室性期前收缩后,窦性心律会出现先加速后减速的现象,被称为"窦性心律的双相涨落变化",说明自主神经的调节功能尚属正常;而当 HRT 现象减弱或消失时则提示体内交感神经有过度兴奋、作用占优势的情况。严重者需要干预性治疗,以防止交感神经的过度兴奋给人体带来的危害,如恶性心律失常和猝死等。

1. 主要检测指标　目前应用最为普遍的是振荡起始(turbulence onset,TO)和振荡斜率(turbulence slope,TS)。

(1)振荡起始(turbulence onset,TO):TO 描述的是室性期前收缩后窦性心律是否存在加速现象。其计算公式是用室性期前收缩代偿间期后的前 2 个窦性心律的 RR 间期的均值,减去室性期前收缩偶联间期前的 2 个窦性心律的 RR 间期的均值,两者之差再除以后者,所得的结果即为 TO。计算公式:$TO=(RR_1+RR_2)-(RR_{-1}+RR_{-2})/RR_{-1}+RR_{-2}$。

TO 的中性值为 0,TO>0 时,表示室性期前收缩后初始心率减速;TO 值 <0 时,表示室性期前收缩后初始心率加速。对于每一次室性期前收缩(VPC)都可以计算出一个 TO 值,当动态心电图有数次期前收缩时,则可计算出多次 TO 值及平均值。计算时须注意确定引起窦性心律变化的触发因素一定是室性期前收缩,且室性期前收缩的前后一定是窦性心律,而不是心律紊乱或伪差等情况。

(2)振荡斜率(turbulence slope,TS):TS 描述的是室性期前收缩后是否存在窦性减速现象。首先测定室性期前收缩后的前 20 个窦性心律的 RR 间期值,并以 RR 间期值为纵坐标,以 RR 间期的序号为横坐标,绘制 RR 间期值的分布图,再用任意连续 5 个序号的窦性心律的 RR 值计算并做出回归线,其中正向最大斜率为 TS。TS 的中性值为 2.5ms/RR 间期,当 TS>2.5ms/RR 间期时,表示存在心率减速现象,而 TS<2.5ms/RR 间期时,表示室性期前收缩后心率不存在减速。

联合上述两个指标,当 TO<0,TS>2.5ms/RR 时为正常;当 TO>0,TS ≤ 2.5ms/RR 时为异常。

目前,除了震荡起始和震荡斜率之外,又陆续有以下新的指标被提出。

2. 新指标

(1)动态心率震荡(turbulence dynamics,TD):动态心率震荡定义为震荡斜率随心率波动时其回归线的深度,是指震荡斜率与当时心率的比值,TD = TS/HR。有研究体现动态心率震荡值与病死率高度相关。它作为一项病死率预测的独立指标能够提供除震荡斜率以外的预测信息。

(2)震荡斜率起始时间(turbulence timing,TT):震荡斜率起始时间是指达到 TS 即最大正向回归直线斜率指标时,所对应的 5 个连续窦性心搏中第一个心搏的序数。

(3)震荡斜率的相关系数(correlation coefficient of TS,CCTS):震荡斜率相关系数是指达到最大直线斜率 TS 的 5 个连续的窦性心搏所对应的直线回归的相关性系数。斜率相关系数是心肌梗死后患者病死率的独立预测值指标,但它的预测价值比震荡斜率或震荡起始低。

(4)震荡跳跃(turbulence jump,TJ):TJ 是将相邻的 RR 间期之间的最大差异量化后所得的指标,单位为 ms。震荡跳跃用于扩张性心肌病患者,作为预测其室速和心室颤动复发的指标。

(5)震荡频率下降(turbulence frequence decrease,TFD):该指标系心率震荡频域变化的指标。该指标通过把代偿间期后的 RR 值代入正弦曲线波公式计算获得,这些 RR 值的频谱按正弦曲线波的方式随时间逐渐降低。震荡频率下降与 TO/TS 这些时域参数不同,但也是预测心脏性死亡的独立指标。

【发生机制】

HRT 的发生机制尚不完全清楚,目前主要有两种学说。

(1)压力反射学说:心室期前收缩发生时,由于室内的充盈量不足,会使心搏量减少,从而会引起动脉血压的下降。血压的突然下降激活位于主动脉弓及颈动脉窦的压力感受器,压力感受器的兴奋(抑制性)经传入神经到达延髓,引起迷走中枢的兴奋性抑制,交感中枢兴奋性增高,使心率增加,即室性期前收缩后心率加速的现象。而当室性期前收缩过后会跟随一个代偿间歇,使心室有足够的时间充盈,心排血量上升,使得代偿间歇后动脉血压将上升,随后在压力反射的作用下促使心率下降,心率变化跟随血压变化,发生先加速然后减速产生 HRT。上述动脉血压的降低与升高转变为自主神经中枢兴奋性的变化,并反射性引起窦性心律心率的变化过程即为压力反射。其基本变化过程:室性期前收缩—心排血量下降—血压下降—心率加快—代偿间歇—心排血量提高—血压升高—心率减慢。压力反射是发生 HRT 现象的最重要机制。当压力反射正常时,室性期前收缩后的 HRT 现象则正常存在,如果患者心脏的器质性病变严重或心肌梗死后存在坏死和低灌注区,心脏搏动的几何形状发生变化,感受器末端变形,交感神经和迷走神经传入的紧张性冲动远远超过正常,可能引起压力反射的迟钝,使部分心肌梗死患者室性期前收缩后 HRT 现象减弱或消失。

(2)窦房结动脉牵拉学说:室性期前收缩发生后,动脉血压的先下降后上升的变化会对窦房结动脉产生影响。窦房结动脉位于窦房结的中央,其与窦房结的比例特殊:窦房结动脉体积相对粗大,而窦房结体积相对较小,因此认为窦房结动脉除供血外,窦房结动脉内压力的变化可以牵拉窦房结内胶原纤维网,从而对窦房结自律性细胞的放电频率产生重要影响,因此对窦房结的自律性有作用。另外,室性期前收缩对窦性心律的影响还可能是在动脉血压的变化,一过性改变窦房结的血液供应,从而影响窦房结的自律性。当室性期前收缩后动脉血压下降时,窦房结动脉压下降,可对窦房结自律性产生直接的正性频率作用,而后随着动脉血压上升,也可引起相反的负性频率作用。此外,还可以因室性期前收缩直接的机械牵张力对心房肌及窦房结区域也可产生直接微小作用,提高窦房结的自律性。

【HRT 检测的影响因素】

正常人群的震荡起始和震荡斜率的正常值分别为 TO<0 和 TS>2.5ms/RR。影响 HRT 检测的因素包括心率、室性期前收缩的联律间期、年龄、性别、药物等。

研究发现,HRT 随着心率的增快而减弱;随着室性期前收缩总数的增加及联律间期的缩短;随着年龄的增加而减弱;女性的 HRT 现象比男性明显;药物方面,β 受体阻滞剂对 HRT 检测结果的影响较小,检测指标(TO/TS)仍有临床应用价值,而阿托品可完全消除 HRT 现象。

【临床应用价值】

窦性心律震荡是一个很有吸引力的危险分层指标,因为只需要 24h 动态心电图记录中存在少量的几个室性期前收缩就可以进行测量,并且和 BRS 技术不同,窦性心律震荡检测不需要进行血压监测或干预。1999 年 Schmidt 等首先在 *Lancet* 上发表了关于室性期前收缩后 HRT 作为心肌梗死后患者高危预测指标的文章。因此 HRT 最早应用于心肌梗死患者病死率的预测。随着研究的逐渐深入,在冠心病领域,HRT 应用已扩展到急性心肌梗死患者的危险分层、对需植入 ICD 患者的筛选以及对治疗,包括溶栓、介入、冠脉搭桥术及药物治疗的监测和评价。

1. 作为心肌梗死病死率的预测因子　HRT 作为心肌梗死患者病死率的预测因子在两个大型多中心临床试验(MPIP 和 EMIAT)中得到证实。结果显示:在单变量分析中,TS 的预测价值较高;多变量分析中 TO、TS 均异常是死亡敏感的预测指标。

2. 作为心脏骤停的预测因子　来自 ATRAMI 研究表明,HRT 是心脏骤停的预测指标;单变量分析显示,TS 以及 TS 与 TO 联合具有中高水平的相对危险度。

3. 心肌梗死后患者的危险分层　目前,主要是在心肌梗死后患者中对窦性心律震荡进行了研究。研究表明,窦性心律震荡值降低时导致相对危险度非常显著的增加。例如,在 ATRAMI 亚组分析中,多变量分析显示心率震荡降低的相对危险度大约为 4。如果联合采用自主神经张力指标(包括 BRS 和 HRV 时域分析在内),那么相对危险度将增加到 8。在少数几个入选非缺血性扩张型心肌病、慢性充血性心力衰竭、肥厚型心肌病(HCM)和进行了血管重建患者研究中,研究结果同样提示窦性心律震荡具有预测价值。在 Marburg 心肌病的研究中,研究人员入选了 242 例非缺血性扩张型心肌病患者。多变量分析的结果显示,窦性心律震荡起始时间可以预测无冠脉旁路移植者的存活率(相对危险度为 2.95,95% *CI* 1.11~7.48),但不能预测心律失常事件。

4. HRT 在其他疾病中的预测意义　一些研究评价了 HRT 在糖尿病、慢性心功能不全及特发性扩张型心肌病患者中对死亡的预测意义。这些研究的结果尚不完全一致,但有倾向显示:HRT 的预测意义不仅限于心肌梗死后患者,而且在慢性心功能不全,糖尿病患者中,可能仍具有一定危险分层的意义。

(方丕华　张海澄)

第十四章
新技术新进展

　　心房颤动（房颤）是临床上最常见的心律失常，也是心血管疾病发病和致死的较常见的原因。衰老、心脏疾病和房颤相关的重构是心律失常形成的基础。多种心脏疾病可引起心房重构，心房结构或功能改变引起房颤，由此可见，心房致心律失常性重构对房颤的发生有重要的作用。同时，房颤本身也可引起心脏重构，这将加速心律失常的发展进程。目前心房重构及其机制以及其在房颤中的作用已成为研究热点。

【心肌代谢重构与房颤】

　　心肌代谢与心脏疾病的关系日渐受到重视。晚近研究发现，心肌能量代谢与房颤密切相关。房颤动物模型及房颤患者存在心房肌细胞能量代谢失衡，表现为高能磷酸盐减少、腺嘌呤核苷酸减少、能量代谢相关酶活性降低以及线粒体氧化调节改变。能量代谢失衡促进心房肌结构重构和电重构，通过相关信号通路进一步促进房颤的维持和进展。

　　研究证实，在房颤发生后早期，心房肌细胞即出现参与能量代谢的磷酸肌酸水平显著下降。Cha 等在动物房颤模型中发现，心房肌细胞三磷酸腺苷（adenosine triphosphate，ATP）水平、肌酸激酶活性与房颤持续时间呈负相关。Liu 等研究亦证实房颤发生后，心房肌细胞出现脂肪酸氧化减少，能量代谢 ATP 降低以及心肌能量代谢关键酶表达发生改变。同时，心房肌细胞发生结构重构，包括核染色体重新分配、核周肌质网丢失、糖原积聚、异常线粒体增多、心房肌细胞出现去分化等。心房肌细胞这种超微结构的改变与发生严重能量代谢障碍的心室肌细胞类似。对术后发生房颤和维持窦性心律的两类患者进行对比发现，发生房颤患者心肌细胞葡萄糖浓度、β 羟基丁酸盐和乙酸浓度显著降低。心肌能量代谢重构促进心房肌的电生理不稳定性，通过相关信号转导通路，促使心律失常和房颤发生。而房颤的发生进一步加重了心肌能量代谢重构。因此，心肌能量代谢重构与房颤密切相关，二者互相促进，形成恶性循环。

【自主神经激活与房颤】

　　晚近研究发现，自主神经异常——迷走神经与交感神经张力调节失衡，是诱发并维持房颤的重要机制。刺激迷走神经可导致心房肌动作电位时限（action potential duration，APD）和有效不应期（effective refractory period，ERP）缩短，心房肌之间 ERP 离散度增加。Fareh 等研究证实，心房肌 ERP 离散度增加是房颤发生和维持的重要原因。迷走神经刺激还可改变肺静脉肌袖的电生理特性，显著缩短其 ERP，降低房颤发作阈值，解释了肺静脉起源房颤的电生理机制。除了对心房肌 ERP 的影响，迷走神经张力激活，可增加心房肌碎裂电位持续时间，参与房颤维持。交感神经激活后，血浆儿茶酚胺水平升高，导致心房肌 ERP 缩短，进而引发房颤。研究发现，交感性房颤主要是通过增加心房、肺静脉及 Marshall 韧带等部位的异位电活动而诱发。交感神经元兴奋后释放去甲肾上腺素，导致心房脂肪垫附近的肺静脉及心房肌细胞钙内流增加，诱发早期后除极（early after-depolarization，EAD），形成肺静脉及心房内快速放电区，驱动房颤发生。另一方面，肾上腺素的释放导致心房异位活动增加，诱发局部折返，从而导致房颤发生。

心脏作为靶器官，同时接受交感神经和迷走神经的共同支配。当自主神经系统发生结构功能改变时，最终表现为交感与迷走神经支配的失平衡，心房肌不应期（refractory period，RP）和传导性发生改变，诱发触发活动，导致房颤的发生和维持。另一方面，房颤引起的心房结构重构、电重构也会导致自主神经重构，破坏交感神经与迷走神经的张力平衡。自主神经重构引起房颤，房颤又会引起自主神经重构。因此，自主神经重构与房颤密切相关，二者互相促进，形成恶性循环。晚近，Linz 等总结了自主神经激活参与房颤的机制，分为 3 个环路：电环路、触发环路和结构环路（图 14-1）。交感神经激活引起去甲肾上腺素释放，后者作用于 β 肾上腺素能受体，激活心肌膜钙离子通道，钙内流增加，同时肌质网释放的钙离子增加，触发心房异位电活动（触发环路）。迷走神经激活导致心肌膜离子流改变，缩短心房肌 ERP 和 APD，促进折返电路形成（电环路）。充血性心力衰竭、高血压、瓣膜疾病、睡眠呼吸暂停等引起心房牵张，激活相关纤维化通路，导致心房传导减慢、异质性增加，促进折返电路形成（结构环路）。三个环路相互促进，形成正反馈机制，促进房颤发生和维持。

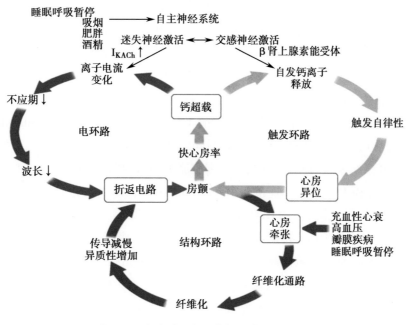

图 14-1　自主神经激活参与心房颤动的机制

【炎症因子与房颤】

晚近研究发现，炎性因子及炎症反应参与房颤的发生与维持，是心房结构重构和电重构的重要因素。房颤患者体内存在多种炎性因子水平的升高，减轻房颤患者机体炎症反应的药物，如他汀、血管紧张素转换酶抑制剂（ACEI）及血管紧张素受体拮抗剂，能够降低房颤的发生率。这进一步证实炎症与房颤的关联。

房颤复律后患者,炎症标志物水平可以预测房颤的复发。炎性因子可以引起心房肌细胞变性、纤维化,甚至凋亡和坏死,导致心房肌细胞电生理特性发生改变,促进折返形成和房颤的发生。研究表明,C反应蛋白(C reactive protein,CRP)、白细胞介素(interleukin,IL)、肿瘤坏死因子α(tumor necrosis factor α,TNF-α)等炎性介质与房颤相关。

CRP能与磷脂酰胆碱特异性结合,抑制心房肌钠钙交换体,导致细胞内钙超载,引起心房肌细胞凋亡、坏死及纤维化变性,最终促进心房折返和电生理重构,房颤容易发生和维持。房颤患者TNF-α表达显著增加,且与左房内径呈正相关。动物实验证实,阻断TNF-α的表达能够减轻胶原增生和心房纤维化,改善心房肌重构,减少房颤发生。

研究发现,房颤患者血清IL-18水平增高。IL-18可导致心房肌细胞钙离子沉积,同时通过C-Jun氨基末端激酶(JNK)信号通路和p38丝裂原活化蛋白激酶(mitogen-activated protein kinases,MAPKs)信号通路,激活蛋白1、核因子κB及其他转录基因表达,诱导局部炎症反应,导致细胞凋亡、坏死、心房肌纤维化及瘢痕形成,促进心房结构重构和电重构,导致房颤发生和持续。Kaireviciute等研究发现,血清IL-6水平与房颤发生风险呈显著正相关,并证实IL-6参与房颤的发生和维持,是房颤的独立预测因子。IL-8是白细胞重要的活化因子及趋化因子。研究表明,房颤患者IL-8水平升高,且永久性房颤患者显著高于阵发性房颤患者。

此外,血管紧张素Ⅱ(angiotonin Ⅱ,Ang Ⅱ)通过激活细胞外信号调节激酶——MAPKs级联瀑布反应,促进胶原蛋白合成和心房间质纤维化,引起心房结构重构,使房颤发生和维持。Lau等研究发现,ACEI能阻断肾素-血管紧张素-醛固酮(RAAS)系统,抑制心房肌细胞ERP缩短,改善房颤导致的心肌超微结构改变和心房纤维化,抑制心房结构重构和电重构,从而减少房颤发生。

【机械电反馈与房颤】

晚近研究表明,心房机械环境改变与房颤关系密切。机械因素引起心房电-解剖重构,导致心房肌自律性和触发活动增加,传导速度减慢,ERP缩短,从而易发房颤。MAPKs信号通路、整合素、细胞内钙离子稳态、细胞骨架结构和功能系统、RAAS系统参与房颤机械电反馈机制。

研究证实,机械刺激导致心肌细胞MAPKs活化,且该过程受内皮素1、Ang Ⅱ和β₁整合素调控。β₁整合素在心肌细胞膜表达,分别与细胞外基质和细胞内骨架连接,是心肌细胞响应机械刺激,将机械信号转化为生物学效应的纽带。JNK、细胞外信号调节激酶1/2(extra cellular—signal regulated kinase,ERK1/2)、p38等被上游信号激活后发生核转移,通过激活不同的转录因子,MAPKs磷酸化而发挥生物学作用。MAPKs通路激活后,其激酶家族磷酸化,导致心肌细胞肥大、凋亡和胶原沉积,参与心房重构。Yan等研究发现,年老心房组织存在JNK活化和连接蛋白43(connexin43,Cx43)表达下调,传导速度减慢,房颤易诱发。使用JNK激动剂茴香霉素可下调Cx43表达,导致房颤易发。

Nattel等研究发现,房颤发生后心房肌细胞钙离子稳态丧失。牵张刺激导致心肌细胞钙超载和I_{CaL}下调,胞浆内钙离子浓度增加,促进电重构并使房颤易发。L型钙通道拮抗剂维拉帕米可减轻牵张导致的心房电重构,起到抑制房颤的作用。此外,钙超载与钙回流障碍有关。Tsai等研究发现,牵张刺激可降低肌质网内ATP酶2的表达,导致钙离子重吸收障碍,使动作电位(action potential,AP)稳定性下降和房颤易发。牵张刺激另一方面可通过血管紧张素Ⅰ型(angiotensin type 1,AT1)受体直接激活局部RAAS系统。RAAS激活导致心房解剖重构,从而导致房颤发生。体外试验已经证实,牵拉刺激可以导致心房肌细胞肥大、去分化和纤维化。心肌细胞肥大使牵张激活通道对机械刺激的阈值下降,细胞表面传导速度减慢,心房纤维化形成微小锯齿路径和束支传导障碍,易于形成子波及折返。机械刺激后,纤维化或瘢痕区域组织则传递给相邻心肌大部分应力,导致心房内应力分布不均,心房肌之间电生理特性的离散度增加,从而导致房颤易发。

【QT 间期与房颤】

晚近研究发现,QT 间期与房颤相关。无论是先天性长 QT 综合征患者,还是一般人群,QT 间期延长均增加房颤发生风险。这提示 APD 延长可能是房颤发生的电生理机制。标准 12 导联心电图测量的 QT 间期是房颤发生的新预测因子。2013 年,一项来自丹麦的 Copenhagen 临床研究显示,QT 间期与房颤发生风险呈 J 型相关,即较长的 QTc 间期和较短的 QTc 间期均增加房颤发生风险,其中在孤立性房颤患者中,这一相关性尤为显著。该研究共纳入 281 277 例接受心电图检查的受试者,收集相关用药情况、合并疾病和转归资料,平均随访 5.7 年,共有 10 766 例受试者发生了房颤,其中 1 467 例(14%)为孤立性房颤。在多变量校正之后,与参照人群(QTc 间期 411~419ms)相比,QTc 间期 ≤ 372ms 的受试者,房颤的风险比 OR 为 1.45,95% CI 1.14~1.84(P=0.002)。QTc 间期 ≥ 464ms 的受试者,房颤的风险比 OR 为 1.44,95% CI 1.52~3.54(P<0.001),房颤发生风险随 QTc 间期延长而升高。亚组分析表明,QTc 与孤立性房颤有更显著的相关性,QTc 间期 ≥ 458ms 的患者,房颤的风险比 OR 为 2.32(P<0.001)。研究提示 QT 间期与房颤的关系,不仅与传统的心血管危险因素有关,而且还与患者心电生理重构和遗传因素有关。

【转子(rotor)与房颤】

房颤维持过程中,心房存在高主频(dominant frequeney)或持续发放电冲动的位点,这些位点的频率和位置通常在长时间内保持稳定。进一步对心房中这些位点进行消融,房颤可以被终止,转子(Rotor)理论由此而生。2012 年,Narayan 等通过在双侧心房放置一种可伸缩的 64 极单极篮状标测导管,标测整个心房的全景激动数据,发现房颤患者的心房里存在较大尺度且位置相对固定的 Rotor,这为房颤的触发 - 维持机制带来了全新理论观点,并通过相应软件分析,重建出等时图,得到 Rotor 图形。Rotor 中心波形规整,有时游走,但通常稳定于某一固定区域。在驱动灶周围,心房激动波形逐渐混乱,最后形成颤动波,从而形成一典型的混沌系统。CONFIRM 研究证实,以往只是在房颤模型上记录到的 rotor,在临床房颤患者中确实存在。通过针对性地消融 Rotor,不仅能够术中即刻终止房颤,而且单次消融随访成功率远高于传统消融术式(82.4% 对 44.9%)。随后,2013 年法国波尔多 Haïssaguerre 团队也报道房颤患者中记录到 Rotor 现象,并对其进行消融。

Rotor 是房颤维持的关键机制,这一理念是近年房颤维持机制研究领域最重要的突破,它为真正意义上、基于机制的房颤个体化消融提供了可能。现阶段 Rotor 的标测工具仍存有较大的局限性,标测结果还需进一步解释。

【心室颤动机制研究进展】

室颤既可由单个激动环也称为"母波"来维持,也可以由多个小波来维持。心室肌局部自律性增高,复极化结束之前出现的早期后除极(early after-depolarization,EAD)和复极化结束后出现的延迟后除极(delayed after-depolarization,DAD)是室颤形成的基质。室颤通过动力学机制造成激动波中断,常出现在心室肌动作电位时间(action potential duration,APD)改变时,特别是 APD 改变不均一时。心肌组织厚度以及心室壁间折返在室颤的形成中发挥一定作用。跨壁不均一性及复极电压梯度使激动波易于断裂而形成折返波。心肌三层空间的特异性决定了室颤是在漩涡波的基础上沿着肌纤维旋转。数学模型显示,心室纤维方向的跨膜改变(旋转的各向异性现象)可增加肌纤维的不稳定性。扭转病变的心肌纤维易于发生激动波中断。

【心肌缺血与室颤】

急性心肌缺血时局部传导延缓和阻滞是室颤发生的重要的因素。心肌梗死后,心室肌电生理特性的复杂性可导致室性心动过速和室颤。梗死边缘处存活心肌细胞动作电位(action potentials,AP)峰值和 0 期上升速度减小,4 期除极斜率增加,APD 延长。梗死边界的心肌细胞许多钾离子通道均下调,其自律性增高并易导致 EAD。

心肌梗死交界处心肌细胞及浦肯野细胞的钙通道功能发生改变。动物模型显示 L 型钙通道(L-type Ca^{2+},I_{CaL})消失,电压依赖失活曲线出现超极化偏移。AP 期间,钙离子通过 I_{CaL} 进入细胞,继而诱导肌质网内钙释放,引起心脏收缩。肌质网钙通道在适当的刺激下负责释放钙离子,然后关闭等待下一次 AP。心肌梗死可导致 RyRs(ryanodine receptor)功能异常,而钠钙交换通道功能无异常改变。心肌梗死诱发的这一系列肌质网钙离子的变化,易于致心律失常性 DAD 的发生。异常激活可引起心肌梗死区域内或周边组织传导延缓或不连续性传导。交界区钠电流的明显改变,主要包括电流密度减少、失活加速、再激活减慢等,可影响传导和兴奋性,引发单向阻滞和折返。由于缝隙连接的功能障碍,也影响细胞之间的耦联,从而减慢传导。由于肌纤维呈垂直排列,使得细胞间连接减少,从而引起传导阻滞。连接蛋白(connexin,Cx)在缝隙连接中形成细胞与细胞之间的连接,构成低阻力的细胞间耦联。心室肌 Cx43 的表达改变,是心肌梗死后缝隙连接功能异常的主要因素,并为室速/室颤的产生提供基础。室颤与急性心室缺血过程中的多个阶段有关:心肌梗死发生即刻、亚急性期和慢性治愈期。主要影响因素有激动传导异常、电特性的不均一性、心肌复极受损和钙循环异常。

【充血性心力衰竭与室颤】

充血性心力衰竭(congestive heart failure,CHF)患者 50% 死于心脏猝死,其中大部分由室颤引起。CHF 心室内的 I_{to} 和 I_{ks} 下调,内向整流钾电流(I_{K1})减弱,快速激活延迟整流电流钾(I_{kr})无变化。APD 延长是 CHF 的常见特征,其原因是钾电流的下调,APD 延长触发 EAD 相关性快速心律失常。CHF 心室中钙释放活动发生明显的改变。钠-钙交换体(Na$^+$/Ca^{2+}exchanger,NCX)的表达和活性均升高,且由于 RyRs 功能异常致使肌质网钙离子漏出增加,蛋白激酶 A 或钙调素依赖性蛋白激酶 II(CaMK II)使肌质网高度磷酸化,导致自发性舒张期钙离子释放异常。CHF 时,CaMK II 诱导的 RyR 高磷酸化除了降低肌质网中的钙负荷之外,还致肌质网舒张期钙离子漏出增加。从高磷酸化的肌质网中漏出的钙离子通过 NCX 与细胞外钠离子进行交换,从而产生 DAD。DAD 可导致期前收缩,如果发生于室颤易损期可进一步导致折返,或直接诱发触发活动引起快速性心律失常甚至室颤。另外,自发性肌质网钙离子释放可促使潜在的起搏细胞自律性增加。以下两个因素可促进钙释放异常诱导的 DAD:① NCX 活性增加可导致任何水平的钙释放所引发的电流密度增加。② I_{K1} 的减少可增加细胞膜电阻,产生内向电流时将需更大的除极电流。人类及实验动物模型显示,慢性心力衰竭终末阶段心室重构程度加重。组织间隙的纤维化可使心室传导延缓产生折返。在人类和实验性的 CHF 心肌中,Cx43 表达下调,缝隙连接的分布和调节均发生改变。连接蛋白重新分布至心室的侧壁边缘并去磷酸化及心肌组织的纤维化,引起衰竭心脏传导延缓,APD 不均一,易发生折返,增加室颤发生风险。

【遗传学因素与室颤】

遗传学的进步,遗传性心律失常相关基因突变的发现,为室颤的机制研究提供了分子新视野。长 QT 综合征(long QT syndrome,LQTS)患者 APD 延长可导致 EAD 及尖端扭转型室速(torsades de pointes,TdP),甚至演变为室颤。遗传性心律失常也能影响钙离子活动和连接蛋白功能。各种钾通道功能丧失突变和钠钙通道功能获得突变可引起复极化异常,导致 LQTS 而发生 TdP 或室颤风暴。Brugada 综合征(Brugada syndrome,BrS)主要表现为右胸导联 ST 段抬高、右束支传导阻滞,易发室颤。约 25% BrS 由 *SCN5A* 功能丧失性突变所致。SCN5A 功能异常可延缓传导而产生折返。BrS 最主要的电生理特征是心外膜动作电位平台期消失,由于缺乏代偿性 I_{Na} 电流,大量的 I_{to} 可导致极早期复极化,从而使电流从 AP 平台期正常的心内膜向心外膜传导,引起 2 相折返。短 QT 综合征(short QT syndrom,SQTS)由于心室肌中层细胞复极化时限选择性的缩短,而产生不均一性跨壁 APD 而产生折返。某些遗传性心律失常综合征可影响钙离子流活动诱发室颤。儿茶酚胺敏感性多形性室速(CPVT)的相关基因突变可影响钙电流活动和释放功能。*CASQ2*(calsequestrin-2)编码肌质网上主要钙缓冲物稳钙素,该基因错义突变与常染色体隐性遗传性

CPVT 有关。*RyR* 基因突变是 CPVT 最常见的病因。CPVT 有关基因突变可导致舒张期肌质网钙释放异常，产生 DAD。儿茶酚胺刺激 β 肾上腺素受体，通过促进钙离子经 I_{CaL} 进入细胞，钙负荷增加而引起舒张期自发性钙释放和 DAD，促进 CPVT 患者发生室速 / 室颤。锚蛋白 –B 突变可影响钠 – 钾 ATP 酶和 NCX 在细胞内的定位，且锚蛋白 –B 缺失可引起钙处理缺陷和后除极，从而导致室颤和心脏性猝死。

【特发性室颤的遗传学基础】

晚近研究发现，特发性室颤患者存在基因突变，为特发性室颤机制研究提供了重要线索。据报道，约 20% 的特发性室颤患者存在心脏性猝死家族史，提示遗传因素在特发性室颤中扮演重要角色。2009 年 Alders 在特发性室颤家系中检测到 7q36 染色体 *DPP6* 基因突变。*DPP6* 基因（二肽基肽酶 –6）负责编码心肌细胞瞬时外向钾通道的调控蛋白，是目前家族性特发性室颤最常见的致病基因。突变携带者 *DPP6* 基因的 mRNA 转录水平是正常人的 20 倍。*DPP6* 基因过度表达会增加心肌细胞 Ito 电流，影响心室肌复极，易诱发室颤。最近，Ten Sander 对 26 个特发性室颤的家系成员进行基因检测，发现 47.6% 成员携带 *DPP6* 基因突变，基因携带者的生存期显著低于无基因突变者。2013 年 Postema 报道 *SEMA3A* 基因在特发性室颤患者中过度表达（SEMA3AI334V），并导致自主神经功能紊乱，诱发室颤。Reithmann 等报道，在浦肯野纤维起源室性期前收缩所诱发的特发性室颤患者中，发现 *SCN5A–H588R* 基因突变，通过检测 *SCN5A* 基因可以鉴别恶性室早和良性室早。

【自主神经系统与室颤】

自主神经系统在室颤发生过程中发挥着重要作用。自主神经系统作用的空间不均一性增加了心室肌不应期的离散度，进而引发室颤。神经递质在室颤中发挥着重要的调节功能。例如肾上腺素是引起 LQTS 和 CPVT 发生室性快速性心律失常的常见诱因。β 受体阻滞剂可有效预防患者心肌梗死后室颤，因此肾上腺素也是缺血性室颤发生的重要诱因。迷走神经并不是室颤产生的主要影响因素。交感神经激活与室性快速性心律失常导致心脏性猝死有关，主要表现为心室肌复极化异常。心肌梗死后小鼠可见交感神经激活，并且在梗死周边组织的神经生长因子表达上调，而较远区域也可见少量的增加。β 肾上腺素可导致 I_{CaL} 增加，从而促进 LQTS 产生 EAD 相关性心律失常，或促进 CPVT 产生 DAD 相关性心律失常。在急性心肌梗死和慢性心力衰竭时，β 肾上腺素可触发 EAD 和 DAD 而诱发室颤。

【心电重构与室颤】

越来越多的研究表明，心律紊乱可导致心肌电生理特性永久性改变。室性心律失常电重构主要表现为心室激动顺序异常等电生理改变，例如"T 波记忆"，室颤的 T 波记忆的主要机制目前尚不清楚。持续性室性快速性心律失常和均匀频繁的室性异位节律点可产生心室病理性改变和 CHF，导致心室电重构和结构重构。电风暴的发生，即 24h 内发生 ≥ 2~3 次的室速和 / 或室颤，提示心脏存在一个由室性快速性心律失常引起的正反馈系统。目前，电风暴的病理学改变还知之甚少。钙超载可在减弱肌纤维反应性和触发除颤后室颤再发中发挥关键作用。心动过缓也可导致心室电重构，诱发致死性室性快速性心律失常。持续性心动过缓可降低 I_{Kr} 和 I_{ks}，导致 QT 间期延长和复极显著延迟，从而诱发 TdP。I_{Kr} 减少伴 I_{ks} 下调（减弱复极化贮备）对长 QT 表型的形成发挥着重要的作用，解释了房室阻滞与临床 Tdp 之间的关联。

② 第 2 节 抗凝治疗新进展

2016 年，欧洲心脏学会发布了新的房颤诊治指南，其中房颤抗凝治疗方面增加了很多新内容。本文将对房颤抗凝治疗新进展做一总结。

【卒中风险评估】

口服抗凝药(OAC)治疗可以有效预防房颤患者缺血性卒中的发生并延长患者寿命。2016年欧洲房颤诊治指南仍推荐使用 CHA_2DS_2-VASc 评分系统来预测房颤患者的卒中风险。无临床卒中危险因素的患者无需使用OAC,而 CHA_2DS_2-VASc 风险评分 ≥ 2 分的男性患者及 ≥ 3 分的女性患者口服抗凝治疗存在明确的获益。仅存在 1 个临床危险因素的患者(CHA_2DS_2-VASc 风险评分为 1 分的男性或 2 分的女性)需权衡并综合考虑绝对卒中风险、出血风险及患者依从性决定是否接受抗凝治疗预防血栓栓塞。

【出血风险评估】

目前已有多个出血风险评估系统,出血风险和缺血性卒中危险因素有所重叠。出血风险高不应视为使用OAC的禁忌,而应该对出血危险因素进行评估,对可治疗的因素进行纠正。

2016年欧洲房颤诊治指南将出血危险因素分为可纠正的、潜在的可纠正的及不可纠正的三大类。其中可纠正的出血危险因素包括:高血压(尤其当收缩压 >160mmHg 时)、维生素 K 拮抗剂治疗时 INR 不稳定或达到 INR 治疗目标的时间 <60%、同时合并使用抗血小板药物和非甾体类抗炎药及过量饮酒。潜在的可纠正的出血危险因素包括贫血、肾功能受损、肝功能不全、血小板减少或功能异常。不可纠正的出血危险因素包括年龄 >65 岁、严重出血史、卒中病史、依赖透析的肾病或肾脏移植、肝硬化性疾病、恶性肿瘤及基因因素。

2016年欧洲房颤诊治指南特别指出生物标志物相关的出血危险因素,包括高敏肌钙蛋白、生长分化因子 –15 及血清肌酐 / 肌酐清除率(CrCl)。

【抗凝药物的选择】

非维生素 K 拮抗剂口服抗凝药(NOAC,如达比加群酯、阿哌沙班、利伐沙班、依度沙班)和维生素 K 拮抗剂均可有效预防非瓣膜病房颤患者卒中的发生。

对于适用 NOAC 抗凝的房颤患者,优先推荐选择一种 NOAC 作为初始治疗,而不是维生素 K 拮抗剂。有关 NOAC 的临床试验中所用的药物剂量是经过特殊考量后决定的,包括慢性肾脏疾病患者的低剂量。CrCl 在 30~49ml/min 时,利伐沙班剂量由常规每日 20mg 的剂量减为每日 15mg;血清肌酐 ≥ 1.5mg/dl、年龄 ≥ 80 岁或体重 ≤ 60kg 同时满足 2 项时,阿哌沙班由常规的 5mg,每日 2 次减为 2.5mg,每日 2 次;CrCl<50ml/min 时,依度沙班由常规的 60mg 或 30mg,每日 1 次减为 30mg 或 15mg,每日 1 次。但是中至重度二尖瓣狭窄或机械瓣膜的患者推荐使用维生素 K 拮抗剂(INR 2.0~3.0 或更高);NOACs 不应用于此两类患者。

当患者使用维生素 K 拮抗剂治疗时,需严密监测凝血酶原时间的国际标准化比值(INR),并将 INR 在治疗窗的时间(TTR)尽可能维持在高水平。如果患者依从性很好,但 TTR 不理想,或如果患者已接受维生素 K 拮抗剂治疗,无 NOAC 禁忌证并且有意向使用 NOAC 时,可考虑换用 NOAC 治疗。

抗血小板药物(如阿司匹林或氯吡格雷)抗凝效果不及抗凝药物,已不再推荐用于房颤卒中的预防。口服抗凝药和抗血小板药物联合使用会增加出血风险,故房颤患者无其他抗血小板适应证时应避免联合用药。

房颤患者存在长期抗凝治疗禁忌证(如既往由无可逆原因引起危及生命的出血)时,可考虑行左心耳(LAA)封堵。房颤患者行心脏外科手术时为预防卒中可考虑行 LAA 切除。胸腔镜下行房颤消融的患者为预防卒中可行 LAA 切除。

【房颤卒中二级预防的抗凝治疗】

房颤患者卒中最重要的危险因素为高龄和既往卒中或短暂性脑缺血发作(TIA)病史,其中卒中复发的最高危因素往往出现在前一次卒中后的初期。

AF 患者发生急性缺血性卒中或 TIA 发作、并行 CT 或 MRI 除外颅内出血后,应权衡再次缺血性卒中和颅内出血风险决定 OAC 治疗策略。如行 CT 或 MRI 除外颅内出血后,明确为 TIA,急性事件 1d 后起始 OAC 治疗;如明确为轻度卒中(NIHSS 评分 <8),急性事件 3d 后起始 OAC 治疗;如明确为中度卒中(NIHSS 评分 8~15),急性事件后第 6 天由 CT 或 MRI 排除出血转化后起始 OAC 治疗;如明确为重度卒中(NIHSS 评分 ≥ 16),急性事件后第 12 天由 CT 或 MRI 排除出血转化后起始 OAC 治疗。

倾向早期起始 OAC 治疗的因素包括:低 NIHSS 评分(<8)、影像血检查发现脑梗死病灶很小或无病灶、高复发风险(如超声提示心脏血栓)、无需经皮胃镜造瘘术、无需行颈动脉手术、无出血转化、临床情况稳定、年轻患者及高血压控制良好。倾向延迟起始 OAC 治疗的因素包括:高 NIHSS 评分(≥ 8)、影像检查发现大面积或中等面积脑梗死病灶、需胃造瘘或大型外科手术、需行颈动脉手术、有出血转化、神经系统不稳定、高龄患者、高血压未控制。

对于房颤卒中二级预防,2016 年欧洲房颤诊治指南推荐:房颤患者发生缺血性卒中后不应立即使用肝素或低分子肝素;对于抗凝过程中出现 TIA 或卒中的患者,应根据患者情况评估是否继续治疗或优化治疗;抗凝过程中出现中重度缺血性卒中的患者应在多学科专家评估后暂停抗凝 3~12d;房颤患者发生卒中后,在起始或重新开始 OAC 治疗之前,应考虑使用阿司匹林进行卒中二级预防;系统性使用 rtPA 溶栓不推荐用于 INR>1.7 的华法林使用者(或 aPTT 高于正常范围的达比加群酯使用者);既往有过卒中的房颤患者,NOAC 推荐级别高于维生素 K 拮抗剂或阿司匹林;TIA 或卒中后,不推荐 OAC 和抗血小板药物联合使用。

【颅内出血的房颤患者如何抗凝】

2016 年欧洲房颤诊治指南第一次提出颅内出血的房颤患者应该何时开始或重新开始 OAC 治疗的流程。所有此类患者都必须经神经内科学专家、心脏病学专家、神经放射学专家和神经外科学专家在内的多学科专家共同进行评估。

房颤患者在 OAC 治疗时出现颅内出血,如为急性事件,需确立抗凝强度。如判断为 OAC 禁忌,可考虑左心耳(LAA)封堵。如非 OAC 禁忌,需进一步考虑。支持停用 OAC 的因素包括:使用充足剂量的 NOAC 时发生的出血,或是治疗中断或治疗剂量不足时发生的出血、高龄病人、高血压未控制、皮质出血、严重的颅内出血、多发微出血(如 >10 个)、出血原因不能去除或治疗、慢性酒精滥用及 PCI 术后需要双联抗血小板治疗。支持重新启用 OAC 治疗的因素包括:使用维生素 K 拮抗剂时发生的出血或剂量过量时发生的出血、外伤或可治疗的原因引起的出血、年轻患者、高血压控制良好、基底节出血、无或轻度白质损伤、外科可清除的硬膜下血肿、蛛网膜下腔出血及缺血性卒中高危。综合评估并告知患者及亲属后,在出血发生 4~8 周后可起始或继续 OAC 治疗,选择颅内出血风险低的药物。

【房颤抗凝患者出血的控制策略】

控制出血危险因素是减少 OAC 治疗下的出血发生率的重要举措。包括

1. 根据最新高血压指南控制血压。

2. 评估既往出血史,在出血原因被识别和纠正后可以考虑重新起始 OAC 治疗。

3. 如果服用维生素 K 拮抗剂期间不能将 TTR 维持在较高的水平(如 ≥ 70%)应考虑换用 NOAC。NOAC 的剂量应在综合评估患者的肾功能、年龄和体重后确立。

4. 避免过度饮酒。

5. 预防跌倒。然而,OAC 只因在严重、不可控制的跌倒患者中(癫痫或进展性的多系统萎缩后向跌倒)限制使用。

6. 除了药物和食物与维生素 K 拮抗剂的互相影响,不同基因型也会影响维生素 K 拮抗剂的代谢。基因检测对 TTR 或华法林出血风险的影响不大,因此目前不推荐使用临床。

7. 如需中断 OAC 治疗,除机械瓣膜病外,肝素桥接治疗不能获益。

8. 75 岁以上患者在应用达比加群酯时,应降低剂量以减少出血风险(110mg,每日 2 次)。

9. 相对于 150mg 每日 2 次的达比加群酯、20mg 每日 1 次的利伐沙班、60mg 每日 1 次的依度沙班,高胃肠道出血的患者,应优选维生素 K 拮抗剂或其他 NOAC。

10. 发生出血事件后是否重新开始使用 OAC 需要多学科组成的房颤团队仔细评估不同的抗凝和卒中预防措施后决定。

即使是最优化的管理,也可能发生出血,临床专业人员应了解如何对出血事件进行处理并随时做好准备。

患者如果出现了活动性出血,应开始机械性压迫止血,并评估血流动力学情况、血压、基础抗凝参数。血细胞计数和肾功能。使用维生素 K 拮抗剂的患者,如是微小出血,可推迟维生素 K 拮抗剂使用直到 INR<2 ;如是中重度出血,加强对症治疗:补液、输血、治疗出血原因(如胃镜),并考虑静脉使用维生素 K(1~10mg);如为严重或危及生命的出血,考虑凝血酶原复合物(PCC)和新鲜冰冻血浆(FFP),或血小板置换。使用 NOAC 的患者,如是微小出血,可推迟一次或一天使用 NOAC;如是中重度出血,加强对症治疗:补液、输血、治疗出血原因(如胃镜),如才服用或 NOAC,可考虑口服活性炭;如为严重或危及生命的出血,考虑特异性的拮抗剂,如没有拮抗剂,考虑血小板置换。

【口服抗凝药和抗血小板药物的联合治疗】

OAC 与抗血小板药物的联合治疗,特别是三联疗法,会增加大出血的绝对风险。

合并稳定性冠心病(CAD)的房颤患者,推荐使用单一的 OAC 药物治疗,而不联合使用抗血小板药物。对于急性冠脉综合征(ACS)的患者或冠状动脉支架术后的患者,OAC、氯吡格雷和阿司匹林的短期三联疗法似乎是有必要的。有卒中风险也合并稳定性冠心病的房颤患者植入冠脉支架后,为预防冠脉缺血复发和脑缺血事件,推荐 1 个月的三联治疗(阿司匹林 + 氯吡格雷 +OAC)。有卒中风险的房颤患者发生 ACS 并植入支架后,为预防冠脉缺血复发和脑缺血事件,推荐 1~6 个月的三联治疗。有卒中风险的房颤患者发生 ACS 但未植入支架,为预防冠脉缺血复发和脑缺血事件,推荐 12 个月的双联治疗(OAC+ 阿司匹林或氯吡格雷)。注意限制联合抗血栓治疗的时限(特别是三联治疗),并评估发生冠脉缺血事件和出血的风险。

3 第 3 节 左心耳封堵术

脑卒中是房颤患者主要并发症之一,大多数房颤患者需要长期口服抗凝药物(OAC)治疗。华法林是传统的口服抗凝药物,但是临床应用中存在诸多问题,如不同药物、食物影响抗凝效果,需要经常监测凝血指标等。新型口服抗凝药物(NOAC)虽然能够克服华法林抗凝治疗的部分问题,但是有些患者仍不适宜,例如严重肾功能不全等。经皮左心耳封堵术(left atrial appendage occlousion,LAAO)是近些年来应用于临床的预防卒中的有效治疗方法。由于介入封堵成功后不必长期口服抗凝药物,进而可避免长期口服抗凝药物导致的不利影响。目前国际上获得认证的左心耳封堵器主要有美国波士顿科学公司的 Watchman、美国雅培公司的 Amplatzer Cardiac Plug(ACP)、美国强生公司的 WaveCrest、中国深圳先健科技公司的 Lambre 和美国 SentreHEART 公司的 LARIAT 等。为了促进左心耳介入封堵技术的临床应用,本文将简要介绍左心耳封堵术的适应证、基本植入方法、常用的左心耳封堵器械、相关国际临床试验和国内外相关指南的推荐意见等。

【左心耳封堵术的适应证】

2010 年欧洲心脏病协会（ESC）发布的房颤患者处理指南中首次提及左心耳封堵治疗，但是由于当时临床试验中手术并发症较高，故未提出推荐意见。2011 年 CAP 研究结果显示，随着植入数量的增加，手术并发症发生率由最初的 7.7% 降低至 3.7%、需要心包引流的发生率由 5.0% 降至 2.2%。因此，2012 年 ESC 发布了房颤指南更新，该指南推荐对卒中高危但存在长期抗凝治疗禁忌证的患者可考虑左心耳介入封堵术（推荐证据级别 II b/B）。而在 2013 年 *EuroPACE* 杂志发表了左心耳封堵预防卒中专家共识更新。该专家共识总结了近些年左心耳临床研究结果，明确指出下列患者可考虑左心耳介入封堵术：

1. 尽管接受合适的口服抗凝药物治疗仍然复发缺血性脑梗死。在排除了其他栓子来源后应考虑进行左心耳封堵术。

2. 既往发生脑出血。左心耳封堵术应作为口服抗凝药物的替代治疗。

3. 复发性胃肠道出血。尽管采用消化道内镜检查仍然查不出原因或不明原因的胃肠道出血患者。内镜治疗不能到达部位的胃肠道出血。

4. 相关疾病的并发症，如难以控制的高血压病、脑微栓塞、脑血管淀粉样变。

5. 凝血系统疾病，如血小板减少、骨髓增生异常综合征。

6. 不能耐受新型抗凝药物。例如胃肠道不能耐受、严重肝肾功能不全。尽管此时华法林是首选，但左心耳封堵仍是次选方法。

2014 年，欧洲心律失常协会（European Heart Rhythm Association，EHRA）和欧洲心血管介入心脏病学协会（European Association of Percutaneous Cardiovascular Interventions，EAPCI）共同发表了左心耳导管封堵术专家共识。该共识详细描述了不同封堵器械相关操作技术和适应证，并提出了新的房颤患者卒中预防策略流程（图 14-2）。该共识采用 CHA_2DS_2-VASc 积分评估房颤患者卒中风险，用 HAS-BLED 积分（高血压、异常肝肾功能、卒中史、出血史、年龄 >65 岁、增加出血风险的药物或嗜酒史）评估患者长期口服抗凝药物的出血风险。该共识认为 CHA_2DS_2-VASc 积分 >1 患者均是左心耳封堵术的适应证。对于适合长期口服抗凝药物治疗患者可以将左心耳封堵术作为抗凝治疗的备选方法；而对于不适合长期口服抗凝药物治疗患者左心耳封堵术可以作为抗凝治疗的替代治疗方法。该共识还提出左心耳封堵术亦可作为抗凝治疗的补充或者与导管消融同时应用。该共识认为以下 4 类患者应积极推荐应用左心耳封堵治疗。

1. 长期口服抗凝药物治疗出血风险较高者（CHA_2DS_2-VASc 积分 >2）。

2. 因严重冠状动脉疾病植入 1 个以上支架、需要长期三联抗凝治疗房颤患者（CHA_2DS_2-VASc 积分 >2）。三联抗凝治疗明显增加出血风险。

3. 患者存在未包含在 HAS-BLED 积分系统但增加出血风险的临床因素，例如肿瘤、慢性炎性肠病等。

4. 终末期肾病、高卒中风险、高出血风险患者。肌酐水平 <15ml/min 患者均不适合 NOAC，而肌酐水平在 15~30ml/min 患者口服抗凝药物出血风险亦较高。同时这些患者组织钙化和动脉粥样硬化水平均较高。

该共识同时指出，尽管上述四类患者在评估 NOAC 获益和风险后推荐应用 LAAO 作为抗凝治疗的替代方法，但是应告知患者在 LAAO 术后仍需 OAC 或双联抗血小板治疗 1~6 个月，相关的出血风险也应充分告知。

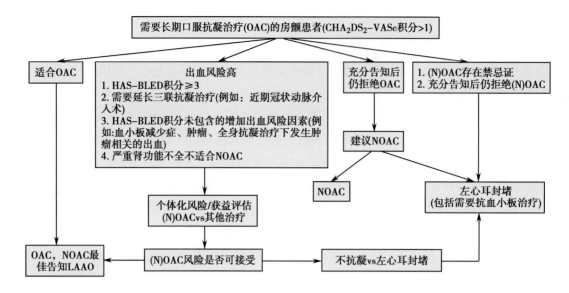

图 14-2 房颤患者抗凝治疗选择的流程图

2014 年美国心脏病学会（American College of Cardiology，ACC）、美国心脏病协会（American Heart Association，AHA）和心律学会（Heart Rhythm Society，HRS）发表了房颤患者处理指南。在卒中的非药物方法中简述了不同封堵器械（Watchman/Amplatzer cardiac plug）和左心耳套扎术（LARIAT/外科）。当时考虑到手术并发症较高（7%~10%）、尚缺乏大样本研究结果验证卒中预防的效果，故未对左心耳介入封堵术进行临床推荐。直到 2015 年 3 月 15 日美国 FDA 才批准 Watchman 可用于非瓣膜病性房颤患者合并下列情况：①基于 CHADS$_2$/CHA$_2$DS$_2$-VASc 积分显示卒中和全身栓塞风险较高；②需要长期口服华法林抗凝治疗；③寻找替代华法林抗凝治疗的合理需求。

2018 年中华医学会心电生理和起搏分会和中国医师协会心律学专业委员会心房颤动防治专家工作委员会共同制定了《心房颤动：目前的认识和治疗建议 -2018》。该建议认为对于 CHA$_2$DS$_2$-VAS$_C$ 评分 ≥ 2 的非瓣膜性房颤患者，如具有下列情况之一可行经皮左心耳封堵术预防血栓栓塞事件：①不适合长期规范抗凝治疗；②长期规范抗凝治疗的基础上仍发生脑卒中或栓塞事件；③ HAS-BLED 评分 ≥ 3（证据级别：B）。术前应作相关影像学检查以明确左心耳结构特征，以便除外左心耳结构不适宜手术者。考虑到经皮左心耳封堵术的初期学习曲线及风险，建议在心外科条件较好的医院开展此项技术。

【常用的左心耳封堵器及国内外相关临床试验】

2005 年美国心脏病学杂志（JACC）发表了第一个左心耳封堵术可行性研究（PALAATO）结果。该研究入选患者标准包括：

1. 所有患者均存在华法林禁忌证；

2. 既往有短暂性脑缺血发作或卒中；

3. 具有以下血栓栓塞高危因素之一：①充血性心力衰竭或 LVEF<40%；②高血压病史（收缩压 >160mmHg）；③糖尿病；④年龄 ≥ 65 岁；⑤陈旧性心肌梗死或冠状动脉狭窄 ≥ 50%；⑥左心耳内自发性回声增强或血流速度 ≤ 20cm/s。

排除标准包括：①左心房或左心耳血栓形成；②二尖瓣或主动脉瓣狭窄或反流；③左心房内径 >65mm；④急性心肌梗死或不稳定心绞痛；⑤新发（<2 个月）脑卒中合并症状性颈动脉疾病。尽管 PLAATO 研究中使用的封堵器现已弃用，但 PLAATO 研究首次验证了人体进行左心耳封堵治疗是可行的。

以下是目前使用最为广泛的三类经导管途径植入的封堵器装置（图 14-3）。

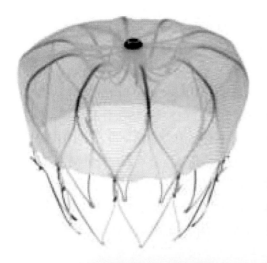

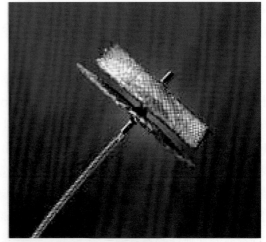

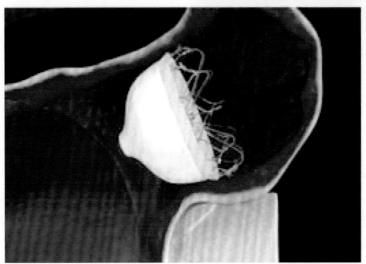

图 14-3　目前使用最为广泛的三类经导管途径植入的封堵器装置

（一）Watchman 封堵器的植入

目前，Watchman 封堵器的临床试验证据最多，并获得欧洲（CE）、美国（FDA）和中国（CFDA）认证。2007年 *JACC* 杂志发表了 Watchman 封堵器首次应用人体初步经验。该研究入选患者标准包括：①年龄 >18 岁；②预期寿命 >2 年；③非瓣膜病性房颤；④CHADS$_2$ 积分（卒中或短暂性脑缺血发作、充血性心力衰竭、糖尿病、高血压病、年龄≥ 75 岁）≥ 1 分。

排除标准包括：①充血性心力衰竭；②房间隔缺损或房间隔瘤；③症状性颈动脉疾病；④症状性瓣膜疾病；⑤主动脉弓部动脉粥样硬化斑块；⑥瓣膜置换术后；⑦植入术前 48h 内经食管超声心动图发现的左心耳血栓或自发性回声增强；⑧ LVEF<35％；⑨起搏器携带者；⑩高凝状态；⑪孕期。该研究首次证实采用 Watchman 封堵器的安全性和有效性。

2009 年 *Lancet* 杂志发表了 Watchman 封堵器的 PROTECT AF 研究结果。PROTECT AF 研究首次确定了房颤患者进行左心耳介入封堵术预防卒中效果不劣于长期口服华法林治疗。该研究患者入选标准包括：①年龄 >18 岁；②非瓣膜病性房颤；③ CHADS$_2$ 积分≥ 1 分。

排除标准包括：①华法林禁忌证；②非房颤病因需要长期抗凝治疗；③左心耳血栓；④房间隔瘤合并卵圆孔未闭和右向左分流；⑤活动性主动脉斑块；⑥症状性颈动脉疾病等。2011 年更大样本量、更长随访时间的登记结果（contiuned access protocal，CAP）公布。该结果显示，随着数量的增加，手术并发症发生率由最初的 7.7% 降低至 3.7%、需要心包引流的发生率由 5.0% 降至 2.2%。该结果同时显示长期(平均 45 个月)随访结果 Watchman 优于华法林治疗。CAP 研究是 PROTECT AF 研究的延续,适应证和禁忌证相同。

2013 年 JACC 杂志发表的多中心、前瞻、非随机试验(ASASP)再次评估了 Watchman 封堵的安全性和有效性。该研究入选患者标准包括:①非瓣膜病性房颤;② CHADS$_2$ 积分 ≥ 1 分;③年龄 >18 岁;④存在短期或长期抗凝治疗的禁忌证(包括活动性出血或出血倾向、恶性血液病、华法林高敏症、高危出血风险或高龄);⑤需要 6 个月以上的三联抗栓治疗和终生口服阿司匹林。患者排除标准与 PROTECT AF 研究。

2014 年 JACC 杂志再次发表了 Watchman 研究者与美国食品药品监督局(FDA)共同发起的 PREVAIL 试验结果,再次证实了 Watchman 封堵器预防脑卒中效果不劣于华法林。该研究入选标准包括:①非瓣膜病性房颤;②需要但不能长期坚持华法林抗凝治疗;③ CHADS$_2$ 积分 ≥ 2 分;④如果 CHADS$_2$ 积分 =1 分,需合并下列情况之一:女性年龄 ≥ 75 岁;LVEF ≥ 30% 且 <35%;年龄在 65~74 岁且合并糖尿病或冠心病;年龄 ≥ 65 岁合并充血性心力衰竭。

排除标准包括:①阿司匹林过敏或禁忌;②氯吡格雷适应证;③房间隔修补术后或房间隔缺损 / 卵圆孔未闭封堵术后;④机械瓣膜置换术后;⑤纽约心功能分级(NYHA)Ⅳ级心力衰竭;⑥静息心率 >110 次 /min。

除此之外,该研究还增加了超声心动图排除标准包括:① LVEF<30%;②心包积液 >2mm;③高危的卵圆孔未闭;④严重的二尖瓣狭窄;⑤主动脉弓降部活动性粥样硬化斑块;⑥心脏肿瘤。

Watchman 封堵器主体为一降落伞状的镍钛合金框架。在左房面,附着有一 160μm 孔径聚四氟乙烯薄膜。在封堵器和心耳口周的锚定面存在锚定倒刺,可以减少封堵器移位和脱落的风险。封堵器底部和传送系统相连,并通过 14F 的导引鞘送至左房。房间隔穿刺的部位倾向于偏后偏下的位置,以方便传送鞘和左心耳达到良好的同轴性位置。肝素抗凝维持 ACT 250~350s。将猪尾导管放置到左心耳内造影,为了清楚暴露左心耳,左心耳造影时的最佳角度是右前斜合并头位或者足位。左心耳的锚定区口径测量时后缘为左心耳 / 肺静脉脊部尖端心耳内深处 1cm,前缘为回旋支的心耳投射线。选择封堵器的大小应该大于测量锚定区大小 10% ~20%。将猪尾导管放置到左心耳深处,作为导引鞘进入左心耳的轨道。导引鞘上有三个代表不同封堵器大小型号的标记线,将导引鞘放置到左心耳时,需将相应封堵器大小的标志线与心耳口部平面的标志线重叠。预装有封堵器的传送系统,在进入导引鞘之前需要冲水排气。完成后,将传送系统推送至导引鞘的远端。最后,固定封堵器的位置,缓慢撤出导引鞘和传送系统,使封堵器展开。随后需要结合造影和食管超声判定封堵器位置,并行牵拉试验,观察封堵器和左心耳是否同步运动。理想状况时,封堵器露肩高度不应该大于 4~7mm,并且应该堵住整个左心耳口部,达到无分流或很少分流(<5mm)。封堵器的压缩比例达到 8% ~20%(有的专家建议压缩比率达到 15% ~30%),当所有这些指标达到时,方可以释放封堵器。否则,需要收回封堵器,更换封堵器并重新放置。

(二) ACP 封堵器植入

Amplatzer 封堵器是先天性心脏病介入封堵最常用的封堵器之一。临床医生最初尝试将先心病的封堵器应用于左心耳封堵。直到 2011 年导管和心脏介入杂志才发表了专门用于左心耳封堵的 ACP 封堵器在欧洲最初使用经验。该研究首次验证了应用 ACP 封堵器进行左心耳封堵技术上的可行性。该研究提出了患者选择的重要性,并且强调必须排除发生卒中的低危患者。该研究结果还表明,左心耳封堵并不能完全去除卒中、术者的手术技巧训练亦非常重要。与此同时,2011 年还发表了亚太人群应用 ACP 的初步经验。2013 年 JACC 杂志发表了 ACP 封堵器安全性和长期有效性的研究结果。该研究入选患者标准包括:① CHADS$_2$ 积分 ≥ 1 分或 CHA$_2$DS$_2$-VASc 积分(卒中或短暂性脑缺血发作、充血性心力衰竭、糖尿病、高血压病、年龄 ≥ 65 岁、外周血管疾病、女性)≥ 2 分的非瓣膜病性房颤患者。②存在 OAC 禁忌证。目前 ACP 封堵器已经获得了欧盟(CE)和中国(CFDA)认证,尚未获得美国 FDA 认证。

Amplatzer ACP 封堵器包含一个圆柱形的镍钛合金框架(体部)并通过一个具有弹性的连接杆(腰

部)连接到用于覆盖于左心耳口部的镍钛合金盘(底部),两个镍钛合金组件都覆盖有多聚乙烯薄膜。与Watchman相似,ACP的体部同样存在着固定刺,而弹性的腰部可以满足不同解剖形态心耳中左心耳封堵器的放置。与Watchman不同的是,ACP的高度小于其直径,因此Watchman不能用于植入在长度小于口径的心耳,而ACP则可能能够适用于这种解剖特点的心耳。此系列新一代产品Amulet提供了更大型号的封堵器,更能够满足不同解剖心耳封堵器的植入要求。Amulet封堵器适应的锚定区大小为11~31mm,而根据所使用的封堵器大小的不同,其传送鞘内径大小也会有所改变(9~14F)。股静脉入路,房间隔穿刺,左心耳造影以及食管超声技术与之前描述相同。与Watchman封堵器相同,在与推进杆分离之前,ACP同样可以回收。放置时,传送鞘至少位于左心耳内15mm深度,封堵器的前半部分(体部)放置通过回撤传送鞘动作完成,而封堵器后半部分(底部)放置则通过推进推送杆和后撤传送鞘两个动作完成。放置成功后,体部稍稍压缩呈轮胎型,与底部存在一定的距离。底部呈凹面镜型,覆盖整个左心耳口部。在拖拽试验证实放置良好后,方可释放ACP封堵器。

（三）WaveCrest 封堵器植入

WaveCrest封堵器是由Coherex Medical公司研制的一款新型左心耳封堵器,2013年被美国强生公司收购。2012年澳大利亚首先报道了WaveCrest封堵器进行左心耳封堵术。WaveCrest封堵器目前已经获得欧洲CE认证,在美国进行的临床试验(NCT02239887)结果尚未公布。

WaveCrest封堵器也内含一个镍钛合金框架,但无金属暴露在血池中,在封堵器的左心耳面存在一泡沫状薄膜,可以加速机化过程。而在左心耳面,附有PTFE薄膜,可以减少血栓形成。该封堵器可以顺应左心耳解剖形态。而该封堵器的固定锚也是可活动的,一旦获得良好的放置位置时,可以获得良好的锚定效果。WaveCrest的传送鞘并不需要放置到左心耳的深处,因为该封堵器设计的就是放置在左心耳的近端。在心耳较短,Watchman和ACP相对较大时,可以考虑使用这一种封堵器。传送鞘为12F大小,经股静脉途径,穿刺房间隔(最好偏后)。食管超声时测量左回旋支至"coumadin"脊部远端10mm处的距离以确定锚定区大小。需要测量左心耳口部最宽部位的大小。需要多个角度测量口部大小以充分评价左心耳口部的长径和短径。近端放置WaveCrest封堵器,是因为远端放置可能会压缩封堵器本身或者固定锚,压缩锚部会使左心耳封堵器无法完全展开。因此,近端放置(在所有分叶的近端)可以确保最佳的封堵,并且可以减少心包积液的发生。在分离封堵器之前,需要将传送鞘后撤2cm,经过传送鞘造影左心耳远端。拉拽传送导管以确定封堵器和心耳呈一体化运动。如果需要调整左心耳封堵器位置,需要先回撤锚定钩,经过这些步骤后,方可以释放封堵器。

（四）LARIAT 手术

与上述封堵器(心腔内操作)不同,LARIAT是经心外膜与心内膜联合套扎封堵左心耳的技术。2013年《JACC》杂志发表了房颤患者应用LARIAT的初期经验。该研究入选标准包括:①年龄>18岁;②非瓣膜病性房颤;③CHADS$_2$积分≥1分;④不适合华法林治疗或华法林治疗失败;⑤预期生命>1年。

排除标准包括:①心包炎病史;②心脏外科手术史;③漏斗胸;④近期(3个月内)发生的心肌梗死或栓塞事件;⑤心功能Ⅳ级(NYHA分级);⑥LVEF<30%;⑦胸部放疗史。

CT图像排除标准包括:①左心耳宽度>40mm;②左心耳开口超上心耳尖部指向肺动脉干之后;③左心耳双叶或多叶距离超过40mm;④心脏向后转位。

2015年导管与心脏介入杂志首次发表了临床应用的初步经验。该研究入选患者标准包括:①CHADS$_2$积分≥2分;②存在抗凝禁忌证或严重出血史、不能解释的持续性贫血、抗凝下发生的血栓栓塞事件等。

排除标准包括:①心脏外科术后;②急性(30天内)心包炎或栓塞事件;③术前CT证实左心耳朝上或口部直径≥40mm。

内外膜联合的Lariat技术相对比较复杂,但操作后在心脏内不留异物。封堵套圈经皮在外膜途径到达左心耳基底部,并结扎。外膜途径需要使用 14F 鞘建立,内膜途径则经过股静脉 – 穿房间隔途径建立。内膜途径将一带磁铁头端的导丝送至左心耳的尖部,在外膜途径将另一带磁铁头端的导丝送至左心耳位置。通过内外膜的磁铁相吸,建立套圈的轨道。内膜导丝球囊充盈有助于判定心耳形态和心耳口部,同时方便套圈在外膜抓住左心耳口部,最后将套圈收紧,并用食管超声和 X 线影像判定左心耳封堵,最后予以缝合。

(五) Lambre 封堵器

Lambre 封堵器是我国深圳先健公司研制的一款新型左心耳封堵器。动物实验已验证其进行左心耳封堵的可行性。目前正在进行临床试验中(NCT02029014/01920412),初步报道效果较好。

通过仔细阅读上述临床试验中患者入选和排除标准,可以清晰明确不同类型封堵器的适应证,有助于指导临床医师正确筛选合适的患者。

【 左心耳形态与左心耳封堵器械的选择 】

左心耳形态变异较大,患者的左心耳形态和内径参数也是决定是否可行介入封堵的重要因素。左心耳形态通常可分为 3 种类型,即鸡翅状(ChickenWing)、菜花状(Broccoli)、风向标状(WindScok)等。风向标状左心耳相对较容易植入封堵器,而菜花状左心耳植入封堵的难度较大。左心耳内径参数主要包括口部直径、着陆区长度和最大深度等。不同植入器械对左心耳封堵亦有不同的要求,太大或太小均不适合左心耳封堵术。Watchman 封堵器要求左心耳口部最大直径在 17~31mm。ACP 封堵器要求左心耳口部直径在 12.6~28.5mm、着陆区至少 4~6mm、最大深度 >10mm。LARIAT 要求左心耳口部最大直径 <40mm。

综上所述,对于具有长期抗凝指证的非瓣膜病性房颤患者,如有抗凝禁忌证或出血风险较高患者应考虑行左心耳介入封堵术预防卒中。此外,左心耳影像学检查如食管超声或 CT/MRI 检查也是决定是否能够进行介入封堵术的重要参数。

4　第 4 节　左室四级导线及多部位起搏

经过 20 多年的发展,心脏再同步治疗(CRT)已经成为慢性心力衰竭患者的标准疗法。但是,仍有约 30% 的患者存在 CRT 无反应。根据 Cleveland 的研究,左室起搏位点是否优化是影响 CRT 疗效的重要因素。在 CRT 植入术中,左室导线位置不理想会影响左室起搏后的疗效,位置不理想包括放置位置有心肌瘢痕、未放置在靶静脉、膈神经刺激及左室导线脱位或失获获等。

过去,由于植入工具的限制,左室导线位置不理想的情况时有发生,随着技术的发展,一些新型的左室导线开始在临床中应用,其中就包括四极左室导线。在 Pubmed 中搜索左室四极导线的英文 "quadripolar lead",相关结果有 120 余条。

【 左室四极导线简介 】

目前中国市场上的左室四极导线按照上市时间先后,分别为美国雅培公司的 Quartet™ 四极导线、美国波士顿科学波士顿科学公司的 Acuity X4 四极导线,以及美国美敦力公司的 Attain Performa 四极导线。三家公司的左室四极导线各有特色。下面进行详细阐述。

1. 美国雅培公司的 Quartet™ 左心室四极导线(型号 1458Q)　直径约 4.7F,它由 1 个 4.0F 的顶端电极(D1)和距电极顶端 20、30、47mm 的 3 个环状电极(M2、M3、P4)组成。4 个电极与右室环形电极作为阴极,其中 2 个电极(M2 和 P4)同时作为阳极,可组合形成 10 种起搏配置(图 14-4)。导线头端呈 S 形,提供小直径导线良好的固定能力。导线有 3 种长度可以选择:75cm、86cm 和 92cm。

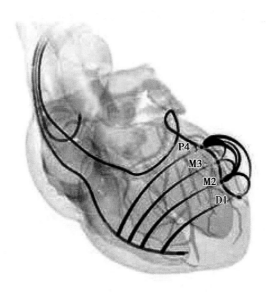

图 14-4　Quartet™ 左心室四极导线

2. 波士顿科学 Acuity X4 左室四极导线　根据四个极间距和是否立体塑形,提供 3 种不同的规格,包括 Acuity X4 Straight(非立体,四个极等距,12mm),Acuity X4 Spiral L(立体,从顶端开始,四个极间距35.5mm、7.5mm、7.5mm、7.5mm,后三个极呈螺旋 3D 状)以及 Acuity X4 Spiral S(立体,从顶端开始,四个极间距 20.5mm、7.5mm、7.5mm、6mm,后三个极呈螺旋 3D 状)。每种规格分为 86cm 和 95cm 两种长度(图 14-5、表 14-1)。

表 14-1　波士顿科学 Acuity X4 左室四极导线

头端结构	型号	长度（cm）	适合的静脉分支长度（cm）	电极间距	固定方法
Acuity X4 Spiral L	4677 4678	86 95	7.5	7.5cm radiopaque marker 6cm　7.5mm 7.5mm 35.5mm	双重固定：3D 螺旋 + 叉齿
Acuity X4 Spiral S	4674 4675	86 95	6	7.5mm 7.5mm 20.5mm	
Acuity X4 Straight	4671 4672	86 95	4	No radiopaque marker　12mm 12mm 12mm	单种固定：叉齿

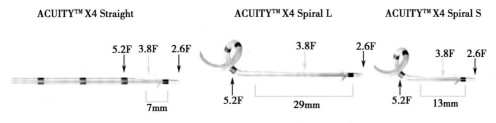

ACUITY™ X4 Straight 　　　ACUITY™ X4 Spiral L 　　　ACUITY™ X4 Spiral S

5.2F 3.8F 2.6F　7mm　　　3.8F 2.6F 5.2F 29mm　　　3.8F 2.6F 5.2F 13mm

图 14-5　波科 Acuity X4 左室四极导线

3. 美国美敦力 Attain Performa 左室四极导线　采用短长间距的设计。LV1-LV2 及 LV3-LV4 的间距都是 21mm,LV2-LV3 的间距为 1.3mm。导线头端直径 3.9F、导线体直径 5.3F,电极环直径 5.1F。Attain Performa

有 3 个不同的形状,4398 呈直形、导线头端有固定叉齿,4298 呈 L 形,4598 呈 S 形(图 14-6)。每种形状均有 78cm 和 88cm 两种长度可以选择。不同极性和除颤导线可以形成最多 16 个向量的组合(图 14-7)。

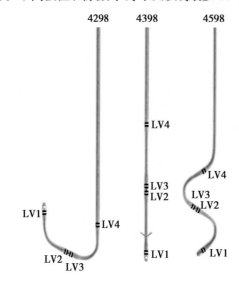

图 14-6　美敦力 Attain Performa 左室四极导线

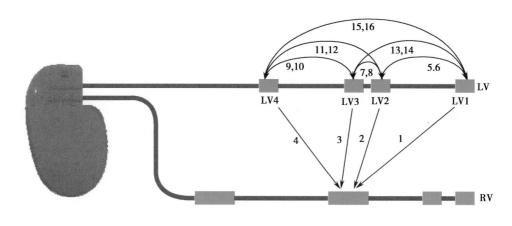

图 14-7　美敦力 Attain Performa 左室四极导线向量组合

- LV1 to RV Coil
- LV1 to LV2
- LV1 to LV3
- LV1 to LV4
- LV2 to RV Coil
- LV2 to LV1
- LV2 to LV3
- LV2 to LV4

- LV3 to RV Coil
- LV3 to LV1
- LV3 to LV2
- LV3 to LV4
- LV4 to RV Coil
- LV4 to LV1
- LV4 to LV2
- LV4 to LV3

【左室四极导线的植入技术】

左室四极导线相较传统的双极左室导线在电极构造上有些变化,也会影响到植入时的手感和操作。同时,为了更好地实现四个电极向量的选择,在选择靶血管和匹配不同的四极导线型号时,也需加以注意。下面就从植入前靶血管选择,植入时的注意事项以及植入后的导线连接几个方面进行阐述。

(一)植入前靶血管的选择

为了充分发挥左室四极导线 4 个极的起搏向量,各厂家都要求导线的 4 个电极均进入靶血管,在靶血管内可以从基地部延伸至心尖部。因此,根据不同厂家左室四极导线第四个电极环到电极顶端的距离,可以预估出所需靶静脉的长度。例如,美国雅培公司 Quartet™ 左室四极导线 D1 与 P4 电极相隔 47mm,就要求靶血管的长度 ≥ 55mm。有些厂家,例如美国波士顿科学公司会在电极近段有不透光标志,要求植入时,不透光标志也在分支血管内。

另一个要考虑的因素是靶静脉的大小,不同厂家可供选择的导线种类不同,对靶静脉的要求也不同。例如,美国雅培公司 Quartet™ 只有一个 S 形四极导线,靶血管就不能是太细太扭曲的血管。美国波士顿科学公司和美国美敦力公司左室四极导线形状选择相对较多,可兼容的靶血管类型也更广泛。

不同厂家的左室四极导线都有不同长度,可以根据病人的体型以及心脏扩大的程度选择合适长度的左室四极导线。

(二)植入时的注意事项

由于相较传统的双极导线,左室四极导线增加了两个极,在导线构造上,导线内部线圈的数量会从近端到远端递减,而且导线的厚度也会从近段到远端递减。这会增加扭矩反应(torque response),即如果要转动导线头端,需要旋转导线体的程度更小。

对于有不同形状选择的厂家,需要根据不同靶静脉的情况选择最适合的导线。对于细小和非常扭曲的血管,适合应用直形的左室四极导线,例如美国波士顿科学公司的 Acuity X4 Straight,必须确保 4 个极进入靶血管以保持导线稳定性(图 14-8)。对于中等大小和中等扭曲的血管,可以应用 L 形导线,例如美国美敦力公司的 4298,也可以应用 S 形的四极导线,例如美国雅培公司的 Quartet™,但 S 形导线的递送和固定和 L 形导线是不同的,S 形导线的弯度互相对应,且有三个弯曲存在(图 14-9)。

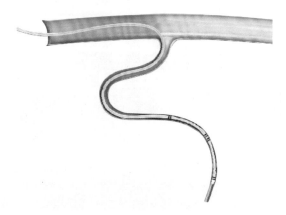

图 14-8 直形左室四极导线适合细小、扭曲的血管

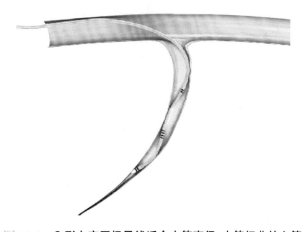

图 14-9 S 形左室四极导线适合中等直径、中等扭曲的血管

在术中测试左室四极导线不同极性的参数时,目前仅需要分别测试各个极即可。而且需要确保测试

的连接夹不会同时连接到两个电极对应的尾端产生干扰。为此,一些厂家会有专门用于测试时的工具,比如美敦力的测试夹(图 14-10),可以在不让各个极尾端相互干扰的情况下,帮助医生更方便地夹到电极,也避免电极尾端连接处的刮擦。

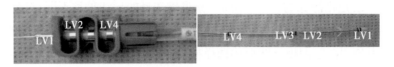

图 14-10　美敦力左室四极导线测试工具

对于术中或术后出现膈神经刺激或起搏阈值增高的患者,可以不必更换靶静脉,而是通过程控依次调整起搏向量,选择起搏阈值合适、10V 无膈神经刺激的起搏向量作为最终起搏向量。

(三)植入后的注意事项

左室四极导线植入到位后,连接 CRT/CRTD 时,要确保 4 个极对应到相应的连接口,且头端超过连接处标志,牢固固定(图 14-11)。

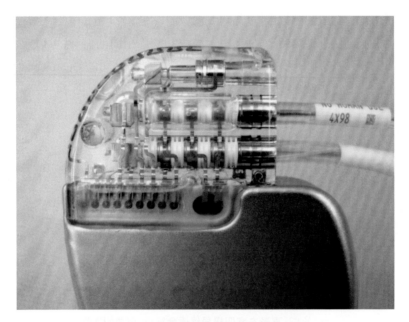

图 14-11　左室四极导线与起搏器连接处

植入后需用程控仪测试不同向量的起搏参数,选择最优的组合。有些厂家的起搏器需要手动测量每个起搏向量的阈值,有些厂家的起搏器,例如美敦力的 Viva XT CRTD 可以一键化测量 16 个向量的起搏阈值,可以更快速地了解可以选择的起搏向量。

【左室四极导线应用的循证证据】

左室四极导线上市以来,国内外进行了多方面的临床研究,包括导线并发症和改善 CRT 疗效等。

(一)减少左室四极导线并发症

1. 提高左室四极导线稳定性　传统双室起搏导线为避免出现膈神经刺激和血管选择的限制,通常将导线放置在靠近心底部,这可能增加导线移位的风险。有报道,传统导线移位率为 6%~14%。左室四极导线直径比传统导线小,同一导线上的 4 个电极可将导线放置在更靠近心尖部,保证导线的稳定性。Arias 等对于左室四极导线的急性期研究发现,其植入成功率在 100%。在一项对于 1 124 例植入左室四极导线患者的前瞻性临床研究中,1 097 例(97.6%)患者成功植入导线,6 个月导线无并发症生存率达到

96.9%。Foreleo等的一项前瞻性多中心研究,对154例植入左室四极导线的CRT/CRTD患者进行了为期2年的随访,结果表明左室四极导线有稳定的起搏参数及安全性,并能维持稳定的起搏参数。

2. 减少膈神经刺激　为了避免左室四极导线移位,通常会选择将导线放置更靠近心尖部,但却导致导线与膈神经或膈肌紧贴。CRT/CRT-D发放电冲动时易刺激膈神经,引起膈肌跳动,临床上表现为随CRT/CRT-D工作出现呃逆,称为膈神经刺激。膈神经刺激的发生率为13%~37%,其中需进行二次手术或关闭CRT/CRT-D的发生率为1%~13%。之前,减少膈神经刺激的方法包括:减少左室起搏输出电压、重新放置左室导线、外科放置心外膜导线和关闭CRT/CRT-D。但是,这些方法都会影响到CRT/CRT-D的疗效。Biffi等纳入1037例置入左室导线的患者,平均随访14.9个月,结果显示膈神经刺激与左室导线远端的位置及起搏配置的选择显著相关。左室导线远端放置的位点可作为膈神经刺激的独立预测因子。心尖部及侧或侧后中段左室起搏位点的膈神经刺激发生率较高,而基底部起搏则明显降低。

左室四极导线可提供多达10或16种(不同厂家不一)起搏配置。通过选择不同的起搏配置而尽可能实现基底部起搏,从而避免膈神经刺激。除导线因素外,患者手术时的体位等因素也可导致膈神经刺激。因此降低了在术中即发现膈神经刺激的敏感性。大量研究,包括术中研究、随访3~6个月的短期调查以及一项长达5年的长期研究证实,左室四极导线能有效减少膈神经刺激的发生。

3. 避免CRT阈值升高　导线起搏阈值的逐渐增加一般与导线放置位点有关。使用传统导线时,术者为避免膈神经刺激及心尖部起搏,会将导线放置于近心端,导致起搏阈值随时间逐渐增加,最终导致缩短电池寿命及起搏失败。左室四极导线可将导线放置更靠近心尖部,同时其灵活可变的多种起搏配置可增加导线稳定性,并能选择最佳起搏位点,避免起搏阈值的逐渐增高。与传统导线相比,左室四极导线的起搏阈值及阻抗更低,且其夺获左室阈值也较低。Crossley等的研究发现,植入左室四极导线后6个月,程控向量的平均起搏阈值为(1.1 ± 0.8)V,94.4%的患者起搏阈值≤2.5V。起搏阈值的降低可以提高导线和机器使用寿命。

4. 避开心肌瘢痕　左室四极导线多种起搏向量的选择可以避开心肌瘢痕区域。Foreleo等研究了心肌梗死对植入左室四极导线的CRT患者临床获益的影响。该研究入选了来自4家临床中心130例植入左室四极导线CRT的心力衰竭患者。按是否有心肌梗死病史分为两组:有梗死史(n=67,51.5%),无梗死史(n=63,48.5%)。左室导线最佳位置为侧壁,但最终位置和起搏向量由术者根据起搏阈值、膈神经刺激及解剖位置决定。左室导线的植入位置有35.4%位于中侧壁,35.4%位于前侧壁以及29.2%位于后侧壁。123例患者完成随访,导线参数稳定,无高起搏阈值或异常阻抗的患者。对比基线与6个月随访资料发现,CRT显著改善了研究人群的6min步行距离、生活质量及心功能(NYHA分级)。8个月随访时梗死组与非梗死组CRT反应率分别为55.7%和60.7%,有57例(46.3%)患者心功能(NYHA分级)至少改善了一个等级。两组间差异无统计学意义。

(二)改善CRT疗效

1. 改善血流动力学　2013年发表在*PACE*和*Europace*的两项研究分别观察了左室四极导线增加的起搏向量设置、不同起搏位点组合对血流动力学的改善作用。QUARTO研究中患者在术后7天内测试了10种起搏组合以及无起搏时心脏输出量的超声心动图指标。结果显示,51例患者传统向量起搏时最大心排血量高于非起搏状态(4.16L/min vs 3.64 L/min)。10种起搏方式最大心排血量也高于非起搏状态(4.33 L/min vs 3.64 L/min)。入选人群中,53%患者最大心排血量是由四极导线提供的非传统向量起搏时产生的。另一项研究中21例患者分别测试了远端+近端、远端+中间、中间+近端、所有位点起搏方式,与双心室起搏方式比较发现,双心室起搏LV dP/dtmax比单心房起搏增长8.2%,四极导线多点起搏LV dP/dtmax比单心房起搏增长10.2%。该研究发现两点或多点左心室起搏比双心室起搏更能增加左心室收缩力。

Pappone等将44例心力衰竭患者随机分为左室双位点起搏组和左室常规起搏组。3个月随访发现,无论是缺血性心肌病还是非缺血性心肌病患者,双位点起搏组的LVEF、LVESV、NYHA心功能分级较左室常规起搏组改善更明显。因而对于难治性心力衰竭或CRT无应答的心力衰竭患者,左室多位点起搏或可提高 CRT 的临床疗效,改善预后。

2. 避免心尖起搏　MADIT-CRT 等研究显示,当左室导线深入并起搏左室心尖部时,相对于左室非心尖部起搏的心力衰竭患者,前者的病死率及心力衰竭住院率明显增加。因而建议应当避免心尖部起搏。Merchant 对 115 例 CRT 患者进行 6~15 个月随访,发现相对于心尖部起搏,中基底部起搏患者的 NYHA 心功能分级、左室重塑、无事件生存率改善更明显,心血管不良事件发生更少。2013 年 ESC 指南更新中将避免心尖部起搏的推荐等级列为Ⅱa。然而,MADIT 研究同时发现,左室导线越靠近基底部,导线脱位的风险越高。因而为了确保植入导线的稳定性,仍有约 14% CRT 患者的左室导线被植入心尖部。左室四极导线通过多种向量的选择可以达到植入心尖,起搏心底的作用。

3. 降低病死率　研究显示,与常规双极导线相比,左室四极导线能明显降低心力衰竭患者的病死率。Behar 等对 721 例植入 CRT/CRT-D 患者为期 5 年的随访研究证实,置入左室四极导线患者的病死率较双极导线低(13.2% vs 22.5%,$P<0.001$)。Turakhia 等分析,2011 年 11 月 30 日至 2013 年 5 月 31 日,在植入美国雅培公司 CRT-D 患者共计 23 178 例,其中左室四极导线组 18 026 例(78%),左室双极导线组 5152 例(22%)。回顾性分析发现,两组的全因病死率分别为 5.88/100 患者年和 7.23/100 患者年。经多因素校正后,四极导线组的患者死亡风险降低 18%,生存率增加。大规模前瞻性随机对照试验(More-CRT),共入选 1079 例心力衰竭患者,按 2∶1 的比例随机分为四极导线组和对照组,其初步研究结果在 2014 年 ESC 年会上作为一项突破性成果得以公布。即与双极导线相比,四极导线可明显降低心力衰竭患者的病死率($P=0.000\ 1$)。

【小结】

对于提高 CRT 反应率的一种解决方案,左室四极导线在临床中得到了越来越广泛的应用。通过左室四极导线可以减少膈神经刺激、降低起搏阈值及减少导线脱位率等并发症。左室四极导线有极大的临床应用空间。相信在不久的将来,我们会看到更多对于左室四极导线应用的数据和分析。

(洪　葵　陈明龙　方丕华　沈法荣)

第十五章

心律失常介入治疗指南解读

① 第1节 心律失常器械植入指南进展

一、常规心脏起搏治疗适应证解读

近年的起搏指南对于常规起搏适应证的界定无重大改变,主要是基于2012年9月公布的ACCF/AHA/HRS心律失常器械治疗指南的条款。沿用既往指南中根据病因进行缓慢性心律失常分类的原则,并详述了不同级别的适应证,此节不再赘述。常规起搏指南的更新主要是《2013年欧洲心脏病学会心脏起搏和心脏再同步治疗指南》。该指南更加重视实用性,根据不同的临床情况建立了不同起搏模式的逻辑决策思路,从治疗理念上进行了更新。

【2013年欧洲心脏病学会心脏起搏和心脏再同步治疗指南】

欧洲心脏病学会(ESC)联合欧洲心脏节律协会(EHRA)制定和发布了2013心脏起搏和心脏再同步治疗指南。指南沿用既往的适应证分类(Ⅰ、Ⅱa、Ⅱb、Ⅲ类)和证据级别(A、B、C级),就起搏治疗适应证、植入并发症等方面进行了探讨和详细阐述,以期帮助临床医生选择最佳的治疗策略。既往指南主要根据病因(如窦房结功能不全、心肌梗死、束支阻滞等)进行缓慢心律失常的分类。2013年ESC起搏指南则根据患者的临床表现进行了新型分类,将缓慢性心律失常分为3类:持续性心动过缓、心电图证实的间歇性心动过缓、可疑的(心电图未证实的)间歇性心动过缓。指南指出:心电图证实的间歇性心动过缓者可考虑起搏治疗,无心电图记录的可疑者建议获得心电图证据后再考虑起搏治疗。同时,指南就不同起搏适应证的起搏模式进行了推荐。更新后的指南更加简单和实用,有助于临床选择起搏治疗适应证患者。

二、心脏再同步治疗相关指南

心脏再同步治疗(cardiac resynchronization therapy,CRT)已被公认为心力衰竭的有效治疗手段之一,其适应证经历了由相对适应证至绝对适应证的发展历程。包括欧洲心脏病学会(ESC)、美国心脏病学会/美国心脏协会(ACC/AHA)、美国心律学会(HRS)、美国心力衰竭学会(HFSA)、中华医学会心电生理和起搏分会(CSPE)等在内的组织均制定了相应的 CRT 应用指南,肯定了在部分心力衰竭患者施行 CRT 可改善其心功能、降低病死率。此前的相关指南中 I 类适应证的人群通常定义为 NYHA 心功能Ⅲ级或Ⅳ级、窦性心律、QRS 时限≥120ms 的中重度心力衰竭患者。而就轻中度心功能不全、房颤患者等亚组人群,因循证证据尚不充足,其 CRT 推荐级别尚有待商榷。随着临床试验的深入开展,针对亚组人群的 CRT 疗效究竟如何变得日益明朗。相关组织就 CRT 应用指南进行了适时更新,本节就 2012 年后国内外指南中涉及 CRT 部分进行阐述。

【2012 年 ESC 心力衰竭指南】

2012 年 5 月 ESC 心力衰竭治疗指南就 CRT 指征进行了更新,其重点在于提升了轻度心功能不全患者的 CRT 推荐级别。

(一) 2012 年 ESC 关于 CRT 的适应证

1. I 类适应证

(1)窦性心律、QRS≥120ms 且呈 LBBB 图形、LVEF≤35%、预期存活寿命 >1 年、优化药物治疗后 NYHA 心功能Ⅲ~Ⅳ级者,推荐 CRT-P/CRT-D 以降低心力衰竭住院率和猝死风险。(I 类适应证,证据级别:A)

(2)窦性心律、QRS≥130ms 且呈 LBBB 图形、LVEF≤30%、预期存活寿命 >1 年、优化药物治疗后心功能Ⅱ级(NYHA 分级)者,推荐 CRT 甚至 CRT-D 以降低心力衰竭住院率和猝死风险。(I 类适应证,证据级别:A)

2. Ⅱa 类适应证

(1)窦性心律、QRS≥150ms、LVEF≤35%、预期存活寿命 >1 年、优化药物治疗后心功能Ⅲ~Ⅳ级(NYHA 分级)者,推荐 CRT-P/CRT-D 以降低心力衰竭住院率和猝死风险。(Ⅱa 类适应证,证据级别:A)

(2)窦性心律、QRS≥150ms、LVEF≤30%、预期存活寿命 >1 年、优化药物治疗后心功能Ⅱ级(NYHA 分级)者,推荐 CRT 甚至 CRT-D 以降低心力衰竭住院率和猝死风险。(Ⅱa 类适应证,证据级别:A)

(3)满足传统起搏适应证、LVEF≤35%、心功能Ⅲ~Ⅳ级(NYHA 分级)者,可应用 CRT 以降低心力衰竭恶化风险。(证据级别:C)

3. Ⅱb 类适应证

(1)房颤心律、QRS 时限≥120ms、LVEF≤35%、预期存活寿命 >1 年、优化药物治疗后心功能Ⅲ~Ⅳ级(NYHA 分级)者,若满足以下条件之一者可考虑 CRT-P/CRT-D 以降低心力衰竭恶化风险:①固有心室率缓慢需要起搏;②房室结消融后起搏依赖;③静息心率≤60 次 /min,活动时心率≤90 次 /min。(证据级别:C)

(2)满足传统起搏适应证、LVEF≤35%、心功能Ⅱ级(NYHA 分级)者,可考虑 CRT 治疗以降低心力衰竭恶化风险。(证据级别:C)

(二)更新点和理论基础

1. 更新了轻度心功能不全患者的 CRT 推荐指征 MADIT-CRT、RAFT 两项试验共纳入了 3 618 例 NYHA 心功能 I~Ⅲ的轻中度心功能不全患者,证实:与重度心功能不全患者一样,轻中度心功能不全心力衰竭患者亦可获益于 CRT 治疗。MADIT-CRT 的入选标准是 LVEF≤30%、QRS 时限≥130ms、窦性心律,其中 15% 病例系 NYHA 心功能 I 级,85% 系心功能Ⅱ级。RAFT 的入选标准是 LVEF≤30%、QRS 时限≥120ms,其中 80% 患者系心功能Ⅱ级,20% 系心功能Ⅲ级者。两项试验均证实 CRT 可降低死亡和心力衰竭住院率,而且 RAFT 还观察到全因死亡率下降 25%。基于此提出:轻度心衰患者若满足窦性心律、LVEF≤30%、QRS 时限显著延长≥150ms 或者 QRS 时限≥130ms 且 ECG 呈左束支阻滞图形,预期存活寿命 >1 年,则需植入 CRT。

2. 强调 QRS 波呈左束支传导阻滞者最能获益于 CRT MADIT-CRT、RAFT 研究均发现:QRS 时限显著延长 ≥ 150ms 的亚组,CRT 疗效更显著;QRS 波形表现为 LBBB 者其 CRT 获益程度较呈 RBBB 或室内阻滞者高。当然,QRS 波形表现为 LBBB 者更有可能 QRS 时限延长,≥ 150ms。鉴于此,目前强调 CRT 应用于 QRS 时限 ≥ 150ms 或者 QRS 时限 ≥ 130ms 且系 LBBB 图形的心力衰竭患者,而非左束支传导阻滞 QRS 形态的患者推荐级别减低。

3. 指出房颤患者较窦性心律患者较少获益于 CRT 房颤时心室率增快妨碍了再同步化。通常 CRT 的大型随机对照临床试验都将合并房颤患者剔除在外,仅 RAFT 研究纳入了 229 例合并房颤/房扑的心力衰竭患者。MUSTIC 研究虽入选了 59 例合并房颤的患者,但仅系一项小型单盲研究。其他证实房颤患者可获益于 CRT 的研究均是观察性研究。鉴于证据级别不足,目前仅对房颤律患者的 CRT 适应证作如下描述:若心功能 III~IV 级(NYHA 分级)的心力衰竭患者系房颤节律,仅在固有心室率缓慢需要起搏、或者房室结消融后起搏依赖、或者静息心率 ≤ 60 次/min 活动时心率 ≤ 90 次/min 时方可考虑施行 CRT。

4. 指出满足传统起搏适应证患者的 CRT 适应证 传统的右心室起搏改变了心脏的正常激动顺序,已被证实可以影响左心室收缩功能。除 RAFT 研究外,CRT 的随机对照临床试验均排除了具有传统起搏适应证患者。RAFT 研究中具有传统起搏适应证者仅有 135 例,以致不能得出有意义的结论。基于此,对于 LVEF 减低者,满足起搏指征需新植入永久起搏器或更换起搏器时,CRT 可代替传统右室起搏,但系 II 类推荐,证据级别仅为 C 级。

【2012 年 ACCF/AHA/HRS 心律失常器械治疗指南】

2012 年 9 月,ACCF、AHA 和 HRS 联合发布了《2012 版心律失常器械治疗指南更新》,对 CRT 适应证进行了更新。相对于 2008 年指南,该指南的更新之处主要在于:①将 I 类适应证限定为 QRS 时限 ≥ 150ms 的患者;②将 I 类适应证限定为左束支阻滞(LBBB)图形患者;③将部分轻度心功能不全患者纳入 CRT 适应人群。此外,指南指出至少在 CRT 植入 72h 内、2~12 周,此后每 3~12 个月应进行随访,濒于电池耗竭时每 1~3 个月随访,为患者管理提供了依据。

(一) 2012 年 ACCF/AHA/HRS 关于 CRT 的适应证

1. I 类适应证 药物治疗基础上 LVEF ≤ 35%、窦性心律、LBBB 且 QRS 时限 ≥ 150ms、NYHA 心功能 II~IV 级的患者。(NYHA 心功能 III~IV 级者,证据级别:A;NYHA 心功能 II 级者,证据级别:B)。

2. IIa 类适应证

(1)药物治疗基础上 LVEF ≤ 35%、窦性心律、LBBB 且 QRS 时限 120~149ms、NYHA 心功能 II~IV 级的患者。(证据级别:B)

(2)药物治疗基础上 LVEF ≤ 35%、窦性心律、非 LBBB 阻滞且 QRS 时限 ≥ 150ms、NYHA 心功能 III~IV 级的患者。(证据级别:A)

(3)药物治疗基础上 LVEF ≤ 35% 的房颤节律患者,若需心室起搏或符合 CRT 标准;或者房室结消融/药物治疗后导致近乎 100% 心室起搏。(证据级别:B)

(4)药物治疗基础上 LVEF ≤ 35%、预期心室起搏比例 >40% 的新植入或更换起搏器的患者。(证据级别:C)

3. IIb 类适应证

(1)药物治疗基础上 LVEF ≤ 30%、窦性心律、LBBB 且 QRS 时限 ≥ 150ms、NYHA 心功能 I 级的缺血性心肌病患者。(证据级别:B 级)

(2)药物治疗基础上 LVEF ≤ 35%、窦性心律、非 LBBB 图形且 QRS 时限 120~149ms、NYHA 心功能 III~IV 级患者。(证据级别:B 级)

(3)药物治疗基础上 LVEF ≤ 35%、窦性心律、非 LBBB 图形且 QRS 时限 ≥ 150ms、NYHA 心功能 II

级患者。(证据级别:B 级)

4. Ⅲ类适应证

(1)CRT 不适合用于 NYHA 心功能Ⅰ~Ⅱ级、非 LBBB 图形 QRS 时限 <150ms 的患者。(证据级别 B 级)

(2)CRT 不适合用于因合并症或其他原因导致的预期寿命不足 1 年者。(证据级别 C 级)

(二)更新依据

1. 强调 QRS 时限 ≥ 150ms 的依据　CRT 发挥疗效的基础在于改善心脏运动不同步。数种超声技术均已证实,机械运动不同步可见于 40% 以上的 QRS 时限 >120ms 的扩张型心肌病患者中,在 QRS 时限 >150ms 室内传导阻滞的患者机械不同步比例可高达 70%。CRT 临床实践证明,CRT 有效者主要是 QRS 时限 >150ms 的患者。荟萃分析显示:CRT 显著降低 QRS 时限 ≥ 150ms 患者的死亡或心力衰竭导致的住院这一主要终点事件,但在 QRS 时限 <150ms 组未显示出该疗效。亚组分析证实,QRS 时限 <150ms 是 CRT 无效的主要危险因素。目前尚不能识别较短 QRS 时限患者谁能获益,因此,仅能将 QRS 延长程度较轻者列为Ⅱ类适应证,强调Ⅰ类适应证为 QRS 时限 ≥ 150ms 者。鉴于目前尚无 QRS 正常者可获益的大型研究,因此本指南未探讨 QRS 时限正常即 <120ms 患者的 CRT 治疗推荐级别。

2. 强调 LBBB 的依据　QRS 时限 ≥ 120ms 患者中,非 LBBB 图形患者的获益证据少于呈 LBBB 图形者。荟萃分析显示,LBBB 患者接受 CRT 治疗可显著降低临床事件,非 LBBB 者未显示出如此疗效。RAFT 研究显示,非 LBBB 图形的心力衰竭患者,若 QRS 时限显著延长,亦可获益于 CRT。此外,右心室心尖部起搏导致的 QRS 时限延长者接受 CRT 治疗同样可获益。因此,CRT 适应证中强调 QRS 时限显著延长标准,尤其呈现 LBBB 图形者获益更显著。

3. 纳入轻度心功能不全患者的依据　将轻度心功能不全患者纳入为 CRT 适应人群是本指南的亮点之一,包括Ⅰ类适应证中纳入部分 NYHA 心功能Ⅱ级患者,Ⅱb 类适应证中纳入部分 NYHA 心功能Ⅰ级患者。需要指出的是,虽然指南将Ⅰ类适应证扩展至 NYHA 心功能Ⅱ级的患者,但仍要求 QRS 时限 ≥ 150ms 且为 LBBB 图形。Ⅱb 类适应证是指药物治疗基础上 LVEF ≤ 30%、窦性心律、LBBB 且 QRS 时限 ≥ 150ms、NYHA 心功能Ⅰ级的缺血性心肌病患者。作上述修订的依据主要是 MADIT-CRT、RAFT-REVERSE 和 MIRACLE ICD Ⅱ这四项临床试验的研究结果。研究证实:轻度心功能不全者接受 CRT 治疗可改善心功能,降低心力衰竭恶化事件等复合终点。

【2013 年欧洲心脏病学会心脏起搏和心脏再同步治疗指南】

ESC 联合 EHRA 制定和发布了 2013 心脏起搏和心脏再同步治疗指南。

(一)2013 年 ESC 起搏和 CRT 指南中关于 CRT 的适应证

1. 窦性节律患者的 CRT 适应证

(1)LBBB 且 QRS 时限 >150ms:优化药物治疗基础上 LVEF ≤ 35%、NYHA 心功能Ⅱ、Ⅲ级和非卧床Ⅳ级的慢性心力衰竭患者。(Ⅰ类适应证,证据级别:A)

(2)LBBB 且 QRS 时限 120~150ms:优化药物治疗基础上 LVEF<35%、NYHA 心功能Ⅱ、Ⅲ级和非卧床Ⅳ级的慢性心力衰竭患者。(Ⅰ类适应证,证据级别:B)

(3)非 LBBB 且 QRS 时限 >150ms:优化药物治疗基础上 LVEF ≤ 35%、NYHA 心功能Ⅱ、Ⅲ级和非卧床Ⅳ级的慢性心力衰竭患者。(Ⅱa 类适应证,证据级别:B)

(4)非 LBBB 且 QRS 时限 120~150ms:优化药物治疗基础上 LVEF<35%、NYHA 心功能分级Ⅱ、Ⅲ级和非卧床Ⅳ级的慢性心力衰竭患者。(Ⅱb 类适应证,证据级别:B)

(5)慢性心力衰竭且 QRS 时限 <120ms 的患者不推荐 CRT。(Ⅲ类适应证,证据级别:B)

2. 房颤节律心力衰竭患者的 CRT 适应证　就心脏节律为房颤的 NYHA 心功能Ⅲ~Ⅳ级、LVEF<35% 的心力衰竭患者而言,若 QRS ≥ 120ms 推荐 CRT 治疗。若能实现完全双室起搏,则无需房室结消融。反

之,则需施行房室结消融得以保障高比例的双室起搏。若基线 QRS 时限 <120ms,心室率控制良好的患者无需接受房室结消融联合 CRT 治疗,但若室率控制不佳,必要时可施行房室结消融并 CRT 治疗。不论基线 QRS 时限如何,一旦患者表现为射血分数下降且心室率难以控制,指南均推荐房室结消融并 CRT 治疗。指南就房颤节律患者的 CRT 治疗适应证级别由以往的 Ⅱb 类推荐升级至 Ⅱa 类推荐,主要的依据是 BLOCK HF 等的研究结果,具体描述如下:

(1)QRS 波增宽和 LVEF 降低的房颤患者

1)自身 QRS 时限≥ 120ms、LVEF ≤ 35%、优化药物治疗基础上 NYHA 心功能分级Ⅲ级和非卧床Ⅳ级的慢性心力衰竭患者,若预期双心室起搏可接近 100%,应考虑 CRT。(Ⅱa 类适应证,证据级别:B)

2)若不能完全双心室起搏,应再予房室结消融。(Ⅱa 类适应证,证据级别:B)

(2)心率控制不佳拟行房室结消融的房颤患者:LVEF 降低,因室率控制需要房室结消融的患者应考虑 CRT。(Ⅱa 类适应证,证据级别:B)

3. 起搏器升级患者或符合传统起搏适应证心力衰竭患者的 CRT 治疗

(1)从传统的起搏器或 ICD 升级:CRT 适应于 LVEF<35%、高心室起搏百分比、优化药物治疗基础上 NYHA 心功能Ⅲ级或非卧床Ⅳ级的心力衰竭患者(Ⅰ类适应证,证据级别:B)——此前是 Ⅱa 类适应证,升级的依据包括随机对照试验、观察性研究等的结论。

(2)首次即植入 CRT:EF 降低(<50%)、预期高心室起搏比例的心力衰竭患者应考虑 CRT 以降低心力衰竭恶化风险(Ⅱa 类适应证、证据级别:B)——新的适应证,基于 HOBIPACE、COMBAT、BLOCK-H、RACE、REVENT-HF 等多项随机对照临床试验的结果,即符合传统起搏适应证的 LVEF 下降患者,直接植入 CRT 优于右心室心尖部起搏。

指南指出,传统抗心动过缓起搏治疗后出现症状恶化时再予以升级似乎是合理的。升级或首次即植入 CRT 时需要考虑到并发症概率增高、CRT 寿命较短以及费用较高的因素。

4. CRT 后备 ICD

(1)计划植入 ICD 时,若符合 CRT 适应证,建议增加 CRT 治疗。(Ⅰ类适应证,证据级别:A)

(2)计划植入 CRT 时,应考虑患者临床条件酌情植入 CRT-D。(Ⅱa 类适应证,证据级别:B)

指南就该条文作如下解释:就 CRT-P 和 CRT-D 的一级预防疗效而言,两者证据水平相同,虽然 CRT-D 对病死率的降低更明显,但同时有更高的并发症发生率且费用较高。因此,在没有更强的循证证据可以证明 CRT-D 优于 CRT-P 之前,CRT-P、CRT-D 孰为优选需根据患者的临床情况、并发症和医疗花费等具体情况综合判断。支持 CRT-P 的因素包括心力衰竭晚期、严重肾功能不全或透析、其他主要并发症、虚弱、恶病质;支持 CRT-D 的因素包括预期寿命 >1 年、稳定心力衰竭 NYHA 心功能Ⅱ级、缺血性心脏病(低中度 MADIT 风险评分)、无合并症。

5. 其他

(1)CRT 的植入:MADIT-CRT 研究中探讨了左室导线位置和临床疗效的关系,发现心尖部与非心尖部起搏位点相比,非心尖部者的心力衰竭或死亡概率低。基于此,指南建议:应尽量避免左室导线放置在心尖部位;(Ⅱa 类指征,证据级别:B)左室导线可放置在左室最晚激动节段。(Ⅱb 类适应证,证据级别:B)

(2)起搏模式和再同步治疗的优化:既往研究通过远程监测分析了 36 935 例 CRT 患者,发现如果双心室起搏比例在 98% 以上,有最高的生存率。因此,指南指出:CRT 的目标应该是 BiV 起搏尽可能接近 100%,因为生存率和减少住院的益处与 BiV 起搏百分比的增加有密切的关系。(Ⅱa 类适应证,证据级别:B)

(3)CRT 的随访和参数优化:CRT 植入后以常规设置的 AVD 100~120ms、VV 延迟(delay)0ms 工作,随访发现临床症状改善、左室功能增加,则毋需更改 CRT 参数设置。若 CRT 无效,则超声指导下根据左室舒张充盈时间优化 AV 间期；根据超声每搏量 / 左室非同步性、根据 CRT 内置算法或通过获得最窄起搏 QRS 时限的方法进行 VV 间期的优化，以期获得最大每搏输出量、没有残余左室不同步和实现最窄的起搏 QRS 波。在此基础上仍无效，则可试用超声和心电图优化方法，包括左室流出道速度时间积分以及不同步测试等方法。

（二）更新点及依据

包括 MUSTIC SR、PATH-CHF、MIRACLE、MIRACLE ICD、CONTAK-CD、MIRACLE-ICD Ⅱ、COMAPNION、CARE-HF、REVERSE、MADIT-CRT、RAFT 等的多项临床试验证实，CRT 可以改善部分心力衰竭患者的心功能、降低病死率。进一步的研究和荟萃分析发现：CRT 疗效与 QRS 时限相关，QRS 时限 >150ms 者疗效显著。而且，RAFT 等试验证实 CRT 可降低轻度心功能不全患者的心力衰竭住院或全因死亡。MADIT CRT 以及 REVERSE 试验的长期随访结果显示：心电图呈现为 LBBB 者疗效显著。BLOCK-HF 研究证实：对房室阻滞并左室收缩功能不全的轻中度心力衰竭（LVEF ≤ 50%）患者，双室起搏能改善患者的临床预后，体现在死亡等临床复合终点事件评分和生活质量的改善。基于此，2013 年 ESC 起搏和再同步治疗指南的 CRT 适应证条款中着重强调了是否存在左束支阻滞（LBBB）以及 QRS 时限。指南对 CRT 反应人群的特征进行了界定，即女性、非缺血性心肌病和 QRS 时限 >150ms（QRS 波越宽，疗效越明显）。男性、缺血性心肌病者 CRT 疗效降低，窄 QRS、非 LBBB 图形者的 CRT 反应率最低。指南就房颤节律的心力衰竭患者、符合传统起搏适应证患者的升级和直接植入 CRT 等都进行了不同级别的适应证推荐，并对一级预防时选择 CRT-P 还是 CRT-D 进行了指导说明。

【心脏再同步治疗慢性心力衰竭的建议（2013 年修订版）】

我国开展 CRT 已有 10 余年的历史并有了一定的发展，自 2006 年国内 CRT 治疗指南制定后，国际上相继开展了多项大规模临床试验，尤其是针对诸如轻、中度心功能不全，起搏依赖的患者等特定 CRT 人群进行了深入研究，并修订了有关 CRT 的指南。为阐明当前 CRT 的发展状态，规范适应证，为临床医生提供参考并指导，CSPE 再次组织了 CRT 专家工作组，在 2009 年制定的 CRT 治疗心力衰竭的建议基础上，主要根据 2012 年 ACC/AHA/HRS 和 ESC 的指南，结合我国的情况，讨论并制定了最新的 CRT 适应证。

（一）适应证

1．Ⅰ类适应证

（1）LVEF ≤ 35%，窦性心律，LBBB 且 QRS 时限 ≥ 120ms，指南推荐的药物治疗基础上心功能Ⅲ级或不必卧床的Ⅳ级患者可植入有 / 无 ICD 功能的 CRT。（证据级别：A）

（2）LVEF ≤ 35%，窦性心律，LBBB 且 QRS 时限 ≥ 150ms，指南推荐的药物治疗基础上心功能Ⅱ级可植入有 / 无 ICD 功能的 CRT。（证据级别：B）

2．Ⅱa 类适应证

（1）指南推荐的药物治疗基础上 LVEF<35%、窦性心律、LBBB 且 QRS 时限 120~149ms、心功能Ⅱ级的患者可植入有 / 无 ICD 功能的 CRT。（证据级别：B）

（2）指南推荐的药物治疗基础上 LVEF<35%、窦性心律、非 LBBB 且 QRS 时限 ≥ 150ms、心功能Ⅲ~Ⅳ级的患者可植入有 / 无 ICD 功能的 CRT。（证据级别：A）

（3）指南推荐的药物治疗基础上 LVEF ≤ 35% 的房颤节律患者，心室起搏依赖或符合 CRT 标准且房室结消融和 / 或药物治疗后导致近乎 100% 心室起搏可植入有 / 无 ICD 功能的 CRT。（证据级别：B）

（4）指南推荐的药物治疗基础上 LVEF ≤ 35%、预期心室起搏比例 >40% 的新植入或更换起搏器的患者可植入有 / 无 ICD 功能的 CRT。（证据级别：C）

3．Ⅱb 类适应证

（1）指南推荐的药物治疗基础上 LVEF ≤ 30%、窦性心律、LBBB 且 QRS 时限 ≥ 150ms、心功能Ⅰ级的

缺血性心肌病患者可植入有 / 无 ICD 功能的 CRT。(证据级别:B)

(2)指南推荐的药物治疗基础上 LVEF<35%、窦性心律、非 LBBB 且 QRs 时限 120~149ms、心功能Ⅲ~Ⅳ级患者可植入有 / 无 ICD 功能的 CRT。(证据级别:B)

(3)指南推荐的药物治疗基础上 LVEF ≤ 35%、窦性心律、非 LBBB 且 QRS 时限 >150ms、心功能Ⅱ级患者可植入有 / 无 ICD 功能的 CRT。(证据级别:B)

4. Ⅲ类适应证

(1)CRT 不适合用于心功能Ⅰ~Ⅱ级、非 LBBB 且 QRS 时限 <150ms 的患者。(证据级别:B)

(2)CRT 不适合用于因合并症或其他原因导致的预期寿命不足 1 年者。(证据级别:C)

(二)更新理论基础

1. 强调左束支阻滞的依据　QRS 时限 ≥ 120ms 患者中,非 LBBB 图形患者的获益证据少于呈 LBBB 图形者。对 4 项临床研究中的 5 356 例患者进行荟萃分析显示,LBBB 患者接受 CRT 治疗可显著降低临床事件,非 LBBB 者,特别是 RBBB 和非特异性室内传导延迟的患者无获益。RAFT 研究显示,非 LBBB 的心力衰竭患者,若 QRS 时限显著延长,亦可获益于 CRT。此外,右心室心尖部起搏导致的 QRS 时限延长者接受 CRT 治疗同样可获益。因此,CRT 适应证中强调 QRS 时限显著延长标准,尤其呈现 LBBB 图形者获益更显著。

2. 强调不同 QRS 时限的依据　电－机械偶联受损常伴随慢性心力衰竭进展的整个过程,主要表现为房室传导延迟(一度房室阻滞)和室间传导延迟,LBBB 最为常见。大约 1/3 的重度慢性心力衰竭患者存在 QRS 时限延长。通过测算多项超声心动图指标证实,QRS 时限延长与心室电－机械延迟失同步存在相关性。QRS 时限和心室失同步都被证实是心力衰竭恶化、心脏性猝死和总病死率增加的预测因素。CRT 发挥疗效的基础在于改善心脏运动失同步。多种超声技术均已证实,机械运动不同步可见于 40% 以上的 QRS 时限 >120ms 的扩张型心肌病患者,在 QRS 时限 >150ms 室内阻滞的患者机械不同步比例可高达 70%。CRT 临床实践证明,CRT 有效者主要是 QRS 时限 >150ms 的患者。对 5 项临床研究中 6501 例患者进行荟萃分析显示:CRT 显著降低 QRS 时限 ≥ 150ms 患者的死亡或心力衰竭导致的住院这一主要终点事件,但在 QRS 时限 <150ms 组未显示该疗效。亚组分析证实,QRS 时限 <150ms 是 CRT 无效的主要危险因素。因 QRS 时限不同所致的 CRT 获益差别在心功能Ⅰ~Ⅳ级患者中普遍存在。目前尚不能识别较短 QRS 时限患者谁能获益,因此,欧美指南仅将 QRS 时限延长程度较轻者列为Ⅱ类适应证,强调Ⅰ类适应证为 QRS 时限 ≥ 150ms。鉴于目前尚无 QRS 时限正常者可获益的大型研究,因此本指南未探讨 QRS 时限正常即 <120ms 患者的 CRT 治疗推荐级别。

3. 纳入轻度心功能不全患者的依据　将轻度心功能不全患者纳入为 CRT 适应人群是本指南的亮点之一,包括Ⅰ类适应证中纳入部分心功能Ⅱ级患者,Ⅱb 类适应证中纳入部分心功能Ⅰ级患者。需要指出的是,虽然指南将Ⅰ类适应证扩展至心功能Ⅱ级的患者,但仍要求 QRS 时限 ≥ 150ms 且为 LBBB 图形。Ⅱb 类适应证是指药物治疗基础上 LVEF ≤ 30%、窦性心律、LBBB 且 QRS 时限 ≥ 150ms、心功能Ⅰ级的缺血性心肌病患者。作上述修订的依据主要是 MADIT、CRT、RAFT、REVERSE 和 MIRACLE ICD Ⅱ这 4 项临床试验的研究结果。研究证实:轻度心功能不良者接受 CRT 治疗可改善心功能,降低心力衰竭恶化事件等复合终点。

4. 房颤合并慢性心力衰竭的 CRT 治疗　研究显示,房颤在不同程度慢性心力衰竭患者中的发生率为 10% ~50%,并且随着慢性心力衰竭严重程度的增加而增加。因此,合并房颤的慢性心力衰竭患者是不可忽视的一个群体。研究发现,房颤患者双心室起搏率越高,CRT 疗效可能越好。当药物治疗无法达到较高双心室起搏率时,审慎地采用房室结消融术使患者尽可能达到 100% 的双室起搏率或许更有效。目前,"房室结消融 +CRT"的疗效已得到临床试验的证实。Leon 等和 Vails-Bertault 等分别观察了房颤患者"房室结消融 +CRT"治疗效果,证实那些既往已行房室结射频消融联合右心室起搏治疗的房颤患者,将起搏系统升级为 CRT 后生活质量和心功能显著改善。MUSTIC 亚组研究亦提示:对于合并房颤的心功能不良患者而言,房室结消融联合再同步起搏治疗可以提高活动耐量,改善生活质量。国内小样本研究亦证实该治疗的有效性。MILOS 研究也证实:与单纯 CRT 治疗相比,CRT 联合房室结消融可显著提高慢性心力衰竭患者存活率,主要是降低心力衰竭导致的死亡。其原因推测是由于房室结消融可保证 100% 的双心室起搏,从而使 CRT 的治疗疗效得以充分发挥。在 2012 年 ACCF/AHA/HRS 器械治疗指南中,对于心律为房颤节律者,适应证标准由基于心功能修改为根据 LVEF 是否 ≤ 35%,强调心室起搏比例接近 100% 是获益的重要条件。需要注意的是,房室结消融会人为促使房颤患者形成起搏器依赖,因此在广泛应用前,应有设计严密的大规模临床试验结果支持。

【2016 年 ESC 急慢性心力衰竭诊疗指南】

2016 年 ESC 心力衰竭指南要求临床实践中更准确的预估 CRT 获益。关于 CRT 的适应证如下:

窦性心律,QRS 时限 ≥ 150ms,LBBB,EF ≤ 35%(药物优化后)的有症状心力衰竭患者推荐使用 CRT 改善症状,降低发病率和病死率。(Ⅰ类适应证,A 级证据)

窦性心律,QRS 时限 ≥ 150ms,非 LBBB,EF ≤ 35%(药物优化后)的有症状心力衰竭患者应该考虑使用 CRT 改善症状,降低发病率和病死率。(Ⅱa 类适应证,B 级证据)

窦性心律,QRS 时限为 130~149ms,LBBB,EF ≤ 35%(药物优化后)的有症状心力衰竭患者推荐使用 CRT 改善症状,降低发病率和病死率。(Ⅰ类适应证,B 级证据)

窦性心律,QRS 时限为 130~149ms,非 LBBB,EF ≤ 35%(药物优化后)的有症状心力衰竭患者可以考虑使用 CRT 改善症状,降低发病率和病死率。(Ⅱb 类适应证,B 级证据)

射血分数下降的心力衰竭(HFrEF 心力衰竭)患者,无论心功能(NYHA 分级),若存在心室起搏适应证以及高度房室传导阻滞,推荐使用 CRT 而不是右心室起搏,以降低发病率。该适应证包括房颤患者。(Ⅰ类适应证,A 级证据)

EF ≤ 35%,心功能 Ⅲ~ Ⅳ级(药物优化后),房颤,QRS 时限 ≥ 130ms,使用适当方法确保双室起搏比例或者能够转复为窦律的患者应该考虑使用 CRT 改善症状,降低发病率和病死率。(Ⅱa 类适应证,B 级证据)

HFrEF 心力衰竭患者,植入传统起搏器或者 ICD 后发展恶化成心力衰竭(尽管使用药物优化),并存在右室高起搏比例,可以考虑升级到 CRT。该适应证不适用于稳定性 HF 患者。(Ⅱb 类适应证,B 级证据)

CRT 不适用于 QRS 时限 <130ms 患者。(Ⅲ类适应证,A 级证据)

相对于 2013 年的 CRT 适应证条款,更新点主要有两点:

更新点 1:新增 Ⅰ类适应证——HFrEF 心力衰竭患者,无论心功能(NYHA 分级),若存在心室起搏适应证以及高度房室传导阻滞,推荐使用 CRT 而不是右心室起搏,以降低发病率。该适应证包括房颤患者。

该适应证的升级依据主要是 BLOCK-HF 研究和房颤消融术后 CRT 的荟萃分析。BLOCK-HF 是一项前瞻性、多中心、随机对照、双盲临床研究。旨在评价右室心尖部起搏和双室起搏对心室起搏依赖的轻中度心力衰竭患者的预后差别。一级研究终点包括全因死亡率、需静脉注射治疗的急性心力衰竭事件、LVESV 指数增加 15%。研究发现,双室起搏组一级联合终点事件下降 27%,死亡和心力衰竭相关事件下降 26%。另一项荟萃分析入选了 5 项研究,包括 686 例患者(413 例 CRT、273 例右心室起搏),均来自房室结消融术后患者。研究发现,对于房室结消融患者,CRT 优于右心室起搏,显著降低心力衰竭入院风险 62%(P=0.02),显著提升 LVEF(P=0.001)。提示,对于房颤接受房室结消融的患者,CRT 起搏优于右室起搏。据此,适应证推荐级别由 Ⅱa 类升级至 Ⅰ类。

更新点 2:HFrEF 心力衰竭患者,植入传统起搏器或 ICD 后发展恶化或心力衰竭(尽管使用药物优化),

并存在右室高起搏比例,可以考虑升级至 CRT,该适应证不适用于稳定性 HF 患者(Ⅱb 类适应证,B 级证据)。

此适应证在《2013 年 ESC/EHRA 起搏与 CRT 指南》中系Ⅰ类推荐,而且是由Ⅱa 类适应证升级至的Ⅰ类适应证,此次却降至Ⅱb 类适应证。指南原文的描述如下"当已发生 LVEF 下降后,右室起搏可能会加重心脏不同步,而这种心脏不同步可以因为植入 CRT 而避免,从而可能改善患者预后……HFrEF 心力衰竭患者,植入传统起搏器或 ICD 后心力衰竭恶化(尽管使用药物优化),并存在右室高起搏比例,"should be considered"升级至 CRT。按照既往指南的措辞,"should be"应当是Ⅱa 类推荐,但却成了Ⅱb 类推荐,似乎有些许的前后矛盾。此外,指南修订的依据仅仅是一篇参考文献。该研究入选 655 例 QRS 时限 >120ms、LVEF<35%,已接受最佳药物治疗的患者。分为右室起搏比例 >40% 组(previously RVp)和不高甚至无右室起搏组(non-RVp)。通过测量入组时及 1 年随访时的超声指标,旨在评价右室起搏患者升级至 CRT 后的超声指标变化及临床预后。1 年随访超声显示,升级前起搏比例高者具有更好的 CRT 反应,EF 提高更明显。长期随访显示,研究一级终点全因死亡率及心力衰竭入院复合终点,两组有明显差异。升级前右心室起搏比例高组预后更好(HR=0.67,P=0.005);单一全因死亡率终点,起搏比例高组也有降低风险的趋势(HR=0.73,P=0.055)。研究结果貌似支持 CRT 升级,但是,研究者指出,在 RVp 组内没有任何预测因子可以提示右室起搏会造成心脏机械收缩不同步。换句话说,研究者无法确定哪些患者的心力衰竭是由于右室起搏而引起,貌似这也是指南最终所顾虑的。指南似乎是在重新审视起搏器升级至 CRT 的有效性,特别是怎样确定患者心力衰竭恶化是否由高起搏比例的右室起搏所引发。究竟此类患者何去何从,有待进一步研究,临床实践中,是否需要 CRT 升级,均需评估升级的风险 / 获益比。

三、植入型心律转复除颤器相关指南

心脏性猝死是现代医学面临的一个重要问题,多数由室速、室颤引起。研究表明:ICD 是目前防治 SCD 的最有效方法,其适应证也从用于 SCD 的二级预防转为一级预防。随着 ICD 的临床广泛应用和新的循证医学证据的不断积累,ICD 适应证逐步扩大和拓展。

【2012 年 ACCF/AHA/HRS 心律失常器械治疗指南】

2012 年 ACCF/AHA/HRS 心律失常器械治疗指南中关于 ICD 适应证的建议如下:

1. Ⅰ类适应证

(1)非可逆性原因引起的室颤或血流动力学不稳定的持续性室速导致的心脏骤停。(证据级别:A)

(2)伴有器质性心脏病的自发性持续性室速,无论血流动力学稳定或者不稳定。(证据级别:B)

(3)不明原因的晕厥,但心脏电生理检查能够诱发出临床相关的、具有明显血流动力学障碍的持续性室速或者室颤。(证据级别:B)

(4)心肌梗死后 40d 以上,NYHA 心功能Ⅱ级或Ⅲ级,LVEF ≤ 35%。(证据级别:A)

(5)非缺血性扩张型心肌病患者,NYHA 心功能Ⅱ级或Ⅲ级,LVEF ≤ 35%。(证据级别:B)

(6)心肌梗死后 40d 以上,NYHA 心功能Ⅰ级,LVEF ≤ 30%。(证据级别:A)

(7)陈旧性心肌梗死伴非持续性室速,LVEF ≤ 40%,电生理检查可诱发室颤或者持续性室速。(证据水平:B)

2. Ⅱa 类适应证

(1)不明原因的晕厥,伴有显著左心室功能障碍的非缺血性扩张型心肌病。(证据级别:C)

(2)左室功能正常或接近正常的持续性室速。(证据级别:C)

(3)肥厚型心肌病,有一项或一项以上的心脏性猝死主要危险因素。(证据级别:C)

(4)致心律失常性右室心肌病,有一项或一项以上的心脏性猝死主要危险因素。(证据级别:C)

（5）在应用β阻滞剂情况下仍出现晕厥或室速的长QT综合征患者。（证据水平：B）

（6）在院外等待心脏移植的患者。（证据水平：C）

（7）有晕厥史的Brugada综合征患者。（证据水平：C）

（8）有明确室速发作但未引起心脏骤停的Brugada综合征患者。（证据水平：C）

（9）应用β受体阻滞剂情况下仍出现晕厥和/或记录到持续性室速的儿茶酚胺敏感性多形性室速患者。（证据水平：C）

（10）结节性心脏病、巨细胞性心肌炎或美洲锥虫病患者。（证据水平：C）

3．Ⅱb类适应证

（1）LVEF ≤ 35%、NYHA心功能Ⅰ级的非缺血性心脏病。（证据级别：C）

（2）长QT综合征伴有心脏性猝死危险因素者。（证据级别：B）

（3）晕厥伴严重器质性心脏病，有创或无创检查均不能明确晕厥的原因。（证据级别：C）

（4）有猝死史的家族性心肌病患者。（证据水平：C）

（5）左室致密化不全的患者。（证据水平：C）

4．Ⅲ类适应证

（1）即使符合上述Ⅰ、Ⅱa或Ⅱb类适应证，但预期寿命短于1年者。（证据级别：C）

（2）无休止的室速或室颤。（证据级别：C）

（3）有明显的精神疾病，可能被器械植入术加重，或是不能进行系统的随访。（证据水平：C）

（4）药物难以控制的心力衰竭，NYHA心功能Ⅳ级，无条件进行心脏移植或CRTD治疗。（证据水平：C）

（5）原因不明的晕厥，既没有可诱发的室性快速心律失常，亦不合并器质性心脏病。（证据水平：C）

（6）经手术或导管消融术可以控制的室速或室颤者（如预激综合征合并房性心律失常、右室/左室流出道室速、特发性室速、束支折返性室速）。（证据水平：C）

（7）无器质性心脏病，由完全可逆原因导致的室性快速性心律失常（如电解质紊乱、药物、外伤）。（证据水平：B）

【2014年HRS/ACC/AHA关于特殊人群进行植入型心律转复除颤器治疗的专家共识】

虽然多个学会和组织制定了相应的ICD应用指南，就ICD适应证进行了界定，但临床实践中常涉及非经典适应证人群，如心肌梗死后40d内即发生室性心律失常者、再血管化治疗不足3个月者。为规范ICD的应用，2014年，由HRS、ACC、AHA组织专家联合制定和公布了特殊人群的ICD应用专家共识。该专家共识对于具有以下4种情况的患者：①TnI异常而无心肌梗死者；②心肌梗死40d内；③血运重建后90d内；④非缺血性心肌病诊断后9个月内，行ICD治疗提供参考意见。

1．心脏标志物异常但没有心肌梗死的患者，如符合ICD植入一级预防或二级预防标准，推荐其行ICD治疗。

2．心肌梗死后40d内ICD植入相关推荐

（1）急性心肌梗死后40d内，左心功能下降的患者，即使符合ICD一级预防适应证，不推荐近期行ICD治疗。

DINAMIT及IRIS研究均显示心肌梗死后早期非心律失常所致死亡比例较高，ICD只能降低心律失常所致死亡，所以心肌梗死后40d内植入ICD并不降低总病死率。

（2）急性心肌梗死后40d内，需非选择性永久起搏的患者，如同时需ICD植入进行一级预防，且估计左心功能难以恢复，推荐植入具有恰当起搏功能的ICD。

如果心室收缩功能恢复可能性较高，最好植入永久性起搏器，且最好等待左室功能恢复可被确切评估后再行起搏器植入。

(3)急性心肌梗死后 40d 内,出现持续性或血流动力学不稳的室性心动过速者。

1)急性心肌梗死后 40d 内,心肌梗死后 48h 以上,无缺血情况下出现持续性或血流动力学不稳的室速,推荐植入 ICD。

2)急性心肌梗死后 40d 内,心肌梗死后 48h 以上,出现持续性或血流动力学不稳的室速,可行消融治疗者,推荐植入 ICD。

3)急性心肌梗死后 40d 内,出现明确的因缺血导致的持续性或血流动力学不稳的室速,适合进行冠脉血运重建者,不推荐植入 ICD。

4)急性心肌梗死后 40d 内,出现怀疑室速导致的晕厥,有室速导致的晕厥病史、记录到非持续性室速,或电生理检查可诱发持续室速者,植入 ICD 可预防猝死发生。

5)已植入 ICD 者,发生急性心肌梗死后 40d 内,ICD 因电池耗竭需更换,仔细评估患者合并疾病及目前临床状态后,建议行 ICD 更换术。

6)急性心肌梗死后 40d 内,拟行心脏移植或左室辅助装置治疗的患者,不建议植入 ICD。

3. 血管重建后 90d 内 ICD 植入的相关推荐

(1)原本符合 ICD 植入进行猝死一级预防的患者,急性心肌梗死 40d 以上,已行血管重建,预计 LVEF 难以超过 35%,血管重建后 90d 内可行 ICD 植入术预防猝死。

(2)原本符合 ICD 植入进行猝死二级预防的患者(曾有心脏骤停或室速/室颤),血管重建后 90d 内者。

1)原本符合 ICD 植入进行猝死二级预防的患者(曾有心脏骤停或室速/室颤),血管重建后 90d 内者,合并左心功能障碍,推荐植入 ICD。

2)原本符合 ICD 植入进行猝死二级预防的患者(曾有心脏骤停或室速/室颤),血管重建后 90d 内,心律失常与心肌缺血/损伤无关且心功能正常者,推荐行 ICD 治疗。

3)原本符合 ICD 植入预防非心肌缺血/损伤所致心脏骤停或室速/室颤的患者,如患者随后出现冠脉疾病并行血运重建且左心功能未受损者,ICD 可被用作预防猝死。

4)急性心肌梗死/缺血相关室速致心脏骤停复苏成功者,心功能正常,行完全全血运重建后 90d 内,不推荐行 ICD 治疗。

(3)血运重建后 90d 内,需非选择性永久起搏,如同时需 ICD 植入进行一级预防,且估计左心功能难以恢复的患者,推荐植入具有恰当起搏功能的 ICD。

(4)血运重建后 90d 内出现持续性或血流动力学不稳的室速者。

1)存在结构性心脏病,血运重建后 90d 内出现与急性心肌梗死/缺血无明确关系的持续性或血流动力学不稳的室速者,推荐行 ICD 治疗。

2)血运重建后 90d 内出现持续性或血流动力学不稳的室速,室速可行消融治疗者,ICD 治疗可预防猝死。

(5)血运重建后 90d 内出现可疑因室速所致晕厥者(室速晕厥史、记录到非持续性室速、电生理检查可诱发持续性室速),推荐行 ICD 治疗。

(6)血运重建后 90d 内,原有 ICD 因电池耗竭需更换时,仔细评估合并疾病及目前临床状态后,推荐行 ICD 治疗。

(7)血运重建后 90d 内,拟行心脏移植或左室辅助装置治疗者,急性心肌梗死后 40d 上,可行 ICD 预防猝死。

4. 非缺血性心肌病诊断后 9 个月内者

(1)非缺血性心肌病诊断后 9 个月内伴有严重左心功能障碍及心力衰竭症状者。

1)非缺血性心肌病诊断后 3 个月内,不建议植入 ICD 进行猝死一级预防。

2)非缺血性心肌病这段后 3~9 个月中,预计左心功能难以恢复者,ICD 植入可用于猝死一级预防。

(2)非缺血性心肌病诊断后 9 个月内,需非选择性永久起搏,如同时需 ICD 植入进行一级预防,且估计左心功能难以恢复的患者,推荐植入具有适当起搏功能的 ICD。

(3)非缺血性心肌病诊断后 9 个月内,出现持续性或血流动力学不稳的室速,室速可行消融治疗者,ICD 治疗可预防猝死。

(4)非缺血性心肌病诊断后 9 个月内,出现可疑因室速所致晕厥者(室速晕厥史、记录到非持续性室速、电生理检查可诱发持续性室速),ICD 治疗可用于猝死预防。

(5)非缺血性心肌病诊断后 9 个月内,拟行心脏移植或左室辅助装置治疗者,急性心肌梗死后 40d 上,可行 ICD 预防猝死。

5. ICD 双室或单室起搏的推荐

(1)窦房结功能障碍且有相应症状的患者,推荐使用心房导线。

(2)存在窦性心动过缓、房室传导阻滞、需服用最大可耐受剂量 β 受体阻滞剂或其他负性肌力药物时,推荐使用心房导线。

(3)窦性心律合并二度或三度房室传导阻滞,无再同步治疗指征者,推荐使用心房导线。

(4)心动过缓或停搏诱发的室速(如长 QT 综合征患者出现尖端扭转型室速),心房导线可用于预防猝死。

(5)具有房性心律失常史者(非持续性房颤),可考虑使用心房导线。

(6)肥厚型心肌病,静息或运动时出现左室流出道梗阻者,可考虑使用左室导线。

(7)无房性心律失常史,无其他原因需心房起搏者,不推荐使用心房导线。

(8)永久性或持续时间较长的房颤,不需转复或维持窦性心律者,不推荐使用心房导线。

(9)可能发生室颤(非单形或多形室速),而无窦性心动过缓或停搏诱发机制者,无其他原因需心房起搏,不推荐使用心房导线。

《2014 版植入型心律转复除颤器治疗的中国专家共识》

2014 年 8 月公布的植入型心律转复除颤器治疗的中国专家共识主要建议如下:

1. Ⅰ类适应证

(1)非可逆性原因引起的室颤或血流动力学不稳定的持续室速所致的心脏骤停。(证据水平:A)

(2)伴有器质性心脏病的自发的持续性室性心动过速,无论血流动力学是否稳定。(证据水平:B)

(3)原因不明的晕厥,在心电生理检查时能诱发有血流动力学显著临床表现的持续室速或室颤。(证据水平:B)

(4)心肌梗死所致 LVEF<35%,且心肌梗死 40d 以上,NYHA 心功能Ⅱ或Ⅲ级。(证据水平:A)

(5)NYHA 心功能Ⅱ或Ⅲ级,LVEF ≤ 35%的非缺血性心肌病患者。(证据水平:B)

(6)心肌梗死所致 LVEF<30%,且心肌梗死 40d 以上,NYHA 心功能Ⅰ级。(证据水平:A)

(7)心肌梗死所致非持续室速,LVEF<40%且心电生理检查能诱发出室颤或持续室速。(证据水平:B)

2. Ⅱa 类适应证

(1)原因不明的晕厥,伴有明显左室功能障碍的非缺血性扩张型心肌病。(证据水平:C)

(2)心室功能正常或接近正常的持续性室速。(证据水平:C)

(3)肥厚型心肌病,有一项以上主要 SCD 危险因素。(证据水平:C)

(4)致心律失常性右室发育不良 / 心肌病,有一项以上主要 SCD 危险因素。(证据水平:C)

(5)服用 β 受体阻滞剂期间发生晕厥和 / 或室速的长 QT 综合征。(证据水平:B)

(6)在院外等待心脏移植的患者。(证据水平:C)

（7）有晕厥史的 Brugada 综合征患者。（证据水平：C）

（8）有明确室速记录但没有引起心脏骤停的 Brugada 综合征患者。（证据水平：C）

（9）儿茶酚胺敏感性室速，服用 β 受体阻滞剂后仍出现晕厥和 / 或室速。（证据水平：C）

（10）心脏结节病、巨细胞性心肌炎或美洲锥虫病（Chagas 病）。（证据水平：C）

3. Ⅱb 类适应证

（1）非缺血性扩张型心肌病，LVEF ≤ 35%，NYHA 心功能Ⅰ级。（证据水平：C）

（2）有 SCD 危险因素的长 QT 综合征患者。（证据水平：B）

（3）有晕厥和严重器质性心脏病，侵入性和非侵入性检查不能明确原因。（证据水平：C）

（4）有猝死史的家族性心肌病患者。（证据水平：C）

（5）左室致密化不全患者。（证据水平：C）

4. Ⅲ类适应证

（1）即使符合上述Ⅰ、Ⅱa 和Ⅱb 类适应证，但预期寿命短于 1 年。（证据水平：C）

（2）无休止的室速或室颤。（证据水平：C）

（3）存在明显的精神疾病，可能被器械植入术加重，或不能进行系统随访。（证据水平：C）

（4）没有条件行心脏移植或 CRT-D 治疗，药物难以控制的 NYHA 心功能Ⅳ级的心力衰竭患者。（证据水平：C）

（5）原因不明的晕厥，既没有可诱发的室性快速性心律失常，也不合并器质性心脏病者。（证据水平：C）

（6）合并预激综合征的房性心律失常、右室或左室流出道室速、特发性室速，或无器质性心脏病的分支相关性室速，经手术或导管消融可治愈者。（证据水平：C）

（7）没有器质性心脏病，由完全可逆病因导致的室性快速性心律失常（如电解质紊乱、药物或创伤）。（证据水平：B）

《2015 年 ESC 室性心律失常处理和心脏性猝死预防指南》

作为《2006ACC/AHA/ESC 室性心律失常和心脏性猝死防治指南》的更新版，《2015 年 ESC 室性心律失常处理和心脏性猝死预防指南》针对真实世界中不同临床状态出现的室性心律失常给出了治疗建议，类似室性心律失常的"百科全书"。指南的重量级更新点在于提高了基因检测在诊断和危险评估中的地位，提升了器械和介入治疗的推荐级别，提出了"心肌梗死 6~12 周后再评估 LVEF"。该适应证的制定有助于识别具有高猝死风险并可能从 ICD 治疗中获益的缺血性心脏病患者，也有助于避免没有必要的 ICD 植入，具有十分重要的临床意义。

指南指出：①急性心肌梗死患者应进行早期（在出院前）LVEF 评估（Ⅰ类适应证，C 级证据）；②心肌梗死后 6~12 周再次评估 LVEF，以确定是否需要植入 ICD 进行猝死的一级预防（Ⅰ类适应证，C 级推荐）。推荐：心肌梗死后 6 周以上者，若优化药物治疗后 NYHA 心功能Ⅱ~Ⅲ级、LVEF ≤ 35% 的症状性心力衰竭，预期寿命 >1 年者，推荐植入 ICD 以一级预防猝死（Ⅰ类适应证，A 级证据）。当然，与既往指南一致，若系非缺血性心肌病患者，满足 NYHA 心功能分级Ⅱ~Ⅲ级、LVEF ≤ 35% 者同样推荐植入 ICD 预防猝死（Ⅰ类适应证，B 级证据）。

在与急性冠脉综合征（ACS）有关的室性心律失常处理和猝死的预防中，指南强调了对此类患者进行规范化治疗，尤其是再灌注治疗，要积极进行冠状动脉造影，及时行左心室辅助。就心肌梗死后 40d 内的患者而言：①指南不推荐植入 ICD 以一级预防猝死（Ⅲ类适应证，A 级证据）；②在部分患者（不完全再血管化、已存在 LVEF 下降、ACS 发病 48h 后仍有心律失常、多形性室速或室颤），可考虑植入 ICD 或临时应用可穿戴式除颤器（Ⅱb 类适应证，C 级证据）。

【2016 年 ESC 急慢性心力衰竭诊疗指南】

2016ESC 心力衰竭指南关于心力衰竭患者的 ICD 的适应证如下：

（一）二级预防

从室性心律失常所致血流动力学不稳定中恢复并且良好功能状态下预期生存时间 >1 年的患者推荐使用 ICD 减少心脏猝死风险和全因死亡率。（Ⅰ类适应证，A 级证据）

（二）一级预防

1. Ⅰ类适应证　对于症状性心力衰竭（NYHA Ⅱ~Ⅲ），3 个月以上优化药物治疗后仍然 LVEF ≤ 35%，期望良好功能状态下生存时间 >1 年的患者，推荐使用 ICD 降低猝死风险和全因死亡率：包括缺血性心脏病（除非 40d 内有心肌梗死发生）（A 级证据）和扩张性心脏病（B 级证据）。

2. Ⅱa 类适应证　装置更换前，患者应该由有经验的心脏科医生进行评估，因为管理目标、患者需求以及临床状态可能已经改变。（B 级证据）

3. Ⅱb 类适应证　对于有猝死风险心力衰竭患者，可穿戴 ICD 可以考虑在有限时间内使用或者作为植入器械的过渡。（C 级证据）

4. Ⅲ类适应证　不推荐 40d 内有心肌梗死史患者植入 ICD，因为其并不能改善预后。（A 级证据）。不推荐 NYHA 心功能Ⅳ级并伴药物难治性的症状严重的患者植入 ICD，除非其是 CRT、心室辅助装置或者心脏移植适应证。（C 级证据）

四、心血管植入型电子器械术后随访的相关指南

心血管植入型电子器械（CIEDs）包括心脏起搏器、ICD 和 CRT 等。随着器械植入适应证的拓展和植入数量的增加，植入术后管理问题日趋复杂和重要。

《心血管植入型电子器械术后随访的专家共识》

2012 年 10 月，CSPE 组织相关专家编写并公布了我国的《心血管植入型电子器械术后随访的专家共识》。

共识就随访目的、方式、频次和内容；资料管理问题；工作人员的要求进行了探讨和规定。强调了对已植入 CIEDs 的患者进行定期随访是器械治疗过程中的重要环节。通过随访可了解器械治疗的效果，及时发现和处理手术及器械本身可能出现的并发症及其故障，了解植入器械是否处于最佳工作状态，从而使患者得到最大获益。应该由经过专门培训的专业人员从事此项工作，以保证安全有效地对患者进行服务。

《2015 年 HRS/EHRA/APHRS/SOLAECE 植入型心律转复除颤器程控及测试优化专家共识》

该指南是国际上第一个有关 ICD 程控及测试优化的指南，由四大国际性心电生理学会——美国心律学会（HRS）、欧洲心律学会（EHRA）、亚太心律学会（APHRS）、拉美心脏起搏与电生理协会（SOLAECE）共同撰写。该指南分为 4 大部分，分别对于 ICD 的抗心动过缓的起搏模式及频率设置、心动过速检测设置、心动过速治疗参数设置及植入术中除颤测试给出详细的说明及指导建议。

（一）抗心动过缓的起搏模式及频率设置

(1)病态窦房结综合征患者，建议植入双腔 ICD。（推荐等级Ⅰ，证据等级：B）

(2)无心动过缓的患者，应采取最小化右心室起搏。（推荐等级Ⅰ，证据等级：B）

(3)窦性心律伴房室阻滞，无或仅伴轻度左心功能不良的患者，应植入双腔 ICD。（推荐等级Ⅱa，证据等级：B）

(4)窦性心律伴房室阻滞合并轻中度左心室功能不良的患者，应植入 CRT-D。（推荐等级Ⅱa，证据等级：B）

(5)合并变时功能不良的患者，应考虑将 ICD 程控为频率应答起搏模式。（推荐等级Ⅱa，证据等级：B）

（6）自身PR间期<230ms且无CRT适应证的患者,推荐最小化右心室起搏。(推荐等级Ⅱa,证据等级:B)

（7）CRT-D患者需要尽可能提升双心室起搏比例至98%以上。(推荐等级Ⅱa,证据等级:B)

（8）CRT-D患者,可开启自动调整AV/VV间期功能。(推荐等级Ⅱb,证据等级:B)

（二）心动过速检测设置

关于如何减少不必要的电除颤治疗的研究主要围绕以下方面开展:提高识别频率、延长诊断时间、设置充分的抗心动过速起搏(ATP)治疗、增强室上速鉴别诊断以及避免感知各种噪声干扰等。

（1）对于一级预防植入ICD的患者,诊断成立的标准应将诊断时间放宽至心动过速持续6~12s或持续30个心动周期,以减少不必要的治疗。(推荐等级Ⅰ,证据等级:A)

（2）对于一级预防植入ICD的患者,治疗区最低识别频率应设置为185~200次/分,以减少不必要的治疗。(推荐等级Ⅰ,证据等级:A)

（3）对于二级预防植入ICD的患者,诊断成立的标准应将诊断时间放宽至心动过速持续6~12s或持续30个心动周期,以减少不必要的治疗。(推荐等级Ⅰ,证据等级:B)

（4）应将室上速鉴别区程控至200次/分以上,甚至可达230次/分(有禁忌证者除外),以减少不必要的治疗。(推荐等级Ⅰ,证据等级:B)

（5）建议开启导线故障监测及报警功能,以检测潜在的导线问题。(推荐等级Ⅰ,证据等级:B)

（6）对于已知室速发作频率的二级预防ICD植入患者,可以将治疗区最低识别频率设置为低于记录到的室速频率10次/分但必须<200次/分,以减少不必要的治疗。(推荐等级Ⅱa,证据等级:C)

（7）可以设置一个以上的心动过速治疗区,以达到更有效的分层治疗及室上速鉴别诊断,对于快室速需置较短的延迟诊断。(推荐等级Ⅱa,证据等级:B)

（8）开启形态学鉴别功能后,如果模板匹配度不满意,需重新获取模板,以提高形态学鉴别的准确度。(推荐等级Ⅱa,证据等级:C)

（9）如果选择植入心房导线的原因仅仅是为了通过室上速鉴别诊断进行诊断,那么优先选择单腔ICD,以减少导线相关的并发症及减少治疗费用,除非已知室上速频率可能落入室速治疗区。(推荐等级Ⅱa,证据等级:B)

（10）对于皮下ICD(S-ICD),应设置2个心动过速治疗区,以减少不必要的电除颤。一个治疗区最低识别频率不高于200次/分,并设置室上速鉴别;另一个治疗区最低识别频率不低于230次/分,不设置室上速鉴别。(推荐等级Ⅱa,证据等级:B)

（11）可以考虑设置一个无治疗的心动过速监测区,以提示临床医师关注是否存在未被治疗的心动过速。(推荐等级Ⅱb,证据等级:B)

（12）应关闭室上速鉴别诊断中的超时功能,以减少不必要的治疗。(推荐等级Ⅱb,证据等级:C)

（13）应开启导线噪声鉴别功能,以避免非生理性信号所引起的误放电。如果ICD检测到的室速/室颤没有被除颤回路或其他远场通道证实时,该算法将暂时抑制电除颤发放。(推荐等级Ⅱb,证据等级:C)

（14）应开启T波过感知滤波功能,以减少不必要的治疗。(推荐等级Ⅱb,证据等级:C)

（15）对于真双极导线,如感知回路故障由尖端到阳极环导线故障引起,应将感知向量由真双极程控为整合双极,以减少不必要的电除颤。(推荐等级Ⅱb,证据等级:C)

（三）心动过速治疗参数设置

ICD植入后避免不必要的电除颤十分重要。ICD能否发放恰当的电除颤治疗取决于患者特征,包括植入适应证、服用抗心律失常药物情况、ICD的程控以及随访情况。对于ICD的程控,更高的室速/室颤识别频率、更长的诊断时间、室上速鉴别功能的开启以及ATP治疗的充分发放,均可减少不必要的电除颤,提高生活质量。ICD程控或可提高患者的生存率。

（1）所有因结构性心脏病植入具有 ATP 治疗功能的 ICD 患者,应在所有心室率 <230 次 /min 的治疗区开启 ATP 治疗,以减少不必要的放电,除非已有证据证实 ATP 治疗无效或可致心律失常。(推荐等级Ⅰ,证据等级:A)

（2）所有因结构性心脏病植入具有 ATP 治疗功能的 ICD 的患者,都应设置一阵不少于 8 个脉冲的 ATP 治疗,并将脉冲发放间期设置为室速周长的 84% ~88%,以减少不必要的放电,除非已有证据证实 ATP 治疗无效或可致心律失常。(推荐等级Ⅰ,证据等级:A)

（3）建议在 Ramp 治疗前优先设置 Burst 治疗,以提高 ATP 治疗转复的成功率。(推荐等级Ⅰ,证据等级:B)

（4）建议在所有室速治疗区设置电除颤治疗,以提高室性心律失常转复的成功率。(推荐等级Ⅱa,证据等级:C)

（5）建议将室速区第一次电除颤治疗的能量程控至最大值,以达到第一次电除颤治疗即可成功转复室性心律失常的效果,除非前期的除颤测试已证实低能量除颤即可转复。(推荐等级Ⅱa,证据等级:C)

（四）植入术中除颤测试

（1）对于植入 S-ICD 患者,建议常规进行除颤测试。(推荐等级Ⅰ,证据等级:C)

（2）对于左胸经静脉植入 ICD 的患者,如果感知、起搏功能及阻抗测试数值理想,且 X 线提示右心室导线位置佳,可不进行除颤测试。(推荐等级Ⅱa,证据等级:B)

（3）对于右胸经静脉植入 ICD 或行 ICD 更换的患者,推荐进行除颤测试。(推荐等级Ⅱa,证据等级:B)

（4）除颤测试禁忌:已知的非慢性的心脏血栓;房颤及房扑未经充分、系统的抗凝;严重的主动脉狭窄;不稳定冠心病;近期发生脑卒中或 TIA;血流动力学不稳定及合并其他可产生严重后果的并发症。(推荐等级Ⅲ,证据等级:C)

❷ 第 2 节 心律失常导管消融指南进展

一、心房颤动的管理指南解读

目前世界上大多数心律失常中心,房颤导管消融术都占到其电生理手术的一半以上。然而,虽经历 20 年的快速发展,目前房颤导管消融领域仍存在许多亟待解决的难题。迄今关于房颤导管消融治疗的研究绝大多数聚焦于改善房颤症状,涉及病死率、卒中发病率等"硬"终点指标的相关性试验甚少。近年指南对于房颤导管消融更加重视,主要是基于 2016 公布的欧洲心脏病学会(ESC)/欧洲胸心外科协会(EACTS)房颤管理指南和 2017 年发布的美国国心律学会(HRS)年会上,HRS 联合欧洲心律协会(EHRA)、欧洲心律失常学会(ECAS)、亚太心脏节律协会(APHRS)及拉美心脏起搏与电生理协会(SOLAECE)房颤内外科消融专家共识。

【2016 年 ESC/EACTS 房颤管理指南】

房颤管理包括症状控制和并发症预防。在症状明显的患者中,导管消融发挥着日益重要的作用。全球多个大型随机对照研究显示,射频消融的治疗效果显著优于抗心律失常药物治疗。随着临床证据的积累和消融技术的完善,2016 年 ESC/EACTS 房颤管理指南进一步提升了导管消融在房颤治疗中的地位。对于部分有症状的阵发性房颤患者,综合评估患者的个人意愿、临床获益和治疗风险后,导管消融可替代抗心律失常药物（AADs），作为改善患者症状、预防房颤复发的一线治疗（Ⅱa,B）。对于不能耐受 AADs 或 AADs 治疗后房颤复发且伴有明显症状的阵发性、持续性和长程持续性房颤患者，导管消融可作为二线治疗方案，且较 AADs 更为有效（Ⅰ,A）。其中，持续性房颤和长程持续性房颤患者的导管消融操作需在经验丰富的中心，由受过充分训练的团队来完成（Ⅱa,C）。

在并发症预防方面，预防栓塞并发症最为重要，临床试验已经证实抗凝药预防房颤血栓发生的有效性，维生素 K 拮抗剂华法林作为最常用的口服抗凝药，可减少 68% 的卒中率和 26% 的病死率。然而，华法林起效慢、治疗窗窄，需要严密监测国际标准化比值（INR）、血药浓度易受食物药物影响等局限，因此，特别是在我国，华法林临床应用率不高，即使应用，患者的 INR 达标率也非常有限。新型口服抗凝药（NOAC）是近年来房颤抗凝领域研究的亮点。其具备的固定剂量使用，毋需监测抗凝活性，与药物、食物相互作用少等特点，在方便医师管理的同时，也使患者的依从性大大提高。但现有的研究也警示其发生大出血的年发生率为 2.1%~3.6%，对于高龄以及肾功能受损的患者，如果长期应用仍面临一定风险。

【2017HRS/EHRA/ECAS/APHRS/SOLAECE 房颤内外科消融专家共识】

2017 年 5 月在第 38 届美国心律学会（HRS）年会上，HRS/EHRA/ECAS/APHRS/SOLAECE 共同颁布了2017 版房颤导管和外科消融专家共识》。该共识以 2012 年版专家共识为基础，汇总了近年来的重要循证医学证据，就房颤导管和外科消融的机制、适应证、技术策略及围术期管理等方面进行了全面而深入的阐述，并对该领域的未来发展进行了展望，对临床工作具有重要指导意义。

（一）房颤的特征与分类

房颤是心律失常领域最受关注的疾病之一。该疾病以心房快速无序的收缩为特征，使心室率（律）紊乱、心功能受损且增加心房附壁血栓形成可能，严重降低患者的生活质量，并可引起心力衰竭、脑卒中及猝死等并发症，是全球心血管疾病领域面临的严峻挑战。在房颤的分类方面，新版共识沿用了 2014 年美国心脏协会（AHA）/美国心脏病学会（ACC）/HRS 房颤管理指南推荐的分类方法。基于房颤持续时间和能否自发终止将其分为 5 类：初发房颤、阵发性房颤、持续性房颤、长程持续性房颤和永久性房颤。并在此基础上特别提出了早发持续性房颤的概念，即患者房颤持续时间大于 7d 但小于 3 个月。专家组成员认为，早发持续性房颤患者经导管及手术消融的效果可能优于持续时间大于 3 个月的持续性房颤患者。这一概念的提出为进一步优选消融患者，改善患者预后提供线索。此外，共识亦指出该分类方法具有一定局限性，随着 CIEDs 的普及，有望对房颤的发生与转归进行持续监测，这将为明确患者术前房颤负荷及术后房颤复发提供重要依据。

（二）危险因素的调控

近年来，房颤综合管理的理念日渐深入人心，多种与房颤发病及术后复发相关的危险因素陆续被识别。共识特别指出，对房颤危险因素的控制应与抗凝治疗、节律控制及心室率控制一同作为房颤治疗的主要措施。除控制高血压及糖尿病以外，房颤患者也应积极控制体重、改善生活方式、限制酒精摄入，并适当进行体育锻炼，筛查并治疗呼吸睡眠障碍（Ⅱa 类推荐，B 级证据）。尽管上述因素的管理能否切实改善消融成功率尚存争议，但从防治心血管系统疾病的角度出发，多因素综合管理仍是目前公认的能够改善患者预后、提高生活质量的有效手段。对于房颤患者，尤其是消融术后的患者来说，也应有所获益。共识也期待通过进一步的研究为危险因素综合管理的有效性提供更加确切的证据。

（三）适应证

共识指出，临床医师在消融术前应充分权衡手术风险及获益情况，综合考虑术者的经验及患者的意愿，并结合患者的房颤类型及房颤负荷，尽可能为患者制定个体化的治疗及消融方案。新版专家共识对导管消融的推荐级别较高，对于药物治疗无效的阵发性房颤，优先推荐导管消融（Ⅰ类推荐，A 级证据）；对于持续性房颤，采用导管消融是合理的（Ⅱa 类推荐，B 级证据）；对于长程持续性房颤，可以考虑导管消融

（Ⅱb 类推荐，C 级证据）。

对于将导管消融作为一线治疗手段，共识依旧持较为积极的态度。共识认为，导管消融可作为阵发性房颤的一线治疗手段（Ⅱa 类推荐，B 级证据）。同时，对持续性房颤导管消融一线治疗的推荐级别较 2012 年共识有所提升（由Ⅱb 类推荐提升到Ⅱa 类推荐）。对于长程持续性房颤，导管消融仍为值得考虑的一线治疗方式（Ⅱb 类推荐，C 级证据）。与此同时，合并心力衰竭、肥厚型心肌病以及高龄和青年房颤患者的导管消融适应证与上述类似（Ⅱa 类推荐，B 级证据）；对于快 - 慢综合征患者来说，导管消融是起搏器植入的替代治疗方式（Ⅱa 类推荐，B 级证据）；由于运动员房颤患者病情的特殊性，导管消融可作为此类患者的首选治疗方式（Ⅱa 类推荐，C 级证据）。此外，共识亦指出以停用抗凝药物为目的接受导管消融并不合理。

本共识首次提出了无症状性房颤患者导管消融的适应证选择问题。一方面，由于无症状性房颤患者在接受导管消融术时"额外"接受了手术失败率及相关并发症的风险，且术后面临着复发症状性心律失常的可能。另一方面，无症状性房颤患者与症状性心房颤动患者类似，同样面临着卒中及心力衰竭等不良风险；注册研究证实房颤消融可降低患者的卒中发生率及病死率；部分"无症状"患者并非真正的无症状，许多患者在电复律后自诉症状有所改善；近期多项小规模研究显示，与症状性房颤患者相比，房颤消融在无症状性房颤患者中安全性及疗效相当。因此，共识推荐在充分考虑手术风险、获益及替代方案后，无症状性阵发性及持续性房颤患者可考虑接受房颤消融术（Ⅱb 类推荐，C 级证据），对于无症状性长程持续性房颤患者，指南尚未优选射频消融治疗。

（四）消融策略与技术

新版共识进一步肯定了肺静脉隔离是房颤导管消融的基石（Ⅰ类推荐，A 级证据）。为了实现肺静脉的确切和永久的隔离，共识建议初始肺静脉隔离后可观察 20min（Ⅱa 类推荐，B 级证据）；进行腺苷诱发试验（Ⅱb 类推荐，B 级证据）；观察消融线上起搏失夺获（Ⅱb 类推荐，B 级证据）；或检验肺静脉传出阻滞（Ⅱb 类推荐，B 级证据）。对肺静脉隔离之外的消融策略，共识回顾了 STAR-AF Ⅱ 和 CHASE AF 等研究，虽然认为现有证据存在争议与分歧，仍然采用了相对保守的推荐。认为无论阵发性或持续性房颤，包括线性消融、碎裂电位消融、主频消融、转子消融等消融策略的有效性均不明确。无论从我们中心的大量临床实践和研究数据，还是国际上多数大中心为数不少的研究结果来看，持续性房颤和长程持续性房颤的维持机制复杂，应该进行较大范围的消融，充分干预房颤维持机制，仅仅采取肺静脉隔离这样一种简单化处理的姑息策略，难以使患者获得长久的临床获益。此外，共识也对消融安全性方面提出建议：准确识别肺静脉前庭（Ⅰ类推荐，B 级证据），适当降低左心房后壁消融能量（Ⅰ类推荐，C 级证据）并应用食管温度监测探针（Ⅱa 类推荐，C 级证据）可减少严重并发症的发生率，有望成为未来房颤消融手术的操作规范。

（五）围术期抗凝治疗

围术期予以患者充分的抗凝治疗是手术安全的有力保障，针对这一问题该共识也做出了较为详细的推荐。结合近期公布的 Re-Circuit 及 Venture-AF 研究结果，共识推荐术前服用华法林和达比加群的房颤患者可采用围术期不间断抗凝策略（Ⅰ类推荐，A 级证据），利伐沙班（Ⅰ类推荐，B 级证据）及其他新型口服抗凝药（Ⅱa 类推荐，B 级证据）的推荐级别与之类似。术中使用肝素期间应至少保持 ACT 值在 300s 以上（Ⅰ类推荐，B 级证据），拔除鞘管时 ACT 值应维持在 200~250s，可使用鱼精蛋白逆转全身肝素化（Ⅱa 类推荐，B 级证据）。若患者术前停用 1~2 次新型口服抗凝药，则可在术后 3~5h 后重启抗凝治疗（Ⅱa 类推荐，C 级证据）。针对术后抗凝，撰写组专家一致同意术后抗凝治疗应至少维持 8 周以上，8 周以后是否继续抗凝需根据患者的卒中风险高低决定，与手术是否成功无关（Ⅰ类推荐，C 级证据）。共识对消融术后（8 周后）停用抗凝治疗持谨慎态度，术后无房颤复发证据的患者（尤其是缺血高危患者）应持续或定期进行心电图检测以明确房颤是否复发（Ⅱb 类推荐，C 级证据），但共识并未根据 CHA_2DS_2-VASc 对此类患者进行明确分类。

（六）房颤外科消融

对比既往房颤管理指南,本共识对房颤外科消融进行了系统性论述。专家组指出,房颤外科消融已不再是内科导管消融的替代工具,各种外科消融术式业已成熟,应鼓励开展房颤外科消融,以优化患者管理。共识推荐合并症状性房颤的患者在行二尖瓣修补、冠脉旁路移植术、主动脉瓣置换术的同时实行房颤外科消融（Ⅰ类推荐,B级证据）。对Ⅰ、Ⅲ类抗心律失常药物,导管消融治疗或以上两种治疗失败的症状性房颤患者,为恢复窦性心律,也可单独行外科消融术,此条推荐尤其适用于持续性及长程持续性房颤患者（Ⅱa类推荐,B级证据）,而对阵发性房颤患者而言,推荐级别降为了Ⅱb（B级证据）。对于近期备受瞩目的内外科杂交消融术式共识也给予了肯定,但鉴于目前该技术的长期安全性及有效性尚无可靠的循证医学证据,因此共识建议该术式可在药物难治性的持续性及长程持续性房颤患者中适当开展（Ⅱb类推荐,C级证据）。

二、房颤卒中预防与左心耳封堵指南解读

目前针对房颤卒中风险评估研究主要集中于以下方面:现有评分模型的验证及改进;应用生物标志物进行卒中风险分层;卒中风险的动态评估;各房颤亚型对卒中风险的影响;房颤射频消融后卒中风险评估与决策制定。

口服抗凝药物（OAC）是预防房颤患者缺血性卒中的主要方法。对于不适合长期OAC或在OAC期间仍然出现卒中的患者,目前没有理想的药物治疗手段。左心耳是房颤患者血栓形成的主要部位,消除左心耳血栓能大大降低卒中、系统栓塞风险。因此,左心耳干预预防血栓栓塞应运而生,包括经皮左心耳封堵术（LAAO）及外科封闭/切除左心耳。其中LAAO最为引人注目,新近国际相关指南与国内专家共识对LAAO预防血栓栓塞进行了介绍和推荐。

【2012年ESC/EACTS房颤管理指南】

2012年ESC房颤指南引述了Watchman和Amplatzer心脏封堵器（ACP）的临床研究。Watchman的研究（PROTECT-AF）随机入选707例患者接受LAAO或OAC（INR 2-3）。LAAO组术后口服抗凝药物45d,双联抗血小板6个月,阿司匹林长期应用。随访证实LAAO组主要有效事件率（卒中、系统栓塞、心源性死亡复合终点）不劣于华法林,但手术并发症较高。手术经验的积累能减少并发症发生。指南指出,由于缺乏大规模RCT研究及系统长期随访,LAAO减少卒中风险的证据略显不足。左心耳并非房颤患者缺血性卒中血栓的唯一来源,LAAO存在封堵不完全问题,即使LAAO患者仍需OAC。该指南建议:高卒中风险且不能抗凝的房颤患者可考虑行LAAO（Ⅱb、B级证据）。

【2014年AHA/ACC/HRS房颤管理指南】

2014年的AHA/ACC/HRS发布的房颤管理并未提出进一步研究进展。指出采用Watchman行LAAO在复合终点方面不劣于华法林,但早期并发症发生率约10%。学习曲线效应下器械相关并发症会随术者经验积累逐渐下降。但该指南较为保守,未对LAAO提出明确的推荐等级。2014年英国NICE房颤管理指南考虑到缺乏高质量随机对照研究（RCT）证据、卫生经济学等问题,建议LAAO仅用于抗凝禁忌或不耐受的患者。2014年加拿大房颤指南同样引用PROTECT-AF等研究,仅建议LAAO可以考虑用于高卒中风险且不能应用NOAC的患者（低证据等级）。

【2016年ESC/EACTS房颤管理指南】

最近召开的ESC年会中,ESC联合欧洲心胸外科协会共同发布了2016年房颤管理指南,对LAAO做了新的介绍。目前仅有PROTECT-AF和PREVAIL两个试验对比了Watchman与华法林的效果。结果显示LAAO在预防具有中度卒中风险的房颤患者中不劣于华法林,出血风险可能更低。LAAO也能降

低 OAC 禁忌患者的卒中风险。PROTECT-AF 长期随访结果显示,与华法林长期抗凝相比,Watchman 封堵器在卒中、系统栓塞、心源性死亡复合终点上优于华法林。更重要的是,其在预防心源性死亡及全因死亡终点上优于华法林。虽然植入成功率很高(98%),需要注意的是,封堵器植入过程可以导致严重并发症(4%)。指南同样指出,仍然有以下问题亟待 RCT 研究的证据:①抗凝禁忌或 OAC 期间卒中患者的 LAAO;② LAAO 与新型口服抗凝药物的对比;③ LAAO 术后抗血小板策略等。

【2016 年左心耳封堵专家共识】

值得一提的是,2016 年 JACC 发布了专家共识对 LAAO 的术者及机构的要求。

术者:50 例结构性心脏病或左心导管消融手术经验,其中 25 例为穿间隔完成;掌握卒中、出血治疗策略临床知识;严重并发症的导管处理经验,包括心包穿刺及器械回收技术;封堵器使用训练;了解左心耳解剖及影像。

机构:每年至少 50 例结构性心脏病或左心导管手术,其中至少 25 例经穿间隔完成;术中有具备经食管心脏超声观察结构性心脏病能力的医师待命;具有能够完成术前评估、手术操作、术后随访能力的团队;具备经胸心脏手术、体外循环能力的医师待命;心导管实验室、电生理实验室或具备血流动力学检测及高质量成像能力的混合手术室。

【2014 年我国《左心耳干预预防房颤患者血栓栓塞事件:目前的认识和建议》】

2014 年中华医学会心电生理和起搏分会等联合发布《左心耳干预预防房颤患者血栓栓塞事件:目前的认识和建议》,指出 LAAO 适应证为:CHA_2DS_2-VASc 评分 ≥ 2,同时具有以下情况之一:①不适合长期口服抗凝;②服用华法林,INR 达标的基础上仍发生卒中或栓塞事件;③ HAS-BLED 评分 ≥ 3。有意义的是,该共识对 LAAO 禁忌证进行了总结:①左心房内径 >65mm、TEE 证实心内血栓或左心耳内自发显影、严重二尖瓣病变、心包积液 >3mm;②预计生存期限 <1 年、低卒中风险或低出血风险;③因其他原因服用华法林;④卵圆孔未闭合并房间隔瘤和右向左分流,升主动脉 / 主动脉弓处存在复杂粥样硬化斑块;⑤择期心外科手术者;⑥心功能不满意者。

【2015 年我国《心房颤动:目前的认识和治疗建议》】

2015 年中华医学会心电生理和起搏分会发布的《心房颤动:目前的认识和治疗建议》对 LAAO 预防缺血性卒中进行了介绍。该共识提及 Watchman 和 Amplatzer 的广泛应用及国产封堵器 LAmbre 的研究进展,肯定了 Watchman 在卒中、系统栓塞、心源性死亡、全因死亡上优于华法林,提出 Amplatzer 能显著降低非瓣膜房颤患者卒中、出血风险。该共识对 LAAO 的推荐为Ⅱa、B 级证据,具体建议与 2014 年共识相同。同时指出 LAAO 术前影像学检查以明确左心耳结构,建议在心外科条件较好的医院开展此项技术。

综合国内外指南与共识,LAAO 在房颤患者卒中预防中的作用值得关注,对高卒中风险、长期 OAC 禁忌、OAC 期间 INR 达标状态下仍然卒中的患者具有重要意义。由于华法林在房颤卒中预防中的广泛证据,LAAO 尚不能代替其作用。虽然部分临床试验证明了 LAAO 在安全性、有效性、复合终点方面的优势,但大规模 RCT、长期随访的研究仍然缺乏。LAAO 患者术后抗凝、抗血小板策略仍待完善。LAAO 在房颤卒中预防中的前景如何,我们拭目以待。

三、室性心律失常导管消融相关指南

【2014 年 EHRA/HRS/APHRS 室性心律失常专家共识】

导管消融术治疗室性心动过速是一种重要的非药物方法,也可以辅助 AAD 的治疗。导管消融应用于首次发作室性心律失常(VA)时已被证明可减少心肌缺血患者适当的 ICD 电击率。在有心肌梗死病史、EF 值降低、血流动力学稳定的患者中导管消融可显著降低室速的复发,在 EF 值 >30% 的患者中最有效。在治疗对胺碘酮无效且具有心肌缺血的持续性单形性室速患者的复发率方面,冷盐水灌注导管消融效果优于 AAD 治疗。导管消融术不仅可以降低心肌缺血患者的持续性单形性室速的复发,还可以减少病死率。导管消融术也已被成功运用于非缺血性心肌病患者,消融靶点通常在心室心外膜的表面,而其过程也更加复杂。而导管消融术对于非缺血性心肌病患者在远期有效方面研究要少于缺血性心肌病。而无论导管消融还是抗心律失常药物治疗都是有心肌梗死病史的室速的一线治疗方法,导管消融是更适于有无休止的单形性室速症状患者的治疗方法。尽管结果令人鼓舞,但导管消融术对非心肌缺血病的持续性单形性室速患者的长期成功率依然不如缺血性心肌病患者好。因此,抗心律失常药物治疗作为一线治疗方法,导管消融术用于那些接受药物治疗但复发性室速的患者。在有结构性心脏病的持续性室速患者行导管消融术并发症发生率少于 5%,通常 3% 的患者可能出现包括房室传导阻滞、心脏穿孔、卒中 / 短暂性脑缺血发作、心力衰竭,甚至死亡。

【2015 年 ESC 室性心律失常管理和心脏性猝死预防指南】

2015 年 ESC 年会上公布了新版《室性心律失常(VA)管理和心脏性猝死(SCD)预防指南》,并同步发表于 *European Heart Journal* 及 *Europace* 杂志,该指南是美国心脏病学院(ACC)/ 美国心脏协会(AHA)/ESC 2006 年 VA 治疗及 SCD 指南的更新。

(一)心脏性猝死相关新论述

SCD 的定义满足猝死(有目击者时急性症状发作 1h 内,无目击者 24h 内发生的死亡),并强调有已知的心脏病病史、活检发现的心血管异常或心律失常病因。此外,还对其他如心律失常猝死综合征(SADS)、婴儿猝死综合征(SIDS)、不明原因猝死综合征(SUDS)、不明原因婴儿猝死(SUDI)给出了明确定义。在全球每年约 1 700 万例心血管病相关死亡中,SCD 占 25%,女性为 1.40/10 万人年,男性为 6.68/10 万人年。年轻人 SCD 的常见病因为离子通道病和心肌病。而老年人则为冠心病和心力衰竭。

1. 尸检和分子活检　指南首次提出对猝死患者进行尸检以明确是否心律失常原因(I 类推荐,C 级证据),建议进行组织学检查与血液 / 体液的毒理学及分子病理学检测(I 类推荐,C 级证据);怀疑遗传性离子通道病或心肌病时,应考虑对患者进行靶向尸检基因分析(Ⅱa 类推荐,C 级证据)。

2. 心脏性猝死的预防　指南建议对年轻竞技运动员进行赛前 SCD 风险筛查,但不主张对普通人群进行筛查。然而,对猝死患者直系亲属筛查是识别风险个体、积极防治 SCD 的重要手段,在心律失常性猝死综合征患者家属中,阳性检出率可达 50%。对 VA 的筛查,首先应该准确采集病史,合理推荐有创和无创检查。冠状动脉造影和电生理检查为有创检查,前者用于致死性 VA 或 SCD 生还者合并中、高危 CAD 风险的患者(Ⅱa 类推荐,C 级证据),后者用于陈旧心肌梗死合并心悸、晕厥或接近晕厥(I 类推荐,B 级证据)、晕厥可疑为缓慢或快速心律失常所致(I 类推荐,C 级证据)以及鉴别致心律失常性右室心肌病(ARVC)和右心室流出道心动过速(Ⅱ类推荐,B 级证据)。

3. 室性心律失常的导管消融　指南强调对基础疾病的治疗,阻止疾病进展,针对 VA 和 SCD 进行防治。本指南新增两个推荐是:瘢痕相关的心脏病患者,发生无休止室速或电风暴时建议行紧急导管消融(I 类推荐,B 级证据)、缺血性心脏病植入 ICD 的患者仅发生一次持续性室速者也可考虑行导管消融(Ⅱa 类推荐,B 级证据)。导管消融对心肌梗死后瘢痕相关的室速较非缺血性心肌病室速预后为好,50% 的患者不再复发。导管消融是否能降低室速患者的病死率尚缺乏前瞻、随机研究的证据。

(二)冠心病室性心律失常的导管消融及心脏性猝死的预防

急性冠脉综合征(ACS)仍是 SCD 的常见原因之一。ACS 发病 48h 内发生心室颤动(室颤)的患者其住院病死率为无室颤者的 5 倍,预防院前发生这类 SCD 有赖于对风险人群的筛查;随着早期再血管化及充分的药物治疗虽已使院内 VA 发生率降低,但仍有近 6% 的 ACS 者在发病 48h 内发生室速或室颤,对这部分患者紧急行再血管化是最重要的预防 VA 及 SCD 的措施。

心肌梗死后早期(10d 以内)LVEF ≤ 40% 的患者,可行心室程序刺激(PVS)评估 SCD 的风险(Ⅱb 类推荐,B 级证据);不建议应用包括微伏 T 波电交替或信号平均心电图(SA-ECG)在内的无创检查进行 SCD 风险评估(Ⅲ类推荐,B 级证据)。对心肌梗死后 LVEF 正常患者,尚缺乏敏感性和特异性高的无创 SCD 危险分层方法,对不明原因晕厥的患者可行有创的 PVS 进行风险评估(Ⅱa 类推荐,C 级证据)。PVS 过程中是否能诱发 VA,VA 的类型及室速周长如何预测 SCD 及指导 ICD 植入本指南未予论述。在急性心肌缺血时发生过室颤的患者建议行冠脉再血管化治疗(Ⅰ类推荐,B 级证据),心肌梗死后合并持续性单形室速或心肌大量瘢痕形成及 LVEF 严重减低者,冠脉再通治疗对预防 SCD 意义不大。心肌梗死后 LVEF 正常患者进行药物治疗及导管消融预防 SCD 的证据较少,合并 VA 患者应用胺碘酮可减少症状,但不降低病死率(Ⅱb 类推荐,B 级证据);不建议在 CAD 及心肌梗死患者中应用钠通道阻滞剂(Ⅲ类推荐,B 级证据),应用 β 受体阻滞剂可降低病死率,但是否减少 SCD 不详。导管消融可减少室速复发,而预防 SCD 的价值需要更深入的研究。

(三)左心室功能不全(合并或不合并心力衰竭)患者的治疗

左心室功能不全患者中 PVC 和非持续性室速(NSVT)很常见,可为左心室功能不全的原因或结果。每小时 >10 个 PVC 或反复 NSVT 是死亡风险增加的预测因素,若 PVC 和 NSVT 产生症状,或导致 LVEF 减低(心动过速型心肌病),建议应用胺碘酮或导管消融。高 PVC 负荷(>24%)和短的 PVC 联律间期(<300ms)可引起 PVC 介导的心肌病。对这部分患者,导管消融可消除早搏并保护左心室功能(均为Ⅱa 类推荐,B 级证据)。

左心室功能不全患者发生的持续室速多为单形性室速,为瘢痕介导的折返,折返环上的关键峡部即为消融靶点。多个研究证实了导管消融的有效性。心肌梗死后瘢痕相关的室速行导管消融效果优于非缺血性心肌病室速。植入 ICD 行导管消融可减少室速发作及 ICD 放电次数,但不影响病死率。目前,最佳消融策略尚不明确,缺少对基质消融方法的随机对照研究。

束支折返性心动过速为大折返性心动过速,建议首选导管消融(Ⅰ类推荐,C 级证据);由于结构异常尚未纠正,消融术后仍强烈建议植入 ICD。与抗心律失常药物治疗相比,持续性室速患者植入 ICD 可提高存活率。到目前为止,缺乏对单纯导管消融及植入 ICD 的比较研究,考虑到证据不足及持续室速消融后较高的复发率,所以左心功能不全(LVEF<45%)合并室速患者均建议植入 ICD。

(四)致心律失常性右室心肌病

致心律失常性右室心肌病(ARVC)主要表现为 VA、心力衰竭和 SCD,组织学上心肌被脂肪和纤维组织替代。主要指右心室的结构和功能异常,但 >50% 的患者存在左心室受累。

SCD 的危险因素:发生过 SCD 存活、动力学不耐受的室速及晕厥以及持续室速、不明原因的晕厥、反复发作的 NSVT、未成年猝死家族史、广泛右心室病变、显著的 QRS 时限延长、MRI 检测时晚期增强、左心室功能不全、心内电生理检查诱发室速。

抗心律失常药物的有效性及对病死率的影响均不明确。β 受体阻滞剂特别是索他洛尔被推荐为非持续 VA 的一线治疗。个别研究则提示,胺碘酮在一部分人群中预防 VA 的作用更强。

心内电生理检查时电压标测可用于识别纤维 – 脂肪灶,指导 VA 的导管消融。不同形态的室速经消融常可获得急性期控制。由于药物治疗及消融均不能有效预防 SCD,故消融用于减少 VA 发作而非改善预后。

(五)儿科心律失常和先天性心脏病

儿童患者 PVC 及加速性 VA 多见,多无症状或可自行消失,故不建议过早治疗。对低龄儿童室速的药物治疗及导管消融的安全性、有效性尚未阐明,应谨慎使用药物,导管消融也为二线治疗且强调在有经验的中心进行。

心脏结构正常儿童 VA 的治疗:无症状的频发室性期前收缩(室早)和加速性 VA、心室功能正常的儿童患者建议无需治疗,定期随访(Ⅰ类推荐,B级证据);引起心室功能不良的室早和室速建议药物治疗或导管消融(Ⅰ类推荐,C级证据);药物治疗无效或不愿用药、特发的右心室流出道室速、(左心室)维拉帕米敏感的束支室速以及左心室流出道室速、主动脉窦及心外膜室速/室早患者可行导管消融(Ⅱa类推荐,B级证据);作为β受体阻滞剂或维拉帕米的替代,钠通道阻滞剂可用于流出道室速的治疗(Ⅱa类推荐,C级证据);除非药物治疗无效或室速血流动力学不耐受,不建议对5岁以下儿童行导管消融(Ⅲ类推荐,B级证据)。

(六)心脏结构正常的室性心动过速和心室颤动

流出道室速为最常见的良性室速,罕见引起SCD。多见于无器质性心脏病患者,近70%为右心室流出道(RVOT)来源。流出道室速/室早有症状时才需要治疗,RVOT室速/室早首选导管消融,而LVOT室速/室早药物治疗失败后才考虑导管消融。结构正常的特发室速不建议植入ICD。

特发性室颤中,对引起室颤发作的PVC进行导管消融可能有效,但仍建议植入ICD后再考虑;应用β受体阻滞剂和/或Ⅲ类抗心律失常药物治疗可减少但极少能预防室颤发作。短联律间期的尖端扭转型室速(Tdp):短联律间期指触发室速的第一个室早的联律间期<300ms。多发生于不明原因晕厥或家族史阳性的年轻患者;多数情况下Tdp可蜕变为室颤。

1. 流出道VA

有症状、药物治疗失败或引起左心室功能不全的RVOT-室早/室速建议行导管消融。(Ⅰ类适应证,证据级别:B)

有症状的LVOT、主动脉窦及心外膜室早/室速者建议应用钠通道阻滞剂。(Ⅰ类适应证,证据级别:C)

LVOT、主动脉窦及心外膜室早/室速,药物治疗失败或患者不愿意长期用药时可考虑导管消融(Ⅱa类适应证,证据级别:B)

2. 其他部位来源的室速

有症状的左心室特发室速建议首选导管消融术。(Ⅰ类适应证,证据级别:B)

左心室特发室速无消融的条件或患者拒绝行导管消融时,以及乳头肌来源室速、二/三尖瓣来源室速均可用β受体阻滞剂、维拉帕米或钠通道阻滞剂治疗。(Ⅰ类适应证,证据级别:C)

有症状的乳头肌或二、三尖瓣来源室速,经钠通道阻滞剂治疗无效或患者拒绝长期用药,可由有经验的术者行心内超声引导下的导管消融。(Ⅱa类适应证,证据级别:B)

3. 特发性室颤

特发性室颤生还者建议植入ICD。(Ⅰ类适应证,证据级别:B)

对引起室颤发作和ICD干预以及诱发电风暴的室早建议行导管消融。(Ⅰ类适应证,证据级别:B)

4. 短联律间期的尖端扭转型室速

一旦确诊为短联律间期尖端扭转型室速,即建议植入ICD。(Ⅰ类适应证,证据级别:B)

紧急控制、预防电风暴或ICD反复放电时可静脉应用维拉帕米(Ⅱa类适应证,证据级别:B)

长期控制及预防电风暴或ICD放电可进行导管消融(Ⅱa类适应证,证据级别:B)

(华 伟 唐 闽 欧阳非凡)